天坛神经病学病例精粹与点评

(第2辑)

主　编　王拥军　赵性泉
副主编　张在强　冯　涛　廖晓凌　王文娟

北京大学医学出版社

TIANTAN SHENJINGBINGXUE BINGLI JINGCUI YU DIANPING（DI 2 JI）

图书在版编目（CIP）数据

天坛神经病学病例精粹与点评. 第2辑 / 王拥军，赵性泉主编. —北京：北京大学医学出版社，2024.6

ISBN 978-7-5659-3063-8

Ⅰ. ①天… Ⅱ. ①王… ②赵… Ⅲ. ①神经病学－病案 Ⅳ. ① R741

中国国家版本馆 CIP 数据核字（2024）第 037872 号

天坛神经病学病例精粹与点评（第 2 辑）

主　　编：王拥军　赵性泉
出版发行：北京大学医学出版社
地　　址：（100191）北京市海淀区学院路 38 号　北京大学医学部院内
电　　话：发行部 010-82802230；图书邮购 010-82802495
网　　址：http://www.pumpress.com.cn
E-mail：booksale@bjmu.edu.cn
印　　刷：北京信彩瑞禾印刷厂
经　　销：新华书店
责任编辑：畅晓燕　　责任校对：靳新强　　责任印制：李　啸
开　　本：787 mm×1092 mm　1/16　印张：20.75　字数：522 千字
版　　次：2024 年 6 月第 1 版　2024 年 6 月第 1 次印刷
书　　号：ISBN 978-7-5659-3063-8
定　　价：96.00 元

版权所有，违者必究

（凡属质量问题请与本社发行部联系退换）

主编简介

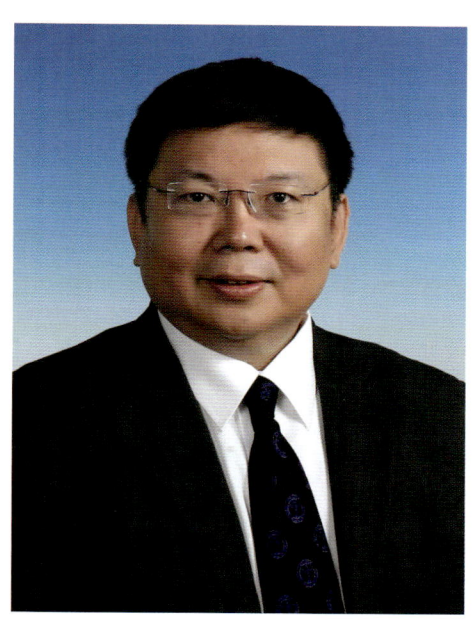

  王拥军，首都医科大学附属北京天坛医院院长，神经内科主任医师、教授，博士研究生导师。国家神经系统疾病医疗质量控制中心主任，国家神经系统疾病临床医学研究中心副主任，北京脑保护高精尖创新中心主任，中国卒中学会会长，中华医学会神经病学分会主任委员，*Stroke & Vascular Neurology* 杂志主编。国家"十二五"科技支撑计划脑血管病领域首席专家，国家"十三五"重点研发专项非传染性慢病领域首席专家，国家"重大新药创制"科技重大专项总体专家组成员。

  主要研究方向是缺血性脑血管病复发机制和干预策略，发现了脑血管病复发的关键分子机制，开创了短程双通道双效应脑血管病联合治疗方法（简称 CHANCE），改写了全球脑血管病指南，使患者复发风险下降 32%；发现了影响 CHANCE 新方法的药物基因，在此基础上创建了精准医学的个体化方案，使复发风险再下降 20%；揭示了脑血管病残余复发风险机制，研发了针对新机制新靶点的治疗药物，并实现产业化。以第一或通讯作者在 *NEJM*、*JAMA*、*BMJ*、*Circulation* 等期刊发表论文 200 余篇。以第一完成人获国家科学技术进步奖二等奖 2 项、省部级一等奖 2 项，获首批全国创新争先奖章、中源协和生命医学成就奖、谈家桢生命科学奖、"全国杰出专业技术人才"荣誉称号。

主编简介

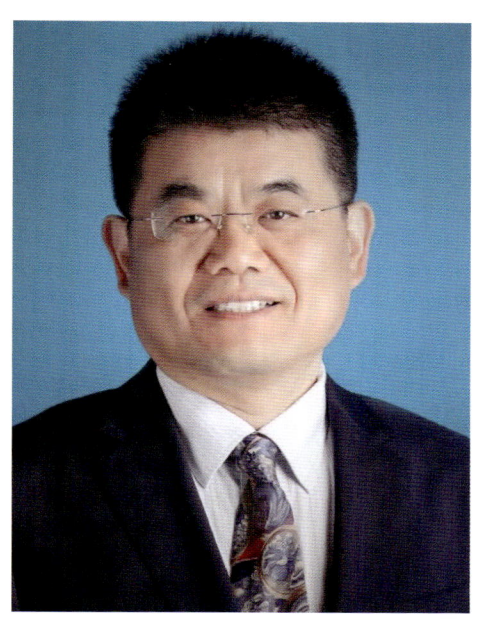

赵性泉，首都医科大学附属北京天坛医院神经病学中心主任、党总支书记，主任医师、教授，博士研究生导师。中华医学会神经病学分会秘书长，中国医师协会神经内科医师分会眩晕专业委员会主任委员，中国卒中学会卒中与眩晕分会主任委员，国家卫生健康委脑卒中防治专家委员会出血性卒中内科专业主任委员，北京医学会神经病学分会副主任委员，北京脑血管病防治协会会长。

致力于脑血管病、眩晕、神经重症、社区流行病学等领域研究，以第一或通讯作者发表SCI论文的累计影响因子达300余分。承担、参与并组织诸多科研工作，包括"十一五""十二五""十三五"国家重大专项，以及中国医学科学院医药协同科技创新研究、国家自然科学基金、北京市医院管理中心"使命、登峰"人才计划等课题。获得实用新型专利7项，荣获国家科学技术进步奖二等奖2项，省部级科技进步奖7项。

北京市卫生系统高层次卫生技术人才学科骨干、学科带头人，获得优秀党务工作者等荣誉。入选"北京学者""国家百千万人才工程"，被授予"有突出贡献中青年专家"等荣誉称号，享受国务院政府特殊津贴专家。

编者名单

主　　编　王拥军　赵性泉

副 主 编　张在强　冯　涛　廖晓凌　王文娟

编　　委（按姓名汉语拼音排序）

边立衡　曹京波　陈　彬　陈　超　陈　琳　陈启东　戴星旭
董可辉　方瑞乐　冯　皓　冯　涛　郭　鹏　冀瑞俊　蒋　莹
鞠　奕　黎洁洁　李承玉　李菁菁　李　轶　李子孝　连腾宏
廖晓凌　刘亘梁　刘丽萍　刘茅茅　刘艳芳　刘　云　柳　竹
陆菁菁　莫荆麟　聂曦明　牛松涛　潘　华　曲　辉　任雨婷
邵晓秋　施余露　石玉芝　史伟雄　宋新杰　田德材　王丹丹
王　群　王文娟　王伊龙　王拥军　王永刚　王　展　吴建维
闫　婧　杨　波　杨　沫　杨晓萌　于丹丹　于学英　张长青
张贵丽　张　倩　张　巍　张星虎　张亚清　张在强　赵性泉

参编人员（按姓名汉语拼音排序）

杜　洋　冯致远　高　斌　郭　蕾　侯志凯　刘　凯　陆　平
罗碧杨　罗冬梅　孙秀娟　王　玉　余　莹　张　佳　郑志东

秘　　书　王传颖　李承玉

（以上作者单位均为首都医科大学附属北京天坛医院）

第 2 辑前言

《天坛神经病学病例精粹与点评》（第 1 辑）自出版后，不出意外地获得了读者们的广泛好评，充分说明即便在数字化阅读盛行的时代，用心做好一本纸版书籍仍能获得读者的认可和选择。尤其对于医学专业病例书籍，纸质图书可以带给读者更好的投入感和专注感，也更有利于进行充分深入的学习。

良好的反馈也激励我们继续推进本书第 2 辑的整理和出版工作。北京天坛医院神经病学中心每天收治大量神经系统疾病病例，病种的丰富性和病例的疑难危重程度等，在国内均为领先地位，第 1 辑的 40 个病例远远不能涵盖天坛神经病学的精彩病例。第 1 辑出版后，我们身边的年轻医生和进修医生是最有需求的读者，他们也给予了最积极的需求反馈和改进建议。我们虚心听取了他们的意见，进一步改进了内容编排和病例选择等。

病例是临床医生最好的老师，北京天坛医院神经病学中心近 1 年多来在原有教学查房和科室病例讨论会的基础上，又先后推进了"天坛启迪"和"天坛之声"两个病例会项目，邀请国内的顶尖临床专家参与。这两个项目都注意摒弃了病例比赛或病例演讲的一些缺点，要求汇报者展示病例要真实详尽、紧扣临床，点评专家悉心指导、犀利点评和纠错，旨在实实在在地协助大家更好地提高临床诊疗水平，均获得了极佳的反响。本辑中的大部分病例均接受了以上教学查房或病例会的重重洗礼，最大化地保证了病例的质量。

最后仍要再次感谢所有参与本辑病例撰写的医生们的辛勤付出。神经医学博大精深，临床工作永无止境，也诚心希望广大读者多提宝贵意见，协助本病例丛书质量继续不断提高。

2024 年 3 月 18 日

第 1 辑前言

神经内科病种丰富，涉及知识面广，定位和定性诊断也具有鲜明的专业特色。成为优秀的神经内科医生往往需要长期艰辛的历程，而通过优秀的病例专辑学习是加速培养临床诊疗思路、扩展临床经验、提高临床诊疗能力的有效途径。

随着神经学科的快速发展，神经内科的亚专业也越分越细，不同亚专业病例的诊疗既有神经科专业的共通之处，又具有自身的独特之处，如脑血管病的诊疗与神经外科及神经介入的互通格外密切，而癫痫的定位与定性与其他神经科疾病有显著的不同。

北京天坛医院神经内科在中国专科声誉和综合排行榜中，多年来一直稳居三甲，并多次排名第一。在 2014 年，北京天坛医院神经内科升级为神经病学中心，在国内率先根据神经系统疾病分类进行了亚专业分科，包括血管神经病学科、神经重症医学科、运动障碍性疾病科、认知障碍性疾病科、神经感染与免疫疾病科、癫痫科、神经肌肉病学科、头痛科，共 8 个亚专科，有力地促进了各学科的发展。为进一步促进各专业的临床诊疗水平，神经病学中心从 2020 年起建立了定期的亚专业疑难及典型病例收集制度，并精选其中的优秀病例编辑成册，与全国同道分享交流。

本病例专辑既注意吸收国内外同类神经内科病例书籍的优点，也具有鲜明的天坛特色和亚专业特色。本书是由神经病学中心统一组织，12 个病区（组）共同提供病例，所有病例均由病例的主管二线医师亲自把关撰写，病区主任或三线医师亲自审核及点评。在病例分类上，主要参照我中心的亚专业分科，其中神经重症医学科和国际部病区因收治各类病种，其病例相应并入其他各亚专业病种；在病例选择上，既包括典型、常见病例，也包括疑难、少见病例。希望此书既可以协助培养规范的临床诊疗思路，提高常见病的诊疗水平，又可以协助开阔临床视野，提高疑难病的诊治水平；在病例的撰写编排上，遵循临床真实的诊疗过程，从入院-初诊-完善检查-进一步诊治-出院-随访，再续以讨论和点评，希望能更好地帮助读者掌握该类病例的诊疗流程和思路。部分病例也如实地展示了诊疗过程中的经验教训，希望协助读者在诊治类似病例时起到警醒和借鉴的作用。

同时，北京天坛医院是北京市住院医师规范化培训神经内科专业的组织考核单位，每年承担北京市神经内科专业规范化培训住院医师结业考核及神经内科研究生的临床技能毕业考核工作。本病例专辑在选择病例和编写安排上，也注意同时兼顾对年轻医师的规范化培训指导。

本病例专辑是由北京天坛医院神经病学中心各病房的临床医生共同努力完成，在此一并致谢。我们期待此书既能够成为各级神经科医师临床工作有益的参考书，也可以成为神经内科住院医师规范化培训示范病例指导用书。但在编写过程中难免有不当和疏漏之处，也希望读者给予批评和指正，协助我们不断提高。

王拥军　赵性泉
2022 年 1 月 28 日

缩略语

ACR	白蛋白/肌酐比值	albumin-creatinine ratio
ADC	表观弥散系数	apparent diffusion coefficient
AE	自身免疫性脑炎	autoimmune encephalitis
ALD	肾上腺脑白质营养不良	adrenoleukodystrophy
ALS	肌萎缩侧索硬化	amyotrophic lateral sclerosis
ALT	谷丙转氨酶（丙氨酸转氨酶）	alanine transaminase
AMN	肾上腺脊髓神经病	adrenomyeloneuropathy
ANCA	抗中性粒细胞胞质抗体	antineutrophil cytoplasmic antibody
APTT	活化部分凝血活酶时间	activated partial thromboplastin time
ASO	抗链球菌溶血素O	antistreptolysin O
AST	谷草转氨酶（天冬氨酸转氨酶）	aspartate transaminase
BPPV	良性阵发性位置性眩晕	benign paroxysmal positional vertigo
CAD	颈部动脉夹层	cervical artery dissection
CBF	脑血流量	cerebral blood flow
CBV	脑血容量	cerebral blood volume
CE-MRA	对比增强MRA	contrast-enhanced magnetic resonance angiography
CH	丛集性头痛	cluster headache
ChAc	舞蹈症-棘红细胞增多症	chorea-acanthocytosis
CKD	慢性肾脏疾病	chronic kidney disease
CMAP	复合肌肉动作电位	compound muscle action potential
CNS	中枢神经系统	central nervous system
CRP	C-反应蛋白	C-reactive protein
CSF	脑脊液	cerebrospinal fluid
CT	计算机断层显像	computerized tomography
CTA	CT血管成像	CT angiography
CTP	CT灌注成像	CT perfusion
CTV	CT静脉成像	CT venography
DHC	去骨瓣减压术	decompressive hemicraniectomy
DIC	弥散性血管内凝血	disseminated intravascular coagulation
DSA	数字减影血管造影	digital subtraction angiography
DWI	弥散加权成像	diffuse weighing imaging

EA	发作性共济失调	episodic ataxia
EEG	脑电图	electroencephalogram
ESR	红细胞沉降率	erythrocyte sedimentation rate
FDG	氟代脱氧葡萄糖	fluorodeoxyglucose
FDP	纤维蛋白降解产物	fibrin degredation product
FFI	致死性家族性失眠症	fatal familial insomnia
FLAIR	液体衰减反转恢复（序列）	fluid attented inversion recovery
FMD	纤维肌发育不良	fibromuscular dysplasia
FTLD	额颞叶退化	frontotemporal lobar degeneration
GCS	Glasgow 昏迷量表	Glasgow coma scale
GFAP	胶质细胞原纤维酸性蛋白	glial fibrillary acidic protein
GMH	灰质异位症	gray matter heterotopia
HCG	人绒毛膜促性腺激素	human chorionic gonadotropin
HPF	高倍视野	high power field
HR-MRI	高分辨率磁共振成像	high resolution magnetic resonance imaging
HR VW-MRI	高分辨率血管壁磁共振成像	high-resolution vessel wall magnetic resonance imaging
HTLV	人类 T 细胞白血病病毒	human T-cell leukemia virus
ICAD	颈内动脉夹层	internal carotid artery dissection
ICHD	国际头痛疾病分类	international classification of headache disorders
ICP	颅内压	intracerebral pressure
INR	国际标准化比值	international normalized ratio
IVL	血管内淋巴瘤	intravascular lymphoma
MCA	大脑中动脉	middle cerebral artery
MCV	运动神经传导速度	motor nerve conduction velocity
MMA	甲基丙二酸血症	methylmalonic acidemia
MMSE	简易精神状态检查	mini mental state examination
MoCA	蒙特利尔认知评估	Montreal cognitive assessment
MRA	磁共振血管成像	magnetic resonance angiography
MRI	磁共振成像	magnetic resonance imaging
MRM	月经相关性无先兆偏头痛	menstrually related migraine without aura
MRS	磁共振波谱成像	magnetic resonance spectroscopy
mRS	改良 Rankin 量表	modified Rankin scale
MTT	平均通过时间	mean transit time
NBD	神经白塞病	neuro-Behçet disease
NICU	神经重症监护病房	neurointensive care unit
NIHSS	美国国立卫生研究院卒中量表	National Institutes of Health stroke scale
NOAC	非维生素 K 拮抗剂类口服抗凝药物	non-vitamin K antagonist oral anticoagulant
NPSLE	神经精神性狼疮	neuropsychiatric systemic lupus erythematosus

NREM	非快速眼动	non-rapid eye movement
NSE	神经元特异性烯醇化酶	neuron-specific enolase
PACNS	原发性中枢神经系统血管炎	primary angiitis of the central nervous system
PET	正电子发射断层显像	positron emission tomography
PNH	侧脑室旁结节样灰质异位症	periventricular nodular heterotopia
PNKD	发作性非运动诱发性运动障碍	paroxysmal non-kinesigenic dyskinesia
PSG	多导睡眠图	polysomnogram
PWI	灌注加权成像	perfusion-weighted imaging
rCCH	难治性慢性丛集性头痛	refractory chronic cluster headache
RCVS	可逆性脑血管收缩综合征	reversible cerebral vasoconstriction syndrome
REM	快速眼动	rapid eye movement
RF	类风湿因子	rheumatoid factor
rt-PA	重组组织型纤溶酶原激活剂	recombinant tissue plasminogen activator
SAH	蛛网膜下腔出血	subarachnoid hemorrhage
SCA	脊髓小脑性共济失调	spinocerebellar ataxia
SDAVF	硬脊膜动静脉瘘	spinal dural arteriovenous fistula
SE	癫痫持续状态	status epilepticus
SLE	系统性红斑狼疮	systemic lupus erythematosus
SMA	平滑肌肌动蛋白	smooth-muscle actin
SNAP	同步非增强血管成像和斑块内出血（成像）	simultaneous non-contrast angiography and intraplaque hemorrhage
SNAP	感觉神经动作电位	sensory nerve action potential
SNIS	美国神经介入外科学会	American Society of Neurointerventional Surgery
SS	Sneddon 综合征	Sneddon syndrome
SVS	裂隙脑室综合征	slit ventricle syndrome
SWI	磁敏感加权成像	susceptibility weighted imaging
TCD	经颅多普勒（超声）	transcranial Doppler
TIA	短暂性脑缺血发作	transient ischemic attack
TTP	达峰时间	time to peak
VAD	椎动脉夹层	vertebral artery dissection
VAS	视觉模拟量表	visual analogue scale
X-ALD	X-连锁肾上腺脑白质营养不良	X-linked adrenoleukodystrophy

目 录

第 1 章　脑血管病及脊髓血管病 ··· 1

- 病例 1　Sneddon 综合征 ··· 2
- 病例 2　脑小血管病样表现的原发性中枢神经系统血管内淋巴瘤 ··· 11
- 病例 3　大动脉炎伴脑出血 ··· 20
- 病例 4　双侧椎动脉夹层 ··· 26
- 病例 5　双侧颈内动脉纤维肌发育不良 ··· 35
- 病例 6　经皮穿刺肺活检术后空气栓塞所致脑梗死 ··· 41
- 病例 7　急性缺血性卒中动脉溶栓治疗 ··· 49
- 病例 8　心源性卒中合并慢性肾衰竭和急性阑尾炎 ··· 58
- 病例 9　血管源性头晕 ··· 69
- 病例 10　脑栓塞的病因诊断 ··· 73
- 病例 11　特鲁索综合征 ··· 86
- 病例 12　中枢神经系统血管炎 ··· 93
- 病例 13　硬脊膜动静脉瘘致蛛网膜下腔出血 ··· 101
- 病例 14　右侧大脑中动脉狭窄 ··· 106

第 2 章　神经系统感染及免疫性疾病 ··· 115

- 病例 15　视网膜血管病变伴白质脑病和全身表现 ··· 116
- 病例 16　自身免疫性脑炎 ··· 124
- 病例 17　弥漫性中线胶质瘤伴 H3K27M 突变型 ··· 129
- 病例 18　李斯特脑干脑炎 ··· 138
- 病例 19　抗 NMDA 受体脑炎 ··· 143

第 3 章　神经肌肉疾病及疑难罕见病 ··· 149

- 病例 20　肾上腺脑白质营养不良 ··· 150
- 病例 21　中枢神经系统白塞病 ··· 169
- 病例 22　线状硬皮病合并中枢神经系统血管炎 ··· 178
- 病例 23　表现为痉挛性截瘫的脊髓小脑性共济失调 17 型（SCA17） ··· 184
- 病例 24　FOSMN 综合征（面部起病的感觉运动神经元病） ··· 190

第 4 章　运动障碍性疾病 · 197

- 病例 25　舞蹈症 – 棘红细胞增多症 · 198
- 病例 26　继发性发作性非运动诱发性运动障碍 · 204
- 病例 27　药物中毒致发作性共济失调 · 208
- 病例 28　中枢神经系统表面铁沉积症 · 212

第 5 章　癫痫及相关疾病 · 219

- 病例 29　抗 IgLON5 抗体相关脑病 · 220
- 病例 30　侧脑室旁结节样灰质异位症 · 225
- 病例 31　伴癫痫持续状态的系统性自身免疫性疾病中枢神经系统损害 · 234
- 病例 32　裂隙脑室综合征 · 241

第 6 章　头痛及相关疾病 · 251

- 病例 33　视网膜型偏头痛 · 252
- 病例 34　月经相关性无先兆偏头痛 · 258
- 病例 35　发作性丛集性头痛 · 263
- 病例 36　低颅压综合征 · 272

第 7 章　认知障碍性疾病及其他 · 281

- 病例 37　抗 CASPR2 抗体相关脑炎并甲基丙二酸血症 · 282
- 病例 38　布鲁氏菌病神经系统损害 · 292
- 病例 39　致死性家族性失眠症 · 299
- 病例 40　以高颅压为表现的脊髓占位 · 306

第 1 章

脑血管病及脊髓血管病

病例 1　Sneddon 综合征

一、病例介绍

【主诉】

患者男性，32 岁，研究生学历，大学教师。主因"发作性头晕、头痛 7 年，言语不清伴右手力弱 4 天"入院。

【现病史】

7 年前（2012 年）患者无明显诱因出现发作性头晕，伴视物旋转，伴恶心、未吐，伴大汗，不伴视物成双、耳鸣、耳胀等，头晕与体位变动关系不大，无行走不稳，持续 2～5 min 自行缓解，曾于当地医院检查，头部磁共振成像（MRI）提示"脑梗死"，给予阿司匹林治疗。此后仍有头晕发作，1～2 次/年，性质同前。头部 MRI 检查多次发现脑新发缺血灶。间断口服阿司匹林。5 年前（2014 年）患者无明显诱因出现头痛发作，胀痛［视觉模拟量表（visual analogue scale，VAS）评分 3 分］，疼痛部位不固定，以右后枕部、双侧颞部多见，不伴畏光、畏声、视野缺损、闪光、暗点等，每次持续 10 min 缓解，数月发作 1 次，与头晕间隔发作。4 年前（2015 年）患者再次出现头痛发作，双颞部胀痛，持续约 2 h，头部 MRI 提示脑新发缺血病灶。头痛与头晕间隔发作，每年定期复查头部影像。1.5 个月前（2019 年 9 月 30 日）头部 MRI 再次发现新发缺血灶。4 天前（2019 年 11 月 11 日）患者突发言语不清，表达欠流利，不能理解他人言语，伴右手稍笨拙，就诊于外院，MRI 检查提示"左侧顶叶、顶枕交界区新发缺血灶"，给予阿司匹林、氯吡格雷、阿托伐他汀、地塞米松（5 mg/d×2 天）及改善循环治疗。为求进一步诊治，患者来我院就诊，目前患者右手力弱已基本缓解，言语不利较前明显好转。

【既往史、个人史、家族史】

高血压病史 7 年余，血压最高 150/90 mmHg，平素口服依那普利 10 mg/d、非洛地平 5 mg/d 降压治疗，血压控制在 120～130/80～90 mmHg。否认糖尿病、冠心病及脑出血病史。小学体育成绩较差，但运动耐量尚可。否认食物、药物过敏史。否认吸烟、饮酒史。否认视力下降、听力下降。否认平素关节疼痛、皮疹、低热等。

【入院查体】

右上肢血压 129/70 mmHg，双肺呼吸音清，未闻及明显干、湿啰音，心率 78 次/分，律齐，未闻及明显杂音，腹软，肝脾肋下未触及。

神经系统查体：神志清楚，不完全感觉运动性失语，理解力、记忆力减退，计算力减退（100－7＝93－7＝?），时间、地点、人物定向力正常。双侧瞳孔等大等圆，直径约 3 mm，双侧瞳孔直接及间接对光反射灵敏，双侧面、额纹对称，伸舌居中。余脑神经查体未见异常。步态正常。四肢肌容积正常，肌张力适中，四肢肌力 5 级，双上肢腱反射（++），双下肢腱反射（+++），左下肢踝阵挛（+）。双上肢指鼻试验稳准，右上肢快速轮替运动笨拙，余肢体共济检查无异常，Romberg 征（-）。双侧肢体深、浅感觉未见异常。双侧掌颏反射、霍夫曼（Hoffmann）征（+）。双侧巴宾斯基（Babinski）征（+）。颈软，脑膜刺激征阴性。

【入院前辅助检查】

1. 脑脊液检查（2014-02-12）

（1）脑脊液压力不详。

（2）脑脊液常规：细胞数 3/μl，白细胞数 3/μl。

（3）脑脊液生化：糖 3.3 mmol/L（同期血糖未知），蛋白质 54.9 mg/dl（↑），氯 119 mmol/L。

（4）24 h IgG 鞘内合成率：-18.74（↑）。

（5）神经节苷脂抗体：抗 GM1、GD1b、GQ1b 抗体均阴性。

（6）副肿瘤相关抗体：抗 Hu、Yo、Ri、Ma2、Amphiphysin 抗体均阴性。

2. 影像学检查 患者自首次发病后复查头部 MRI，病灶演变如图 1-1 所示。

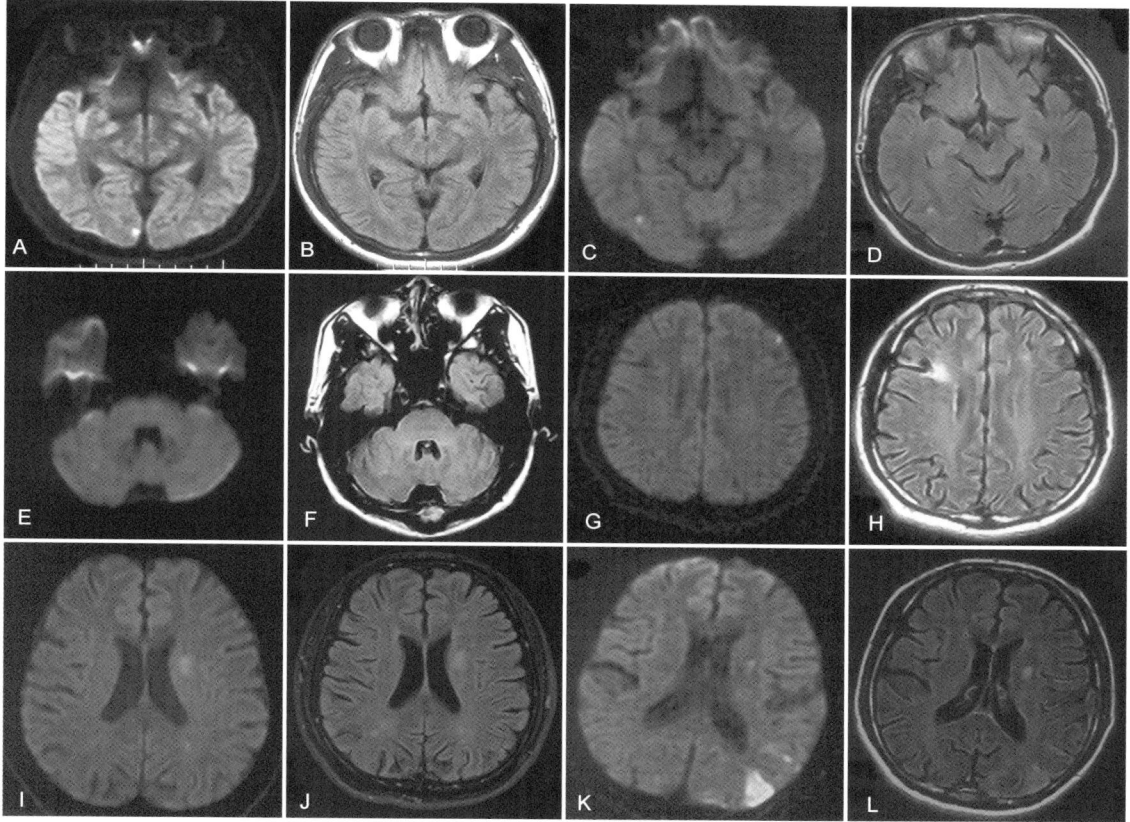

图 1-1 发病后复查头部 MRI 示病灶演变。2012 年 6 月 DWI 序列（**A**）和 FLAIR 序列（**B**）示右枕叶新发点状缺血灶；2013 年 1 月 DWI 序列（**C**）和 FLAIR 序列（**D**）示右颞叶皮质新发点状缺血灶；2013 年 5 月 DWI 序列（**E**）和 FLAIR 序列（**F**）示右小脑新发点状缺血灶；2015 年 1 月 DWI 序列（**G**）和 FLAIR 序列（**H**）示左额叶新发点状缺血灶，右额叶陈旧性梗死灶；2019 年 9 月 30 日 DWI 序列（**I**）和 FLAIR 序列（**J**）示左侧半卵圆中心、左侧侧脑室后角新发点片状缺血灶；2019 年 11 月 11 日 DWI 序列（**K**）和 FLAIR 序列（**L**）示左侧侧脑室旁点状、左侧顶叶及顶枕交界区点状或楔状新发缺血灶

【入院时诊断】

1. 定位诊断

（1）本次发病定位：左侧颈内动脉系统。

①优势半球额下回后部及颞上回后部：患者本次发病表现为突发言语不清，表达欠流利，不能理解他人言语，查体为不完全感觉运动性失语，考虑累及优势半球语言中枢，额下回后部及颞上回后部受累。

②左额叶皮质运动区：右手活动笨拙，提示左额皮质运动区受累可能。

③额颞叶皮质或皮质下白质：患者计算力、记忆力下降，提示额颞叶皮质或皮质下认知相关通路联系纤维受累。

④左顶叶、顶枕交界：头部弥散加权成像（DWI）示左侧顶叶、顶枕交界区多发点状弥散受限。

综上，额颞叶、顶叶均属于左侧颈内动脉供血区，为本次梗死的责任血管，故定位于左侧颈内动脉系统。

（2）其他定位：颅内痛敏结构、双侧皮质脊髓束。

①颅内痛敏结构：患者表现为发作性头痛，头痛部位不确定，以右后枕部、双侧颞部多见，暂定位于颅内痛敏结构。

②双侧皮质脊髓束：患者双下肢腱反射（+++），左下肢踝阵挛（+），双侧巴宾斯基征（+），定位于双侧皮质脊髓束。结合以往头部 MRI 检查，考虑与既往颅内病变相关。

2. 定性诊断 脑梗死病因不明。

患者青年男性，本次发作时表现为言语欠清，表达不流利，不能理解他人言语，症状持续存在不缓解，完善 DWI 示左侧顶叶、顶枕交界区多发点状弥散受限，考虑脑梗死诊断明确。患者青年男性，存在 1 个动脉粥样硬化危险因素（高血压病），表现为头痛、头晕及反复梗死，梗死灶多呈点片状或楔状，位于皮质和皮质下小动脉供血区域新旧不一，双侧颈内动脉系统及椎基底动脉系统均有受累，病因考虑栓塞可能。进一步完善心脏、血管等评估以明确栓子来源。

【住院后诊疗经过】

（一）诊疗经过概述

患者本次血管事件表现为多发性脑梗死（左侧顶叶、顶枕交界区），发病机制初步考虑栓塞，给予阿司匹林联合氯吡格雷双联抗血小板聚集，雷贝拉唑抑酸、保护胃黏膜，阿托伐他汀强化降脂、稳定斑块等治疗。患者言语不清症状逐渐缓解。病因筛查方面，患者复查头颅 MRI 示双额、左顶枕皮质多发梗死灶，心脏、大血管和血液系统检查未发现栓子来源、易栓症和（或）高凝状态证据，不支持血栓栓塞病因。左侧大脑中动脉（MCA）高分辨率 MRI 提示左侧 MCA 呈向心性狭窄，进一步排查血管炎相关检查，未发现系统性自身免疫性疾病证据。完善脑脊液常规、生化、免疫、病毒学等均未见明显异常。后经查体发现皮肤可疑网状青斑（图 1-2），给予皮肤病理检查示表皮角化过度，真皮层可见小血管增生，小血管周围可见大量淋巴细胞浸润（T 淋巴细胞为主）（图 1-3）。结合患者反复卒中病史、皮肤改变和脑中、小血管受累的影像学特点，考虑脑梗死病因为 Sneddon 综合征，给予阿司匹林抗栓和小剂量激素治疗。

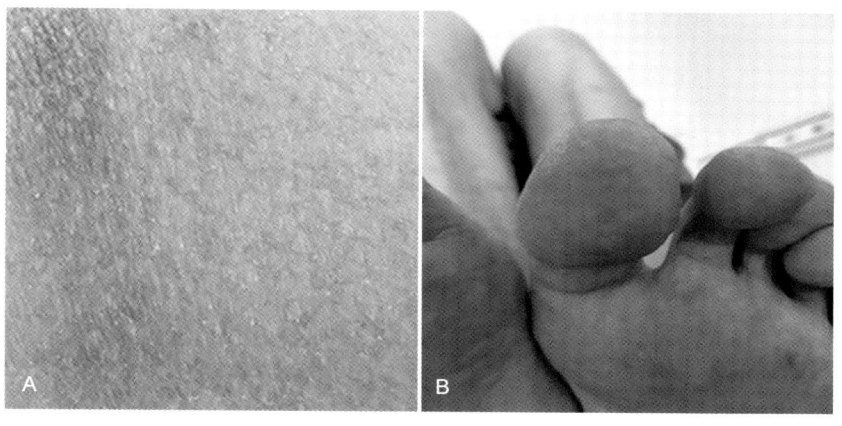

图 1-2（扫二维码看彩图） A. 股前部皮肤可见网状青斑；B. 足底皮肤网状青斑

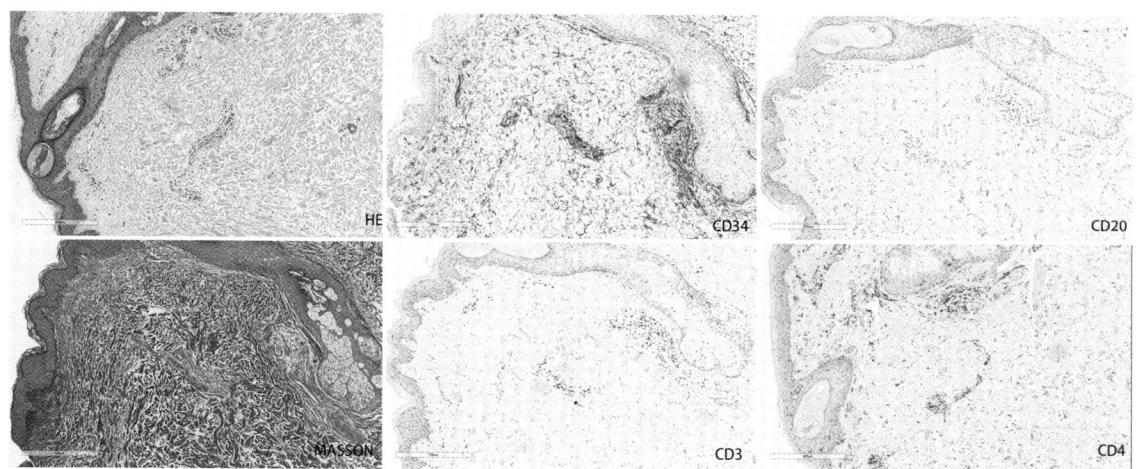

图 1-3（扫二维码看彩图） 皮肤病理。HE 染色可见真皮层小血管增生，小血管周围可见大量淋巴细胞浸润。免疫组化及特殊染色结果：CD34（血管+）、CD20（血管+）、Masson（个别血管壁略增厚）、CD3（多量+）、CD4（多量+）

（二）住院后辅助检查

1. 血液学检查

（1）血常规：血红蛋白 122 g/L（↓），红细胞绝对值 $4.14×10^{12}$/L（↓），血细胞比容 0.36；白细胞绝对值 $5×10^9$/L，血小板绝对值 $198×10^9$/L。

（2）凝血 6 项：纤维蛋白降解产物 1.6 μg/ml，D-二聚体定量 0.7 μg/ml；凝血酶原时间 10.4 s，国际标准化比值 0.95，纤维蛋白原 2.59 g/L，凝血酶时间 14.9 s，活化部分凝血活酶时间 37.6 s（↑）。

（3）生化 35 项：甘油三酯 0.96 mmol/L，总胆固醇 3.24 mmol/L，低密度脂蛋白胆固醇 1.72 mmol/L，载脂蛋白 A_1 1.29 g/L，载脂蛋白 B 0.65 g/L，高密度脂蛋白胆固醇 1.23 mmol/L；同型半胱氨酸 16.82 μmol/L（↑）；乳酸脱氢酶 158.3 U/L；肝功能、肾功能、电解质、空腹血糖未见明显异常。

（4）乳酸：1.2 mmol/L。

（5）血液 3 项：叶酸 3.74 ng/ml，维生素 B_{12} 709 pg/ml，铁蛋白 261.1 ng/ml，均正常。

（6）糖化血红蛋白：5.8%。

（7）易栓症筛查：未见异常。

（8）凝血因子 8 项：凝血因子Ⅹ 58.5%（↓）；凝血因子Ⅱ 110.7%，凝血因子Ⅶ 117.6%，凝血因子Ⅸ 93.6%，凝血因子Ⅺ 86.7%，凝血因子Ⅴ 82.2%，凝血因子Ⅷ 78%，凝血因子Ⅻ 81.1%。

（9）狼疮抗凝物试验：未见明确异常。

（10）血小板聚集率：PAg-花生四烯酸 8.34%（↓），PAg-二磷酸腺苷 27.62%（↓）。

（11）红细胞沉降率 6 mm/60 min，快速 C-反应蛋白 0.31 mg/L。

（12）类风湿 3 项：类风湿因子 9.5 IU/ml，抗链球菌溶血素 O 111 IU/ml，C-反应蛋白 0.337 mg/L，均未见明显异常。

（13）自身抗体谱：抗核抗体（ANA）1：320，组蛋白抗体（↑，++），余未见明显异常。

（14）补体 2 项：补体 C3 0.849 g/L（↓），补体 C4 0.175 g/L。

（15）甲状腺功能及其相关抗体：未见明显异常。

（16）抗中性粒细胞胞质抗体（ANCA）谱：均为阴性。

（17）心磷脂抗体谱：抗心磷脂抗体 2.19 RU/ml（-），抗 $β_2$ 糖蛋白-1 抗体 IgA 13.86 RU/ml（-），抗 $β_2$ 糖蛋白-1 抗体 IgG 2.56 RU/ml（-），抗 $β_2$ 糖蛋白-1 抗体 IgM 8.14 RU/ml（-）。

（18）肿瘤标志物（男性）：神经元特异性烯醇化酶 24.3 ng/ml（↑），余未见明显异常。

2. 脑脊液检查

（1）脑脊液压力：106 mmH_2O。

（2）脑脊液常规：外观无色清亮，白细胞数 2/μl，细胞总数 2/μl，潘氏试验阴性。

（3）脑脊液生化：糖 3.2 mmol/L（同期静脉血糖 6.36 mmol/L），蛋白质 28.76 mg/dl，氯化物 125 mmol/L，腺苷脱氨酶 0.4 U/L，乳酸 1.3 mmol/L，均未见明显异常。

（4）IgG 鞘内合成率：0.31，未见明显异常。

（5）脑脊液染色：脑脊液涂片革兰氏染色、抗酸染色和墨汁染色均未见异常。

（6）IgG 寡克隆区带（脑脊液+血清）：脑脊液 IgG 寡克隆区带（-），脑脊液特异 IgG 寡克隆区带（-），血清 IgG 寡克隆区带（-）。

（7）神经系统感染病毒抗体（脑脊液+血清）：①脑脊液未见明显异常。②血清：EB 病毒抗体衣壳抗原 IgG 5.951 IU/ml（↑，+），EB 病毒抗体核心抗原 IgG 3.118 IU/ml（↑，+），巨细胞病毒抗体 IgG 433.700 IU/ml（↑，+），风疹病毒抗体 IgG 120.500 IU/ml（↑，+），余未见明显异常。

（8）水通道蛋白（AQP-4）抗体 NMO-IgG（-）（脑脊液+血清）。

3. 影像学检查

（1）头颅 MRI + MRA：左颞顶叶新发缺血灶，双额、左顶枕皮质多发梗死灶；左侧大脑中动脉水平段局限性狭窄（图 1-4 A～G）。

（2）弓上 CT 血管成像（CTA）：左侧大脑中动脉水平段狭窄（图 1-4 H）。

（3）左侧大脑中动脉（middle cerebral artery，MCA）高分辨率 MRI（图 1-5）：左侧大脑中动脉分叉部近端局部管腔环周不规则增厚，T1WI 呈等信号，T2WI 呈等信号，同步非增强血管成像和斑块内出血（simultaneous non-contrast angiography and intraplaque hemorrhage，SNAP）成像未见明显异常高信号，局部管腔向心性明显狭窄，增强扫描后管壁及管壁周围可见斑片状明显强化，强化欠均匀。

（4）颈部动脉超声：双侧颈动脉内-中膜增厚，右侧锁骨下动脉起始处斑块形成。

（5）双下肢动、静脉超声：双下肢动脉血流、深静脉血流未见明显异常。

（6）超声心动图：三尖瓣少量反流，主动脉瓣少量反流。

（7）肾动脉超声：双肾动脉未见明显狭窄。

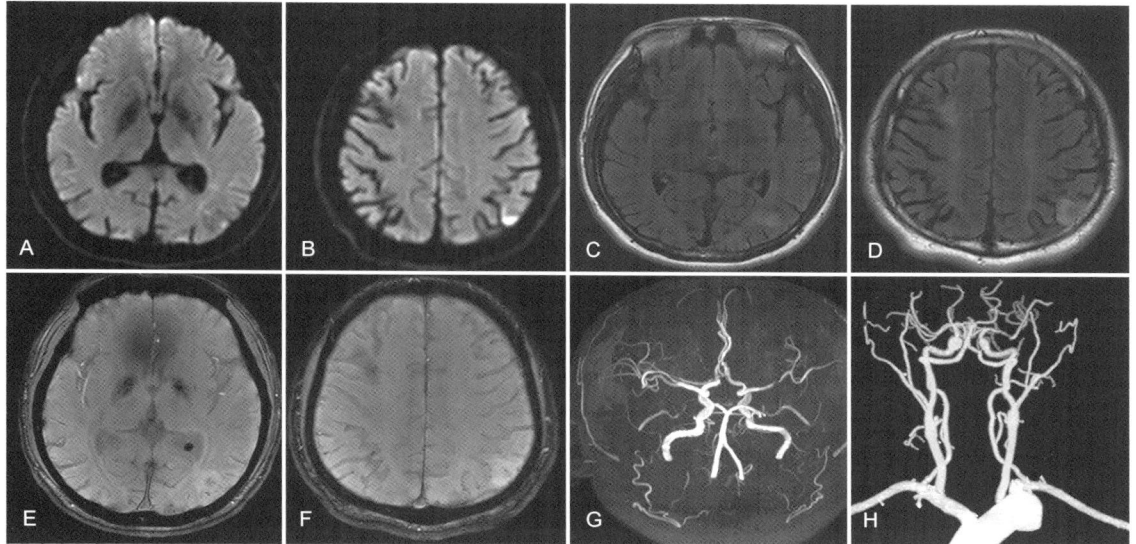

图 1-4 头颅 MRI + MRA 和弓上 CTA。左侧颞叶和顶叶皮质可见局灶 DWI 弥散受限（A 和 B），FLAIR 高信号（C 和 D）。双额叶皮质下白质高信号，右额叶皮质陈旧性梗死灶，脑沟裂增宽加深（D）。SWI 序列未见明显异常低信号（E 和 F）。MRA 示左侧大脑中动脉水平段局限性狭窄（G）。弓上 CTA 提示左侧大脑中动脉水平段局限性狭窄（H）

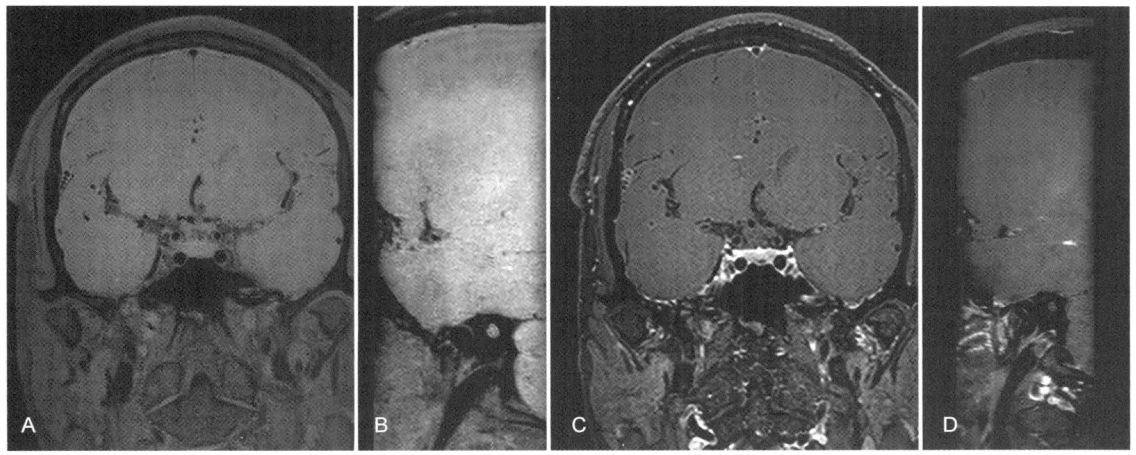

图 1-5 左侧大脑中动脉高分辨率 MRI。左侧大脑中动脉水平段向心性狭窄。增强扫描可见强化

【出院时诊断】

脑梗死

左侧颈内动脉系统

Sneddon 综合征

【出院时情况】

患者言语表达流利,计算力较前改善,无肢体无力及活动笨拙。查体:神清语利。双侧瞳孔等大等圆,直径约 3 mm,双侧瞳孔直接及间接对光反射灵敏,双侧面、额纹对称,伸舌居中。余脑神经查体未见异常。步态正常。四肢肌容积正常,肌张力适中,四肢肌力 5 级,双上肢腱反射(++),双下肢腱反射(+++),左下肢踝阵挛(+)。四肢共济运动正常,Romberg 征(−)。双侧肢体深、浅感觉未见异常。双侧掌颏反射(+)、Hoffmann 征(+)。双侧巴宾斯基征(+)。蒙特利尔认知评估(MoCA)24 分。

【随访情况】

1 年后复诊,患者无明显病情变化,复查头部 MRI,无新发缺血病灶。MRA 提示左侧大脑中动脉水平段狭窄较前加重(图 1-6)。

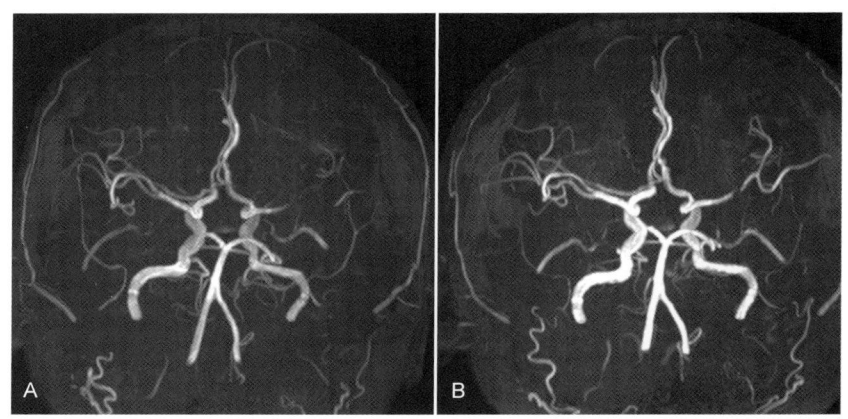

图 1-6 患者 1 年后复查头部 MRA（A），左侧大脑中动脉水平段狭窄较前（B）加重,远端血管显影不佳

【最终诊断】

同出院时诊断。

二、讨论

该患者青年男性,以头晕起病,表现为反复头晕、头痛、脑梗死和认知功能下降、皮肤网状青斑,伴发高血压。头部 MRI 提示反复皮质和皮质下点片状梗死。

大血管和心脏评估,以及血同型半胱氨酸、狼疮抗凝物、心磷脂抗体、易栓症筛查、凝血功能等检查,未发现心脏、血管和血液等方面有血栓栓塞危险因素。MRA 提示左侧大脑中动脉 M1 段狭窄,结合缺血病灶小而多发的分布特点,提示颅内中、小血管血栓形成和闭塞。左侧大脑中动脉高分辨率 MRI 提示血管向心性狭窄、强化;皮肤网状青斑,提示系统性血管受累,炎性病变可能性大。自身抗体筛查未发现系统性自身免疫性疾病证据,血和脑脊液检查可除外感染性血管病变。后皮肤活检证实小血管周围大量淋巴细胞浸润，管壁增厚，管腔狭窄，最终诊断为Sneddon综合征。

Sneddon综合征（Sneddon syndrome，SS）目前病因不明，发病机制集中于自身免疫或炎性机制和血栓栓塞两个方面。少数家族性患者中有反复发热和炎性指标增高，但病理学证据不足，一些病理专家认为炎性改变可能继发于血管管腔狭窄。Sneddon综合征依据以下三项检查结果（抗心磷脂抗体、狼疮抗凝物、抗β$_2$糖蛋白-1）分为两类：抗磷脂抗体阳性和抗磷脂抗体阴性[1-2]。诊断为抗磷脂抗体阳性的患者不足一半。Sneddon综合征的临床表现包括以下方面[3]：

（1）皮肤改变：网状青斑、手足发绀、雷诺现象、局限性皮肤溃疡、外周坏疽、红斑、局灶性硬皮病等。皮肤改变除了提示SS特征，还可以提示其他并存的自身免疫性疾病。

（2）神经系统表现：主要分为三个阶段。第一阶段，前驱症状期，主要表现为头痛、头晕和眩晕。前驱症状甚至出现在皮肤改变之前。第二阶段，患者反复出现短暂性脑缺血发作（TIA）和卒中。第一阶段的前驱症状可以延续至第二阶段。第三阶段，往往表现为认知功能下降和早发性痴呆。头痛在前驱症状期的表现类似紧张型头痛或偏头痛，头痛与收缩性高血压无关，多数在高血压发病前出现。头痛的发生在合并和不合并高血压以及抗磷脂抗体阴性和阳性组没有显著差异。反复发作性的局灶性神经功能缺损在第二阶段出现，多表现为大脑中动脉皮质支和深穿支受累的症状和体征，发病年龄在22～58岁，平均发生时间在起病15年左右。少数患者以出血性卒中起病，表现为脑出血、脑室出血、蛛网膜下腔出血和硬膜下血肿。出血事件的发生主要源于侧支血管破裂，部分是抗栓药物使用造成的继发性出血。患者可出现癫痫发作，可先于脑血管事件出现，尤其是在抗心磷脂抗体阳性的患者中。运动障碍在SS中罕见，除抗心磷脂抗体阳性的患者可出现舞蹈症，震颤可以是神经系统表现的首发症状。周围神经系统在SS中很少以轴索病变和小纤维病变的形式受累。

（3）心脏：Sneddon综合征中常见的心脏改变包括心瓣膜增厚和疣状心内膜炎，二尖瓣和主动脉瓣最常受累。

（4）眼科：视盘大动脉瘤、伴硬性渗出的黄斑水肿、视网膜动脉闭塞和延迟灌注等。

（5）其他：外周动脉和深静脉血栓形成、肺栓塞等。

（石玉芝　侯志凯）

三、专家点评

该患者以不明原因性青年卒中收住院，入院后完善相关检查，依据临床特点、实验室和影像学检查以及皮肤病理改变，诊断为Sneddon综合征。本例患者病程中影像学检查完善，有助于了解Sneddon综合征的病程进展特点。但Sneddon综合征作为一种临床综合征，其诊断标准、病因和发病机制尚不明确。该患者突出表现为反复发作的皮质和皮质下梗死病灶，要注意与心源性病变、血液疾病、血管病变、遗传代谢性疾病、药物滥用、放疗和肿瘤等病因鉴别。研究发现Sneddon综合征反复缺血性卒中和TIA，主要因为中、小血管原位血栓形成。虽然Sneddon综合征存在心内膜和瓣膜病变，但脑梗死与心脏相关性不大。

神经系统表现一般有三个阶段[3]：①前驱症状，如头痛、头晕和眩晕；②反复发作性卒中；③早发性痴呆。网状青斑可在卒中事件发生十多年前出现，但多于卒中后发现。另外，Sneddon综合征的常见表现包括心脏瓣膜病变、收缩期高血压和视网膜病变。Sneddon综合征患者脑梗死主要有以下3种分布特点[4]：①中等大小血管流域皮质和皮质下梗死；②皮质和远端穿支动脉闭塞所致远端、小的皮质-皮质下梗死；③深穿支动脉所致的白质梗死，类似高血压性腔隙性梗死，但基底节、脑干等高血压性梗死的好发部位少见。皮肤病理活检对Sneddon综合征的诊断价值巨大。Zelger等将皮肤活检依据病理改变分为四期[5]：①内皮期，可见内皮细胞分裂、血管周围炎症、周围结缔组织明显水肿；②炎症性梗阻期，单核细胞、红细胞和纤维蛋白阻塞血管腔；③内皮下增殖期，肌细胞向内皮下区迁移和增殖；④纤维化期，细胞混合纤维组织阻塞狭窄血管。该患者脑梗死病灶分布和病理改变符合Sneddon综合征的特征。

Sneddon综合征的治疗主要包括抗栓和抗凝以预防卒中复发，抗炎治疗的疗效报道不一。神经心理预后不佳，主要表现在注意力、视觉理解力和视空间技能等方面。抗磷脂抗体阳性的Sneddon综合征患者临床表现类似原发性抗磷脂抗体综合征，表现为继发性血栓形成倾向、反复流产和复发性血栓栓塞事件。

青年卒中病因诊断复杂，在临床体格检查方面应关注除神经系统外的症状和体征，有助于引导病因的诊断和鉴别，皮肤体征应引起重视。

（审核及点评专家：王伊龙）

参考文献

[1] Kalashnikova LA，Nasonov EL，Kushekbaeva AE，et al. Anticardiolipin antibodies in Sneddon's syndrome. Neurology，1990，40（3 Pt 1）：464-467.

[2] Frances C，Piette JC，Viard JP，et al. Anti-beta 2-glycoprotein I antibodies in Sneddon's syndrome. Dermatology，1993，186（4）：273.

[3] Samanta D，Cobb S，Arya K. Sneddon syndrome：a comprehensive overview. J Stroke Cerebrovasc Dis，2019，28（8）：2098-2108.

[4] Bottin L，Frances C，de Zuttere D，et al. Strokes in Sneddon syndrome without antiphospholipid antibodies. Ann Neurol，2015，77（5）：817-829.

[5] Zelger B，Sepp N，Schmid KW，et al. Life history of cutaneous vascular lesions in Sneddon's syndrome. Hum Pathol，1992，23（6）：668-675.

病例 2　脑小血管病样表现的原发性中枢神经系统血管内淋巴瘤

一、病例介绍

【主诉】

患者男性，53 岁，大专文化，中学老师。主因"左下肢无力、麻木、疼痛 7 个月，认知减退 38 天"于 2019 年 4 月 22 日收入我院血管神经病学病区。

【现病史】

患者 7 个月前无明显诱因出现左下肢力弱，表现为行走拖曳，伴左足底麻木、疼痛，6 个月前于当地医院就诊，给予 B 族维生素营养神经治疗。治疗过程中左下肢无力逐渐加重，上楼梯费力，平地行走困难，需要搀扶。外院行头部 MRI 提示脑白质病，腰椎穿刺（简称腰穿）脑脊液检查未见异常（未见报告），给予泼尼松（起始剂量 60 mg，每周递减 5 mg）治疗。口服泼尼松 1 个月后左下肢无力症状好转，行走平稳，仍感左下肢乏力。2 个月前泼尼松递次减停。38 天前家属发现患者反应迟钝，计算不能，忘记刚说过的话或做过的事情，病情逐渐加重，1 周后刷牙、穿衣等日常活动完成困难。22 天前再次出现左下肢力弱、行走拖曳，头部 MRI 提示多发脑梗死，给予抗栓及他汀类药物治疗，症状无缓解。患者自发病以来，体重下降 5 kg。

【既往史、个人史、家族史】

高血压病史 10 余年，长期口服降压药物，20 余天前因低血压（最低可至 80/50 mmHg）停用降压药，血压波动在 110/70 mmHg 左右。糖尿病 12 年，规律服用二甲双胍（每次 0.5 g，3 次 / 日）、阿卡波糖（每次 50 mg，3 次 / 日），血糖控制可。高脂血症，间断服用降脂药物，具体不详。芝麻过敏。偶尔抽烟，否认饮酒史。父亲高血压病史，母亲高血压、糖尿病、高脂血症病史。否认脑血管病家族史。

【入院查体】

右侧血压 106/69 mmHg，左侧血压 108/70 mmHg。内科查体：皮肤未见异常，双肺呼吸音清，未闻及干、湿啰音，心律齐，未闻及明显杂音。腹软，无压痛及反跳痛，肝脾肋下未触及。四肢无肿胀。

神经系统查体：神清、语利，时间、地点定向力减退，人物定向力正常，记忆力、计算力、理解力减退。左右失认，手指失认。眼底正常，双侧瞳孔等大正圆，直径 3 mm，直接及间接对光反射灵敏。眼动充分，未见眼震。双侧面部针刺觉对称，双侧角膜反射正常引出。双侧咀嚼有力，张口无偏斜。双侧软腭动度可，咽反射正常。转颈、耸肩有力，伸舌居中。轻偏瘫步态。四肢肌容积、肌张力正常，左下肢肌力 5−级，余肢体肌力 5 级。双侧指鼻尚稳准，跟膝胫试验查体欠合作。双侧针刺觉及音叉振动觉对称。四肢腱反射对称引出

(++)。左侧掌颏反射(+),右侧掌颏反射(-);双侧Hoffmann征(-),双侧巴宾斯基征(-)。颈软,脑膜刺激征阴性。闭目难立征不能完成。

简易精神状态检查(MMSE)量表(大专文化):19分。蒙特利尔认知评估(MoCA)量表:6分。

【入院前辅助检查】

(1)头部MRI(2019-03-30):左侧丘脑、颞叶内侧多个新发缺血灶。双侧侧脑室周围斑片状白质高信号,血管源性腔隙(图2-1)。

(2)弓上CTA+头部CTA(2019-04-06):未见颈部及颅内血管明显狭窄(图2-2)。

【入院时诊断】

1.定位诊断 双侧颈内动脉系统+椎基底动脉系统。

(1)大脑皮质下白质:患者认知功能下降,生活能力减退,查体记忆力、计算力、理解力下降,左右失认,手指失认,MMSE量表提示认知功能下降,头部MRI可见双侧大脑半球新发和陈旧性梗死灶,侧脑室周围白质高信号,故定位。

(2)右侧额叶皮质:患者病程中反复出现左下肢无力,左足底麻木,查体左下肢肌力5-级,头部MRI提示右侧额顶叶皮质病灶,考虑为责任病灶。

(3)右侧皮质脑干束:查体左侧掌颏反射(+),头部MRI提示右侧大脑半球多发病灶,提示右侧皮质脑干束受累。

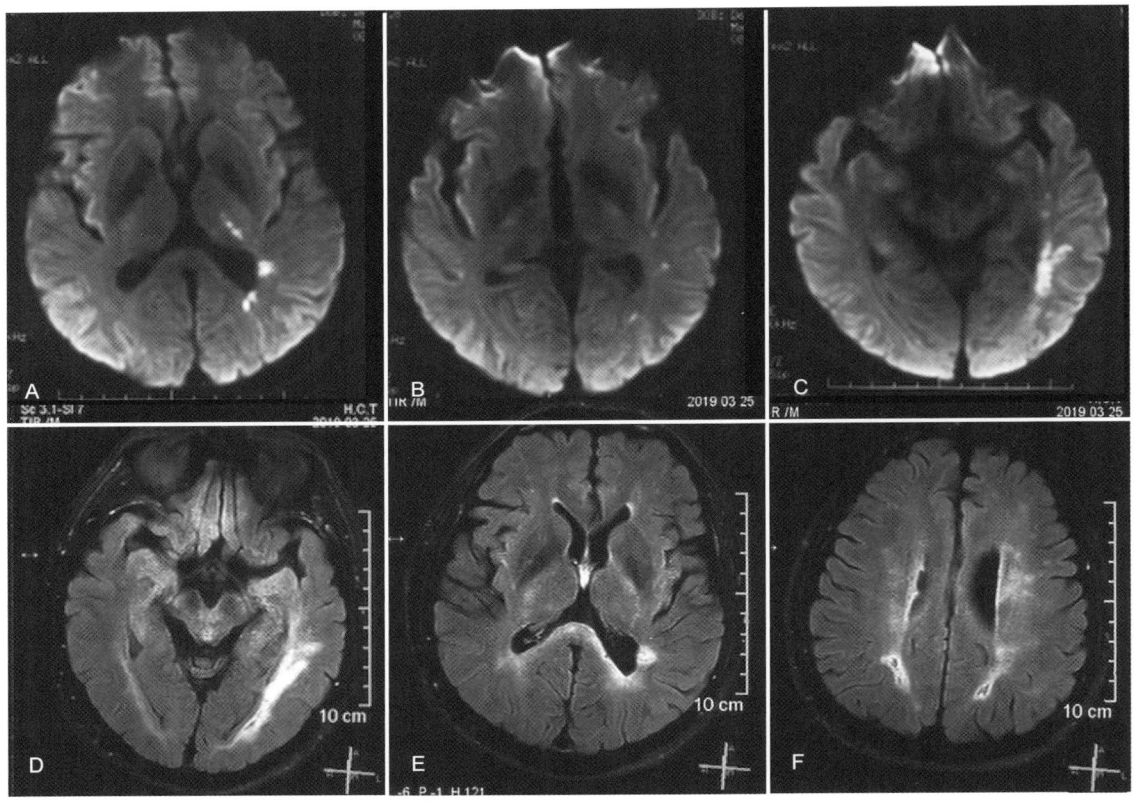

图2-1 头部MRI(2019-03-30)。DWI序列提示左侧丘脑、颞叶内侧新发缺血灶(A~C)。侧脑室周围白质高信号和血管源性腔隙(D~F)

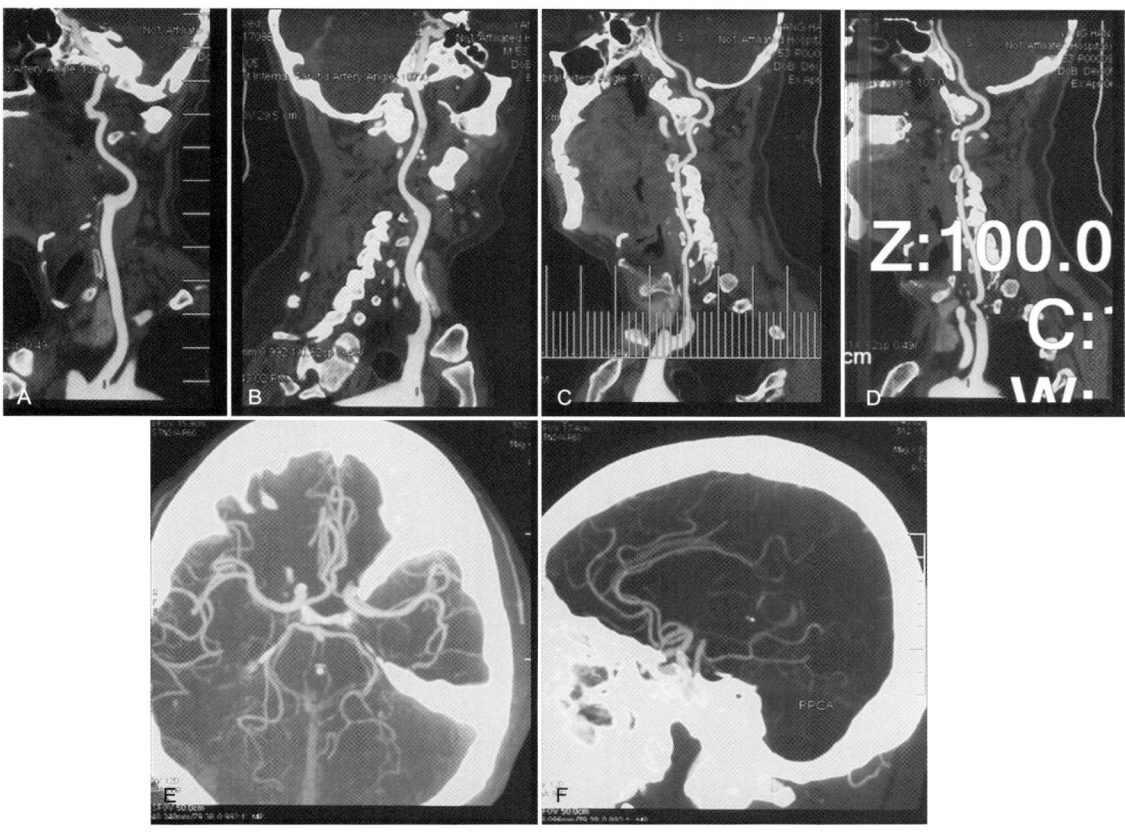

图 2-2 弓上 CTA 示双侧颈内动脉（A 和 B）和椎动脉（C 和 D）未见明显狭窄。头部 CTA（E 和 F）示颅内血管未见明显狭窄

结合头部 MRI 检查提示左侧小脑半球、丘脑、侧脑室旁、双侧额顶叶散在多发新梗死灶及陈旧性梗死灶，可解释上述症状和体征，考虑为责任病灶。缺血灶为双侧颈内动脉和椎基底动脉供血，故定位。

2. 定性诊断 脑梗死，病因不明。

患者中年男性，隐匿、急性起病共存，波动性加重，临床表现为肢体无力等局灶性神经功能缺损症状和情绪异常、认知功能减退等全脑症状进行性加重；头部 MRI 示左侧小脑半球、丘脑、侧脑室旁、双侧额顶叶多发缺血病灶，故定性。该患者头部 MRI 缺血病灶小而多发，多时空、多血管分布，颅内外大血管无明显狭窄，结合患者病程中曾激素治疗有效，考虑中枢神经系统血管炎可能，心源性栓塞、易栓症等病因不除外。进一步完善相关检查以明确病因。

【住院后诊疗经过】

（一）诊疗经过概述

入院后给予阿司匹林抗栓、阿托伐他汀降脂和稳定斑块治疗。完善血常规、血生化、免疫学检查、易栓症筛查、头部 MRI、颈部+颅内血管评估、脑脊液常规+生化+免疫、经颅多普勒（TCD）+微栓子监测+增强试验、超声心动图、心电 Holter 等检查，进一步明确脑梗死病因。

住院期间患者反应迟钝加重，双下肢无力，独立行走不能，双上肢活动迟缓，精细活动笨拙，生活不能自理。患者头部 MRI 提示双侧大脑半球皮质和皮质下多发点片状新发缺血灶和腔隙，侧脑室旁、胼胝体及双侧额顶叶皮质下白质高信号，SWI 未见微出血及局灶含铁血黄素沉积。弓上 CTA、颈部血管超声、头部 MRA、TCD、超声心动图和心电 Holter 等检查未提示心源性和血管源性栓塞病因，血同型半胱氨酸、易栓症筛查、狼疮抗凝物、肿瘤筛查及自身抗体等检查未提示血液高凝状态。脑脊液细胞计数正常，蛋白质增高，结合病灶新旧不一、多血管同时受累、激素治疗有效，考虑为中枢神经系统血管炎。转入神经感染与免疫科，2019 年 5 月 14 日给予静脉甲泼尼龙 500 mg/d×3 日冲击治疗，后改泼尼松 60 mg/d 口服，每周递减 10 mg，患者激素冲击治疗第 3 天肢体无力、反应迟钝较前好转。

（二）住院后辅助检查

1. 血液学检查

（1）红细胞沉降率：32 mm/60 min（↑）。

（2）C-反应蛋白：80.9 mg/L（↑），超敏 C-反应蛋白 12.14 mg/L（↑）。

（3）血常规：正常。

（4）血生化：甘油三酯 2.17 mmol/L（↑），总胆固醇 1.16 mmol/L（↓），低密度脂蛋白胆固醇 0.34 mmol/L（↓），载脂蛋白 A_1 0.39 g/L（↓），高密度脂蛋白胆固醇 0.11 mmol/L（↓），载脂蛋白 B 0.57 g/L（↓）；乳酸脱氢酶 441.5 U/L（↑）；同型半胱氨酸 8.37 μmol/L。肝功能、肾功能、电解质、肌酶正常。

（5）凝血四项：凝血酶原时间 12.9 s（↑），国际标准化比值 1.17（↑），余未见异常。

（6）自身抗体、补体 C3、补体 C4、类风湿因子、抗链球菌溶血素 O：均为阴性。

（7）细胞因子：TNF-α 72.60 pg/ml（↑），IL-6 100.00 pg/ml（↑），IL-8 510.00 pg/ml（↑），IL-10＞1000.00 pg/ml（↑），IL-1β＜5.00 pg/ml，IL-2R 5930.00 U/ml（↑）。

（8）易栓症筛查：蛋白 C 活性 67%（↓），凝血因子 X 58.5%（↓），蛋白 S 活性 55.1%（↓），余未见异常。

（9）抗中性粒细胞胞质抗体、抗心磷脂抗体、狼疮抗凝物检测：均为阴性。

2. 脑脊液检查

（1）脑脊液压力：120 mmH₂O。

（2）常规：细胞总数 4/μl，白细胞数 4/μl，多核细胞 0，单核细胞 100%。

（3）生化：蛋白质 74.14 mg/dl（↑），糖 4.36 mmol/L（同期血糖 7.07 mmol/L），氯化物 121 mmol/L。

（4）脑脊液形态学：淋巴细胞比例 97%（↑，正常值 60%～70%），见少量红细胞，须结合临床考虑。革兰氏、墨汁、抗酸染色均阴性。

（5）蛋白电泳：脑脊液 IgG 寡克隆区带阳性（+），血清 IgG 寡克隆区带阳性（+）；脑脊液特异 IgG 寡克隆区带阴性（-）。

（6）自身免疫性脑炎抗体（血+脑脊液）：阴性（-）。

（7）神经元抗原谱抗体（血+脑脊液）：阴性（-）。

3. 影像学检查

（1）头部 MRI+增强（2019-04-24）：双侧额顶叶、半卵圆中心、侧脑室旁、左侧桥臂及小脑半球可见斑片状长 T1、长 T2 信号，边界欠清晰；弥散加权成像 / 表观弥散系数（DWI/ADC）示部分病灶弥散受限。液体衰减反转恢复（FLAIR）序列见双侧侧脑室旁、胼胝体、额顶叶皮质下白质高信号。SWI 未见微出血灶及局部含铁血黄素沉积。增强扫描未见明显强化影（图 2-3）。

（2）胸部 CT：肺间质病变。

（3）腹部 B 超：脾增大（16.6 cm×6.2 cm）。

（4）超声心动图：主动脉窦稍增宽，二尖瓣、三尖瓣少量反流，左心室舒张功能减低。左心房大小正常（33 mm）。

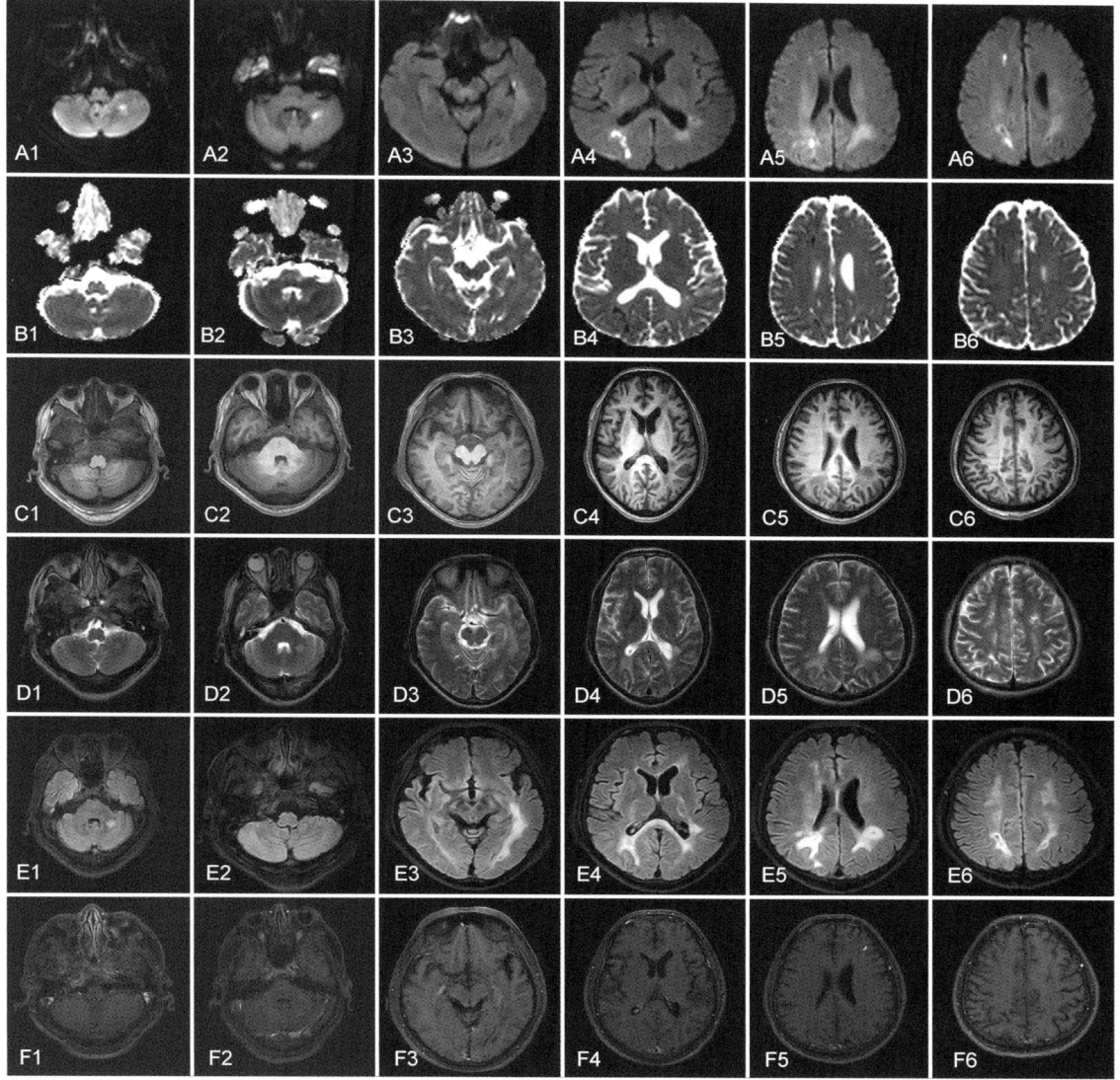

图 2-3　头部 MRI ＋增强（2019-04-24）。左侧小脑半球、桥臂、左颞叶内侧、右枕叶、侧脑室旁、半卵圆中心、双侧额顶叶见斑片状长 T1（C1～C6）、长 T2（D1～D6）信号，FLAIR 序列（E1～E5）高信号，DWI（A1～A6）/ADC（B1～B6）示部分病灶弥散受限。双侧侧脑室周围、胼胝体、额顶叶皮质下白质可见白质高信号（E3～E6）。增强扫描（F1～F6）未见明显强化影

4. 24 h 心电 Holter 窦性心律，偶发房性期前收缩。

【出院时诊断】

原发性中枢神经系统血管炎可能性大。

【出院时情况】

患者双下肢无力改善，反应迟钝减轻，可独立行走，日常活动自理。查体：记忆力、计算力减退，定向力、理解力正常。神清、语利。脑神经检查无异常。左下肢肌力 5-级，余肢体肌力 5 级。

复测 MMSE 量表：19 分。

【随访情况】

泼尼松 60 mg/d 口服 1 周后，减量至 40 mg/d 服用第 5 天，再次出现反应迟钝、脾气暴躁、乱扔东西、独立行走不能、睡眠增多。发热，体温波动于 37.5～38.5℃，盗汗，3 周内体重下降 5 kg。

随访期间辅助检查如下：

（1）血常规：白细胞 $7.32×10^9$/L，中性粒细胞比例 59.50%，单核细胞计数 $0.95×10^9$/L，单核细胞比例 12.90%（↑）。血小板 $103×10^9$/L。

（2）乳酸脱氢酶（LDH）：508.3 U/L（↑）。

（3）肝功能：谷丙转氨酶（ALT）和谷草转氨酶（AST）正常，白蛋白 22.1 g/L（↓）。

（4）腹部 B 超：提示脾增大（16.6 cm×6.2 cm）。

（5）胸部 CT：提示肺间质病变（图 2-4）。

患者激素治疗后一过性好转，再次加重。结合辅助检查提示乳酸脱氢酶增高、低蛋白血症、脾大、间质性肺炎，病史中周围神经可疑受累，考虑中枢神经系统血管内淋巴瘤可能。行右枕部开颅脑组织立体定向活检术，病理回报"血管内大 B 细胞淋巴瘤"（图 2-5）。转入血液科进行 MI 方案（甲氨蝶呤+异环磷酰胺）化疗。

1 年后复查头部 MRI 无新发缺血病灶。脑白质高信号范围较化疗前无明显扩大（图 2-6）。

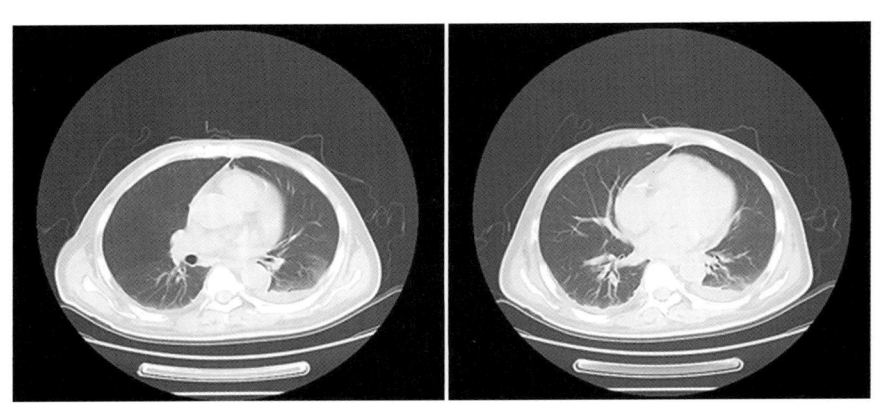

图 2-4　胸部 CT，提示双肺间质改变，双侧胸膜多发增厚

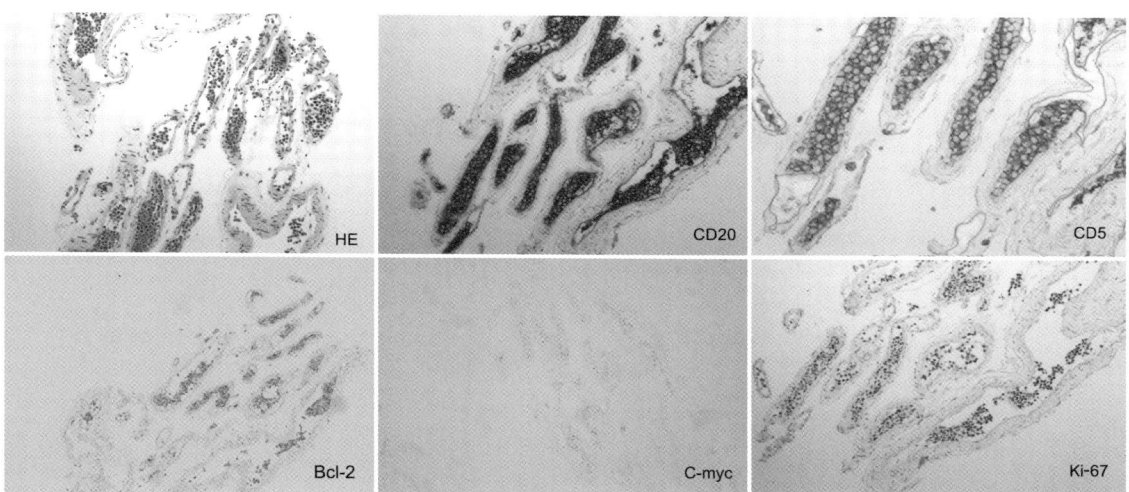

图 2-5（扫二维码看彩图） 脑组织病理活检。血管内大 B 细胞淋巴瘤。免疫组化：CD20（＋），CD5（＋），Ki-67（约 90%＋），增殖活跃。非生发中心 B 细胞来源。肿瘤细胞表达 Bcl-2 及 C-myc

彩图

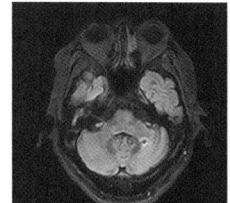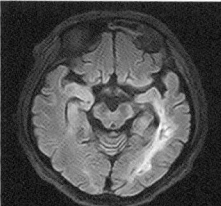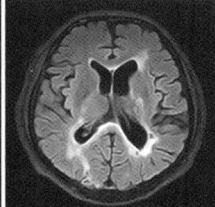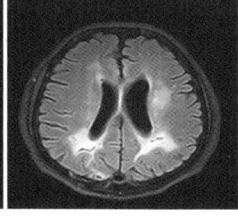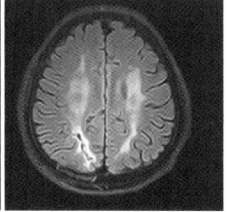

图 2-6 化疗 1 年后复查头部 MRI，FLAIR 序列示脑白质高信号范围较化疗前无明显扩大

【最终诊断】

原发性中枢神经系统血管内淋巴瘤。

二、讨论

该病例特点如下：①中年男性，隐匿和急性起病共存，波动性加重，主要表现为局灶性神经功能缺损和全脑（认知、精神、睡眠）受累的症状和体征；②高血压、糖尿病、高脂血症、吸烟，无感染、放疗、中毒病史及脑血管病家族史；③急性梗死病灶小而多发，呈多血管分布，双侧颈内动脉系统、椎基底动脉系统多血管同时受累；④头部 MRI 提示新发梗死、血管源性腔隙，以及双侧侧脑室周围、胼胝体和额顶叶皮质下白质高信号等脑小血管病影像特点；⑤颅内外大血管无明确狭窄，主动脉弓无不稳定斑块，无心源性栓塞、易栓症、血液高凝状态等病因或危险因素；⑥多系统性：脾大、周围神经病、低蛋白血症、肺间质病；⑦红细胞沉降率加快，超敏 C-反应蛋白、LDH 增高；⑧激素冲击治疗后一过性好转，之后出现病情短时间内迅速加重，伴有发热、盗汗、体重下降。

结合患者颅内缺血病灶小而多发、多时空、多血管分布的特点，病因主要考虑如下几个方面。①栓塞：栓子来源于主动脉弓、心腔（高危左心房、卵圆孔未闭、反常栓塞）、心腔外（肺动静脉瘘）；②易栓症：遗传或获得性易栓症、Trousseau 综合征等；③累及小血管的

血管炎：原发性中枢神经系统血管炎、坏死性血管炎；④原发性中枢神经系统血管内淋巴瘤；⑤其他：遗传性脑小血管病。

该患者辅助检查主动脉弓未见不稳定斑块；TCD微栓子监测和增强试验阴性；超声心动图、心电Holter未见心房增大及其他高危心源性因素；肺CTA+CTV未见肺部动静脉畸形；血同型半胱氨酸水平正常，易栓症筛查及狼疮抗凝物检测未见异常；肿瘤筛查无阳性发现。上述检查不支持栓塞、易栓症等病因。患者无脑血管病家族史，中年起病，既往无头痛、腰痛病史，病程进展迅速，头部MRI提示以新旧不一的梗死灶为主要特点，而非以脑白质高信号为突出特征，无秃头、脊柱侧弯等表现，不支持遗传性脑小血管病诊断。患者自身抗体检查阴性，无自身免疫性疾病病史，无系统性血管炎证据，一度考虑患者为原发性中枢神经系统血管炎。原发性中枢神经系统血管炎的影像特征如下[1]：最常见的MRI表现为小-中动脉分布区多部位梗死，以前循环为主，出血性梗死和脑实质出血也很常见；约1/4的患者发现急性凸面蛛网膜下腔出血（SAH）；42%的患者可见明显软脑膜强化；颅内血管检查可发现节段性和串珠样血管狭窄。该患者无节段性中小动脉狭窄，增强扫描未见病灶和脑膜强化，SWI未见多发微出血灶和局灶性含铁血黄素沉积，激素治疗虽有一过性缓解，但激素治疗后出现病情的快速进展，不支持中枢神经系统血管炎诊断。之后结合患者多系统受累，红细胞沉降率、C-反应蛋白、乳酸脱氢酶持续升高，经活检证实为原发性中枢神经系统血管内淋巴瘤。生化检查、影像学特点有助于原发性中枢神经系统血管炎和中枢神经系统血管内淋巴瘤的鉴别。最终确诊还依赖于脑组织活检。

（石玉芝　郭　鹏）

三、专家点评

血管内淋巴瘤（intravascular lymphoma，IVL）是一种罕见的血管内恶性肿瘤，1959年首先由Pfleger和Tappeiner描述。2016年，WHO将其划归为弥漫性大B细胞淋巴瘤的一个亚型，属于非霍奇金淋巴瘤类型。IVL主要分为两个临床类型[2]：①经典型，主要侵犯神经系统和皮肤；②亚洲型：主要见于东亚地区，以日本报道最多，突出表现为多脏器衰竭、肝脾大、全血细胞减少及噬血细胞综合征。我国既往报道的血管内淋巴瘤以经典型为多[3]。该病多见于中老年人，其病理特征是肿瘤细胞在小血管管腔内大量增殖，通常累及中枢神经系统，亦可累及皮肤、肺、肝、脾等器官，呈恶性进展，预后差。其主要特征为B淋巴细胞在小血管内进行性增殖，导致小血管闭塞及缺血，通常受累的部位包括中枢神经系统和皮肤。临床表现无特异性，包括精神状态改变、癫痫发作、不明原因的发热或皮肤改变。中枢神经系统血管内淋巴瘤主要分为4型：亚急性脑病、多灶性脑血管病、脊髓炎和神经根病、周围神经和脑神经病。其中以亚急性脑病多见，可高达63%[4-5]。

中枢神经系统血管内淋巴瘤影像学表现可以完全正常，也可表现为结构异常，主要为脑小动脉和（或）小静脉受累的影像特征。Yamamoto等将中枢神经系统血管内淋巴瘤的异常MRI表现分为5种类型[6]：①梗死样病灶，该型最为常见，提示小动脉受累为著；②非特异性白质病变，主要为侧脑室旁，推测与脑小血管受累引起的慢性缺血性改变相关；③脑膜强化，机制不清；④肿瘤样病变，表现为广泛的血管源性水肿和占位效应，尸检病理证实淋巴瘤细胞外渗及血管增厚伴肿瘤直接浸润；⑤头部MRI T2序列呈脑桥高信号，病灶位于脑桥中央，不累及脑桥被盖和腹外侧，无强化，也无弥散受限，可能与肿瘤细胞导致的小静脉和小动脉闭塞引发静脉淤血有关。中枢神经系统血管内淋巴瘤颅内出血少见，一小部分SWI序列可见微出血灶[7]。该例患者的影像学表现主要为梗死样病灶和非特异性白质病变等脑小血管病特点，增强扫描未见病灶和脑膜强化，SWI未见微出血灶。颅内血管评估可以正常，也可以出现类似于中枢神经系统血管炎样表现的节段性血管狭窄，以小动脉受累为主。该患者左侧大脑中动脉有节段性狭窄，中型血管受累，结合患者有多种动脉粥样硬化危险因素，考虑为动脉粥样硬化性狭窄可能，高分辨率MRI可能有助于血管狭窄病因的鉴别。全脑血管造影相较于MRA更能发现小动脉狭窄，用于评估颅内血管受累情况。

中枢神经系统血管内淋巴瘤呈侵袭进展性病程，预后较差，2年生存率仅为12%[8]。

当临床发现反复小血管闭塞引起的多发梗死样病灶，伴血清LDH升高、红细胞沉降率增快、C-反应蛋白增高且无明确卒中危险因素时，应警惕IVL可能，尤其是不明原因发热、间质性肺炎、低蛋白血症、脾大等多系统受累表现时，应高度怀疑。IVL的临床表现和影像学特征与原发性中枢神经系统血管炎有诸多重合，尤其是疾病早期仅有中枢神经系统受累时，鉴别困难[9]。PET-CT对于中枢神经系统血管内淋巴瘤的诊断和评价疾病进展有重要意义，还可以对全身其他器官受累情况进行排查[10]。中枢神经系统血管内淋巴瘤缺乏特异性的临床表现、实验室标志物和影像学特征，脑组织病理活检仍是金标准。鉴于中枢神经系统血管内淋巴瘤临床诊断极其困难，疾病进展快，预后差，如怀疑诊断，应尽早开颅病理活检予以明确诊断，对于患者来说是有益的。

（审核及点评专家：王伊龙）

参考文献

[1] Boulouis G, de Boysson H, Zuber M, et al. Primary angiitis of the central nervous system: magnetic resonance imaging spectrum of parenchymal, meningeal, and vascular lesions at baseline. Stroke, 2017, 48 (5): 1248-1255.

[2] Giannini C, Dogan A, Salomao DR. CNS lymphoma: a practical diagnostic approach. Neuropathol Exp Neurol, 2014, 73 (6): 478-494.

[3] 张金彩, 时传迎, 李明利, 等. 原发性中枢神经系统血管内淋巴瘤的影像表现：附4例报道并文献复习. 磁共振成像, 2020, 11 (10): 900-903.

[4] 葛海静, 岳娉, 王雷明, 等. 中枢神经系统血管内弥漫大B细胞淋巴瘤的临床病理学特征. 中华神经科杂志, 2019, 52 (10): 831-836.

[5] 孙萌, 章殷希, 丁美萍. 中枢神经系统血管内淋巴瘤的研究进展. 中华神经科杂志, 2017, 50 (4): 317-320.

[6] Yamamoto A, Kikuchi Y, Homma K, et al. Characteristics of intravascular large B-cell lymphoma on cerebral MR imaging. Am J Neuroradiol, 2012, 33 (2): 292-296.

[7] Alexandrescu S, Orengo JP, Toossi S, et al. CNS intravascular large cell lymphoma in a patient with autoimmune hemolytic anemia. Neuropathology, 2015, 35 (2): 170-174.

[8] Shimada K, Murase T, Matsue K, et al. Central nervous system involvement in intravascular large B-cell lymphoma: a retrospective analysis of 109 patients. Cancer Sci, 2010, 101 (6): 1480-1486.

[9] Fischer M, Iglseder S, Grams A, et al. Intravascular large B-cell lymphoma mimicking central nervous system vasculitis. Human Pathology: Case Report, 2017, 8: 3-8.

[10] Colavolpe C, Ebbo M, Trousse D, et al. FDG-PET/CT is a pivotal imaging nodality to diagnose rare intravascular large B-cell lymphoma: case report and review of literature. Hematol Oncol, 2015, 33 (2): 99-109.

病例 3　大动脉炎伴脑出血

一、病例介绍

【主诉】

患者女性，20 岁，主诉"头痛伴恶心、呕吐 3 天余"。

【现病史】

3 天前（2019-12-30 晚 5:00）患者发热后突发头痛，表现为全脑胀痛，伴有视物模糊，恶心、呕吐，呈非喷射样。就诊于当地医院，给予止痛药后头痛减轻，后完善头部 CT 示左侧枕叶出血。次日凌晨（2019-12-31 早 3:00）患者头痛等症状加重，遂转入我院急诊。复查 CT 示左侧枕叶出血，蛛网膜下腔出血（SAH），左额颞顶枕部硬膜下血肿。给予甘露醇脱水、尼莫地平预防血管痉挛、泮托拉唑抑酸护胃治疗，患者自述头痛等症状有所好转。患者病程中无饮水呛咳、吞咽困难、四肢抽搐、意识模糊。

【既往史、个人史、家族史】

大动脉炎 2 年余，规律服用吗替麦考酚酯、骨化三醇胶丸、醋酸泼尼松片、来氟米特、维生素 D，定期复查。否认脑梗死、脑外伤、脑出血病史，否认一氧化碳中毒病史，否认高血压、糖尿病、冠心病病史。否认吸烟、饮酒史。否认过敏史。

【入院查体】

右侧卧位血压 122/77 mmHg，即刻立位血压 79/48 mmHg，心率 94 次/分，左侧脉搏较右侧弱。双肺呼吸音清，未闻及干、湿啰音。心律齐，未闻及明显杂音。腹软，无压痛及反跳痛，肝脾肋下未触及。

神经系统查体：神清、语利，定向力、记忆力、计算力、理解判断力正常。双侧瞳孔等大、等圆，直径 3 mm，双侧瞳孔直接及间接对光反射灵敏，眼球各向运动充分，未见眼震，双眼复视，呈左、右成双。双侧面部针刺觉对称，双侧角膜反射正常引出，双侧咀嚼对称有力。双侧额纹对称，双侧面纹对称，闭目有力。双耳粗测听力可，Weber 征居中，Rinne 试验双侧气导＞骨导。双侧软腭上抬有力，双侧咽反射存在。双侧转颈、耸肩有力，伸舌居中，未见舌肌纤颤。左侧肢体肌力 5 级，右侧肢体肌力 5 级。双侧肌张力正常。双侧指鼻、跟膝胫试验稳准，闭目难立征阴性。双侧针刺觉和音叉振动觉对称。双侧腱反射对称引出。双侧掌颏反射、Hoffmann 征阴性。双侧巴宾斯基征阴性。颈软，脑膜刺激征阴性。

【入院前辅助检查】

1. 血液学检查

（1）血常规（发病 1 天）：淋巴细胞群绝对值 1.03×10^9/L（↓），中性粒细胞绝对值 6.85×10^9/L（↑），嗜酸性粒细胞绝对值 0.01×10^9/L（↓），淋巴细胞群相对值 12%（↓），嗜酸性粒细胞相对值 0.2%（↓），血红蛋白 105 g/L（↓），血细胞比容 0.32 L/L（↓），单核细胞群绝对值 0.62×10^9/L（↑），中性粒细胞相对值 80.3%（↑）。

（2）血生化（发病 1 天）：钾 2.9 mmol/L（↓），肌酐（酶法）31.4 μmol/L（↓）。

2. 影像学检查

（1）头部 CT 平扫（发病 16 h）：左侧枕叶出血（图 3-1），蛛网膜下腔出血（SAH），左额颞顶枕部硬膜下血肿，左侧上颌窦囊肿。

（2）头部磁共振成像+增强（发病 3 天）：左侧枕叶脑出血（亚急性早期），左侧额颞顶部硬膜下血肿（亚急性早期），双侧半卵圆中心白质高信号，左侧上颌窦囊肿（图 3-2）。

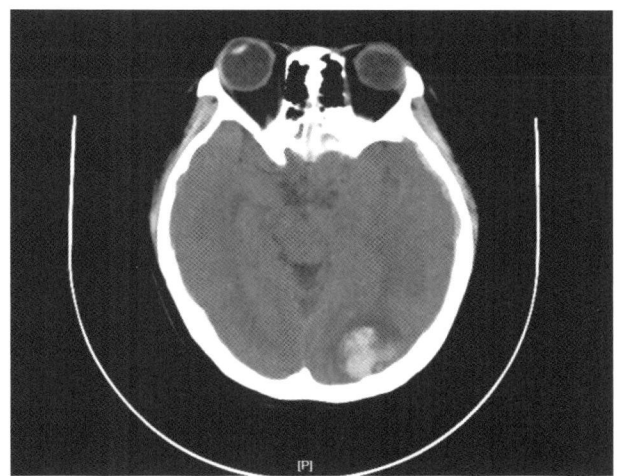

图 3-1 CT 示左侧枕叶出血

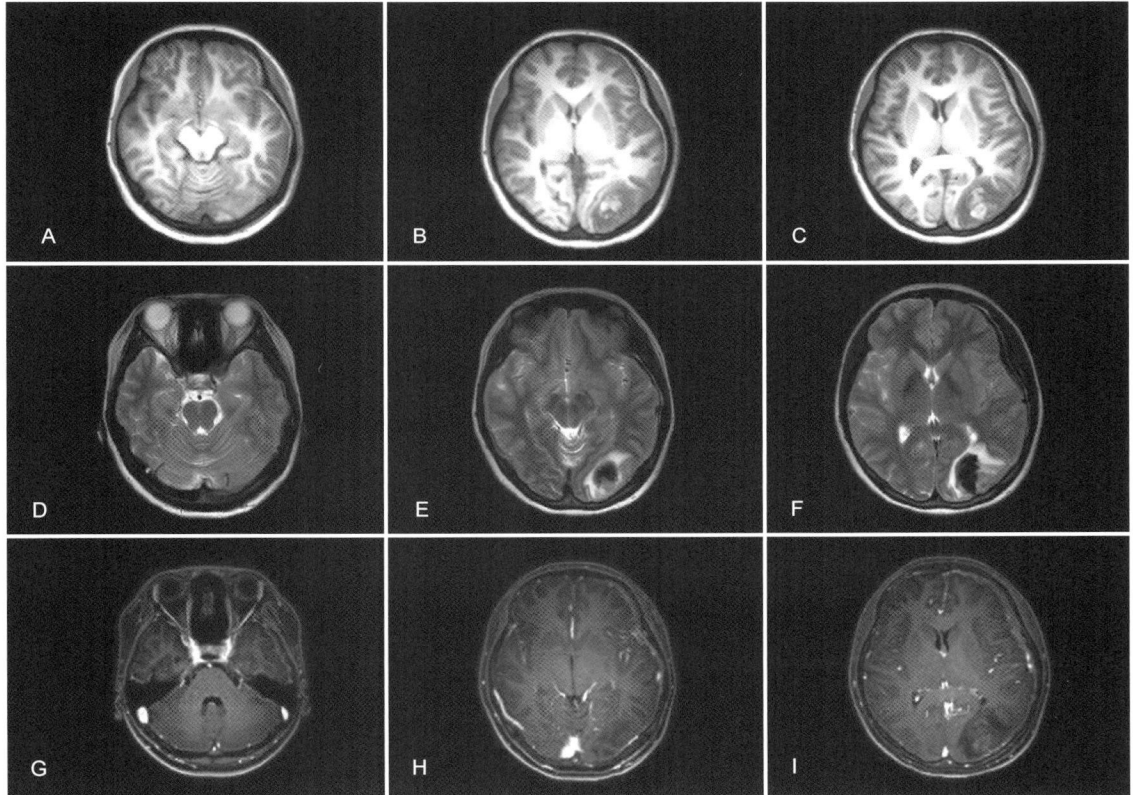

图 3-2 A～C. T1 序列；D～F. T2 序列；G～I. 增强序列；J～L. SWI 序列。可见左侧枕叶脑出血（亚急性早期），左侧额颞顶部硬膜下血肿（亚急性早期）

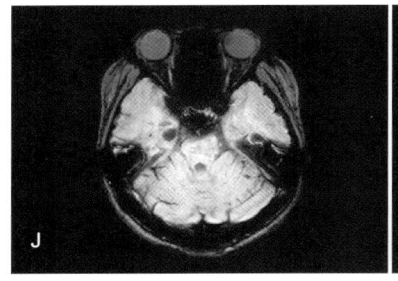 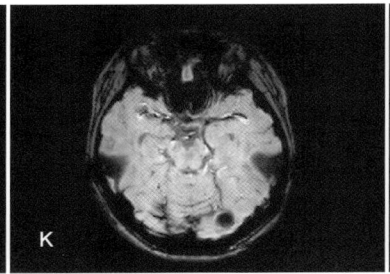 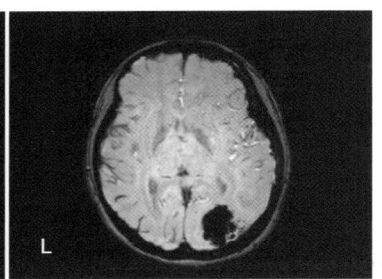

图 3-2（续）

（3）头部 CTA + CT 静脉成像（CTV）+ CT 灌注成像（CTP）（发病 22 h）：CTA + CTV 示各大动、静脉血管走行分布可，未见明显异常（图 3-3 A 和 C）。CTP 示左颞枕叶病灶及水肿区呈低灌注改变，达峰时间（TTP）、平均通过时间（MTT）延迟，脑血容量（CBV）、脑血流量（CBF）减低。

（4）DR 胸部正位片（发病 1 天）：胸部 X 线平片显示心、肺、膈未见异常。

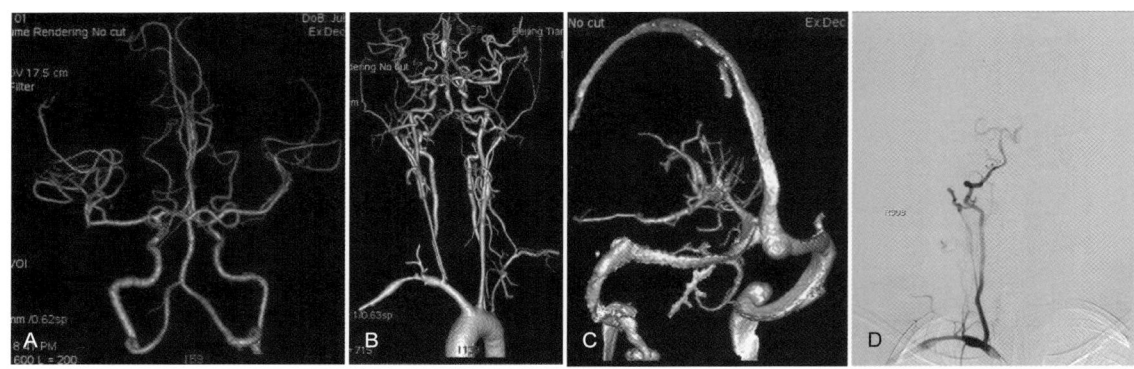

图 3-3（扫二维码看彩图）　A. CTA；B. 弓上 CTA；C. CTV；D. DSA。CTA + CTV 示各大动、静脉血管走行分布可，未见明显异常；弓上 CTA 示右颈总动脉纤细，起始部显影不清：重度狭窄？DSA 示右侧椎动脉未见异常，左侧大脑后动脉 P1 段可见一畸形血管残段，左侧锁骨下动脉起始部纤细

彩图

【入院时诊断】

1. 定位诊断　枕叶及蛛网膜下腔。

（1）枕叶：患者发病后出现头痛，伴有视物模糊，查体双眼复视，呈左、右成双。结合患者头部 CT 示左侧枕叶出血，故定位于枕叶。

（2）蛛网膜下腔：患者发病后出现头痛，伴有恶心、呕吐，后又加重。结合 CT 示蛛网膜下腔出血，故定位。

2. 定性诊断　左侧枕叶出血，破入蛛网膜下腔；动脉炎可能。

患者青年女性，急性起病，临床表现为头痛、视物模糊、恶心、呕吐。查体：双眼复视，呈左、右成双。结合 CT 示左侧枕叶出血、SAH，故"脑出血，破入蛛网膜下腔"诊断明确。患者青年女性，发现大动脉炎病史 2 年余，否认高血压、糖尿病等其他危险因素，故考虑动脉炎可能。需完善血常规、易栓症、TCD、颈部超声、弓上 CTA 等检查以明确病因。

3. 其他诊断 左额颞顶枕硬膜下血肿、大动脉炎、低钠血症、低钾血症、直立性低血压、左侧上颌窦囊肿。

【住院后诊疗经过】

（一）诊疗经过概述

患者入院后给予神经内科常规护理及检查，明确脑出血病因及发病机制。我院头部CT示左侧枕叶出血、SAH、左额颞顶枕部硬膜下血肿。MRA、CTA、DSA及TCD均提示颅内动脉多发狭窄，考虑大动脉性改变，结合患者青年女性、既往大动脉炎病史等多种危险因素，考虑此次脑出血为颅内小动脉炎微小动脉瘤继发破裂出血。给予患者甘露醇脱水、氯化钠、葡萄糖补液等对症治疗。患者既往有大动脉炎病史，入院后继续给予吗替麦考酚酯、骨化三醇胶丸、醋酸泼尼松片、来弗米特、维生素D口服对症治疗，头痛等症状较前缓解。2020年1月16日疑难病例讨论后，建议行脑活检，进一步明确出血原因。因此，患者待病情稳定，转入功能神经外科行脑活检。活检结果：蛛网膜下腔出血，成纤维细胞增生，散在含铁血黄素颗粒，散在小血管，淋巴细胞浸润。

（二）住院后辅助检查

1. 血液学检查

（1）红细胞沉降率（发病4天）：无异常。

（2）类风湿3项（发病4天）：C-反应蛋白28.9 mg/L（↑）。

（3）甲状腺功能8项（发病4天）：三碘甲状腺原氨酸0.92 nmol/L（↓）。

（4）D-二聚体+纤维蛋白降解产物（FDP）（发病11天）：无异常。

2. 脑组织活检

（1）活检结果（发病18天）：送检微量标本一小块（0.6 cm×0.4 cm×0.3 cm），脑组织，蛛网膜下腔出血，成纤维细胞增生，散在含铁血黄素颗粒，散在小血管，少量淋巴细胞浸润，请结合临床及手术所见。

（2）免疫组化结果（发病18天）：胶质细胞原纤维酸性蛋白（GFAP）（脑组织+），CD34（血管+），Ki-67（0～1%），CD68（蛛网膜下腔散在+），CD20（蛛网膜下腔偶见+），CD3（蛛网膜下腔散在+），平滑肌肌动蛋白（SMA）（血管+），人绒毛膜促性腺激素-B（HCG-B）（−）。

3. 影像学检查

（1）弓上CTA检查（发病8天）：左椎动脉起自主动脉弓；左锁骨下动脉纤细；右颈总动脉纤细，起始部显影不清：重度狭窄？右锁骨下动脉中段局部纤细变窄；基底动脉局部管径稍粗；左大脑中动脉M1段局部变窄；双颈内动脉虹吸段粗细不均（图3-3 B）。

（2）脑血管造影（DSA）（发病5天）：显示右侧颈总动脉起始部中度狭窄，右颈总动脉全程纤细，右侧大脑前动脉未显影，右侧后交通动脉开放；右侧椎动脉未见异常，左侧大脑后动脉P1段可见一畸形血管残段；左侧颈总动脉未见异常，左侧大脑中动脉未见异常，左侧前交通动脉开放，前交通动脉可见开窗；左侧后交通动脉开放；左侧椎动脉V2段经颈深动脉及颈升动脉向左侧锁骨下动脉代偿供血，左侧大脑后动脉P1段可见一畸形血管残段；左侧锁骨下动脉起始部纤细（图3-3 D）。

（3）肾动脉彩超（发病7天）：双肾动脉未见明显狭窄。

（4）心脏超声检查（发病7天）：左心室舒张功能减低。

（5）腹部电脑超声（发病7天）：胆囊息肉样病变。

（6）下肢动、静脉彩超（发病8天）：双下肢动脉血流未见明显异常，双下肢深静脉血流通畅。

（7）甲状腺彩超（发病8天）：甲状腺右叶囊性小结节，TI-RADS 2类。

（8）头部CT平扫（发病9天）：左枕叶脑出血，SAH吸收期，左额颞顶枕部硬膜下血肿，颅内血管密度增高，左上颌窦囊肿。

（9）磁共振血管斑块平扫+增强（发病11天）：右侧颈总动脉远端及颈内动脉起始部管腔较细，管壁均匀增厚，考虑大动脉炎。

（10）颈动脉+椎动脉+锁骨下动脉超声（发病11天）：双侧颈总动脉管壁增厚，考虑大动脉炎；右侧颈总动脉起始处狭窄（狭窄率70%～99%）；左侧锁骨下动脉闭塞，左侧腋动脉管壁增厚、侧支血管形成，建议必要时行CTA检查其他大动脉。

（11）头部CT平扫（发病11天）：左枕叶脑出血，SAH吸收期，左额颞顶部硬膜下血肿。

【出院时诊断】

脑出血（左侧枕叶）
　　颅内小动脉炎微小动脉瘤破裂
左额颞顶枕硬膜下血肿
大动脉炎
低钠血症
低钾血症
直立性低血压
左侧上颌窦囊肿

【出院时情况】

患者头痛缓解，无发热，残留视野缺损，无恶心、呕吐，四肢活动无异常。

【随访情况】

患者目前无头痛、呕吐，视物清楚，四肢可活动，日常生活能自理。继续给予吗替麦考酚脂及醋酸泼尼松片进行免疫调节治疗。

【最终诊断】

同出院时诊断。

二、讨论

患者本次就诊，脑出血诊断明确。分析患者脑出血原因：青年女性，急性起病，病程迅速达高峰，需要考虑大动脉瘤破裂脑出血，但患者头颅CT未发现颅内大动脉瘤，故暂不考虑。患者青年女性，缺乏明显动脉粥样硬化危险因素，本次脑出血需要考虑动静脉畸形，但结合头颅CT及CTA，亦无动静脉畸形证据。而脑淀粉样血管病多见于老年人，以脑叶出血为主，病程中可能有淀粉样发作，头部MRI可见多发脑白质病变、微出血、凸面蛛网膜下腔出血（或脑表面铁沉积）等，本患者为青年女性，脑出血部位为左侧枕叶，故暂不支持脑淀粉样血管病。患者MRA、CTA、DSA及TCD均提示颅内动脉多发狭窄，考虑大动脉性病变，结合患者青年女性、既往大动脉炎病史，考虑此次脑出血为颅内小动脉炎微小动脉瘤继发破裂出血。

（史伟雄　陆　平）

三、专家点评

Takayasu动脉炎（大动脉炎）是一种特发性慢性炎症性疾病，影响主动脉及其主要分支，包括颈动脉和椎动脉[1-3]。颅内动脉受累并不常见。该病好发于年轻女性，最常见于亚洲、地中海盆地、南非和拉丁美洲，其确切原因仍然未知。Takayasu动脉炎导致受累血管壁发炎和纤维化，导致管腔狭窄、闭塞、扩张和动脉瘤形成。Takayasu动脉炎的脑血管表现包括短暂性脑缺血发作、脑梗死、脑出血和高血压脑病。在疾病的早期阶段，超声显示内膜中层厚度增加，这是活动性疾病的可靠标志物。CT可能显示主动脉及其分支厚度不一的高密度动脉壁以及钙化，增强CT可能显示血管壁增强。MRI T2加权像可以显示血管壁增厚和明亮信号。在晚期阶段，颈总动脉和锁骨下动脉狭窄区域出现节段性扩张，与升主动脉扩张相关。在疾病晚期，CT血管造影和MR血管造影可能显示主动脉弓上动脉起源处完全闭塞，有多个旁路侧支血管。在DSA，主动脉或至少两个中等大小的分支受累被认为是诊断必不可少的条件。

本例患者颈部血管表现符合Takayasu动脉炎，颅内病理活检符合此病累及颅内血管的表现。本例患者同时出现硬膜下血肿及脑实质出血，考虑与异常血管侧支循环建立及累及小血管的炎症有关。治疗上考虑免疫抑制剂与激素治疗为宜。

（审核及点评专家：曲　辉）

参考文献

[1] Joshi H，Allen J，Qiu D，et al. Spontaneous non-aneurysmal subarachnoid hemorrhage in Takayasu arteritis：a case implicating hyperperfusion and cerebral dysautoregulation. BJR case reports，2019，5（2）：20180113.
[2] Bond KM，Nasr D，Lehman V，et al. Intracranial and extracranial neurovascular manifestations of Takayasu arteritis. American Journal of Neuroradiology（AJNR），2017，38（4）：766-772.
[3] Kim YW，Kim DI，Park YJ，et al. Surgical bypass vs endovascular treatment for patients with supra-aortic arterial occlusive disease due to Takayasu arteritis. Journal of Vascular Surgery，2012，55（3）：693-700.

病例 4　双侧椎动脉夹层

一、病例介绍

【主诉】

患者男性，31岁，主因"头痛伴头晕、恶心、呕吐27 h"入院。

【现病史】

患者于27 h前（2020年11月15日16时）按摩时出现头痛，为后枕部持续性针扎样疼痛，伴头晕、视物旋转、恶心、呕吐、视物成双、双耳耳鸣，自觉走路不稳，向右偏，尚可站立行走及持物。耳鸣约几分钟后缓解，余症状持续不缓解，就诊于我院急诊，考虑脑梗死，经患者及家属同意，于2020年11月15日19时给予阿替普酶静脉溶栓治疗（0.9 mg/kg，患者体重67.5 kg），溶栓前NIHSS评分2分（共济及构音各1分）。1 h后溶栓结束，无牙龈出血等不适，溶栓后2 h NIHSS评分1分（共济1分）。患者自诉头晕明显好转，现为求进一步诊治收入我院。

【既往史、个人史、家族史】

发病前1周有头痛病史，后颈部胀痛，无明显发热及头晕、恶心等不适，未予在意；否认高血压、糖尿病等病史。吸烟10年，10支/天，偶饮酒，少量。对破伤风疫苗及青霉素过敏，否认疫区接触史，否认家族中有类似病史。

【入院查体】

右侧卧位血压146/87 mmHg，左侧卧位血压127/84 mmHg，心率65次/分，颈部血管听诊未闻及杂音。心、肺、腹查体未见明显异常。

神经系统查体：神清，高级皮质功能大致正常。双侧瞳孔等大等圆，直径3 mm，双侧瞳孔直接及间接对光反射存在，眼球各项运动充分，可见水平眼震。双侧角膜反射正常引出，腭垂（悬雍垂）左偏，双侧额纹对称，双侧鼻唇沟对称。四肢肌容积正常，右肢肌力5-级，右侧肌张力减低，双侧肌腱反射对称引出。双侧掌颏反射、Hoffmann征阴性，右侧指鼻及跟膝胫试验略不稳，双侧巴宾斯基征阴性。颈软，脑膜刺激征阴性。NIHSS评分1分（共济运动1分），洼田饮水试验2分。

【入院前辅助检查】

（1）头颅CT（发病2 h）：未见异常（图4-1）。

（2）头颅CT（发病19 h）：右侧小脑半球片状梗死灶。

【入院时诊断】

1. 定位诊断　椎基底动脉系统。

患者主要表现为眩晕，伴耳鸣、恶心、呕吐，查体共济运动差，肌张力低，考虑定位于前庭小脑及其联系纤维。患者头痛定位于脑膜及颅内痛敏结构。饮水略呛咳、腭垂右偏定位于舌咽神经核团及其联系纤维，结合头颅CT提示小脑梗死，以上部位为椎基底动脉供血区，故定位椎基底动脉系统。

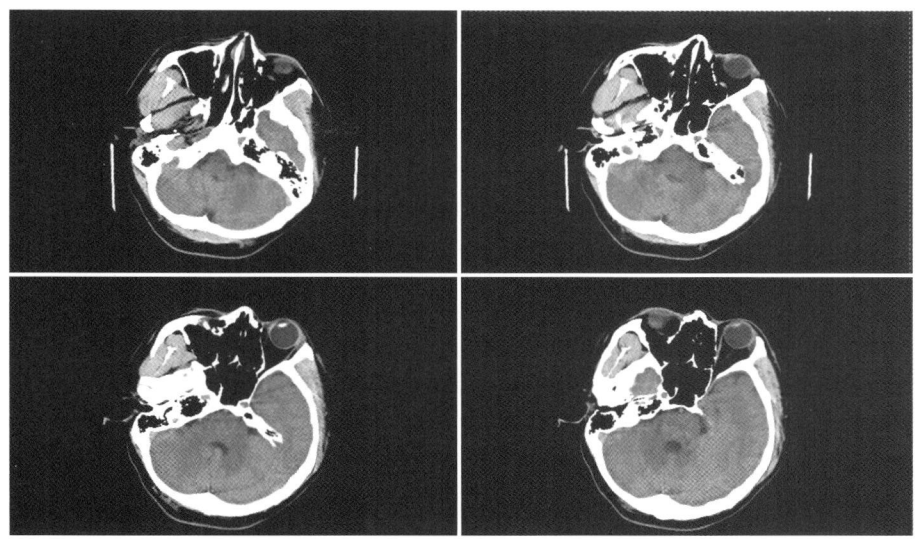

图 4-1　头颅 CT（发病 2 h）未见明显异常

2. 定性诊断　脑梗死。

依据患者急性起病，快速达高峰，症状持续不缓解，有局灶性神经功能缺损的定位体征，结合头颅 CT 提示小脑梗死，发病机制不除外栓塞，患者年轻、既往有吸烟史，为脑血管病危险因素，但患者无明显高血压、糖尿病、冠心病等危险因素，危险因素不足以完全解释病情，结合患者发病前有按摩病史，应注意夹层等少见病因导致的栓塞可能，同时注意心源性栓塞、主动脉弓栓塞等可能疾病的鉴别。

【住院后诊疗经过】

（一）诊疗经过概述

患者头颅 CT 提示小脑大面积梗死，请神经外科会诊，给予手术指征评估。给予患者改善血液循环及保护胃黏膜等措施，阿托伐他汀 80 mg 强化降脂稳定斑块。患者头颅磁共振提示小脑急性梗死灶，病灶大，合并水肿伴渗血，血管成像提示基底动脉闭塞（图 4-2），病因不明，暂未给予抗栓药物。积极完善心脏超声及风湿免疫等少见病因筛查，同时完善血管检查除外夹层。

入院后次日患者症状较前加重，神志嗜睡，复查头颅 CT 提示小脑梗死水肿明显（图 4-3），且伴脑积水，再次请神经外科会诊，考虑存在手术指征，当日行去骨瓣减压术后转至神经重症病房继续治疗。患者术后意识清楚，四肢活动尚可，给予抗栓（阿司匹林）及甘露醇（250 ml，每 6 h 一次）、白蛋白（10 g，2 次/日）脱水治疗，症状逐步好转，期间无明显发热及恶心等不适。术后 1 周转入普通病房继续治疗，同时完善头颅高分辨率 MRI 提示双侧椎动脉夹层（图 4-4），后复查头颅 CTA（术后 14 天）提示基底动脉显影（图 4-5）。

（二）住院后辅助检查

1. 脑血管相关检查

（1）头颅 MRI + MRA（发病 24 h）：MRI 示双侧小脑半球（右侧为著）亚急性期脑梗

死,局部伴出血转化;右额叶慢性期梗死灶;蝶窦黏膜增厚。MRA示双侧椎动脉末段显影浅淡,基底动脉闭塞;双侧后交通动脉开放(见图4-2)。

(2)头颅CT(发病34 h):小脑大面积梗死,脑积水可见(见图4-3)。

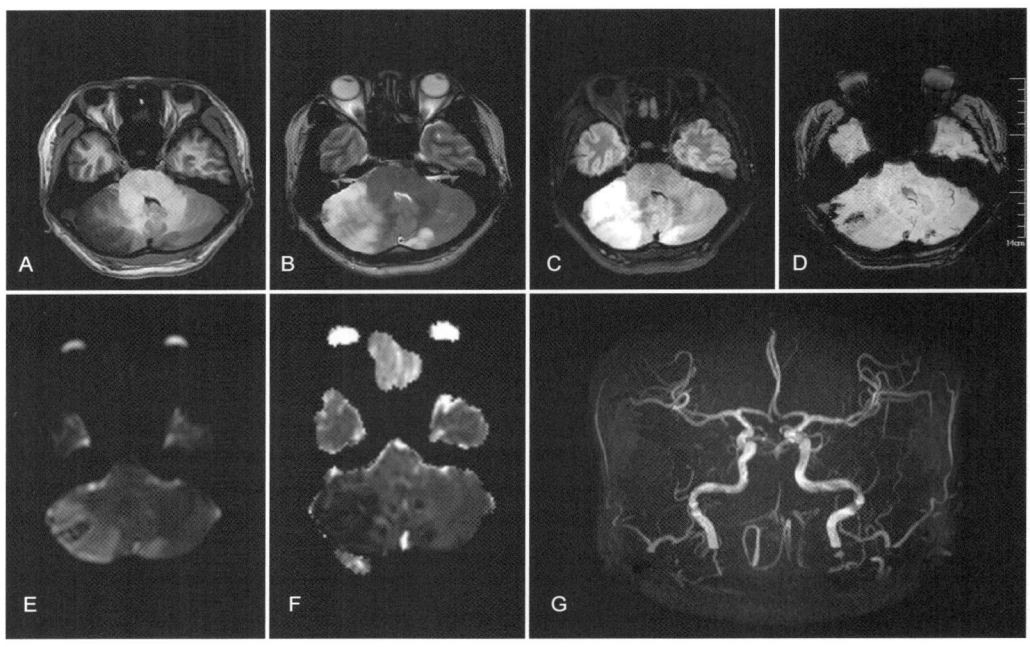

图4-2 头颅MRI + MRA结果(发病24 h)。**A**. 头颅MRI T1序列可见双侧小脑半球(右侧为著)大面积低信号改变,部分混杂高信号;**B**. T2序列可见同部位高信号改变,局部出现低信号,提示局部出血转化;**C**. FLAIR序列可见双侧小脑半球高信号改变;**D**. SWI序列可见双侧小脑半球散在低信号改变,提示微出血;**E**. DWI序列可见双侧小脑半球高信号,局部混杂低信号改变;**F**. ADC序列可见双侧小脑半球低信号改变,结合DWI高信号,提示细胞毒性水肿;**G**. 头颅MRA可见双侧椎动脉末段显影浅淡,基底动脉闭塞,双侧后交通动脉开放

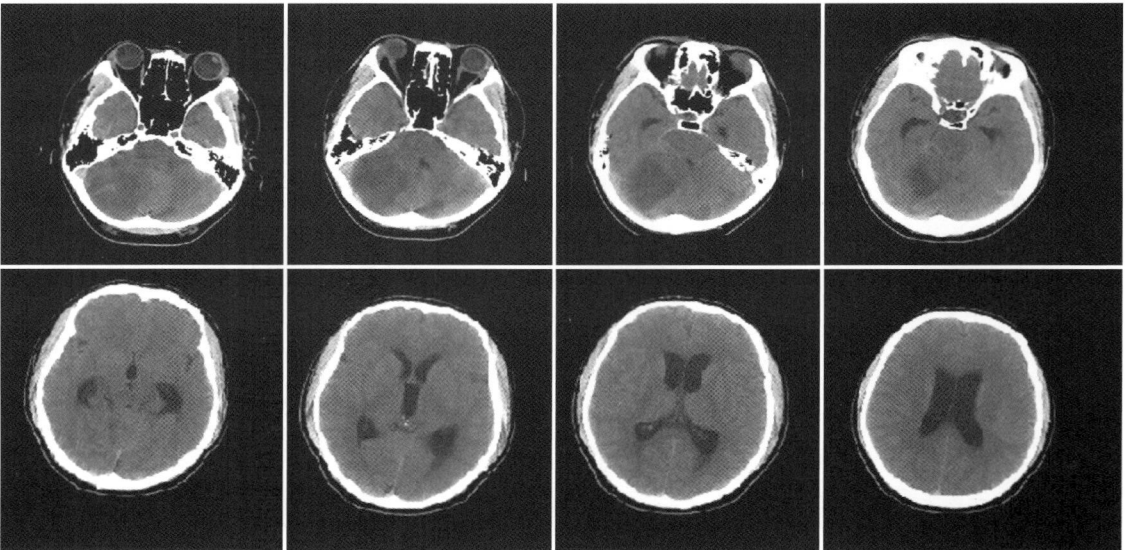

图4-3 头颅CT(发病34 h)提示双侧小脑大面积低密度改变(右侧为著),第四脑室受压不可见;幕上可见侧脑室前角扩张,提示合并脑积水可能

（3）头颅 CT（发病第 7 天）：双侧小脑半球见梗死灶，右侧颅后窝去骨瓣术后改变，幕上脑室略扩大。

（4）经颅多普勒（TCD）超声（发病 33 h）：双侧椎动脉起始段和 V3 段及基底动脉远端血流速度偏低，阻力指数高，考虑血管重度狭窄或闭塞可能。

（5）头颅高分辨率 MRI（发病第 11 天）：右侧椎动脉 V4 近段及 V3 段管腔充以 T1WI 高信号、T2WI 等信号影，SNAP 呈高信号；未见明确流空腔。左侧椎动脉 V4 近段及 V3 段管腔内信号不规则，可见线样分隔，局部可见长节段 T1WI 高信号、T2WI 等信号，SNAP 呈高信号；上部流空腔狭窄。增强扫描示管壁及分隔强化。报告诊断：双侧椎动脉 V4 近段及 V3 段夹层形成，伴出血可能性大；右侧椎动脉重度狭窄，左侧椎动脉中度狭窄（见图 4-4）。

（6）头颅 CTA（发病第 17 天）：双侧颈动脉、椎动脉及锁骨下动脉血流未见异常，双侧椎动脉 V3 段形态及密度异常，结合高分辨率 MRI 考虑动脉夹层，假腔等密度影填充；右侧椎动脉全程纤细（见图 4-5）。

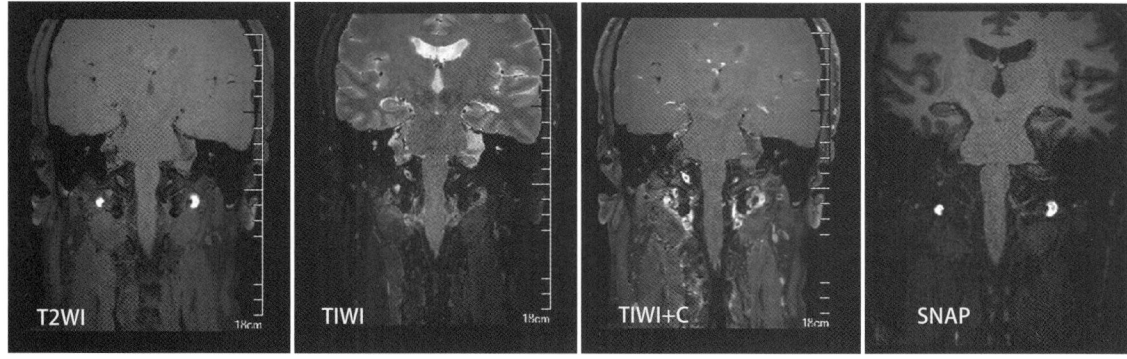

图 4-4 头颅高分辨率 MRI 结果（发病第 11 天）。高分辨率 T2 序列可见双侧椎动脉 V4 近段及 V3 段信号不规则，可见长节段等信号改变；高分辨率 T1 序列可见同部位高信号，血管腔明显变窄（低信号），呈"新月征"改变。增强磁共振可见双侧椎动脉 V3 段不规则强化；高分辨率 SNAP 序列提示双侧椎动脉 V3 段壁间可见高信号，提示壁间血肿

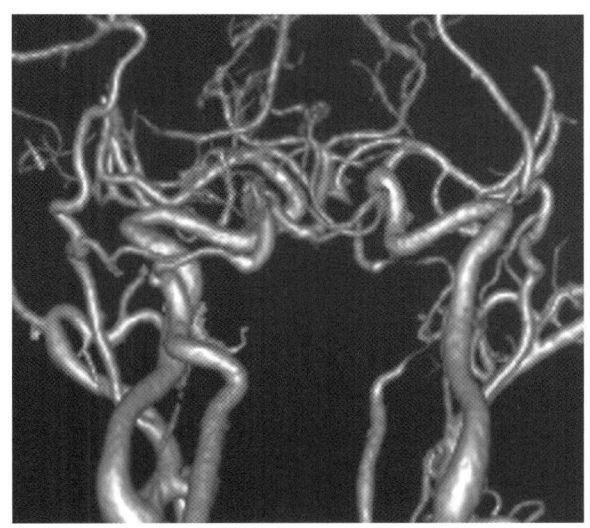

彩图

图 4-5（扫二维码看彩图） 头颅 CTA 诊断结果（发病第 17 天），可见双侧颈动脉、椎动脉起始段及锁骨下动脉血流未见异常，双侧椎动脉 V3 段形态及密度异常，结合高分辨率 MRI 考虑动脉夹层，假腔等密度影填充；血管呈"线样征"改变

（7）头颅CT（发病第18天）：双侧小脑半球见梗死灶；右侧小脑半球高密度灶：考虑梗死后出血转化恢复期，右侧颅后窝去骨瓣术后改变；幕上脑室略扩大。

2. 实验室检查

（1）类风湿因子 9.7 IU/ml，抗链球菌溶血素 O 116 IU/ml，C-反应蛋白 10.3 mg/L（↑），红细胞沉降率 18 mm/60 min。余风湿抗体及肿瘤指标等均未见明显异常。

（2）甲状腺功能 8 项：促甲状腺激素 0.068 μIU/ml（↓）。

（3）血常规：白细胞绝对值 $12.28×10^9$/L（↑），淋巴细胞群绝对值 $1.06×10^9$/L（↓），中性粒细胞绝对值 $10.61×10^9$/L（↑），嗜酸性粒细胞绝对值 $0.01×10^9$/L（↓），淋巴细胞群相对值 8.6%（↓），嗜酸性粒细胞相对值 0.1%（↓），中性粒细胞相对值 86.4%（↑）。

（4）糖化血红蛋白：5.6%。

（5）尿常规：尿酮体（＋）。

（6）*CYP2C19* *1/*3 检出，中等代谢型。

（7）补体 2 项：补体 C3 1.37 g/L，补体 C4 0.369 g/L。

（8）血生化 35 项：总胆红素 19.06 μmol/L（↑），乳酸脱氢酶 282.9 U/L（↑），α-羟基丁酸脱氢酶 214.3 U/L（↑），总胆固醇 5.77 mmol/L（↑），高密度脂蛋白胆固醇 1.9 mmol/L（↑），低密度脂蛋白胆固醇 4.12 mmol/L（↑），载脂蛋白 B 1.16 g/L（↑），同型半胱氨酸 22.63 μmol/L（↑），间接胆红素 14.6 μmol/L（↑），超敏 C-反应蛋白 9.84 mg/L（↑）。

3. 其他影像学检查

（1）床旁胸部 X 线片报告：两肺纹理稍重。

（2）床旁心脏超声报告：左心室舒张功能减低。

（3）床旁下肢动脉超声报告：双侧下肢动脉血流未见明显异常。

（4）床旁下肢静脉超声报告：双下肢深静脉血流通畅。

【出院时诊断】

脑梗死
　　椎基底动脉系统
　　双侧椎动脉夹层

【出院时情况】

患者一般情况尚可，无明显恶心、呕吐，四肢活动可。查体：血压 126/79 mmHg，神志清楚，高级皮质功能大致正常。双侧瞳孔等大等圆，直径 3.5 mm，双侧瞳孔直接及间接对光反射存在，眼球各项运动充分，眼震阴性。四肢肌力 5 级，双侧肌腱反射对称引出。双侧掌颏反射、Hoffmann 征（－），跟膝胫试验尚稳，双侧巴宾斯基征（－），颈部抵抗较前好转，余脑膜刺激征（－）。

二、讨论

后循环卒中约占所有卒中的 20%[1]，由于患者往往肢体活动不受影响，其非特异性临床症状不易识别，使得到达急诊的时间往往延迟，接诊到静脉溶栓时间也比前循环卒中患者要更长，且目前针对后循环卒中的量表评价无法完全提示病情轻重，临床评估困难，是急性卒中治疗的难点。而小脑大面积梗死作为后循环卒中的急症，致死率高，易发生脑疝而危及生命，更为诊断及治疗增加了难度。

本例患者急性起病，由于发病时间在溶栓时间窗内，且临床表现为较典型的后循环卒中，入院 NIHSS 评分 2 分，且患者头颅 CT 未见出血病灶，溶栓无明显禁忌，就诊给予积极溶栓治疗，结合患者之后的病情变化（意识下降并手术治疗），提示后循环卒中尽管评分低，仍不能完全解释所有病情，疾病进展快，且治疗不及时可能后果更为危险。依据 2018 年中国急性缺血性脑卒中诊治指南[2]，患者溶栓在 4.5 h 内时间窗，评估无明显禁忌证，可给予阿替普酶溶栓，后循环卒中患者时间窗可延长，且可结合动脉桥接治疗。本患者给予及时溶栓治疗后自诉头晕明显好转，但仍存在头痛，后收入病房积极治疗，同时积极寻找病因。患者溶栓后 24 h 复查头颅 MRI 提示双侧小脑梗死，右侧小脑梗死面积较大，SWI 提示合并微出血，且可见小脑水肿，脑干略受压，脑室不大，意识尚可。请示神经外科表示暂无手术指征，考虑患者溶栓后存在出血转化风险较大，头痛不缓解，暂不予启动抗栓治疗，同时密切观察病情变化，随时复查头颅 CT，同时积极完善病因，寻找小脑梗死原因。美国神经介入外科学会（American Society of Neurointerventional Surgery，SNIS）标准和指南委员会共识[3]指出，后循环卒中通常病因学的鉴别包括血栓栓塞（心源性栓塞或动脉到动脉栓塞），或因动脉粥样硬化引起椎基底动脉狭窄的原位血栓形成，或者少见的夹层，其中血栓栓塞年轻人多见，原位动脉粥样硬化性血栓形成多发生于六七十岁的老年人，而夹层所致基底动脉栓塞多伴有创伤诱因。既往青年卒中病因相关的综述[4]认为 15~35 岁青年人群的病因多为夹层动脉瘤、心源性栓塞、非动脉粥样硬化性血管病和高凝状态，患者随后完善 TCD 发泡试验及微栓子监测未见明显异常，且患者凝血系列及风湿免疫抗体、红细胞沉降率等均未见明显异常，综合以上考虑患者夹层可能性大，拟行弓上 CTA 进一步确诊颅外血管情况。

患者于入院后第 2 天（溶栓后约 35 h）出现嗜睡，自觉头痛无明显缓解，再次急查头颅 CT 提示脑梗死水肿明显，脑干受压，且出现脑积水，美国神经重症监护学会《大面积脑梗死治疗指南》解读中亦提及[5]，去骨瓣减压术（decompressive hemicraniectomy，DHC）可以显著降低大面积脑梗死患者的死亡率，提高生存率，因此 DHC 应作为大面积脑梗死的备选方案之一，而不必考虑年龄因素（强推荐，高质量）以及病变是否位于优势半球（强推荐，低质量），患者出现神经功能恶化、中线结构移位、环池受压甚至脑疝时再手术可能延误病情。有研究将 60 岁以内大面积脑梗死（large hemispheric infarction，LHI）患者发病 48 h 内行 DHC 手术与内科治疗进行对照发现，DHC 可显著降低 LHI 患者死亡率（死亡率分别为 22% 和 71%），查阅 SNIS 标准和指南委员会共识[3]，认为对于小脑梗死且存在占位效应、可能危及生命的患者，早期手术减压治疗是合理的（Ⅱa 类推荐，证据级别 C~D）。《中国脑血管病临床管理指南》[6]亦指出，虽然 DHC 的最佳时机尚不明确，但将脑水肿引起的意识水平下降作为选择行手术的标准是合理的（Ⅱa 类推荐，A 级证据）。小脑梗死患者虽经过最大程度的药物治疗但仍因脑干受压而出现神经功能恶化时，推荐实施枕骨下去骨瓣减压术及硬脑膜扩张术，当安全性及指征得到确认后，应同时行脑室引流术治疗梗阻性脑积水（Ⅰ类推荐，B 级证据）。对于幕上大面积梗死或小脑梗死伴有占位征象且进行性神经功能恶化者，使用抢救性渗透性药物治疗是合理的（Ⅱa 类推荐，C 级证据）。本患者积极给予脱水降颅压治疗，同时再次请神经外科会诊，考虑患者存在手术指征，于当日行去骨瓣减压术治疗后转入神经重症继续治疗，术后当日患者神志好转，头痛较前明显好转，继续给予脱水、降颅压治疗，同时启动抗栓药物治疗，后转入血管神经病学病房继续治疗，症状逐步好转后出院。期间完善椎动脉高分辨率MRI提示双侧椎动脉颅内段（V3段）夹层，复查头颅CTA可见患者双侧椎动脉呈典型"鼠尾征"改变。

根据2015年《中国颈部动脉夹层诊治指南》[7]推荐意见：①由于缺乏在夹层急性期或长期使用抗栓治疗的随机对照研究，基于长期临床实践，推荐在夹层形成的急性期，使用抗血小板或抗凝治疗（Ⅰ类推荐，B级证据）。②抗血小板或抗凝治疗均可预防症状性夹层患者卒中或死亡风险（Ⅰ类推荐，B级证据），临床上可结合具体情况选择。如果患者颈部动脉夹层伴大面积脑梗死、神经功能残疾程度严重（NIHSS评分≥15）、有抗凝禁忌证时，倾向使用抗血小板药物；如果夹层动脉出现重度狭窄、存在不稳定血栓、管腔内血栓或假性动脉瘤时，倾向使用抗凝治疗（Ⅲ类推荐，C级证据）。③目前缺乏足够的证据对抗血小板治疗的疗程和种类进行推荐，应结合患者颈部动脉夹层（cervical artery dissection，CAD）病因、血管病变程度，决定抗血小板治疗的疗程，通常维持抗血小板治疗3～6个月（Ⅱ类推荐，B级证据）。依据指南，本例患者给予阿司匹林单抗，同时建议出院后3个月复查头颅CTA，了解血管状态。

患者住院期间复查头颅CT可见出血转化，根据2019年《中国急性脑梗死后出血转化诊治共识》[8]，结合本患者病灶，考虑患者为PH-1型出血转化。根据指南处理意见，认为根据具体临床评估的结果，出血转化的患者可以考虑启用或继续使用抗血小板或抗凝治疗（Ⅱ类推荐，B级证据），有观察性研究结果显示出血转化的患者使用抗栓药物不会加重出血。2018年中国急性缺血性脑卒中诊治指南[2]建议，需要抗栓治疗的患者可于症状性出血转化病情稳定后10天至数周开始抗栓治疗，应权衡利弊。该患者头痛好转，尽管合并出血转化，但无明显症状，继续给予抗栓药物治疗，并出院随诊。

（郑志东　黎洁洁）

三、专家点评

颈部动脉夹层（CAD）是指颈部动脉内膜撕裂导致血液流入其管壁内形成壁内血肿，继而引起动脉狭窄、闭塞或动脉瘤样改变，主要包括颈内动脉夹层（internal carotid artery dissection，ICAD）和椎动脉夹层（vertebral artery dissection，VAD）。CAD发生率为每年（2.6～3.0）/10万，其中ICAD发生率为每年（2.5～3.0）/10万，VAD发生率为每年（1.0～1.5）/10万，尽管是缺血性卒中的少见病因，却是青年卒中的常见病因。根据指南建议，对年轻的、尤其是无常见脑血管病危险因素的缺血性卒中患者应进行CAD筛查（Ⅰ类推荐，C级证据）[7]。

CAD从病因学上分为自发性和外伤性两大类，二者的区别在于是否有明确的外伤史，但有时也很难完全区别。自发性VAD的发生是内、外源性病因综合作用的结果。内源性病因包括肌纤维发育不良、遗传性动脉病（如马方综合征）、结缔组织病等影响血管壁结构功能的先天性因素，该类因素可使血管壁抗压能力减弱。外源性病因如高血压病、感染、药物滥用或其他导致血管结构慢性牵拉的因素等，该类因素使动脉内膜进一步损伤，最终形成动脉夹层。该类患者通常缺乏心脑血管病的常见危险因素，应询问是否存在某些诱发因素，是否有家族史等。创伤（非开放性）是发生外伤性CAD的重要危险因素，应注意询问患者有无相关因素，尤其是某些特殊的头位。发生动脉夹层不一定与运动剧烈程度相关，其他一些因素也不容忽视，例如咳嗽、擤鼻涕、颈部按摩，以及从事某些体育活动如举重、羽毛球、高尔夫球、网球及瑜伽等都可能导致动脉夹层。有研究发现颈椎推拿治疗时椎动脉 V3～V4 段最容易受损，单侧多见，由于其先在枢椎到枕大三角迂曲穿行，被头斜肌及横突肌、筋膜覆盖，随后水平走行于寰椎后弓椎动脉沟内，颈部推拿包括一系列联合动作，如旋转、屈伸，这些高速小幅度推拿容易造成寰、枢椎的椎体移位从而使血管损伤，本例患者夹层原因可能系按摩所致，病因同上所述，但临床双侧椎动脉同时出现夹层较为罕见。

  VAD 的诊断及临床表现包括：①单侧头部或颈部疼痛为该病最常见的临床表现。颈部疼痛可能是与椎动脉周围分布的感觉神经受到刺激有关，有研究报道患者行椎动脉球囊血管成形术后出现同侧后颈痛，考虑为相同机制；头痛形式多样，可为撕裂痛或刺痛，可为单侧、双侧搏动样头痛，性质同偏头痛；一部分可出现紧箍样疼痛，类似紧张型头痛，也可出现如继发蛛网膜下腔出血样疼痛，表现为雷击样头痛，部分患者可出现搏动样耳鸣[7, 9]。②典型的 VAD 可表现为在后颈部或头部疼痛之后出现后循环缺血症状，如脑干（以延髓背外侧综合征常见）、丘脑、颞顶叶和小脑半球的表现，可有眩晕、耳鸣、走路不稳、吞咽困难等表现。

  长期以来，DSA 被公认为诊断动脉夹层的金标准，DSA 可以提供动脉夹层直接的诊断依据。动脉夹层在 DSA 上的表现通常是血管串珠样狭窄或血管闭塞（典型表现为火焰征）、血管平滑或不规则变细（典型表现为鼠尾征、线样征）、假性动脉瘤、内膜瓣（内膜从动脉壁上撕裂）等征象。由于 DSA 更多是对血管管腔状态进行评估，还不能提供血管壁改变的信息，在一定程度上会影响其诊断的准确性。而血管高分辨率 MRI（high resolution magnetic resonance imaging，HR-MRI）可同时提供管腔和管壁信息，有效地显示血管壁的病理生理学特征，其在诊断头颈部动脉夹层中所起作用越来越受到重视，HR-MRI 在发现"内膜瓣"、真假腔及壁内血肿的敏感度高于传统的血管影像学检查。本例患者双侧 VAD（V3 段）在 HR-MRI 的 T1 相显示为双侧"新月形"的壁内血肿，同步非增强血管成像和斑块内出血（SNAP）成像序列提示双侧椎动脉 V3 段壁间血肿明显，CTA 可见基底动脉显影，双侧椎动脉管腔变细，可见"线样征"改变。

  既往多数研究报道[10]，CAD 是相对可逆性的病变，且在发病 14 天（急性期）内有高度动态改变，随着时间推移，管腔可恢复通畅，30%～70% 的夹层血管可以再通，再通过程开始于 CAD 发病后第 2 天，大部分发生在 CAD 后 6 个月内，而影响其再通的危险因素包括年龄（大于 45 岁）、高血压、就诊距发病时间（14～30 天）、管腔闭塞等。夹层急性期治疗目前缺乏足够的循证医学证据评估在 CAD 所致缺血性卒中患者中开展静脉溶栓治疗的有效性及安全性，现有证据显示在发病 4.5 h 内运用重组组织型纤溶酶原激活剂（recombinant tissue plasminogen activator，rt-PA）静脉治疗 CAD 所致急性缺血性卒中是安全的（Ⅱ类推荐，C 级证据）[7]，夹层急性期后抗凝或抗血小板治疗有利于管腔再通和预防卒中[11]，目前无明显证据证明抗凝治疗优于抗血小板，可根据具体情况选择药物，临床上选择抗血小板药物更便于操作。

（审核及点评专家：曲　辉）

参考文献

[1] Yasha K, Philip MM, Charles JP, et al. 后循环大血管闭塞性卒中的血管内治疗策略：美国神经介入外科学会（SNIS）标准和指南委员会共识. 中华介入放射学电子杂志, 2019, 7（4）: 263-272.

[2] 中华医学会神经病学分会, 中华医学会神经病学分会脑血管病学组. 中国急性缺血性脑卒中诊治指南2018. 中华神经科杂志, 2018, 51（9）: 666-682.

[3] Kayan Y, Meyers PM, Prestigiacomo CJ, et al. Current endovascular strategies for posterior circulation large vessel occlusion stroke: report of the Society of NeuroInterventional Surgery Standards and Guidelines Committee. J Neurointerv Surg, 2019, 11（10）: 1055-1062.

[4] 唐跃东, 董强. 青年脑卒中病因及危险因素的研究进展. 中华脑血管病杂志（电子版）, 2010, 4（3）: 182-190.

[5] Torbey MT, Bosel J, Rhoney DH, et al. Evidence-based guidelines for the management of large hemispheric infarction: a statement for health care professionals from the Neurocritical Care Society and the German Society for Neuro-intensive Care and Emergency Medicine. Neurocrit Care, 2015, 22（1）: 146-164.

[6] 刘丽萍, 陈玮琪, 段婉莹, 等. 中国脑血管病临床管理指南（节选版）——缺血性脑血管病临床管理. 中国卒中杂志, 2019, 14（7）: 709-725.

[7] 中华医学会神经病学分会, 中华医学会神经病学分会脑血管病学组. 中国颈部动脉夹层诊治指南2015. 中华神经科杂志, 2015, 48（8）: 644-651.

[8] 中华医学会神经病学分会, 中华医学会神经病学分会脑血管病学组. 中国急性脑梗死后出血转化诊治共识2019. 中华神经科杂志, 2019, 52（4）: 252-265.

[9] Chen YC, Ou YH, Chang MC, et al. Vertebral artery dissection stroke in evolution presented with postural headache as initial manifestation. Neurol Int, 2018, 10（2）: 7694.

[10] 李兆强, 华扬, 贾凌云, 等. 颈内动脉与椎动脉夹层的血管超声评估及管腔再通的差异性分析. 中国脑血管病杂志, 2019, 16（4）: 175-180.

[11] Ramchand P, Mullen MT, Bress A, et al. Recanalization after extracranial dissection: effect of antiplatelet compared with anticoagulant therapy. J Stroke Cerebrovasc Dis, 2017, 27（2）: 438-444.

病例 5　双侧颈内动脉纤维肌发育不良

一、病例介绍

【主诉】

患者女性，53岁，主因"头痛十余年，加重伴头晕10天"入院。

【现病史】

患者十余年前劳累后出现轻-中度头痛，位于左侧颞部，为非搏动性胀痛，疼痛无放射，无先兆，日常活动不加重，无畏光、畏声，无恶心、呕吐，每次发作持续2～6 h不等，口服布洛芬或休息1～2 h后可缓解。此后头痛反复发作，3～4次/年，性质及形式同前，无关节疼痛、无皮疹、无反复口腔溃疡等症状。10天前患者无明显诱因出现左侧颞部、耳后、颈部及肩部疼痛，持续时间较前增加，伴头晕、恶心、乏力，休息及口服布洛芬后均无缓解，无呕吐、畏光或畏声，无视物旋转、视物模糊，无黑矇，无耳鸣、听力减退，无肢体无力等不适。6天前头痛自行好转，仍有头晕，为进一步诊治，就诊于当地医院，行颈部MRA检查示双侧颈内动脉异常，给予输液治疗后（具体不详）头晕稍好转。2天前患者就诊于我院急诊，以"头痛待查"收入我科。

患者自患病以来，饮食睡眠可，二便如常，体重无明显变化。

【既往史、个人史、家族史】

既往史：既往体健，否认高血压、冠心病、糖尿病、脑血管病病史，否认精神病史，否认肝炎、结核、疟疾等传染病病史，否认手术史、外伤史、输血史，否认过敏史，预防接种史不详。

个人史：生于河北，久居本地，无疫区、疫情、疫水接触史，无牧区、矿山、高氟区、低碘区居住史，无化学性、放射性、有毒物质接触史，无工业毒物、粉尘接触史，否认冶游史，否认吸烟史、二手烟接触史和嗜酒史。

家族史：父亲体健。母亲已故，死因：血液疾病，具体不详。兄弟姐妹体健。育有1子1女，儿子体健，女儿有头痛病史。否认高血压、糖尿病、冠心病、脑血管病家族史。否认肿瘤家族史。

【入院查体】

左侧卧位血压131/82 mmHg，右侧卧位血压131/90 mmHg。双侧颈部血管听诊未闻及血管杂音。心、肺、腹查体未见明显异常。

神经系统查体：神清语利，高级皮质功能粗测正常，脑神经功能未见异常。四肢肌力5级，肌张力正常。双侧指鼻、跟膝胫试验稳准，闭目难立征阴性。双侧针刺觉及音叉振动觉对称。四肢腱反射对称引出。双侧掌颏反射、Hoffmann征阴性。双侧巴宾斯基（Babinski）征阴性。颈软，脑膜刺激征阴性。

【入院前辅助检查】

头颈部 MRI + MRA（2020-09-20） DWI 未见急性梗死灶。颈部 MRA 示双侧颈内动脉局部狭窄扩张（图 5-1）。

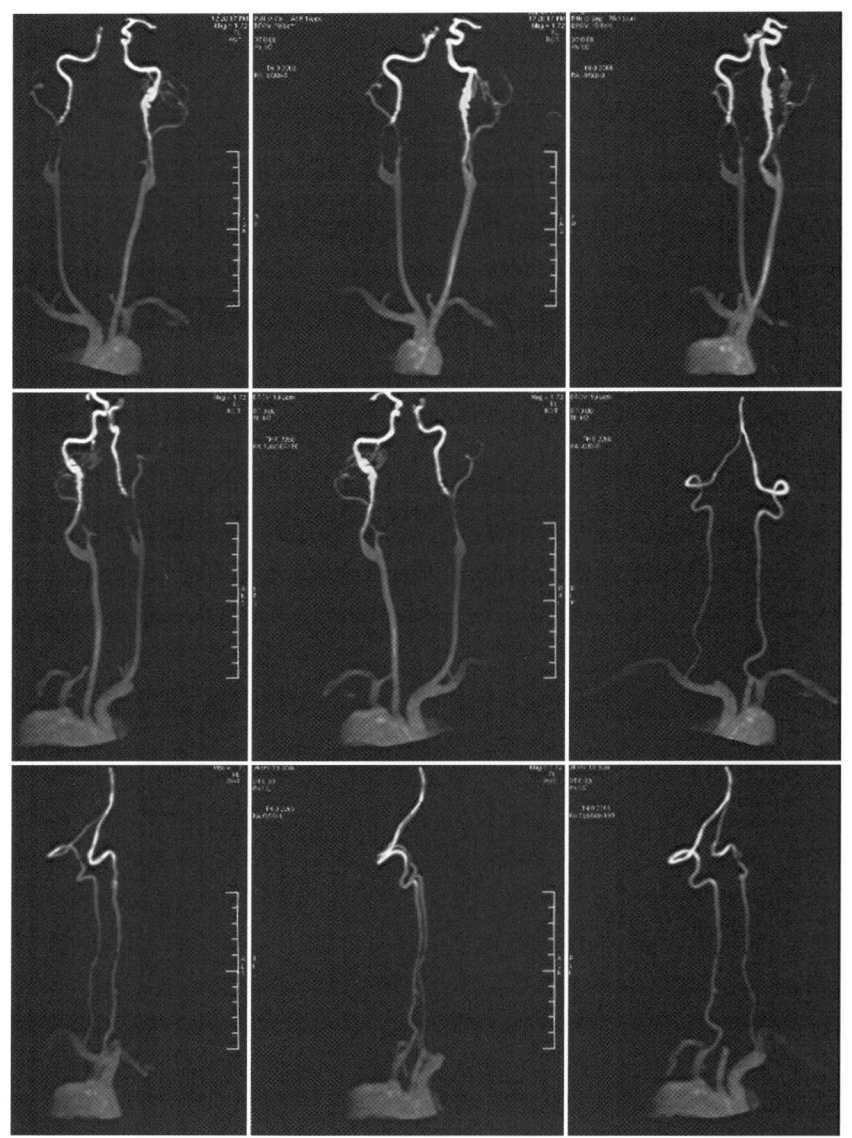

图 5-1 头颈部 MRA 显示双侧颈内动脉颈段管腔明显粗细不均匀，呈"串珠样"改变

【入院时诊断】

1. 定位诊断 双侧颈内动脉系统。

患者出现头痛、头晕的非特异性症状，查体无特殊。头颈部 MRA 示双侧颈内动脉局部狭窄扩张，故定位诊断为双侧颈内动脉系统。

2. 定性诊断 头痛待查，颈内动脉纤维肌发育不良？

患者中年女性，慢性病程，反复出现头痛、头晕的非特异性症状，头颈部 MRA 示双侧颈内动脉局部狭窄扩张，故定性诊断为纤维肌发育不良可能。

【住院后诊疗经过】

（一）诊疗经过概述

入院后给予患者低脂饮食，一级护理，监测血压，完善血、尿、便常规及血生化、凝血功能、CRP、红细胞沉降率、糖化血红蛋白、心电图等常规入院检查。患者颅内外多发血管病变，进一步完善头部 MRI 平扫 + MRA、颈动脉 + 椎动脉 + 锁骨下动脉血管超声、TCD、弓上 CTA、颈动脉高分辨率 MRI、肾动脉超声、下肢动静脉超声等检查，评估颅内外及外周血管情况。完善 24 h 动态血压监测、24 h 动态心电图和超声心动图，明确血压、心脏结构与功能情况。完善甲状腺功能、抗促甲状腺激素受体抗体、补体、自身抗体、狼疮抗凝物、类风湿 3 项、抗中性粒细胞胞质抗体谱、抗磷脂抗体谱，除外免疫因素所致血管损害。同时完善全外显子基因测序，除外遗传因素所致血管病变。

患者入院后头痛发作 2 次，给予中成药改善循环治疗后头痛未再发作。生化检查示甘油三酯、总胆固醇、LDL-C、APO-B 均升高，给予瑞舒伐他汀 10 mg 每晚 1 次（qn）口服降脂治疗，以及多烯磷脂酰胆碱 456 mg 3 次/日（tid）护肝治疗。患者全外显子基因测序结果回报：外显子水平未发现明确和疾病相关的拷贝数变异致病的情况。

（二）住院后辅助检查

1. 影像学检查

（1）TCD（2020-09-27）：颈部及颅内血管血流未见明显异常。

（2）颈动脉 + 椎动脉 + 锁骨下动脉超声（2020-09-28）：双侧颈动脉内-中膜增厚。

（3）腹部超声（2020-09-29）：肝多发囊肿，胆囊息肉样病变。

（4）肾动脉超声（2020-09-30）：双侧肾动脉未见明显狭窄。

（5）颈动脉高分辨率 MRI（2020-10-07）：双侧颈内动脉颈段局部管腔"串珠样"改变：纤维肌发育不良？右侧颈内动脉自球部远端管腔变细，动脉夹层可能性大；左侧颈内动脉颈段近入颅处管腔膨隆：动脉瘤待除外（图 5-2）。

（6）弓上 CTA（2020-10-09）：左侧锁骨下动脉起始处管腔稍显不规则；右侧颈内动脉较对侧细；双侧颈内动脉颈段管腔明显粗细不均匀：纤维肌发育不良？左侧椎动脉近段动脉瘤（图 5-3）。

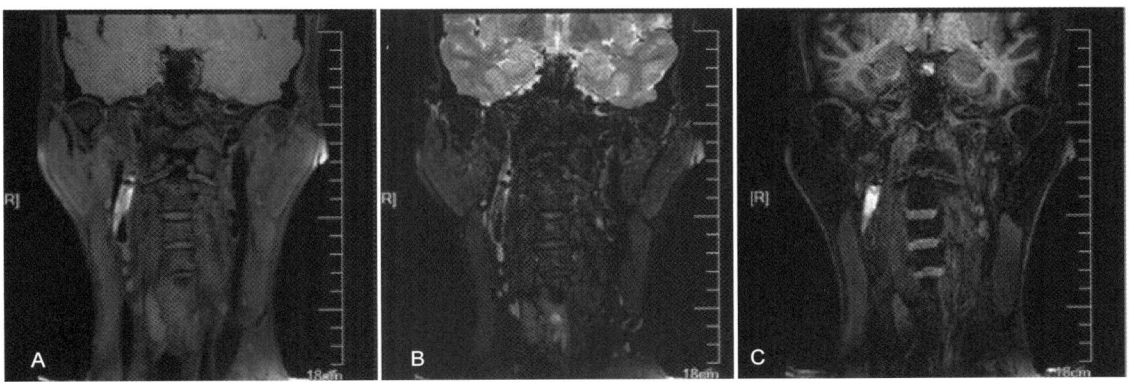

图 5-2 颈动脉高分辨率 MRI 显示右侧颈内动脉管壁可见环周不均匀 T1WI 高信号、T2WI 等/低信号、SNAP 高信号（A ~ C）。远端右侧颈内动脉颈段可见管腔粗细不均，呈"串珠样"（D ~ F）。左侧颈内动脉颈段管腔粗细不均，呈"串珠样"，近入颅处管腔膨隆，其内似可见分隔（G ~ I）

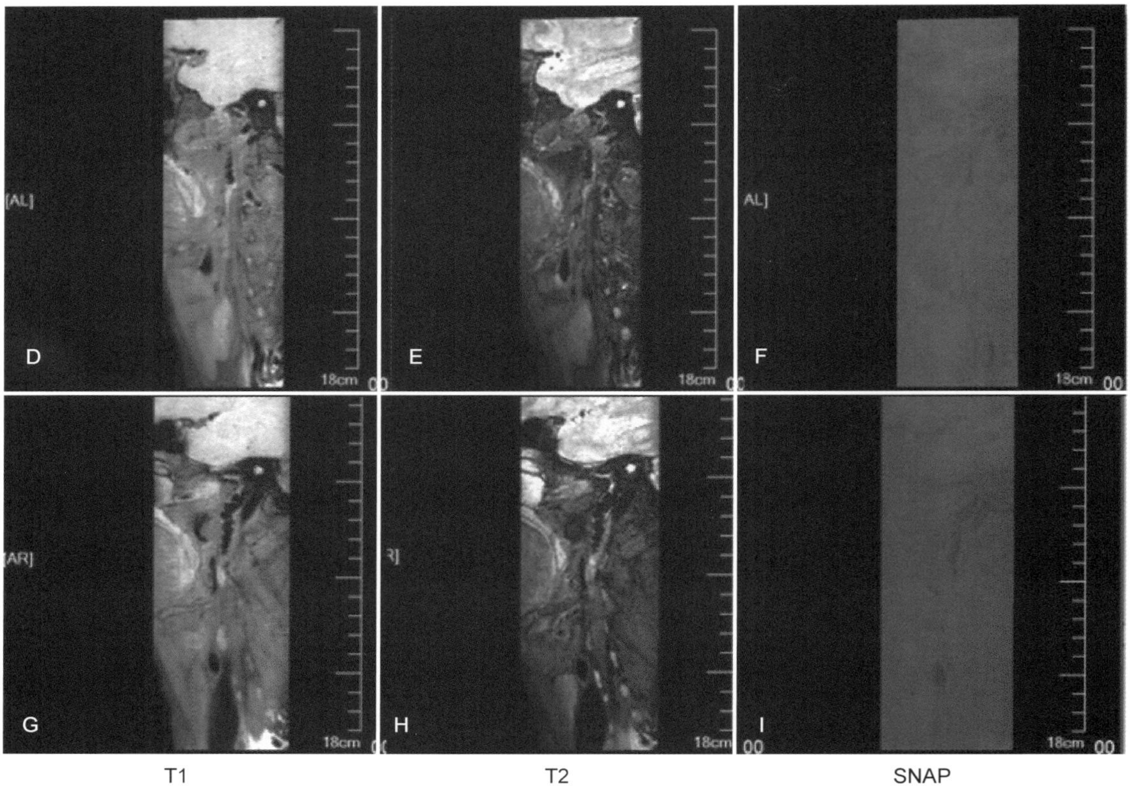

D [AL]	E	F
G [AR]	H	I
T1	T2	SNAP

图 5-2（续）

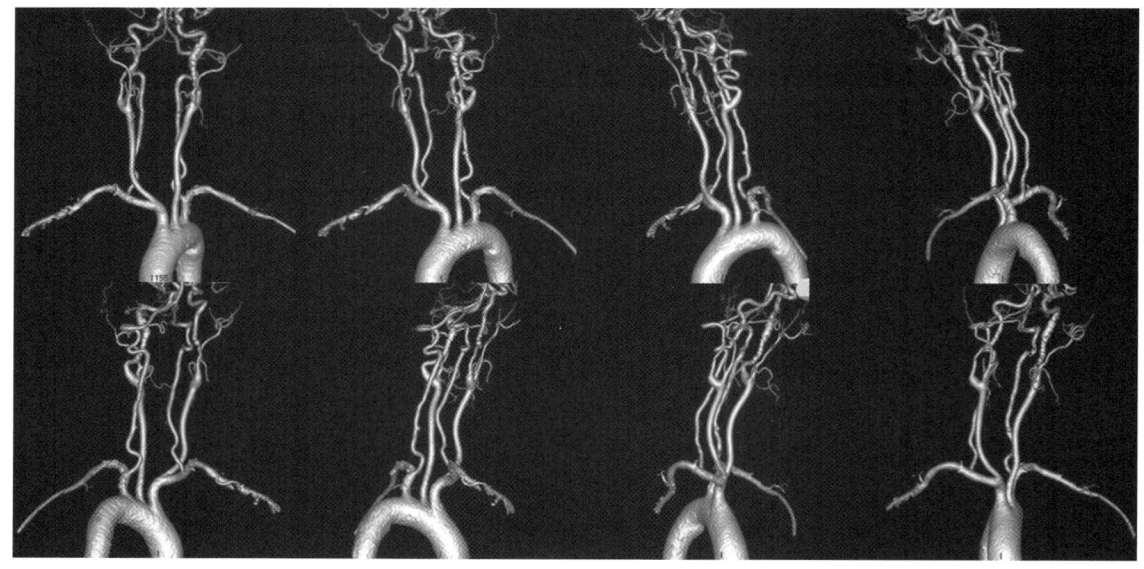

图 5-3（扫二维码看彩图） 弓上 CTA 显示双侧颈内动脉颈段管壁未见钙化及非钙化斑块，管腔形态不规则，可见明显粗细不均匀。左侧椎动脉近段管壁可见一类圆形突起

彩图

（7）头部MRI + MRA（2020-10-09）：MRI示空蝶鞍。MRA示双侧颈内动脉虹吸部粗细不均，右侧大脑中动脉水平段远端稍显狭窄。

2. 动态血压监测（2020-10-09，我院） 平均血压108/75 mmHg，白天110/75 mmHg，夜间104/76 mmHg。

3. 实验室检查

（1）生化35项（2020-09-27）：ALT 58.4 U/L（↑），AST 46.8 U/L（↑），胆碱酯酶11680 U/L（↑），甘油三酯2.25 mmol/L（↑），总胆固醇6.33 mmol/L（↑），低密度脂蛋白胆固醇（LDL-C）4.1 mmol/L（↑），载脂蛋白B（APO-B）1.26 g/L（↑）。

（2）红细胞沉降率（2020-09-27）：19 mm/60 min。

（3）糖化血红蛋白（2020-09-27）：5.9%。

（4）凝血6项（2020-09-27）：未见明显异常。

（5）甲状腺功能8项（2020-09-27）：促甲状腺激素5.473 μIU/ml（↑），抗促甲状腺素激素受体抗体（-）。

（6）类风湿3项、补体2项、自身抗体谱、抗中性粒细胞胞质抗体谱（2020-09-27）：未见明显异常。

（7）易栓症筛查+凝血因子（2020-09-29）：蛋白C 163%（↑），凝血因子Ⅶ 146.5%（↑），其余未见明显异常。

（8）抗磷脂抗体谱4项（2020-09-30）：未见明显异常。

【出院时诊断】

双侧颈内动脉纤维肌发育不良。

【出院时情况】

患者头痛头晕较前改善，一般情况可。查体未见阳性体征。

二、讨论

纤维肌发育不良（fibromuscular dysplasia，FMD）是一种累及中、小动脉血管壁肌肉组织的特发性、节段性、非动脉粥样硬化性、非炎性疾病。FMD多见于20～60岁的女性，男性也可患病，临床上可表现出动脉受累的相关症状，亦可无症状或无显著的血流动力学变化，需要与动脉痉挛、动脉粥样硬化、单基因或动脉炎性疾病相鉴别。

1938年Leadbetter和Burkland报道了因肾动脉FMD导致持续性高血压的病例。1967年McCormack等根据动脉壁受累位置首次对FMD进行组织学分类：血管内膜的纤维性增生、血管中膜的纤维性增生伴微动脉瘤、血管外膜下纤维性增生、纤维肌异常增生。1979年Yamamoto等根据血管造影特征将FMD分为："串珠状"改变、"管状"狭窄、非典型FMD。"串珠状"改变即是血管中膜纤维性增生的典型血管造影征象[1]。最新诊疗共识认为FMD根据血管造影征象主要分为两种：①局灶性FMD，可发生在动脉任何部分；②多灶性FMD，血管狭窄与扩张交替存在，即"串珠状"，通常发生在动脉的中端和远端[2]。

FMD以肾动脉受累为主，其次为颅外颈部动脉如颈内动脉、椎动脉，以及颅内动脉，其他内脏动脉如肝动脉、肠系膜动脉、冠状动脉亦可受累。FMD受累动脉主要表现为动脉狭窄、动脉瘤、动脉夹层和动脉迂曲。当患者仅有动脉瘤、动脉夹层、动脉迂曲，而无局灶性或多灶性 FMD 病变时不能诊断 FMD。但当患者一条血管有局灶性或多灶性 FMD 病变，另一条血管有动脉瘤、动脉夹层等非 FMD 特征性改变时，可认为这两条动脉的病变都与 FMD 相关[2]。既往 DSA 被认为是脑及颈部血管 FMD 诊断的金标准，但目前尚无证据显示 DSA 对 FMD 的评估优于 CTA 或对比增强 MRA（contrast enhanced MRA，CE-MRA）[2]。

（郭　蕾　黎洁洁）

三、专家点评

颈动脉或椎动脉 FMD 可表现出颈部、面部或头部疼痛。而大多数脑血管 FMD 表现出头痛、搏动性耳鸣、头晕或眩晕等非特异性症状。本例 FMD 发生于颈内动脉及椎动脉。患者本次因头痛入院，行弓上 CTA 及颈动脉高分辨率 MRI 检查，其双侧颈内动脉呈典型的"串珠状"，右侧颈内动脉夹层，左侧颈内动脉动脉瘤，左侧椎动脉动脉瘤，故考虑双侧颈内动脉、左侧椎动脉 FMD。患者无高血压，双侧肾动脉超声未见异常，故暂不考虑肾动脉受累。

本病应与动脉粥样硬化相鉴别，动脉粥样硬化性狭窄主要发生于老年患者，多伴发脑血管病危险因素，如糖尿病、高血压、高脂血症、肥胖、吸烟等，斑块主要发生在大动脉分叉部位，或大动脉起始段。本病患者无传统血管危险因素，双侧颈内动脉颈段"串珠样"改变，弓上 CTA 示双侧颈内动脉颈段管壁未见钙化及非钙化斑块，故此种改变非动脉粥样硬化所致，诊断为 FMD。

病因方面，引起 FMD 的病因尚不明确，可能与遗传、机械、激素等因素有关，目前认为 FMD 是遗传和环境因素共同致病。诊断主要依赖影像与病理检查。该患者的临床资料，尤其是影像学表现支持 FMD 诊断，患者女儿有头痛病史，但基因测序结果不支持遗传因素所致 FMD。

（审核及点评专家：曲　辉）

参考文献

[1] Yamamoto I，Kageyama，K. Usui K，et al. Fibromuscular dysplasia of the internal carotid artery unusual angiographic changes with progress of clinical symptoms. Acta Neurochirugica，1979，19（50）：293-298.

[2] Gornik HL，Persu A，Adlam D. et al. First international consensus on the diagnosis and management of fibromuscular dysplasia. Vasc Med. 2019，24（2）：164-189.

病例 6 经皮穿刺肺活检术后空气栓塞所致脑梗死

一、病例介绍

【主诉】

患者男性，41岁，主因"突发剧烈头痛伴言语欠清、左手无力2天"，在2022年8月20日于急诊以"脑梗死"收入院。

【现病史】

患者2天前（2022-08-18，11时）在外院于CT引导下行右侧肺组织穿刺活检时突发炸裂样头痛，为双侧太阳穴跳痛，后疼痛转移至后枕部，右侧重于左侧，伴言语欠清、口角右歪、左手掌无力。头部MRI未见明显异常，头部CT提示右枕叶异常信号（未见影像）。当地医院给予"止痛、脱水降颅压"后，当日17时头痛略缓解，左手掌可运动，可持物。1天前患者出现视物变形，伴发热，查肺CT提示右侧气胸，于当地医院行胸腔穿刺置管引流，抽出约450 ml气体。为行进一步检查及治疗收住我院。

【既往史、个人史、家族史】

肺结核6年，规律诊治，已愈。发现肺结节1年。吸烟20年，每日20支，未戒烟；饮酒20年，每日半斤，未戒。

【入院查体】

体温36.2℃，心率61次/分，呼吸17次/分，血压122/77 mmHg。

内科查体：右胸壁穿刺引流管置入，双肺呼吸音粗，未闻及干、湿啰音；心律齐，未闻及明显杂音；腹软，无压痛及反跳痛，肝脾肋下未触及。

神经系统查体：神清、语利，高级皮质功能粗测正常，双眼视野粗测正常，左侧鼻唇沟稍浅，余脑神经查体未见异常。左上肢远端肌力5-级，左上肢近端肌力5级，余肢体肌力正常。双侧肌张力正常。双侧指鼻、跟膝胫试验稳准，闭目难立征阴性。双侧针刺觉及音叉振动觉正常且双侧对称。双侧腱反射对称引出。双侧掌颏反射、Hoffmann征阴性。双侧巴宾斯基征阴性。颈软，脑膜刺激征阴性。

【入院前辅助检查】

（1）外院头部MRI（2020-08-18，发病2 h）：未见明显梗死灶（图6-1）。

（2）外院弓上CTA检查（2020-08-18，发病当天）：可见右椎动脉V4段纤细（图6-2）。

（3）外院肺CT检查（2020-08-19，发病第2天）：可见双侧胸腔积气，右侧为著（图6-3）。

【病例特点概括】

（1）中年男性，急性起病。

（2）以突发剧烈头痛伴言语欠清、左手无力2天为主要表现，病情迅速达高峰。

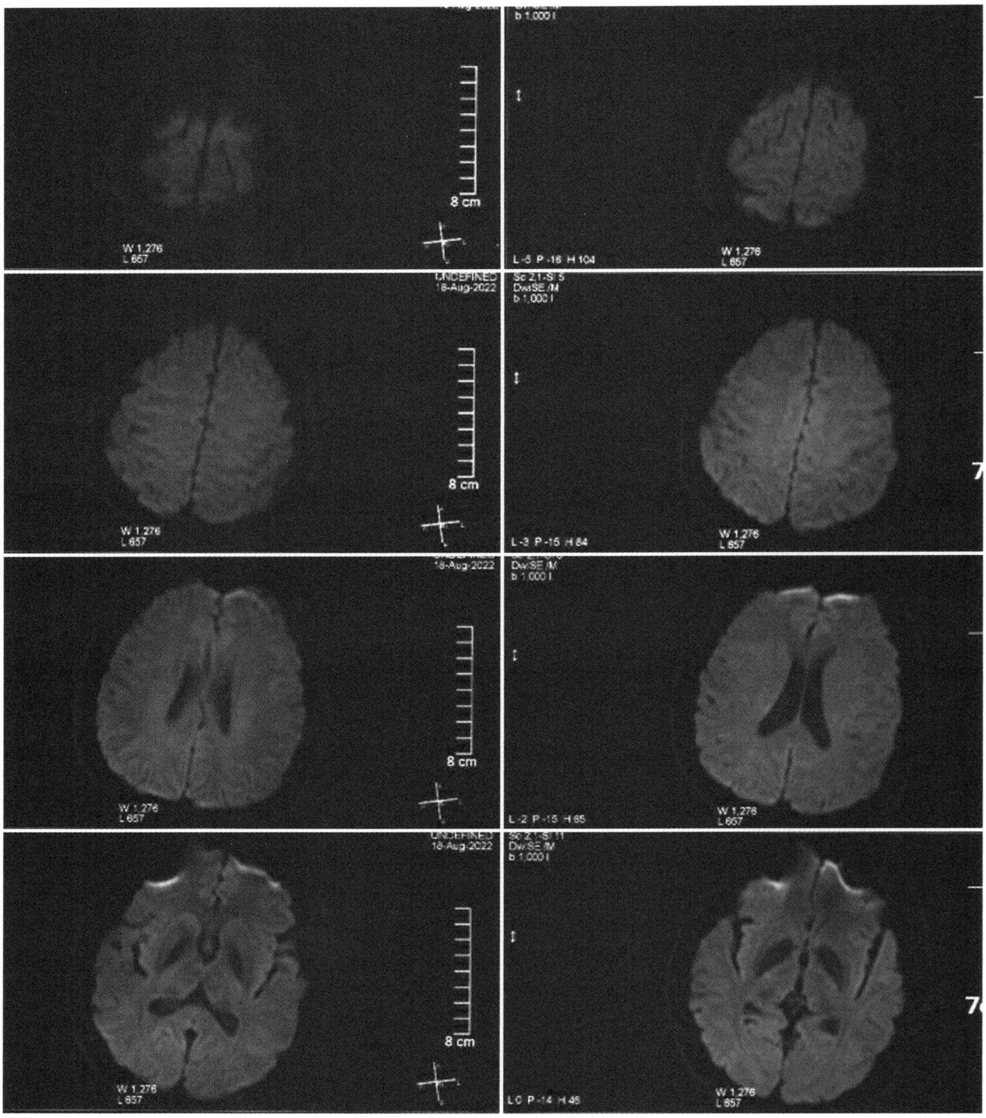

图 6-1　外院头部磁共振 DWI 序列（2020-08-18），未见明显异常

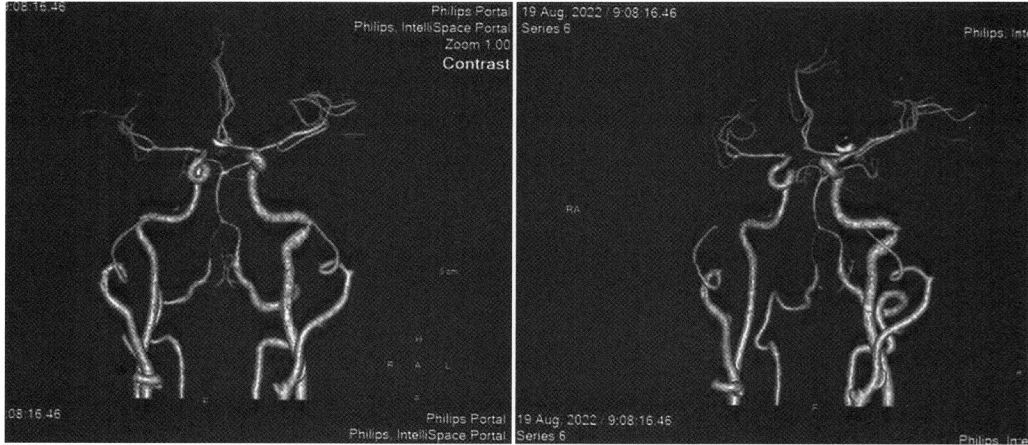

图 6-2　外院弓上 CTA（2020-08-18）提示右椎动脉 V4 段汇入基底动脉处纤细

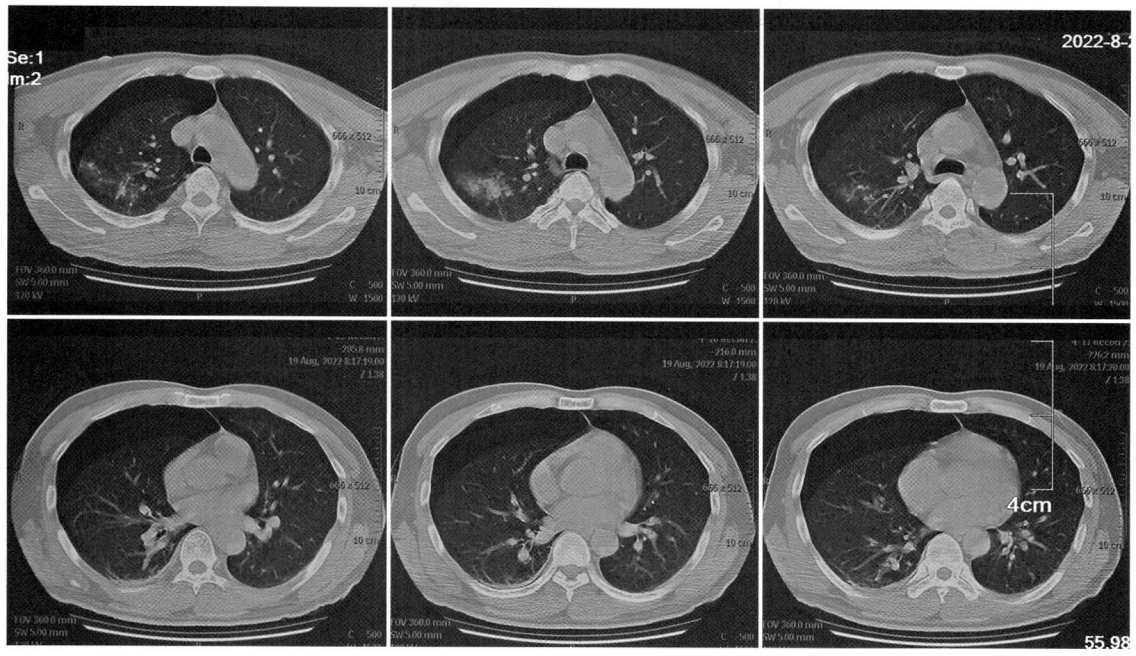

图 6-3 外院肺 CT 检查（2020-08-19）可见双侧胸腔积气，右侧为著

（3）发病前正在进行经皮肺组织穿刺活检术。

（4）入院前辅助检查未见明显脑梗死相关证据。

【入院时诊断】

1. 定位诊断 椎基底动脉系统及右侧颈内动脉系统。

（1）右侧皮质脊髓束及皮质核束：患者临床表现为左手掌无力，查体示左上肢肌力 5- 级，患者口角右偏，查体可见左侧额纹正常，面纹浅，考虑为中枢性面瘫，故结合以上症状和体征可定位右侧皮质脊髓束及皮质核束。

（2）右侧枕叶视觉中枢：患者左眼视物变形，提示枕叶视觉中枢受累可能，患者自诉头部 CT 枕叶异常信号（未见影像资料），定位于右侧枕叶。

综上，以上症状和体征分属椎基底动脉系统及右侧颈内动脉系统供血区，故定位。

2. 定性诊断 脑梗死，气体栓塞可能性大。

患者中年男性，急性起病，以左侧肢体无力、口角歪斜、左眼视物变形为主要临床表现，查体有局灶性神经功能缺损体征，且症状及体征持续不缓解，头部 CT 未见出血，故考虑脑梗死可能。病因分析：患者发病前正在行经皮肺组织穿刺活检术，病因考虑气体栓塞可能。需复查 MRI 明确脑梗死诊断，并寻找明确的气体栓塞证据。

【鉴别诊断】

患者脑梗死诊断暂不明确，起病特点为剧烈头痛伴神经功能缺损体征，外院 MRI 未见明确梗死灶，根据起病特点主要与以下疾病进行鉴别。

（1）可逆性脑血管收缩综合征（reversible cerebral vasoconstriction syndrome，RCVS）：急性起病，突发剧烈头痛，迅速达高峰，伴神经系统缺损体征，CT 及 MRI 可伴或不伴出血、梗死灶，影像学以 Willis 环或分支动脉多灶性、节段性狭窄为主。该患者症状上不能排除 RCVS 可能，但 CTA 未见明显节段性狭窄，需进一步复查 CTA 关注血管的动态演变以明确诊断。

（2）蛛网膜下腔出血：急性起病，突发剧烈头痛，迅速达高峰，头部CT未见明显出血，弓上CTA未见明确动脉瘤，但仍不能排除出血可能，需完善腰椎穿刺术明确。

【住院后诊疗经过】

（一）诊疗经过概述

患者入院后诊断考虑脑梗死可能性大，病因怀疑气体栓塞可能。但外院影像学检查未见明确梗死灶，需复查头部磁共振（MRI＋MRA）明确是否为脑梗死，同时需进一步寻找气体栓塞证据，并完善脑血管病危险因素筛查、心脏评估等检查以除外脑梗死其他病因。另外，根据患者的临床特点，需进一步排除蛛网膜下腔出血及RCVS可能。

治疗上考虑患者病因尚未明确，未给予抗血小板药物治疗。请高压氧科会诊，考虑患者气胸，并有胸腔引流置管，为高压氧禁忌，暂未给予高压氧治疗。

患者入院前视物变形，入院后完善眼底检查，眼底未见明显异常（图6-4）。

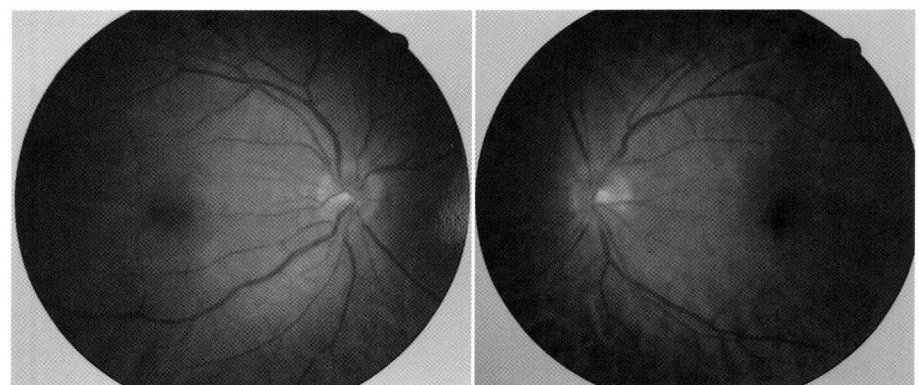

图6-4（扫二维码看彩图） 眼底照相，双眼眼底未见明显异常

患者头部MRI检查提示皮质多发急性梗死灶，累及前、后循环，结合患者临床特征（急性起病，症状迅速达高峰，伴胸闷、烦躁大汗），故考虑患者此次脑梗死诊断明确，考虑影像学表现为多系统栓塞病灶。根据患者发病时正在行经皮肺穿刺活检术，考虑患者空气栓塞可能性大，需与以下栓塞来源进行鉴别。

（1）动脉到动脉栓塞：该患者血管病危险因素仅有吸烟；梗死部位累及前、后循环，完善弓上CTA、颈部血管超声、主动脉弓超声均未见明显狭窄及斑块形成，故暂不考虑动脉栓子来源。

（2）心源性栓塞：患者无明确心脏病史，入院后完善心电Holter及心脏超声均未见明显异常，故暂不考虑心源性栓塞。

（3）反常栓塞：患者入院后完善下肢静脉超声及发泡实验均未见异常，无可疑栓子来源以及反常栓塞的通道，故不考虑为反常栓塞。

入院2天后，患者2022年8月18日发病时CT室快速扫描的外院影像资料（图6-5）获得。根据患者外院影像学资料，考虑患者脑梗死诊断明确，病因考虑为气体栓塞。患者治疗方案无特殊改变，经治疗后，患者住院期间神经功能缺损已完全缓解。

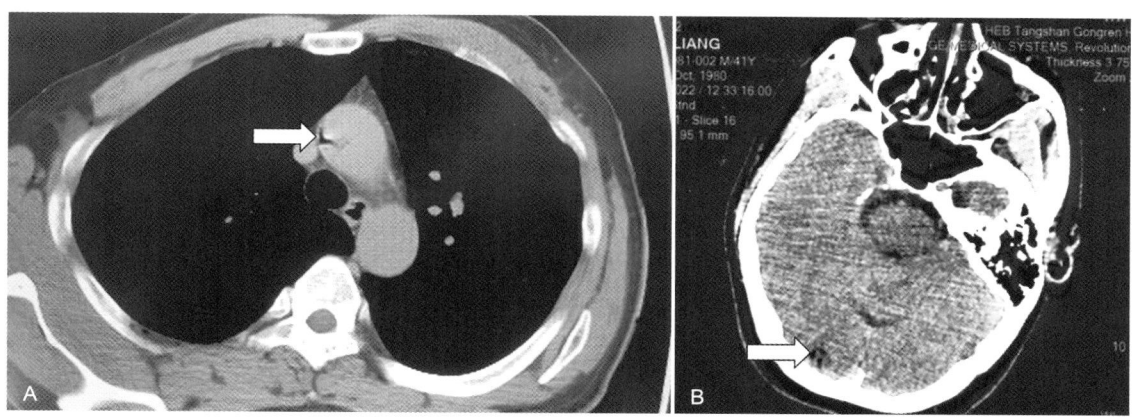

图 6-5 外院发病时 CT 快速扫描（2022-08-18）。**A.** 胸部 CT 平扫纵隔窗，可见升主动脉内气体栓子影。**B.** 头部 CT 平扫，可见右侧枕叶低密度灶，考虑为气体栓子影

（二）住院后辅助检查

1. 影像学检查

（1）头部 MRI + MRA（2022-08-22）：可见右侧枕叶 DWI 高信号，右侧顶叶可疑 DWI 高信号（图 6-6），考虑患者脑梗死诊断明确。MRA 未见明显血管异常。

（2）弓上 CTA 检查（2022-08-23）：弓上血管未见明显异常（图 6-7）。

（3）颈部血管超声（2022-08-23）：双侧颈动脉、椎动脉、锁骨下动脉血流通畅。

（4）主动脉弓超声（2022-08-24）：未见明显异常。

（5）心脏超声（2022-08-23）：二尖瓣、三尖瓣极少量反流（生理性）。

（6）TCD 发泡试验（2022-08-23）：阴性（-）。

（7）双下肢动脉超声（2022-08-23）：双下肢动脉血流通畅。

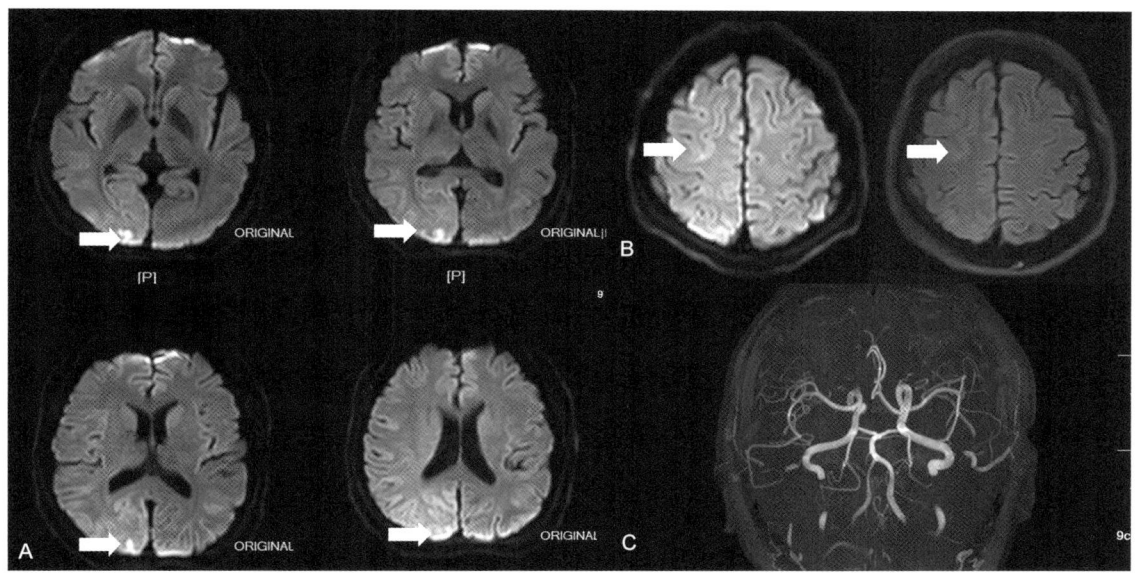

图 6-6 头部 MRI + MRA（2022-08-22）。**A.** DWI 序列，可见右侧枕叶 DWI 高信号；**B.** DWI 及 FLAIR 序列，可见右侧顶叶可疑 DWI 高信号；**C.** MRA 未见明显血管异常

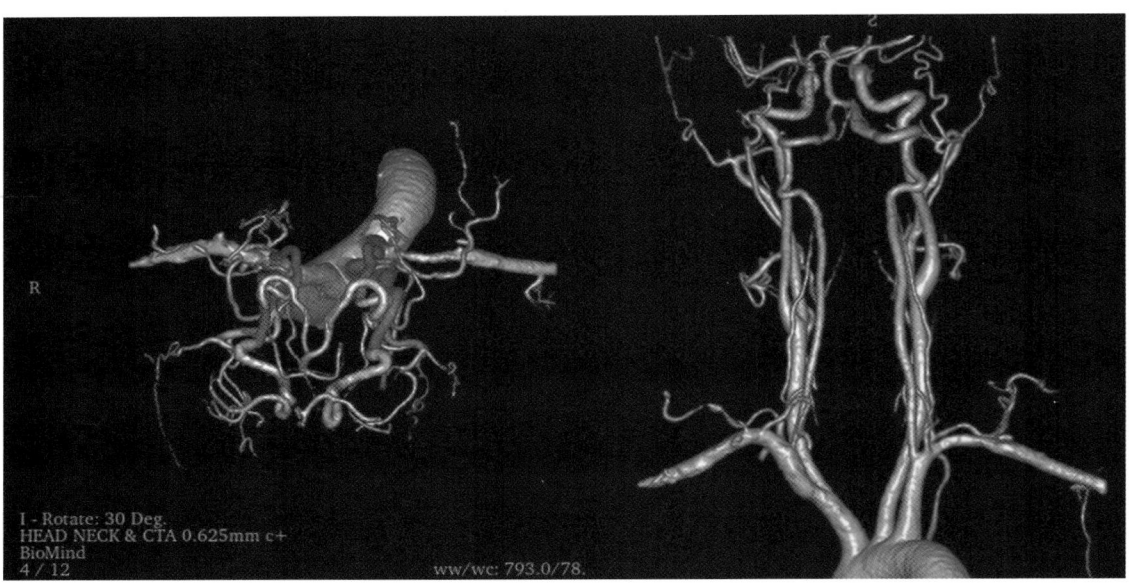

图6-7（扫二维码看彩图） 弓上CTA（2022-08-23）示弓上血管未见明显异常

彩图

（8）双下肢静脉超声（2022-08-23）：双下肢深静脉血流通畅。

（9）腹部超声（2022-08-24）：脂肪肝、肝囊肿、肝内钙化灶。

（10）肺CT（2022-08-21）：右肺上叶后段团片状混合磨玻璃密度影：炎性？占位？右肺上叶后段散在局限性肺气肿。双肺背侧炎性病变，双侧胸腔积液，双侧胸膜局部增厚，右侧气胸，右侧胸腔引流术后。

2. 眼底检查 眼底照相未见明显异常（见图6-4）。

3. 腰穿脑脊液检查（2022-08-21）

（1）脑脊液外观颜色清亮，脑脊液常规未见明显异常。

（2）脑脊液生化5项：蛋白质49.53 mg/dl（↑），余生化未见明显异常。

（3）阅全片以淋巴细胞为主，须结合临床及其他检查。

4. 实验室检查

（1）急诊凝血6项（2022-08-20）：纤维蛋白原4.14 g/L（↑）。

（2）急诊术前8项（2022-08-20）：乙肝表面抗体39.18 mIU/ml（↑，阳性）。

（3）急诊肾功能、离子3项、血脂2项、肝功能9项（2022-08-20）：总胆红素25.3 μmol/L（↑），直接胆红素9.2 μmol/L（↑），间接胆红素16.1 μmol/L（↑），总胆固醇5.18 mmol/L（↑）。

（4）急诊血常规+CRP（2022-08-20）：快速CRP 2.41 mg/L（↑），白细胞绝对值11.23×10^9/L（↑），单核细胞群绝对值0.82×10^9/L，中性粒细胞绝对值8.12×10^9/L，淋巴细胞群相对值19%，余未见明显异常。

（5）血常规+CRP（2022-08-21）：快速CRP 13.63 mg/L（↑），平均血红蛋白量34.6 pg，平均血红蛋白浓度361 g/L（↑），余未见明显异常。

（6）血常规+CRP（2022-08-25）：平均血红蛋白浓度357 g/L（↑），余未见明显异常。

（7）生化35项（2022-08-21）：总蛋白57.4 g/L，乳酸脱氢酶128.9 U/L，尿酸431.8 μmol/L

（↑），总钙 2.21 mmol/L，无机磷 1.46 mmol/L（↑），载脂蛋白 A_1 1.05 g/L，氯 1084 mmol/L（↑），超敏 C-反应蛋白 15.04 mg/L（↑）。

（8）尿常规（2022-08-21）：尿白细胞（↑，±），镜检白细胞 4/HPF。

5. 呼吸道非典型病原体检测（2022-08-23） 肺炎支原体 IgG 抗体 55.684 AU/ml（+）。

【出院时诊断】

  脑梗死

    椎基底动脉系统、右侧颈内动脉系统

    空气栓塞

【出院时情况】

神清、语利，高级皮质功能粗测正常，脑神经查体未见异常。四肢肌力 5 级，双侧肌张力正常。双侧指鼻、跟膝胫试验稳准，闭目难立征阴性。双侧针刺觉及音叉振动觉对称。双侧腱反射对称引出。双侧掌颏反射、Hoffmann 征阴性。双侧巴宾斯基征阴性。

二、讨论

该患者为中年男性，急性起病，以剧烈头痛＋神经系统缺损症状，包括视物变形及左手无力、口角歪斜为主要临床特征。发病前正在进行经皮肺组织穿刺活检术。外院的辅助检查结果，头部 MRI 未见明显异常，弓上 CTA 提示右椎动脉 V4 段汇入基底动脉处纤细。肺 CT 检查可见双侧胸腔积气，右侧为著。根据外院提供的检查结果，入院时脑梗死诊断存疑，考虑患者临床特点（中年男性，急性起病，症状迅速达高峰，表现为剧烈头痛＋神经系统缺损症状），需要首先明确是否为脑梗死。因此，入院后完善了头部 MRI 检查，同时完善腰椎穿刺术及弓上 CTA 检查，明确是否有蛛网膜下腔出血、RCVS 可能。完善相关检查后，我院头部 MRI 提示脑梗死诊断明确，为皮质多发栓塞灶。根据患者发病时正在行经皮肺穿刺活检术，考虑患者空气栓塞可能性大，需与以下栓塞来源进行鉴别：动脉到动脉栓塞、心源性栓塞、反常栓塞。完善相关检查后均不支持以上三种栓子来源可能。结合外院补充的发病时影像，抓到明确空气栓子的证据，考虑患者空气栓塞诊断明确。

（莫荆麟　刘艳芳）

三、专家点评

该患者是一例经皮肺穿刺活检术所致空气栓塞性脑梗死病例。病因的诊断从疑似诊断到完善检查，到追溯证据，逐步推进。经治疗，患者临床症状完全缓解，好转出院。该患者外院头部 MRI 没有看到明确梗死灶，因此在刚入院时，脑梗死诊断并不明确。针对入院时，为何 DWI 未见梗死灶可能有以下猜想：①与磁共振检查设备相关，如层数较少、梗死体积小、存在扫描遗漏，或分辨率不足、未明确显影；②扫描时病变处于临界低灌注状态，脑血流下降虽然影响了功能，但并没有达到细胞毒性水肿的程度，故暂未呈现出 DWI 高信号。入院后，根据患者提供的临床症状、体征和辅助检查的结果，不排除蛛网膜下腔出血及 RCVS 相关可能，入院后完善了系统的神经系统检查及评估。我院 MRI 检查明确了脑梗死诊断后，关于栓塞性梗死的病因也按照血管病筛查流程，充分完善相关检查，排除了心源性、动脉源性及反常栓塞的可能。最终该患者因影像学明确找到了空气栓塞的证据，故空气栓塞所致脑梗死的诊断明确。

针对空气栓塞起病急骤、症状迅速达高峰、气体栓子四处游走且数小时内消散的特点，早期、快速完善CT检查至关重要[1]。只有影像学上明确的气体信号才能给予患者空气栓塞的确定诊断。动脉性空气栓塞常发生于各类医疗操作中，如经皮肺穿刺活检术、肿瘤消融术、心脏及脑血管介入手术等[2]，动脉性空气栓塞发病急骤，且死亡率高，术中如果怀疑空气栓塞可能，快速处理至关重要，包括以下措施：①阻止空气继续进入循环系统，如停止手术、液体复苏提升中心静脉压等。②选择合适体位：采用头低脚高位，避免气体进入脑动脉系统；如果考虑为动脉栓塞，采用右侧卧位，静脉栓塞采用左侧卧位，避免形成空气闭锁，阻塞心脏流出道。③可以给予氧疗：100%纯氧吸入，高压氧治疗，减少氮气含量，促进气栓体积减小。④同时，给予对症支持治疗，维持生命体征平稳[3]。

（审核及点评专家：廖晓凌）

参考文献

[1] Chuang DY, Sundararajan S, Sundararajan VA, et al. Accidental air embolism: an uncommon cause of iatrogenic stroke. Stroke, 2019, 50 (7): e183-e186.

[2] Mirski MA, Lele AV, Fitzsimmons L, et al. Diagnosis and treatment of vascular air embolism. The Journal of the American Society of Anesthesiologists, 2007, 106 (1): 164-177.

[3] Malik N, Claus PL, Illman JE, et al. Air embolism: diagnosis and management. Future Cardiology, 2017, 13 (4): 365-378.

病例 7　急性缺血性卒中动脉溶栓治疗

一、病例介绍

【主诉】

患者男性，58岁，主因"右侧肢体无力伴言语不清5.5 h"入院。

【现病史】

患者5.5 h前（就诊当日8:30）被同事发现右侧肢体无力，表现为右上肢不能抬举，右下肢不能站立，伴言语不清、答非所问，无意识不清、肢体抽搐、二便失禁，症状持续无缓解。患者3.5 h前（发病后2 h，10:30）至当地医院就诊，行头颅CT未见明显异常，考虑诊断脑梗死，给予阿司匹林100 mg口服，此后患者肢体肌力较前稍好转。为进一步诊治，转至我院急诊科（发病后5.5 h，14:00）。

【既往史、个人史、家族史】

否认高血压、糖尿病、心脏病。发现左侧颈内动脉严重狭窄10年，间断口服阿司匹林。否认吸烟、饮酒史。

【入院查体】

到院血压121/73 mmHg，脉搏66次/分，心电图示窦性心律。

神经系统查体：神清，混合性失语，双侧瞳孔等大同圆，双侧瞳孔对光反射存在。双侧眼球活动可，未见眼震及眼球浮动，右侧鼻唇沟偏浅。伸舌偏右。右上肢肌力3级，右下肢肌力5-级。四肢肌张力正常，腱反射对称存在，双下肢腱反射弱，右侧病理征阳性。NIHSS评分9分（意识提问2分+言语3分+面瘫1分+右上2分+感觉1分）。

【入院时诊断】

1. 定位诊断　左侧颈内动脉系统。

患者主要表现为右侧肢体无力伴言语不清，结合查体示右侧肢体肌力下降，病理征阳性，考虑责任病变定位于左侧大脑半球，为左侧颈内动脉供血区，故定位左侧颈内动脉系统。

2. 定性诊断　脑梗死。

依据患者急性起病，快速达高峰，症状持续不缓解，查体可见神经系统定位体征，结合CT未见出血灶，定性为脑梗死。患者既往有颈内动脉严重狭窄病史，此次发病后症状及查体结果支持大血管闭塞可能，考虑急性血栓形成可能性大，发病机制考虑动脉粥样硬化可能性大，同时注意与心源性栓塞、主动脉弓栓塞等疾病的鉴别。

【住院后诊疗经过】

（一）诊疗经过概述

患者于14:20完善头颅MRI，结果显示左侧侧脑室旁超急性期脑梗死，左侧大脑中动脉供血区异常灌注，Mismatch 阳性。MRA 示左侧颈内动脉、双侧大脑中动脉未显影（图7-1）。

患者于下午 15:10 入导管室，DSA 提示左侧颈内动脉 C1 段闭塞，左侧大脑中动脉 M1 段闭塞，前交通动脉开放，前、后循环均存在二级或三级侧支代偿（图 7-2）。

综合血管造影表现支持左侧大脑中动脉急性闭塞，急性血栓形成可能，考虑为本次责任病变。但在进行左侧颈内动脉造影时未见前向血流，且导丝无法通过，结合患者既往存在左侧颈内动脉严重狭窄，高度考虑此处为慢性闭塞可能。患者前、后循环侧支代偿尚可，考虑经右侧颈内动脉、左侧椎动脉尝试进行动脉溶栓，遂先后将导管置于右侧颈内动脉（20 mg）及左侧椎动脉开口处（10 mg）给予 rt-PA 动脉溶栓治疗。此时 DSA 显示前、后交通动脉开放，基底动脉通过后交通动脉向左侧大脑中动脉部分供血区域代偿供血（图 7-3）。遂结束手术，将患者收入神经重症监护病房（NICU）进一步治疗，术后 NIHSS 评分 3 分。治疗方面，给予患者每日口服阿托伐他汀 40 mg 降脂、稳定斑块等治疗。

术后 6 h 复查头部 CT 提示左侧侧脑室旁梗死灶，未见出血性改变（图 7-4）。遂给予阿司匹林 100 mg/d + 氯吡格雷 75 mg/d 抗血小板聚集口服药物治疗，同时给予皮下注射低分子量肝素 0.4 ml 每 12 h 一次抗凝治疗。

术后 24 h 复查头部磁共振，提示脑内散在急性期或亚急性期梗死灶（较术前稍大）。MRA 示左侧颈内动脉闭塞，左侧大脑前动脉显影略浅淡；左侧大脑中动脉多发局限性狭窄，左侧后交通动脉开放；右侧大脑中动脉闭塞（图 7-5）。

发病后 4 天完善头部多模式 CT，CT 平扫可见左侧基底节、放射冠区片状缺血梗死灶。CTP 示左侧基底节、放射冠区多发斑片状灌注缺失区。CTA 示左侧颈内动脉末端狭窄，余节段闭塞可能性大；左侧大脑中动脉欠光滑（图 7-6）。

发病后 48 h 经颅多普勒（TCD）超声显示：①左侧颈内动脉颅内段闭塞（前交通动脉开放，左侧颈外动脉-左侧颈内动脉侧支循环建立）；②双侧锁骨下动脉重度狭窄；③左侧大脑中动脉狭窄；④右侧大脑中动脉闭塞可能；⑤双侧椎动脉、基底动脉及大脑后动脉血流速度减慢。TCD 微栓子监测阴性。

患者 CYP2C19 基因型检测提示 *1/*2（636 GG，681 GA）（+），并于发病后第 4 天停用低分子量肝素，继续给予阿司匹林 100 mg/d + 氯吡格雷 75 mg/d 抗血小板聚集口服药物治疗。

（二）住院后辅助检查

1. 脑血管相关检查

（1）头颅 MRI + MRA（发病后接近 6 h）：MRI 示左侧侧脑室旁超急性期脑梗死，左侧大脑中动脉供血区异常灌注，Mismatch 阳性。MRA 示左侧颈内动脉、双侧大脑中动脉未显影（见图 7-1）。

（2）DSA（发病后约 6.5 h）：双侧颈总动脉、右侧颈内动脉、双侧大脑前动脉显影可，左侧颈内动脉 C1 段闭塞，左侧大脑中动脉 M1 段闭塞，前交通动脉开放，右侧大脑前动脉通过前交通动脉向左侧大脑前动脉供血区代偿，左侧大脑前动脉通过软脑膜支向左侧大脑中动脉供血区代偿，右侧大脑前动脉通过软脑膜支向右侧大脑中动脉供血区部分代偿。椎基底动脉系统显影正常，双侧后交通动脉开放，双侧大脑后动脉均通过软脑膜支向双侧大脑中动脉供血区部分代偿（见图 7-2）。

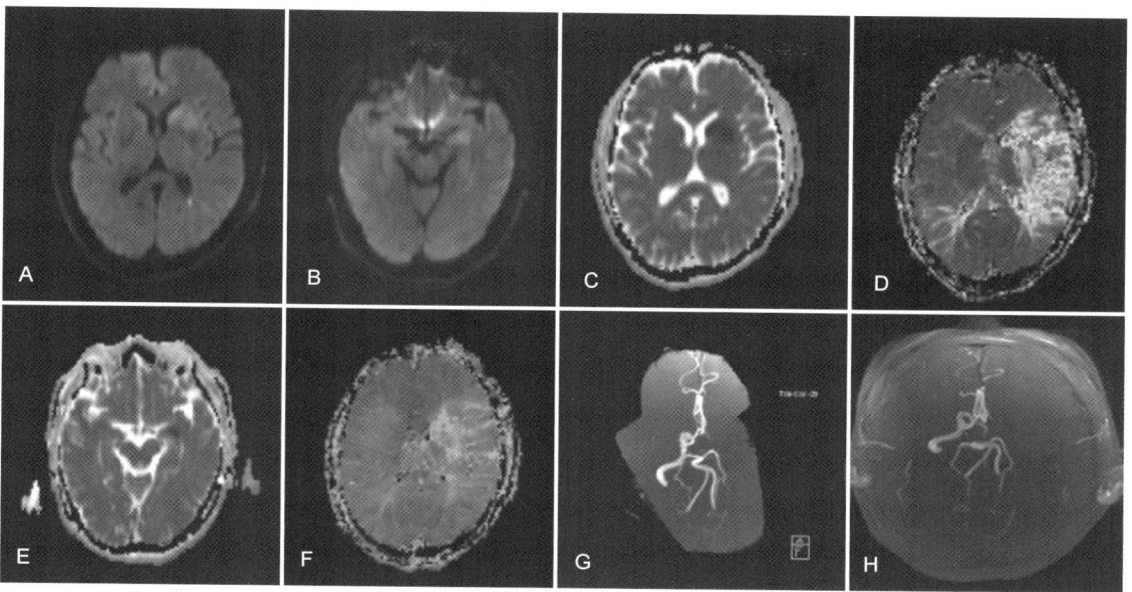

图 7-1 头部磁共振（14:20，发病后接近 6 h）。A 和 B. DWI 序列示左侧外囊、基底节、放射冠区高信号；C 和 E. ADC 序列显示上述相应区域低信号；D 和 F. PWI 序列示左侧大脑中动脉供血区大片低灌注；G 和 H. MRA 示左侧颈内动脉闭塞，双侧大脑中动脉未显示

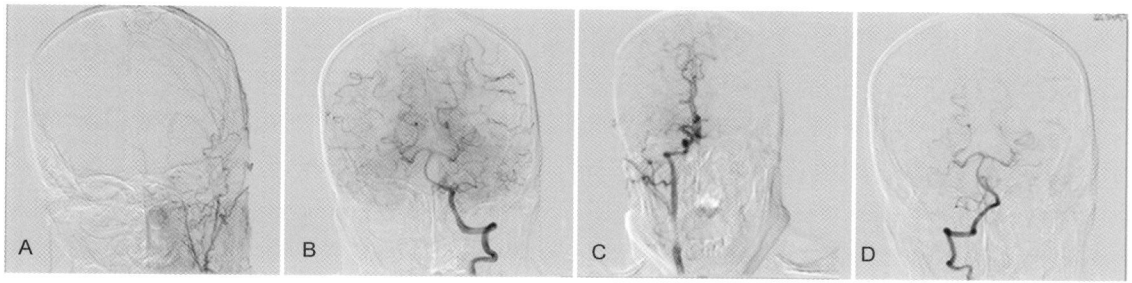

图 7-2 DSA（15:10，发病后约 6.5 h）。双侧颈总动脉、右侧颈内动脉、双侧大脑前动脉显影可，左侧颈内动脉 C1 段闭塞，左侧大脑中动脉 M1 段闭塞，前交通动脉开放，右侧大脑前动脉通过前交通动脉向左侧大脑前动脉供血区代偿，左侧大脑前动脉通过软脑膜支向左侧大脑中动脉供血区代偿。椎基底动脉系统显影正常，双侧大脑后动脉均通过软脑膜支向双侧大脑中动脉供血区部分代偿

（3）治疗后复查 DSA：前、后交通动脉开放，基底动脉通过后交通动脉向左侧大脑中动脉部分供血区域代偿供血（见图 7-3）

（4）术后 6 h 头部 CT：左侧侧脑室旁梗死灶，未见出血性改变（见图 7-4）。

（5）术后 24 h 复查头部磁共振：脑内散在急性期或亚急性期梗死灶（较术前稍大）。MRA 示左侧颈内动脉闭塞，左侧大脑前动脉显影略浅淡，左侧大脑中动脉多发局限性狭窄，左侧后交通动脉开放；右侧大脑中动脉闭塞（见图 7-5）。

（6）发病后 4 天头部多模式 CT：CT 平扫可见左侧基底节、放射冠区片状缺血梗死灶，颅内大血管壁多发钙化斑。CTP 示左侧基底节、放射冠区多发斑片状灌注缺失区，左侧脑岛、右侧颞叶可见片状 MTT、TTP 延长，rCBF 稍降低、rCBV 大致正常。CTA 示左侧颈内动脉

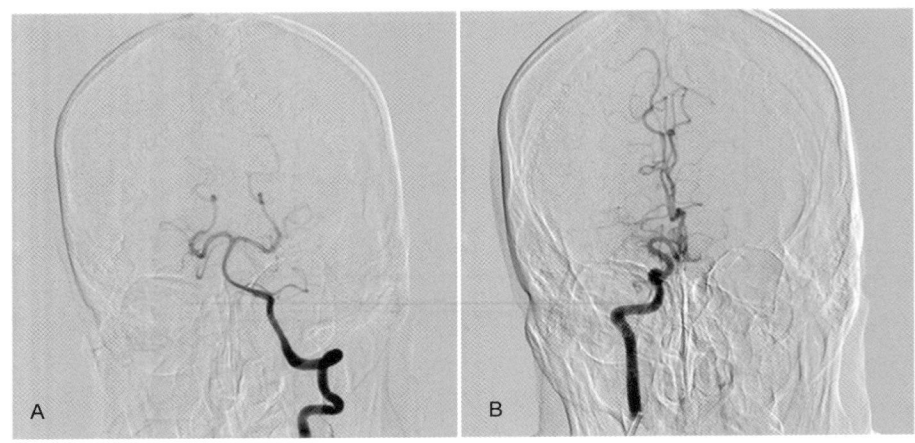

图 7-3 治疗后复查 DSA 示前、后交通动脉开放,基底动脉通过后交通动脉向左侧大脑中动脉部分供血区域代偿供血

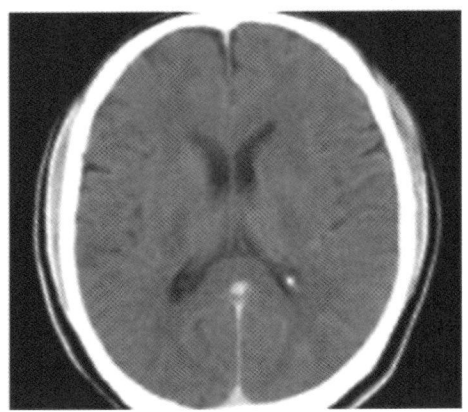

图 7-4 术后 6 h 头颅 CT 示左侧侧脑室旁梗死灶,未见出血性改变

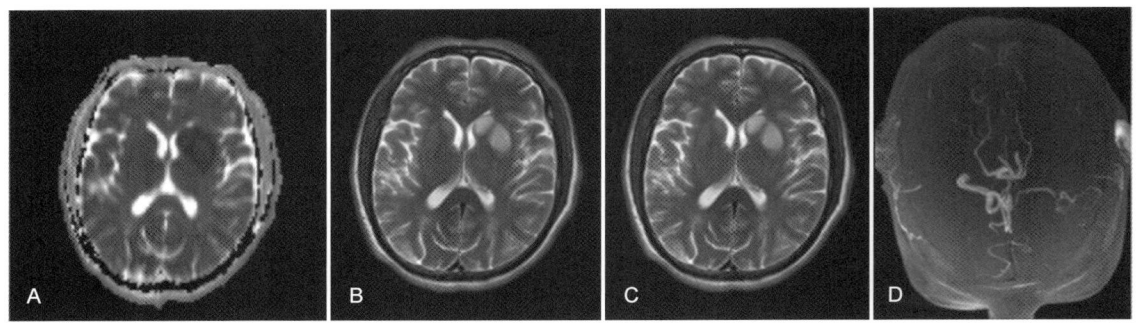

图 7-5 术后 24 h 复查头部磁共振,示脑内散在急性期或亚急性期梗死灶。MRA 示左侧颈内动脉闭塞可能性大,左侧大脑中动脉狭窄

末端狭窄,余节段闭塞可能性大;左侧大脑中动脉欠光滑;右侧大脑中动脉明显狭窄,显影浅淡;双侧椎动脉及基底动脉迂曲(见图 7-6)。

2. 实验室检查 未见特殊提示。

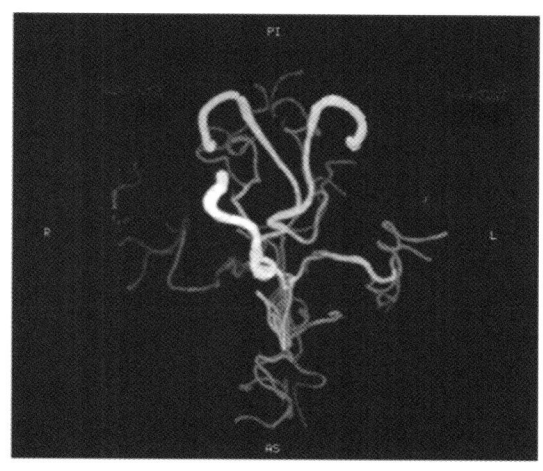

图 7-6　术后头部 CTA（发病后 4 天），示左侧颈内动脉末端狭窄，余节段闭塞可能性大；左侧大脑中动脉欠光滑

【出院时诊断】

脑梗死

　　左侧颈内动脉系统

　　大动脉粥样硬化性

脑血管内动脉溶栓治疗

颅内外大血管多发狭窄、闭塞病变

　　双侧锁骨下动脉狭窄

　　右侧大脑中动脉重度狭窄近闭塞

【出院时情况】

患者病情渐趋稳定，于发病后第 15 天转入外院继续康复治疗，出院时 NIHSS 评分 2 分。

【随访情况】

患者在外院康复治疗。出院后 3 个月 mRS 评分为 1 分。

【最终诊断】

同出院时诊断。

二、讨论

本病例为急性缺血性卒中致左侧大脑中动脉新发闭塞并直接行动脉溶栓治疗的患者。该患者自发病起至到院的时间间隔为 5.5 h，急诊行磁共振检查提示前循环脑梗死、左侧大脑中动脉新发闭塞，Mismatch 阳性。根据国际静脉溶栓指南，该患者已超出 4.5 h 的静脉溶栓"时间窗"[1]，发病后约 6.5 h 接受了单纯动脉溶栓治疗，且没有实施机械取栓等其他血管内治疗。责任血管第一时间并没有再通，最终形成的梗死体积扩大，但术后 NIHSS 评分下降，提示可能部分低灌注区域得以挽救，治疗仍然有效，在接受后续强化抗栓治疗后，患者最终预后良好且部分血管达到再通，可以认为患者在全面的决策及治疗下最终获益。

针对急性缺血性卒中血管再通治疗选择的讨论由来已久，观点层出不穷。从经典的静脉溶栓治疗，到新兴的动脉取栓治疗，适应证的讨论、技术的革新、病理生理机制的探究贯穿始终。而唯一不变的观点是现有血管再通的机制、影响因素远比我们所认识的复杂,尽管有大量循证医学证据为指导,有临床指南为我们提供决策,但在临床实际操作中,在指南基础上进行个体化的选择仍为经验丰富的神经内科医生所倡导。

患者到达急诊时已是发病后 5.5 h,显然不符合静脉溶栓治疗标准。此时,我们不由地考虑是否应对患者进行血管内治疗?到目前为止,急性卒中血管内治疗已被循证医学证实能够使符合相应入选条件的急性缺血性卒中患者最终获益[2]。进一步的研究证实,在扩大时间窗且同时存在 Mismatch 的患者也可以通过采取积极的机械取栓治疗而最终获益[3]。然而,大部分研究却没有对取栓操作能力及相应的取栓操作难度进行评估,不同级别中心、不同国家的取栓技术以及不同血管条件的患者都存在差异。对本病例而言,患者存在严重的多发血管狭窄,头颅 MRA 提示患者既存在符合定位体征的左侧颅内动脉闭塞,同时存在右侧大脑中动脉闭塞,其血管病变复杂;结合影像学符合左侧大脑中动脉供血区,最终认定责任病变血管为左侧大脑中动脉 M1 段。另外,患者存在大面积低灌注区,存在明确的可挽救组织,此时种种迹象表明,进一步的血管再通治疗,可以有效地抢救缺血半暗带组织。同时,患者不存在绝对禁忌证,因此,我们最终决定对患者进行急诊血管内治疗。

急诊 DSA 血管表现与 MRA 结果一致,我们同时还发现患者尽管存在多发的血管病变,但前后交通动脉、软脑膜动脉等多组侧支代偿通路形成,这可能是患者没有迅速形成不可逆缺血组织的主要原因之一。然而,患者最终形成新发卒中,可能与其存在慢性血管病变从而导致长期灌注不足有关,血管再通后将会对低灌注有所改善。研究表明,对于慢性闭塞血管的择期开通治疗无害,并且可能改善预后。但在患者长期低灌注的条件下,急性期开放慢性闭塞血管目前仍存在争议及风险。在急性期脑血流自动调节失衡的情况下,这可能会使恶性高灌注、症状性颅内出血转化的风险明显增加。因此,大部分研究建议,待病情稳定 2～3 周后再考虑行该治疗。

在本病例中,尝试处理左侧慢性闭塞的颈内动脉显然存在极高的风险,因此我们不得不考虑第二种方案。患者责任血管近端为完全性动脉闭塞,其左侧大脑中动脉供血区由前、后循环共同代偿供血。如果不考虑开通左侧颈内动脉,则只能选择从右侧颈内动脉或后循环等备选方案来尝试进行动脉溶栓治疗。术后 DSA 虽然没有见到明确的 M1 段开通,但可以见到部分大脑中动脉分支远端血管的显影,且患者 NIHSS 评分较前也确实减少。

(闫　婧　聂曦明)

三、专家点评

目前对于急性缺血性卒中实施动脉溶栓并不是国际或国家指南推荐的常用治疗措施,证据级别不高。但在临床工作中,部分患者存在静脉溶栓禁忌或超过"时间窗"时,亦可能使部分患者受益。同时选用药物、剂量等也有不同的研究。常用的动脉内溶栓方法是将导管尖端置于闭塞血管内(非接触性溶栓)或直接与栓子接触(接触性脉冲式血栓注药)后再注入溶栓药物,理论上可以使溶栓药物直接到达栓塞局部或直接进入血栓内部,提高了栓子周围溶栓药物的浓度,进而提高血管的再通率。同时,由于降低了溶栓药物的使用量,动脉溶栓治疗可能更为安全。与静脉溶栓相比,动脉溶栓的优势在于药物可直接作用于责任血管,因而具有选择性高、用药剂量小、局部药物浓度高、血管再通率高、全身不良反应较小等优点。目前已有少量研究证实可能改善患者的早期再通率。

早期进行的动脉溶栓临床研究主要有3项。重组尿激酶原在急性脑梗死中的应用Ⅰ期研究（Prolysein Acute Cerebral Thromboembolism Trial，PROACT）[4]是最早进行的探讨动脉溶栓有效性及安全性的国际临床研究，旨在评估发病6 h内的大脑中动脉闭塞性卒中患者动脉内应用重组尿激酶原的有效性及安全性。动脉溶栓组接受静脉内肝素及动脉内6 mg重组尿激酶原联合治疗，对照组仅接受静脉内肝素治疗。结果显示，动脉溶栓组和对照组血管再通率分别为57%和14%，动脉溶栓组再通率明显高于对照组。两者24 h症状性颅内出血率分别为15.4%和7.1%，动脉溶栓组出血风险较高。但研究存在样本量少、血管再通率不同及肝素剂量不同等可能影响研究结果的混在因素。随后的PROACT-Ⅱ期试验[5]增加了样本量，共纳入180例发病6 h以内的大脑中动脉闭塞患者；并且为了提高血管再通率及降低颅内出血率，采用小剂量肝素治疗方案，将动脉内重组尿激酶原的使用剂量增至9 mg。研究结果显示，动脉溶栓组血管再通率为66%，对照组为18%，动脉溶栓组血管再通率显著高于对照组，而且90天预后良好率也明显提高（动脉溶栓组40%，对照组为25%）。两者24 h颅内出血率分别为10%和2%，90天死亡率无明显差异。日本的大脑中动脉血栓局部纤溶治疗试验（Middle Cerebral Artery Embolism Local Fibrinolytic Intervention Trial，MELT）[6]共纳入114例发病6 h内的急性大脑中动脉M1或M2段闭塞患者，随机分为尿激酶动脉溶栓组和对照组。结果显示，两组90天临床预后良好［改良Rankin量表（mRS）评分0～2分］的比例分别为49.1%和38.6%，差异无统计学意义；但动脉溶栓组90天mRS评分为0～1分的患者比例明显高于对照组（分别为42.1%和22.8%），具有明显差异。两组之间的死亡率和24 h内颅内出血率无明显差异。早期的这3项临床研究提示动脉溶栓能有效提高再通率并且可能改善预后。但是，随后的大型临床研究结果对此结论却并不支持。

卒中急诊管理（Emergency Management of Stroke，EMS）研究、卒中介入治疗Ⅰ期研究（Interventional Management Study Ⅰ，IMS Ⅰ）和IMS Ⅱ研究[6]结果显示，动脉溶栓联合静脉溶栓治疗并不显著优于单纯静脉溶栓治疗。EMS研究结果显示尽管静脉溶栓联合动脉溶栓不能改善临床预后，但其具有可行性且更容易达到再通。IMS Ⅰ结果显示联合溶栓组3个月死亡率较对照组低，但无统计学意义，症状性颅内出血（symptomatic intracranial hemorrhage，sICH）转化与单纯静脉溶栓相似。IMS Ⅱ试验比较了低剂量静脉注射rt-PA（0.6 mg/kg）溶栓和动脉注射rt-PA（22 mg）溶栓的有效性和安全性，并且与美国国立神经疾病和卒中研究所（National Institute of Neurological Disorders and Stroke，NINDS）的研究结果进行了比较；前者低剂量组90天预后良好的患者更多（46% vs. NINDS rt-PA组39%），症状性颅内出血率更高，但死亡率较低。

目前缺乏针对后循环及急性基底动脉闭塞（basilar artery occlusion，BAO）的前瞻性随机对照研究。Lindsberg等[7]报道了使用静脉溶栓或动脉溶栓治疗420例基底动脉闭塞患者的疗效，结果显示动脉溶栓再通率更高（65% vs. 53%，$P = 0.05$），但死亡率和致残率与静脉溶栓无差异。基底动脉国际合作研究（Basilar Artery International Cooperation Study，BASICS）[8]回顾性分析了619例急性起病的基底动脉闭塞患者的临床治疗效果，其中592例患者资料被最终纳入分析，使用抗栓治疗（183例）、静脉溶栓（121例）或动脉溶栓（288例），未显示出各种治疗方案有显著差异。

尽管动脉溶栓治疗在临床研究中未获得预期的疗效，但我们在临床实践中观察到仍有部分患者能够从动脉溶栓治疗中获益。2022年中国急性缺血性卒中早期血管内介入诊疗指南[9]对其进行推荐：对于具有静脉溶栓禁忌证的患者，经严格选择可考虑在发病6 h内使用动脉溶栓治疗（Ⅱ类推荐，B级证据）。对于取栓手术未达到良好再通、发病时间仍在发病6 h内的患者，动脉给予补救性溶栓药物治疗可能是合理的（Ⅱ类推荐，B级证据）。对于大部分患者而言，采用机械取栓技术，特别是静脉溶栓联合机械取栓技术优于动脉溶栓治疗；但对于血管条件复杂或取栓困难的患者，动脉溶栓治疗仍应酌情考虑。但在静脉溶栓时间窗内，仍推荐先行考虑静脉溶栓治疗。

无论采用何种方式的血管内治疗，恰当的术后管理也极为重要。其中，术后抗栓治疗的选择最为重要。目前尚无充分证据指导动脉溶栓治疗后的抗血小板治疗。以往我们常参照急性缺血性卒中静脉溶栓后常规治疗进行，24 h后启动抗血小板治疗，但近期研究表明血管内治疗术后24 h内给予抗血小板治疗可提高患者术后再通率并改善预后。本例患者在动脉溶栓治疗后的责任血管并未及时血管再通，术前未进行静脉溶栓治疗，考虑患者病因分型为动脉粥样硬化性，梗死进展可能性大，权衡患者不存在显著的出血转化风险，因而我们最终选择术后6 h强化抗栓治疗，予阿司匹林100 mg 1次/日＋氯吡格雷75 mg 1次/日双联抗血小板口服药物治疗，同时给予皮下注射低分子量肝素0.4 ml每12 h一次抗凝治疗。

急性血管内治疗术后血压控制常常成为临床决策中的难点，血压过高容易导致出血转化及高灌注综合征，血压过低容易引起再闭塞、梗死进展。临床医生倾向于选择折中的降压方案以避免上述情况的发生。现无明确临床证据支持动脉溶栓后的血压管理水平，可参照静脉溶栓血压管理及取栓后血压管理方案。对于本例患者尽管及时给予动脉溶栓治疗，但患者最终血管未再通，因而我们并未给予强化降压方案，维持患者血压于140～160 mmHg。

综上所述，尽管目前指南对于动脉溶栓治疗有一定程度的推荐，不过尚无充足的证据证实能否最终改善预后。但可以明确的是，尽早采取有效的再通治疗更容易为患者带来最终的预后改善，在无确切证据以前对于急性缺血性卒中患者仍然首选静脉溶栓与机械取栓治疗。对于难以实施上述治疗的情况，经严格筛选患者后可以考虑实施动脉溶栓。例如本例患者已超出静脉溶栓治疗时间窗，同时存在可能的责任血管近端慢性闭塞，机械取栓操作难度大，但存在明确的Mismatch，给予动脉溶栓治疗，基于患者复杂的血管情况，我们采取了个体化的术后管理策略，最终使患者获得良好预后。

（审核及点评专家：刘丽萍）

参考文献

[1] Demaerschalk B, Kleindorfer D, Adeoye O, et al. Scientific rationale for the inclusion and exclusion criteria for intravenous Alteplase in acute ischemic stroke: a statement for healthcare professionals from the American Heart Association/American Stroke Association. Stroke, 2016, 47: 581-641.

[2] Powers W, Biller J, Coffey C, et al. 2015 AHA/ASA focused update of the 2013 guidelines for the early management of patients with acute ischemic stroke regarding endovascular treatment: a guideline for healthcare professionals from the American Heart Association/American Stroke Association Stroke. Stroke, 2015, 46: 3020-3035.

[3] Nogueira R, Jadhav A, Haussen D, et al. Thrombectomy 6 to 24 hours after stroke with a mismatch between deficit and infarct. N Engl J Med, 2018, 378 (1): 11-21.

[4] del Zoppo GJ, Higashida RT, Furlan AJ, et al. PROACT: a phase II randomized trial of recombinant pro-urokinase by direct arterial delivery in acute middle cerebral artery stroke. PROACT Investigators. Prolyse in Acute Cerebral Thromboembolism. Stroke, 1998, 29: 4-11.

[5] Furlan A, Higashida R, Wechsler L, et al. Intra-arterial prourokinase for acute ischemic stroke. The PROACT II study: a randomized controlled trial. Prolyse in Acute Cerebral Thromboembolism. JAMA, 1999, 282: 2003-2011.

[6] Ogawa A, Mori E, Minematsu K, et al. Randomized trial of intraarterial infusion of urokinase within 6 hours of middle cerebral artery stroke: the middle cerebral artery embolism local fibrinolytic intervention trial (MELT) Japan. Stroke, 2007, 38: 2633-2639.

[7] Lindsberg PJ, Mattle HP. Therapy of basilar artery occlusion: a systematic analysis comparing intra-arterial and intravenous thrombolysis. Stroke, 2006, 37: 922-928.

[8] Schonewille WJ, Wijman CA, Michel P, et al. The basilar artery international cooperation study (BASICS). Int J Stroke, 2007, 2: 220-223.

[9] 中华医学会神经病学分会, 中华医学会神经病学分会脑血管病学组, 中华医学会神经病学分会神经血管介入协作组. 中国急性缺血性卒中早期血管内介入诊疗指南2022. 中华神经科杂志, 2022, 55 (6): 565-580.

病例 8　心源性卒中合并慢性肾衰竭和急性阑尾炎

一、病例介绍

【主诉】
患者男性，67岁，主诉"突发右侧肢体麻木无力伴言语不清、饮水呛咳4天"。

【现病史】
患者4天前（2020-07-01）无明显诱因突发右侧肢体麻木无力，表现为右上肢可抬举但不能持物，右下肢不能行走，伴言语不清，家属不能理解其言语，同时伴有口角歪斜、饮水呛咳、视物成双，无意识障碍、肢体抽搐，上述症状持续不缓解，就诊于当地医院，考虑脑梗死，于外院（2020-07-01，17:30）给予阿替普酶63 mg静脉溶栓治疗，溶栓过程中未见出血，溶栓后言语不清好转，右侧肢体无力、饮水呛咳均较前好转，可进食，右侧肢体麻木仍存在。3天前为求进一步治疗就诊于我院急诊，完善溶栓后24 h头部磁共振检查，给予阿司匹林100 mg/d、氯吡格雷75 mg/d抗血小板治疗，阿托伐他汀钙20 mg/d降脂、稳定斑块治疗，以及补液改善循环治疗。右侧肢体肌力较前改善，可抬举。患者在急诊期间存在右下腹疼痛，尚可忍受，无恶心、呕吐，无发热。患者自发病以来精神食欲不佳，二便基本正常，体重无明显变化。

【既往史、个人史、家族史】
脑梗死病史2次：2012年小脑梗死未遗留后遗症，2013年脑梗死遗留左侧肢体无力及偶尔视物成双。高血压病20年，目前规律口服苯磺酸左氨氯地平片及硝苯地平控释片，最高血压为180/110 mmHg，平素血压为150/100 mmHg；糖尿病17年，规律使用门冬胰岛素30、22 IU早晚各一次皮下注射，血糖控制不满意，为16～18 mmol/L。发现心房颤动8年，未服用抗凝药物。肾功能不全1年，规律口服百令胶囊改善肾功能。发作性视物双影1年余，视野缺损2月余，腹痛史10天。否认吸烟、饮酒史，否认食物和药物过敏史。

【入院查体】
卧位左上肢血压179/108 mmHg，右上肢血压204/101 mmHg。双肺呼吸音清，未闻及明显干、湿啰音。心率85次/分，律齐，未闻及明显杂音。腹软，肝脾肋下未触及。

神经系统查体：神清，构音障碍，双侧瞳孔等大等圆，直径3 mm，双侧直接及间接对光反射灵敏，双眼左侧视野偏盲，可见左侧水平性眼震；右侧中枢性面瘫，余脑神经查体未见明显异常。四肢肌力5级，左侧肢体肌张力增高。双侧肢体共济运动检查欠稳准。双侧肢体深、浅感觉查体未见明显异常。双侧肢体腱反射（++）。左侧巴宾斯基征阳性，右侧巴宾斯基征阴性，双划征阳性。颈软，脑膜刺激征阴性。NIHSS评分5分（偏盲1分+构音障碍1分+面瘫1分+共济2分）。

【入院前辅助检查】

头部磁共振检查（2020-07-03） 延髓、脑桥、双侧小脑半球、右侧丘脑、右侧枕叶亚急性梗死灶。双侧椎动脉末端重度狭窄，基底动脉粗细不均，双侧大脑中动脉分叉部血管狭窄，右侧大脑中动脉远端血管稀少，双侧大脑后动脉纤细（图 8-1 至图 8-3）。

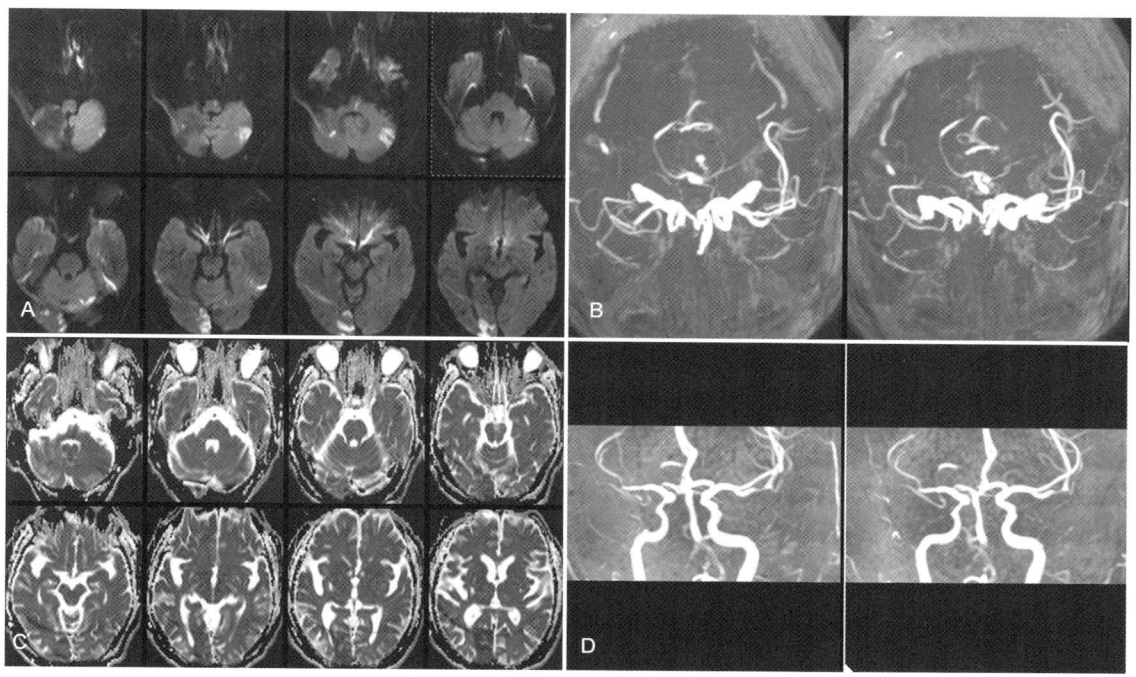

图 8-1 头颅 MRI + MRA 检查结果。**A** 和 **C**. 延髓、脑桥、双侧小脑半球、右侧丘脑、右侧枕叶多发 DWI 高信号，ADC 低信号；**B** 和 **D**. MRA 示双侧椎动脉末端重度狭窄，基底动脉粗细不均，双侧大脑中动脉分叉部血管狭窄

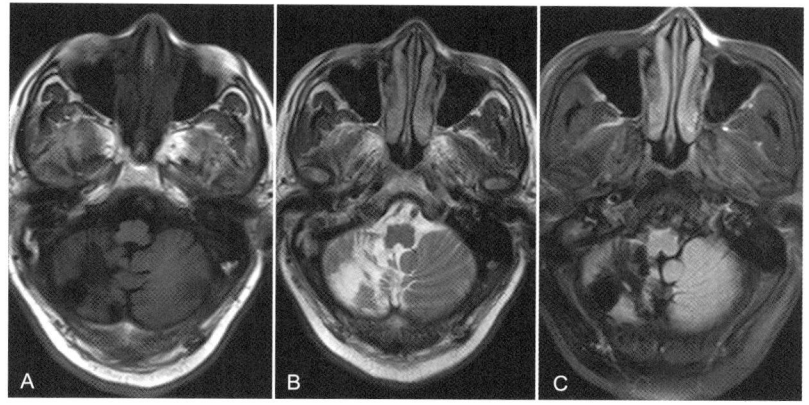

图 8-2 头颅 MRI 检查，提示右侧小脑陈旧性梗死灶。**A**. T1 序列；**B**. T2 序列；**C**. FLAIR 序列

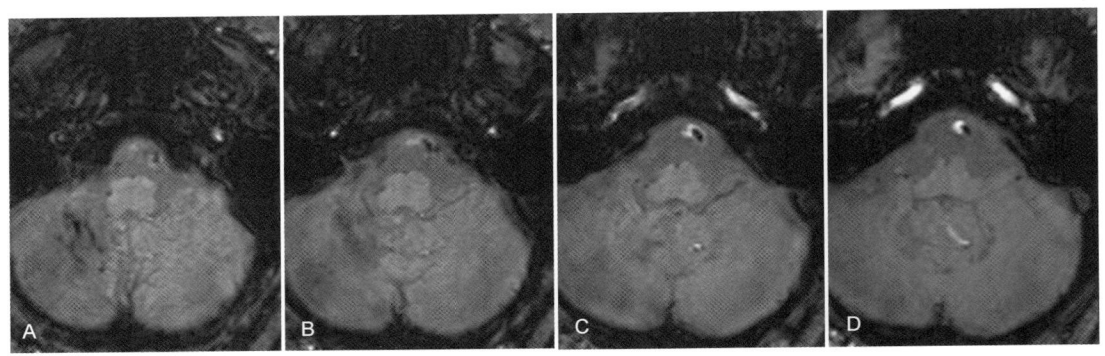

图 8-3 头颅 MRI 检查，SWI 提示基底动脉可疑夹层（A～D）

【入院时诊断】

1. 定位诊断 椎基底动脉系统。

患者表现为右侧肢体力弱，查体右侧肢体肌力 5-级，右侧双划征阳性，定位于左侧皮质脊髓束及其联系纤维。患者右侧中枢性面瘫，定位于左侧皮质脑干束及其联系纤维；构音障碍，饮水呛咳，定位于双侧皮质脑干束以及下行纤维。患者左侧视野偏盲，定位于右侧枕叶视中枢；患者存在左侧水平眼震，定位于小脑及前庭系统。结合头部磁共振检查示右侧枕叶、丘脑、小脑、延髓等部位新发梗死，属于椎基底动脉供血，故定位。

2. 定性诊断 脑梗死，心源性栓塞可能性大。

患者中老年男性，急性起病，表现为中枢神经系统局灶性症状及体征，且症状持续存在不缓解，结合头部磁共振示右侧枕叶、丘脑、小脑、延髓等部位 DWI 高信号，ADC 低信号，脑梗死诊断明确。头部磁共振提示梗死病灶空间多发及时间多发，考虑为栓塞病灶，患者既往有心房颤动病史，故考虑病因为心源性栓塞型可能性大。患者老年，高血压及糖尿病病史多年，血糖控制不佳，病因同时也考虑动脉粥样硬化。

【住院后诊疗经过】

（一）诊疗经过概述

患者在我院完善溶栓后 24 h 头部磁共振检查，完善颅内外血管评估及心脏评估。患者脑梗死诊断明确，病因考虑心源性栓塞型，抗栓方案调整为氯吡格雷+华法林联合使用，待国际标准化比值（INR）达标至 1.8 后停用氯吡格雷，单用华法林抗凝治疗。同时给予他汀类药物降脂、稳定斑块治疗，以及补液改善循环治疗。控制血压、血糖，预防下肢静脉血栓形成等并发症，积极康复治疗，给予优质低蛋白饮食，避免使用肾毒性药物，同时保肾、升白蛋白治疗。

患者入院 1 天后右下腹疼痛较前加重，伴右下腹压痛、反跳痛，感染指标上升，完善腹部 CT 及普外科会诊，考虑急性阑尾炎可能性大，同时请药剂科医师会诊指导抗生素用药。结合患者慢性肾功能不全、肾衰竭，肾小球滤过率小于 15 ml/min，给予肾毒性较小的头孢曲松 1 g 1 次/日、奥硝唑 500 mg 每 12 h 一次抗感染治疗。患者在抗感染治疗后一般情况稳定，腹痛缓解，化验指标逐步好转。

（二）住院后辅助检查

1. 实验室检查

（1）糖化血红蛋白：7%（↑）。

（2）降钙素原（紫管）：0.27 ng/ml。

（3）血常规+CRP：快速CRP 76.52 mg/L（↑）。白细胞绝对值12.43×10^9/L（↑），中性粒细胞绝对值9.91×10^9/L（↑），单核细胞群绝对值0.89×10^9/L（↑），嗜碱性粒细胞绝对值0.07×10^9/L（↑），中性粒细胞相对值79.6%（↑），淋巴细胞群相对值10.7%（↓）；红细胞绝对值3.71×10^{12}/L（↓），血红蛋白114 g/L（↓），血细胞比容0.32 L/L（↓）。余无异常。

（4）生化35项：白蛋白（溴甲酚绿法）30 g/L（↓），总胆红素4.89 μmol/L（↓），尿素19.8 mmol/L（↑），肌酐（酶法）388.1 μmol/L（↑），肾小球滤过率14.26 ml/min（↓），尿酸520.8 μmol/L（↑），总钙2.02 mmol/L（↓），总胆固醇2.69 mmol/L（↓），高密度脂蛋白胆固醇0.6 mmol/L（↓），载脂蛋白A1 0.7 g/L（↓），前白蛋白148 mg/L（↓），同型半胱氨酸20.16 μmol/L（↑），球蛋白31.7 g/L（↑），白蛋白/球蛋白0.9（↓），总二氧化碳19 mmol/L（↓），超敏C-反应蛋白100.5 mg/L（↑）。

（5）尿常规：尿酮体（-），尿隐血（1+，↑），尿蛋白（2+，↑），尿白细胞（-），尿糖（±，↑），尿比重1.016，尿酸碱度5。

（6）随机尿微量白蛋白/肌酐比值（ACR）：尿微量白蛋白919 mg/L（↑），随机尿微量白蛋白/肌酐比值1252.15 mg/g（↑）。

（7）*CYP2C9*和*VKORC1*基因检测：*CYP2C9* *1/*1检出，酶活性高，快代谢型；*VKORC1* AA检出，酶活性低。

（8）血小板聚集（PAgT）试验：PAg-二磷酸腺苷28.09%（↓），余在正常范围。

2. 影像学检查

（1）血管超声（颈动脉+椎动脉+锁骨下动脉+肾动脉）：双侧颈动脉内-中膜增厚伴右侧斑块形成（目前斑块无易损倾向）；双侧椎动脉流速减低，右侧椎动脉频谱异常，考虑远段梗阻；右侧锁骨下动脉起始处斑块形成。

（2）血管超声（肾动脉）：肾动脉血流阻力指数高。

（3）血管超声（下肢动脉）：双侧下肢动脉多发斑块形成，双侧胫前动脉接近闭塞。

（4）下肢静脉彩超：双下肢深静脉血流通畅。

（5）超声心动图：室间隔稍增厚，升主动脉稍增宽，二尖瓣、三尖瓣少量反流，左心室舒张功能减低（图8-4）。

（6）TCD：双侧大脑中动脉狭窄，流速增快（左172 cm/s，右280 cm/s）；双侧大脑前动脉狭窄，流速增快（左165 cm/s，右150 cm/s），伴杂音。双侧颈内动脉虹吸段狭窄，流速增快（左183 cm/s，右160 cm/s），伴杂音。双侧椎动脉远端狭窄，流速增快（左180 cm/s，右167 cm/s）；基底动脉近端狭窄，流速增快（200 cm/s），伴杂音。

（7）腹部CT平扫：右下腹肠管病变，急性阑尾炎？占位？阑尾粪石不除外（图8-5）。

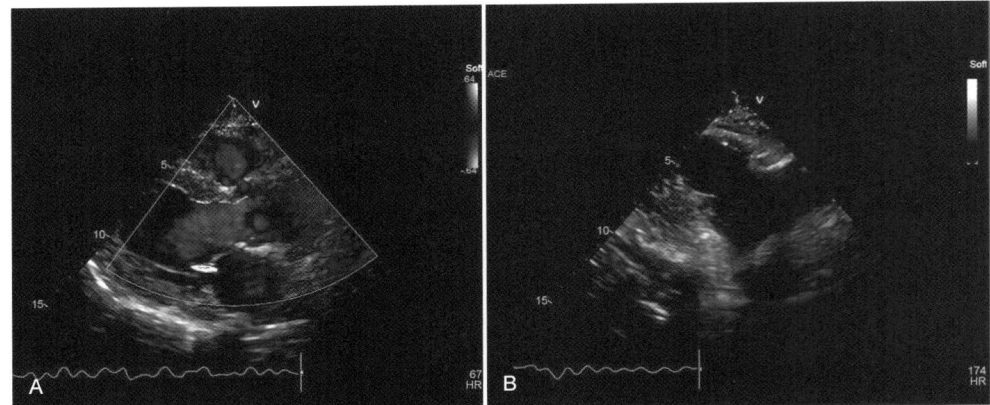

图 8-4（扫二维码看彩图） 超声心动图示室间隔稍增厚，二尖瓣、三尖瓣少量反流（A 和 B）

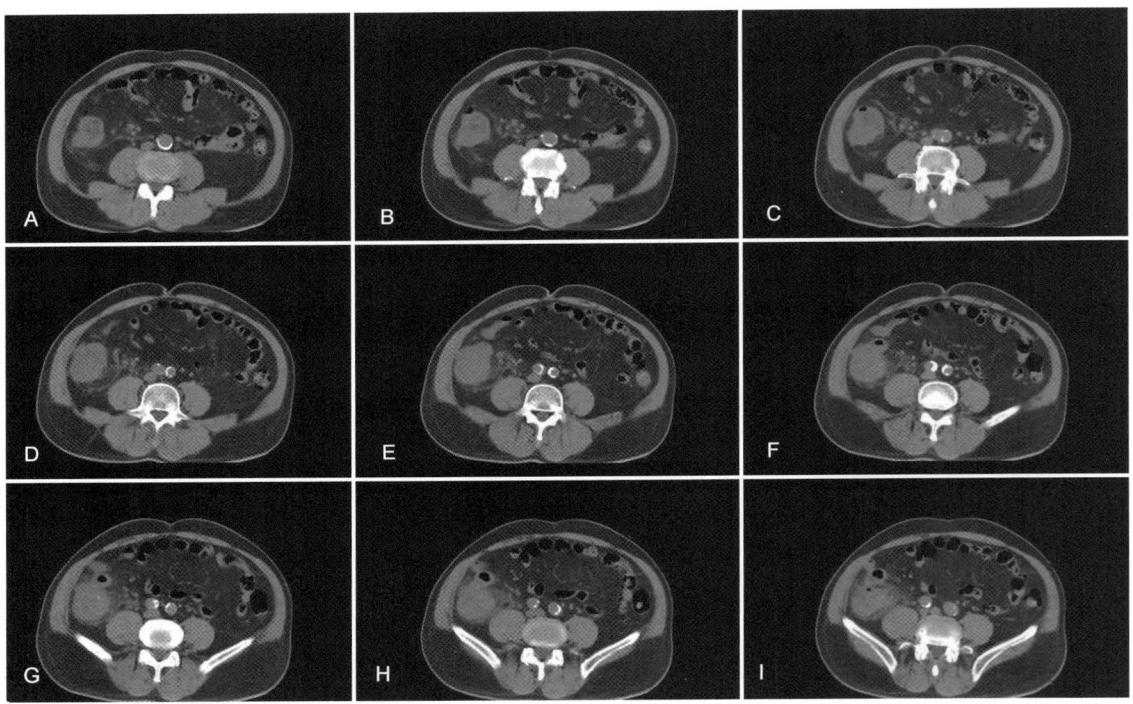

图 8-5 腹部 CT 平扫（A～I）。右下腹肠管（盲肠阑尾区）结构稍紊乱，管壁增厚、边缘模糊，其内见小的类圆形高密度影，周围可见小片絮状影及数个小结节样影

【出院时诊断】

脑梗死

　　椎基底动脉系统

　　心源性栓塞可能性大

慢性肾功能不全

急性阑尾炎

【出院时情况】

患者症状好转。体温 36.3℃，脉搏 68 次/分，呼吸 18 次/分，血压 162/79 mmHg。心律齐，腹软，无压痛、反跳痛，无肌紧张。

神经系统查体：神清、语利，双侧瞳孔等大等圆，直径 2.5 mm，双侧直接及间接对光反射灵敏，双眼左侧视野偏盲，可见左侧水平性眼震；右侧中枢性面瘫，余脑神经查体未见明显异常。四肢肌力 5-级，左侧肢体肌张力增高。双侧指鼻、跟膝胫试验欠稳准。双侧肢体深、浅感觉检查未见明显异常。双侧肢体腱反射（++）。左侧巴宾斯基征阳性，右侧巴宾斯基征阴性。颈软，脑膜刺激征阴性。

二、讨论

明确急性缺血性卒中的发病原因对治疗及二级预防十分重要。我们熟知的脑梗死病因分型主要为 TOAST 分型[1]，分为大动脉粥样硬化（large artery atherosclerosis，LAA）型、心源性栓塞（cardio-embolism，CE）型、小动脉闭塞型、其他明确病因型及病因不明型。大动脉粥样硬化型及心源性栓塞型是缺血性卒中最常见的两大病因，需对其进行鉴别，鉴别要点见表 8-1。

表 8-1 大动脉粥样硬化型与心源性栓塞型缺血性卒中的鉴别要点

特点	大动脉粥样硬化型	心源性栓塞型
年龄	相对小（<70）	相对大（≥70）
性别	男性多见	女性多见
基础疾病	高血压、糖尿病、高脂血症等动脉粥样硬化因素	心房颤动、卵圆孔未闭、机械瓣等心脏基础疾病
脑卒中病史	无	有
起病	缓慢，逐渐加重	突然，迅速达高峰
NIHSS 评分	一般较低（<10）	一般较高（≥10）
影像学特点		
单发病灶	多见，有 LPAI、PI、SPAI 多种形式	少见，以 PI 为主
多发病灶	常见，以 PI+BZ、PAI+PI、PAI+PI+BZ 为主的不同分布形式	多见，以 PAI+PI 为主
合并颅内外血管狭窄	多见	可有

LPAI，大的穿支动脉闭塞；SPAI，小的穿支动脉闭塞；PAI，穿支动脉闭塞；PI，皮质分支动脉闭塞；BZ，分水岭梗死

根据影像学证据对脑卒中的病因进行鉴别在神经内科尤为重要。我们可以根据 DWI 上所示梗死灶部位、大小和分布的不同，以及梗死灶的模式，把病灶分为单发病灶及多发病灶两种形式[2]。其中，单发病灶又分为单发小的穿支动脉闭塞（small perforating artery infarct，SPAI）（动脉直径<2 cm）、单发大的穿支动脉闭塞（large perforating artery infarct，LPAI）（动脉直径≥2 cm）、皮质分支动脉闭塞（pial infarct，PI）及分水岭梗死（border zone infarct，

BZ）。多发病灶分为：①穿支动脉闭塞（perforating artery infarct，PAI）+ PI；② PAI + BZ；③ PAI + PI + BZ；④ PI + PI；⑤ PI + BZ；⑥ BZ + BZ。

大动脉粥样硬化（LAA）型的单发病灶明显较心源性栓塞（CE）型多，LAA 型的发病机制包括动脉到动脉栓塞、低灌注/栓子清除率下降和载体动脉斑块堵塞穿支开口，后者可引起单发的深部梗死灶，这是 LAA 型单发病灶较多的原因。另外，LAA 型内多发病灶又较单发病灶多，多发病灶通常是栓塞的指征，这是因为 LAA 型的发病机制中动脉到动脉栓塞较斑块堵塞穿支开口更为常见。CE 型导致单发局限性的梗死灶相对较 LAA 型少见，是由于心源性栓子通常较大的缘故。LAA 型所致的多发病灶表现形式多样；而 CE 型所致的病灶以 PAI + PI 最常见，其次为多发的皮质梗死。CE 型（尤其是心房颤动）所致脑梗死通常为大面积皮质及皮质下梗死，可能是由于心脏来源的栓子通常体积较大，且多造成 MCA 急性栓塞，来不及形成有效侧支循环。本病例病因考虑为心源性栓塞型，其原因有以下几点：①本次起病迅速，症状达高峰时间短；②患者既往有心房颤动病史，且未服用抗凝药；③患者曾有 2 次脑梗死病史；④患者本次病灶分散，考虑为栓塞病灶，DWI 特点为 PAI + PI。综合以上特点，考虑患者为 CE 型。

对于一个心源性卒中的患者来说，早期静脉溶栓是一个有效的治疗手段，可改善神经功能缺损情况及日常生活能力。而溶栓后是否启动抗凝治疗，以及什么时机启动抗凝治疗，这是该患者需要考虑的首要问题。答案是肯定的，《中国脑血管病临床管理指南》[3] 指出，伴有心房颤动的缺血性卒中或短暂性脑缺血发作（TIA）患者，应根据缺血的严重程度和出血转化的风险，选择抗凝时机。建议出现神经功能症状的患者 14 天内给予抗凝治疗，预防卒中复发，对于出血风险高的患者，应适当延长抗凝时机（Ⅱa 类推荐，B 级证据）。而何时启动抗凝治疗对预防下一次卒中复发及梗死后出血转化尤为重要。我们可以根据德国神经病学协会主席 Hans-Christoph Diener 提出的"1-3-6-12 原则"（图 8-6）来决定何时启动或重启抗凝。该患者启动抗凝时间为急性事件发生后第 6 天，根据患者 *CYP2C9* 和 *VKORC1* 基因型（*CYP2C9* *1/*1 检出，*VKORC1* AA 检出），提示华法林维持剂量为 3～4 mg。该患者入院时肾小球滤过率为 14.26 ml/min，根据性别、年龄、体重和身高计算肌酐清除率为 18.27 ml/min，考虑为慢性肾衰竭 4 期。入院时患者抗栓方案为阿司匹林+氯吡格雷，阿司匹林、低分子量肝素、新型口服抗凝药均禁用于严重的肾衰竭患者。入院后停用阿司匹林，考虑到华法林起效需要一定时间，短暂联合氯吡格雷+华法林抗栓治疗，华法林起始剂量为 6 mg，每日检测 INR，当 INR 升至 1.8 后停用氯吡格雷。INR 达标至 2～3 后每日予华法林 3 mg，并给予华法林饮食及监测凝血指标。

患者入院 1 天后出现右下腹疼痛较重，查体可见右下腹压痛、反跳痛，白细胞、中性粒细胞数量升高，高敏 C-反应蛋白及红细胞沉降率异常升高，完善腹部 CT 提示急性阑尾炎可能。控制感染源是急性阑尾炎治疗中至关重要的环节，也是治疗成败的关键环节。感染源控制的目的不仅是通过去除感染部位以减少细菌和毒素的负荷，还要改善局部环境以防止进一步的微生物生长并优化机体的防御能力。关于抗感染药物的选择，初始经验性治疗推荐意见为[4]：对于轻中度复杂性腹腔内感染患者，推荐经验性抗感染治疗的单一用药选用莫西沙星、头孢哌酮-舒巴坦、厄他培南（中等质量证据，强烈推荐），联合用药方案选用头孢唑啉、头孢呋辛、头孢曲松、头孢噻肟、环丙沙星、左氧氟沙星联合硝基咪唑类药物（中等质量证据，强烈推荐）。而肾衰竭患者的抗生素选择有限[5]：①氨基糖苷类抗生素，几乎均由

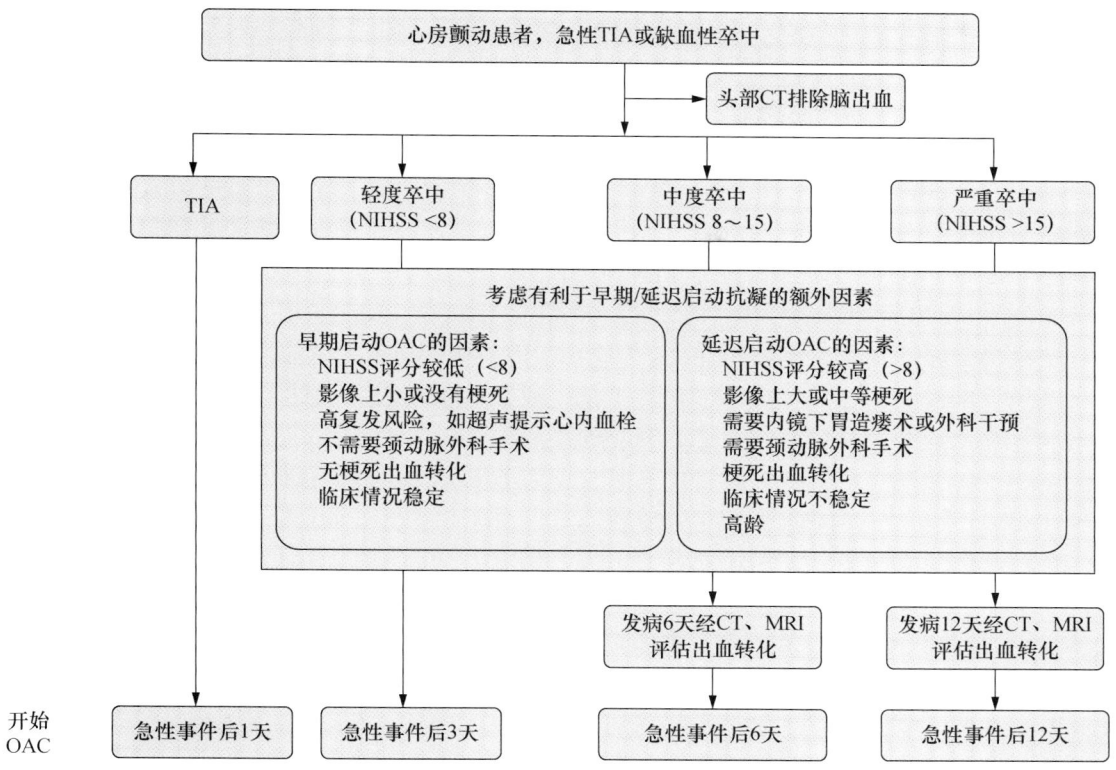

图 8-6 心源性栓塞启动抗凝治疗的时机。NIHSS，美国国立卫生研究院卒中量表；OAC，口服抗凝药；TIA，短暂性脑缺血发作

肾排出，半衰期短，具有肾毒性，肾衰竭患者慎用。该药应避免与头孢类抗生素及利尿剂合用，一旦肾功能损害加剧，应立即停药。②头孢菌素，由肾排出，一般肾毒性不常见。由于治疗剂量和毒性剂量相距较大，因此只有当 GFR < 10 ml/min 时，才需调整用量。③青霉素类，由肾排出，肾毒性少见。肾衰竭时，氯青霉素、双氯西林和萘夫西林均无须调整剂量。④其他抗生素：氯霉素，如患者肝肾功能障碍，其半衰期明显延长，骨髓抑制发生率明显增高，故肾功能不全时慎用；四环素，可导致血尿素氮的升高，加重尿毒症综合征，慎用。

根据患者综合情况，最后选定头孢曲松及奥硝唑抗感染治疗。患者治疗效果佳，腹疼症状逐渐好转，一般情况恢复。

（边立衡 余莹）

三、专家点评

心源性卒中被定义为心源性栓子脱落，栓塞相应脑动脉造成的缺血性卒中。据报告，其占全部缺血性卒中的 14%～30%。心源性卒中患者病情通常更加严重，具有更高的死亡率和更低的无症状出院率，其早期及晚期复发率也更高。心源性卒中的机制通常归纳为三种：血流缓慢导致心腔内血栓形成并脱落（特别是各种病因造成的心腔扩大、心房规律收缩功能丧失、左心室室壁瘤等）；异常瓣膜表面的附着物（退行性变瓣膜表面的钙化物、感染性心内膜炎的瓣膜赘生物、人工瓣膜表面的血栓等）脱落；体循环静脉系统血栓经异常心房间通道（房间隔缺损或未闭的卵圆孔）进入动脉系统造成栓塞（即"矛盾栓塞"）。心源性卒中与多种心血管疾病密切相关，最常见的高危因素包括心房颤动（房颤）、近期（4周内）心肌梗死、人工机械瓣膜等，其次为感染性及非感染性心内膜炎等；相对低危的因素包括卵圆孔未闭、房间膈部瘤等。其中房颤（合并或不合并其他心血管疾病）相关的卒中占全部心源性卒中的79%以上，是最主要的心源性卒中危险因素。

《中国心源性卒中防治指南（2019）》[6]指出，血栓栓塞事件风险高的房颤患者进行规范化抗凝治疗可以显著改善患者预后，但我国大多数房颤患者并未应用抗凝治疗。应用华法林抗凝治疗的患者中，多数未系统监测INR，或INR保持在无效的低水平（＜2.0）。非维生素K拮抗剂类口服抗凝药物（non-vitamin K antagonist oral anticoagulant，NOAC）在房颤相关卒中及体循环栓塞预防上以疗效不劣于或优于华法林、大出血及颅内出血更少为特点，已经在我国开始应用，且应用比例逐渐增加。

合理的抗凝治疗是预防房颤相关卒中的有效措施，但同时亦将增加出血风险。绝大多数房颤属于非瓣膜病房颤，非瓣膜病房颤相关卒中的风险评估与抗凝策略可根据血栓栓塞（卒中）风险评估来决定抗凝策略。目前使用CHA_2DS_2-VASc进行评价（表8-2）。如果男性评分≥2分、女性评分≥3分推荐抗凝治疗；评分为1分者（除外女性性别得分），根据获益与风险衡量，可考虑采用口服抗凝药；若评分为0分，无须应用抗凝及抗血小板药物。出血风险的评估则可采用HAS-BLED评分（表8-3），1分为低危，1～2分中危，≥3分高危。出血风险增高者亦常伴栓塞风险增高，若患者具备抗凝治疗适应证，同时出血风险亦高时，需对其进行更为审慎的获益风险评估，纠正导致出血风险的可逆性因素，严密监测，制订适宜的抗凝治疗方案。对缺血性卒中风险高同时伴出血风险的患者，应在严密监测下进行抗凝治疗；对出血风险高而卒中风险较低的患者，应慎重选择抗栓治疗的方式和强度，并应考虑患者的意愿。

表8-2 CHA_2DS_2-VASc评分

危险因素	评分
充血性心力衰竭/左心功能障碍（C）	1
高血压（H）	1
年龄≥75岁（A）	2
糖尿病（D）	1
卒中、TIA或血栓栓塞病史（S）	2
血管疾病（V）	1
年龄65～74（A）	1
性别（女性）（Sc）	1
总积分	**9**

TIA，短暂性脑缺血发作

表 8-3　HAS-BLED 评分

字母代号	临床疾病	评分
H（Hypertension）	高血压	1
A（Abnormal renal and liver function）	肝肾功能不全	各 1 分
S（Stroke）	卒中	1
B（Bleeding）	出血	1
L（Labile INR）	异常 INR 值	1
E（Elderly）	年龄＞65 岁	1
D（Drugs and alcohol）	药物或饮酒	各 1 分

华法林是房颤相关卒中预防及治疗的有效药物。华法林在瓣膜病房颤中已经成为标准治疗。非瓣膜病房颤患者卒中及血栓栓塞一级、二级预防 meta 分析显示，华法林与安慰剂相比可使卒中的相对危险度降低 64%，缺血性卒中相对危险度降低 67%，每年所有卒中的绝对风险降低 2.7%，全因死亡率显著降低 26%。大样本的队列研究显示，在出血高风险的人群中应用华法林，净效益更大。但由于华法林的吸收、药物动力学及药效学受遗传和环境因素（例如药物、饮食、各种疾病状态）影响，需要密切监测凝血指标，反复调整剂量，其在非瓣膜病房颤中的应用始终不甚理想。NOAC（包括达比加群酯、利伐沙班、阿哌沙班及艾多沙班）克服了华法林的缺点。临床研究证实，NOAC 在减少卒中及体循环栓塞疗效上不劣于华法林，甚至优于华法林；大出血不多于华法林，或少于华法林。所有 NOAC 颅内出血发生率均低于华法林。NOAC 使用简单，不需常规监测凝血指标，较少食物和药物相互作用。4 项评价 NOAC 的 Ⅲ 期临床研究的亚组分析显示，亚洲人群应用 NOAC 与总体人群的疗效和安全性相符，数值上似更优。

房颤相关卒中预防的建议如下：

Ⅰ 类推荐：①根据发生血栓栓塞的风险选择抗栓治疗（B 级证据）。② CHA_2DS_2-VASc 评分 ≥ 2 分（男）或 ≥ 3 分（女），在充分评估风险并与患者沟通后可选择 NOAC（A 级证据）或华法林（INR 2.0～3.0）（A 级证据）。③有抗凝治疗适应证，在使用华法林治疗时难以控制 INR 达到目标治疗范围（2.0～3.0）或不能常规监测 INR（每月至少 1 次），或华法林有严重副作用及其他禁忌时，可选用 NOAC（A 级证据）。④机械瓣置换术后或风湿性二尖瓣狭窄，建议应用华法林抗凝，INR 目标值 2.0～3.0（B 级证据）。⑤用 NOAC 前应评估肾功能，此后每年至少重新评估 1 次（B 级证据）。⑥定期再评估卒中和出血的风险及药物副作用，并据此调整原抗凝治疗方案（C 级证据）。

Ⅱa 类推荐：① CHA_2DS_2-VASc 评分为 1 分（除外女性性别得分）者，根据获益与风险衡量，可考虑采用口服抗凝药（B 级证据）。②有抗凝治疗适应证，颅内出血风险较高的患者，可选用 NOAC（B 级证据）。③有抗凝治疗适应证，伴终末期肾病［CrCl（肌酐清除率）＜ 15 ml/min］或透析治疗的患者，可用华法林抗凝（B 级证据）。

Ⅱb 类推荐：有抗凝治疗适应证，但不适合长期规范抗凝治疗；或长期规范抗凝治疗的基础上仍发生脑卒中或栓塞事件，可行经皮左心耳封堵术预防血栓栓塞事件（C 级证据）。

Ⅲ 类推荐：①服用华法林后，INR 控制较好，且无明显副作用，应推荐继续使用华法林而没有必要更换为 NOAC（C 级证据）。②对严重肾功能损害（CrCl＜15 ml/min）者，不应使用 NOAC（C 级证据）。

对于慢性肾脏疾病合并房颤的患者，抗凝治疗更加复杂。慢性肾脏疾病（chronic kidney disease，CKD）指多种病因导致的肾结构或功能改变，伴或不伴肾小球滤过率下降，可表现为肾损伤指标异常或病理检查异常。CKD 会影响患者的血小板聚集能力和凝血功能，同时肾排泄能力减低又会影响药物经肾代谢。CKD 既是出血危险因素，又是血栓栓塞的危险因素。对于房颤合并 CKD 需抗凝治疗的患者，应根据 CrCl 决定抗凝策略。

（1）口服抗凝药物在轻中度 CKD（CrCl 30～49 ml/min）患者中的应用：对于房颤合并轻中度 CKD 的患者，华法林降低卒中和死亡率的获益是肯定的。与华法林相比，NOAC 关键试验的各亚组分析显示，所有 4 种 NOAC 在轻中度 CKD 和非 CKD 患者中的有效性和安全性是一致的。

（2）口服抗凝药物在 CrCl 15～29 ml/min 患者中的应用：华法林治疗可显著降低 CKD 患者的卒中或血栓栓塞风险，但也显著增加出血风险。华法林也未在此类患者中进行过前瞻性随机对照研究。需仔细评估华法林治疗带来的净临床效应。

由于所有 NOAC 确证试验基本上都排除了 CrCl＜30 ml/min 的患者（除外少数 CrCl 25～30 ml/min 患者应用阿哌沙班），所以尚缺乏关于房颤合并严重 CKD 或者肾替代治疗患者应用 NOAC 预防卒中的随机对照研究数据。然而在欧洲，利伐沙班、阿哌沙班、艾多沙班（不包括达比加群酯）被批准可减量用于 CrCl 为 15～29 ml/min 的患者。基于药代动力学模拟计算，美国已批准低剂量达比加群酯每次 75 mg，每日 2 次，用于 CrCl 为 15～29 ml/min 的患者。针对这些难治性患者的治疗，迫切需要进一步随机试验的数据。

（3）口服抗凝药物在 CrCl≤15 ml/min 或透析患者中的应用：华法林在此类患者中的应用也缺乏强有力的证据，华法林可降低卒中和栓塞的发生率，但出血风险明显增加。唯一一项评估净获益的注册研究发现，依赖透析的患者应用华法林治疗，总体死亡率无变化。所以此类患者抗凝决策仍是多学科、高度个体化的治疗方案，并需遵从患者的个人意愿。

NOAC 在终末期肾功能不良和透析患者中应用的有效性和安全性尚不清楚，目前正在进行研究。在缺乏硬终点的情况下，严重肾功能不良（CrCl＜15 ml/min）及透析患者应尽量避免常规使用 NOAC。

（审核及点评专家：李　轶）

参考文献

[1] Adams HP Jr, Bendixen BH, Kappelle LJ, et al. Classification of subtype of acute ischemic stroke. Definitions for use in a multicenter clinical trial. TOAST. Trial of Org 10172 in Acute Stroke Treatment. Stroke，1993，24（1）：35-41.
[2] 周琴，曾艳平，梁静静，等.大动脉粥样硬化性和心源性前循环脑梗死的临床特征及梗死灶分布特点.卒中与神经疾病，2014，21（5）：273-276.
[3] 刘丽萍，陈玮琪，段婉莹，等.中国脑血管病临床管理指南（节选版）——缺血性脑血管病临床管理.中国卒中杂志，2019，14（7）：709-726.
[4] 吴秀文，任建安.中国腹腔感染诊治指南（2019 版）.中国实用外科杂志，2020，40（1）：1-16.
[5] 叶任高，余学清.肾功能衰竭病人的抗生素合理使用.实用外科杂志，1991，12：630-631.
[6] 中国心源性卒中防治指南（2019）.中华心律失常学杂志，2019，6：463-484.

病例 9　血管源性头晕

一、病例介绍

【主诉】

患者男性，63 岁，主诉"发作性头晕 1 个月"。

【现病史】

患者 1 个月前反复发作头晕，坐起或躺下时出现，表现为天旋地转感，持续约 3 min，无恶心、呕吐、听力下降、肢体无力等，休息后自行缓解，发作时伴双侧耳鸣，左侧较明显。发病后 2 周就诊，给予盐酸氟桂利嗪胶囊、甲磺酸倍他司汀片口服治疗，5 天后略减轻，伴轻微全头胀痛。2020 年 10 月 22 日为进一步诊治以"头晕待查"经门诊收入我院神经血管病区治疗。患者自起病以来，饮食可，睡眠可，精神佳。

【既往史、个人史、家族史】

4 年前无诱因出现耳鸣，一年发作 3 次左右，每次持续数秒，休息后缓解。余无特殊。吸烟史：目前仍吸烟，吸烟时长 20 年，日吸烟量 20 支，累计吸烟数量 600 支 / 月。饮酒史：重度饮酒，日饮酒量 200 ml，日饮酒频率 2 次，饮酒时长 20 年。家族史：无。

【入院查体】

体温 36.5℃，脉搏 70 次 / 分，呼吸 18 次 / 分。血压：左侧上肢 120/81 mmHg，右侧上肢 120/81 mmHg；卧位血压 120/81 mmHg，立位血压 120/81 mmHg。内科查体未见异常。

神经系统查体：神清、语利，时间、记忆力、计算力正常。双侧瞳孔等大等圆，直径 3 mm，双侧瞳孔直接及间接对光反射灵敏，眼球各向运动充分，未见眼震。右侧额部针刺觉过敏。双侧额纹、面纹对称，闭目及示齿有力。左耳粗测听力减退，Weber 征居中，Rinne 试验双侧气导＞骨导。双侧软腭上抬有力，双侧咽反射存在。双侧转颈、耸肩有力，伸舌左偏。左上肢肌力 5-级，余肢体肌力 5 级，肌张力正常。左侧偏身针刺觉减退。左侧指鼻试验欠稳准、快速轮替动作笨拙，余肢体共济检查正常。闭目难立征阳性。四肢腱反射对称引出。双侧掌颏反射、Hoffmann 征阴性。双侧巴宾斯基征阴性。颈软，脑膜刺激征阴性。

【入院前辅助检查】

头部 CT 平扫（2020-10-06，发病 2 周）　右侧丘脑梗死灶（图 9-1 A）。

【入院时诊断】

1. 定位诊断　椎基底动脉系统。

患者主要表现为发作性眩晕、耳鸣等。查体可见左侧指鼻试验欠稳准，左手轮替动作笨拙，闭目难立征阳性，提示前庭蜗神经核及传导束受累；左侧偏身针刺觉减退，考虑累及脊髓丘脑束；左上肢力弱，考虑皮质脊髓束受累；结合头部 CT 提示右侧丘脑梗死灶，可解释上述症状，考虑为责任病灶，该部位为椎基底动脉供血区，故定位椎基底动脉系统。需进一步完善检查，评估有无外周前庭受累。

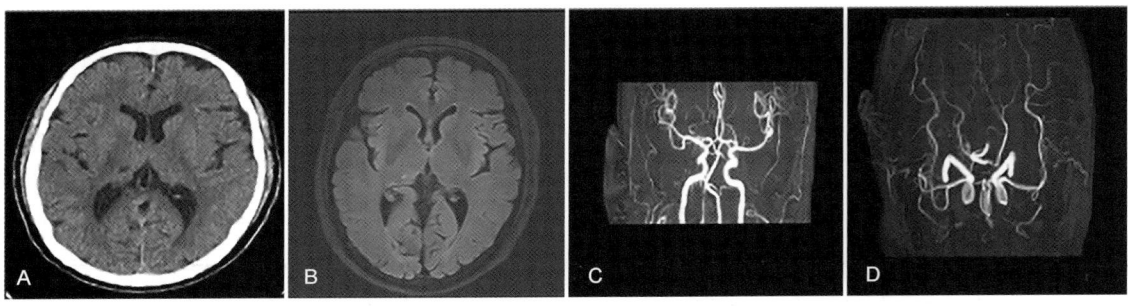

图 9-1 A. 头部 CT 平扫，提示右侧丘脑梗死；B. 头部 MRI FLAIR 序列示右侧丘脑梗死灶；C 和 D. 头部 MRA 示左侧大脑后动脉 P1 段狭窄，右侧椎动脉颅内段较细

2. 定性诊断　脑梗死，大动脉粥样硬化可能性大。

依据患者急性起病，查体可见神经系统定位体征，症状持续不缓解，结合头部 CT 示右侧丘脑梗死灶，脑梗死诊断明确。患者既往有吸烟、饮酒史等危险因素，考虑发病原因为大动脉粥样硬化可能。

【住院后诊疗经过】

（一）诊疗经过概述

入院后给予阿司匹林和氯吡格雷双联抗血小板治疗，阿托伐他汀强化降脂、稳定斑块治疗。完善卒中危险因素筛查，完善颅内和颈部血管评估、超声心动图、经颅多普勒（TCD）等相关检查，以进一步明确卒中病因及发病机制；完善药物基因型检查以指导治疗。患者眩晕、耳鸣症状突出，完善眼震平衡检查，排查有无合并外周性眩晕的可能。

（二）住院后辅助检查

1. 影像学检查

（1）经胸超声心动图：主动脉瓣二叶化畸形，主动脉瓣中度狭窄伴轻度关闭不全，室间隔增厚，升主动脉增宽，左心室舒张功能减低。

（2）经颅多普勒超声：左侧大脑中动脉、大脑前动脉狭窄，右侧大脑中动脉狭窄不除外。

（3）血管超声（颈动脉+椎动脉+锁骨下动脉）：双侧颈动脉内-中膜增厚伴多发斑块形成（目前未见明显易损倾向）。

（4）血管超声（下肢动脉）：双侧下肢动脉轻度硬化。

（5）头部 MRI + MRA（基础平扫 + FLAIR + DWI + SWI + MRA）：MRI 示右侧丘脑腔隙灶，鼻窦炎症。MRA 示左侧大脑后动脉 P1 段狭窄，右侧椎动脉颅内段较细（图 9-1 B～D）。

（6）弓上 CTA 检查：右侧锁骨下动脉源自主动脉弓右侧壁；双侧颈总动脉分叉处、颈内和颈外动脉起始处可见斑块，部分钙化，管腔无狭窄；双侧椎动脉迂曲，右侧椎动脉上端细且狭窄。双侧大脑后动脉细小、狭窄（图 9-2 A）。

（7）动脉斑块高分辨率 MRI 及增强成像（椎动脉 V4 段）：右侧椎动脉 V4 段管壁稍增厚，管腔细；左侧椎动脉 V4 段管壁新月形强化（图 9-2 B 和 C）。

2. 眼震平衡检查　位置试验阳性，左侧后半规管（管石）可能性大，左侧水平半规管功能减弱。纯音测听检查，提示双耳高频听力下降。

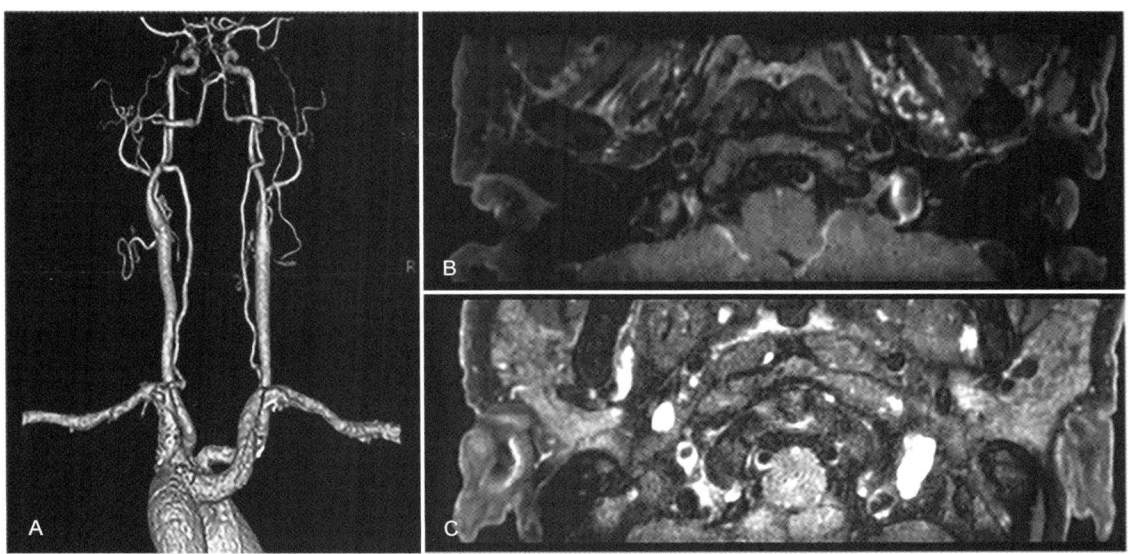

图 9-2（扫二维码看彩图） A. 弓上 CTA，提示右侧锁骨下动脉源自主动脉弓右侧壁；双侧颈总动脉分叉处、颈内和颈外动脉起始处可见斑块，部分钙化，管腔无狭窄；双侧椎动脉迂曲，右侧椎动脉上端细且狭窄。B 和 C. 高分辨率 MRI 提示右侧椎动脉 V4 段管壁稍增厚，管腔细；左侧椎动脉 V4 段管壁新月形强化（B 为 T1 像，C 为 T1 增强像）

彩图

【出院时诊断】

脑梗死
  椎基底动脉系统
  大动脉粥样硬化性
血管源性头晕

【出院时情况】

患者出院时头晕和左上肢无力较前好转。

【随访情况】

出院 1 个月时随访头晕缓解，左上肢精细活动笨拙。

【最终诊断】

同出院时诊断。

二、讨论

血管源性头晕/眩晕的主要病因是卒中，包括缺血性与出血性卒中。其中缺血性卒中包括脑梗死与短暂性脑缺血发作（TIA），最常见的病因为动脉粥样硬化与夹层[1]。患者临床表现为发作性眩晕，症状刻板，体位改变时可诱发，尽管表现为良性位置性眩晕症状，位置性试验阳性，但值得注意的是该患者发作时存在双侧耳鸣，并非在周围性眩晕中常见的单侧耳鸣，电测听检查提示双耳高频听力下降，椎动脉高分辨率 MRI 提示左侧椎动脉粥样硬化性不稳定斑块形成，结合丘脑梗死事件，高度提示该患者的头晕症状为血管源性。经抗血小板聚集及强化他汀类药物治疗后，该患者头晕较前好转。综上所述，考虑该患者为血管源性头晕，责任动脉为左侧椎动脉。推测患者右侧丘脑梗死的责任动脉同样可能为左侧椎动脉，机制为动脉到动脉栓塞可能性大。后循环部位的急性缺血事件在梗死发生之前的发作形式多为短暂性脑缺血发作，无明显的肢体无力和其他局灶性神经系统体征，此时需要结合神经耳科查体和相关影像学检查来加以鉴别[2]，若此阶段能及时识别为血管源性病因，对避免缺血性卒中事件进展有重要意义。

（石玉芝　冯致远）

三、专家点评

该患者的鉴别要点在于发作性眩晕的病因。尽管患者的临床表现及位置性试验阳性提示为良性阵发性位置性眩晕（benign paroxysmal positional vertigo，BPPV），是周围性眩晕的常见表现，但椎基底动脉系统缺血也是发作性眩晕的重要病因，尤其在有血管危险因素的老年人中。在头晕患者中，若存在老龄、新出现的头晕/眩晕或头晕症状较前改变、存在神经系统症状或局灶体征、双侧耳鸣、多发的血管危险因素以及高频听力下降等因素，需要警惕脑血管病的可能性，建议完善脑血管影像学检查。该患者高分辨率MRI提示左侧椎动脉管壁新月形强化，其病因考虑为动脉粥样硬化，不能除外夹层，但由于并无既往影像学做参照，该病灶为陈旧性，难以追溯。综合考虑其他血管危险因素，给予阿司匹林和氯吡格雷双联抗血小板，他汀类药物强化降脂、稳定斑块治疗。值得注意的是，该患者右侧椎动脉管腔同样存在管壁增厚，需密切随访。

（审核及点评专家：鞠　奕）

参考文献

[1] 中国医药教育协会眩晕专业委员会. 血管源性头晕/眩晕诊疗中国专家共识. 中国神经免疫学和神经病学杂志，2020，27（4）：253-260.
[2] Kim SH, Park SH, Kim HJ, et al. Isolated central vestibular syndrome. Ann N Y Acad Sci, 2015, 1343: 80-89.

病例 10　脑栓塞的病因诊断

一、病例介绍

【主诉】

患者男性，66 岁，主诉"突发左侧肢体无力、言语不利 4 天"。

【现病史】

4 天前患者在活动中突发左侧肢体无力，表现为左上肢抬举费力，左下肢尚可抬举，行走不能，伴言语不利、吐字不清，伴进水呛咳，伴左侧口角歪斜，伴头昏沉感，非视物旋转性，无耳鸣、复视、呕吐。在外院就诊，头部 CT 未见明显异常，考虑"脑梗死"，患者家属拒绝溶栓及取栓治疗，病情加重，不能行走。

【既往史、个人史、家族史】

否认高血压、糖尿病、高脂血症病史。吸烟史 40 年，20 支/天。肾结石病史 4 年。陈旧性肺结核病史 30 年，肺大疱病史 4 年。患者的 1 位姐姐患有糖尿病，1 子患有高血压病。

【入院查体】

右侧血压 112/72 mmHg。双肺呼吸音粗，未闻及干、湿啰音。心律不齐，第一心音强弱不等。腹软，无压痛及反跳痛，肝脾肋下未触及。

神经系统查体：神清，构音障碍，时间、地点、人物定向力差，记忆力、计算力减退。双侧瞳孔等大等圆，直径 3 mm，双侧瞳孔直接及间接对光反射灵敏，眼球各向运动充分，未见眼震。双侧面部针刺觉对称，双侧角膜反射正常引出，双侧咀嚼对称有力。左侧面纹浅。双耳粗测听力可，Weber 征居中，Rinne 试验双侧气导＞骨导。双侧软腭上抬有力，咽反射减退。双侧转颈、耸肩有力，伸舌左偏，未见舌肌纤颤。左侧肢体肌力 2 级，右侧肢体肌力 5 级，左侧肌张力减低，右侧肌张力适中。右侧指鼻、跟膝胫试验稳准，左侧指鼻、跟膝胫试验不能完成，闭目难立征未查（未完成）。双侧针刺觉及音叉振动觉对称。四肢腱反射对称引出。双侧掌颏反射、Hoffmann 征阴性。左侧巴宾斯基征阳性，右侧巴宾斯基征阴性。颈软，脑膜刺激征阴性。

【入院前辅助检查】

头部 CT（发病后 1 天）　右侧额颞岛叶及放射冠大面积梗死（图 10-1）。

【入院时诊断】

1. 定位诊断　右侧颈内动脉系统。

患者主要表现为左侧肢体无力伴言语不利，查体可见构音障碍，高级皮质功能减退，左侧中枢性面舌瘫，左侧肢体肌力 2 级，左侧巴宾斯基征阳性，考虑定位于右侧皮质脊髓束、右侧皮质核束及大脑皮质。头部 CT 可见右侧额颞顶叶、岛叶及放射冠区大片状低密度灶，与症状相符合，考虑为责任病灶，该部位属于右侧颈内动脉系统供血区，故定位。

2. 定性诊断　大面积脑梗死伴出血转化，心源性栓塞可能性大。

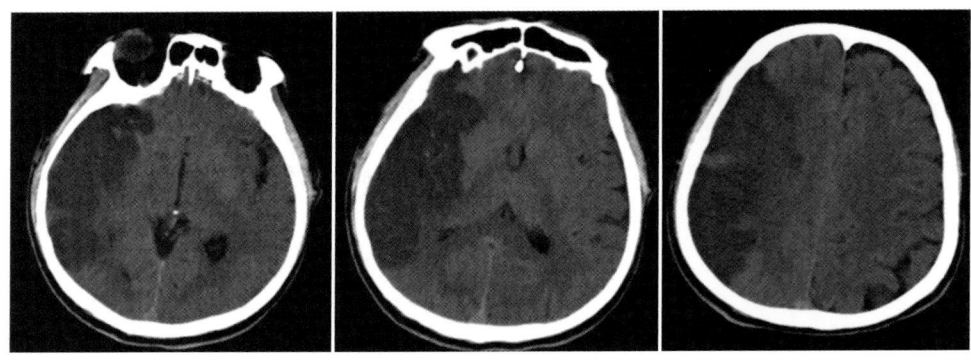

图 10-1　发病后 1 天头部 CT 示右侧额颞岛叶及放射冠大面积梗死

依据患者急性卒中样起病，表现为肢体无力及言语不利，症状持续不缓解，查体可见构音障碍、中枢性面舌瘫、肢体力弱等局灶性神经系统定位体征，发病后 1 天第 2 次头部 CT 可见新发低密度影伴病灶内高密度，大面积脑梗死伴出血转化诊断明确。患者起病后症状迅速达峰，急诊心电图提示心房颤动，心源性栓塞可能性大，入院后进一步完善血管评估以进一步明确病因。

【住院后诊疗经过】

（一）诊疗经过概述

患者急性起病，症状迅速达高峰，症状持续，表现为局灶性神经功能缺损，发病后 2 h 头部 CT 未见明显异常，发病后 24 h 头部 CT 提示右侧额颞顶叶、岛叶大面积低密度灶，因此诊断考虑脑梗死。梗死是一种异质性强的疾病，不同的病因可以引起相似的临床、影像学表现，而不同的临床、影像学表现可以有相同的病因。对于神经血管科医生，脑梗死诊断只是第一步，要做好患者的急性期治疗和二级预防，我们需要明确患者的病因及发病机制。中国缺血性卒中亚型（China Ischemic Stroke Subtype，CISS）分型是目前比较好的缺血性卒中分型（图 10-2）。患者急性动态起病，梗死面积大，为流域性梗死，而且复查头部 CT 有脑梗死出血转化，因此考虑患者脑梗死的发病机制为脑栓塞。脑栓塞常见的栓子来源有心源性、动脉源性、主动脉弓源性，按照 CISS 分型可归于大动脉粥样硬化性及心源性。针对脑栓塞的病因诊断，我们需要通过临床检查手段来明确（图 10-3）。

患者自发病后心电图提示心房颤动，包括 24 h 动态心电图（Holter）也提示为心房颤动。因此心源性卒中的病因不能除外，但是患者的经胸超声心动图未见左心房扩大，心瓣膜及心脏结构正常。患者也否认冠状动脉粥样硬化性心脏病的病史，既往无心房颤动病史以及发作性心悸的病史。入院后完善甲状腺功能检查正常。因此，我们需要考虑患者究竟是由于心房颤动导致心源性栓塞，还是由于大面积脑梗死后导致继发性心房颤动。

本例患者除了年龄和吸烟，没有其他动脉粥样硬化的常见危险因素。入院后完善全身动脉粥样硬化相关检查，主动脉弓超声未见明显异常，下肢动脉可见散在斑块，无明显狭窄。头部 MRA 可见右侧大脑中动脉远端显影稀疏，考虑可能与栓塞有关，无严重动脉粥样硬化证据。弓上 CTA 提示右侧颈内动脉起始部中-重度狭窄（病变同侧）。颈部血管超声提示右侧颈内动脉起始部血栓形成，伴部分再通。似乎我们可以认为患者病因为动脉粥样硬化斑块破裂导致血栓形成并脱落。但是如我们之前所看到的，患者其他动脉粥样硬化的证据不足，

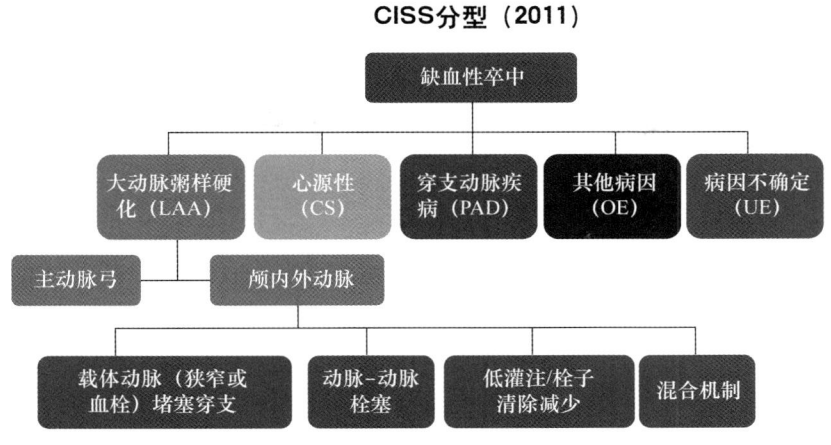

图 10-2 中国缺血性卒中亚型（CISS）分型

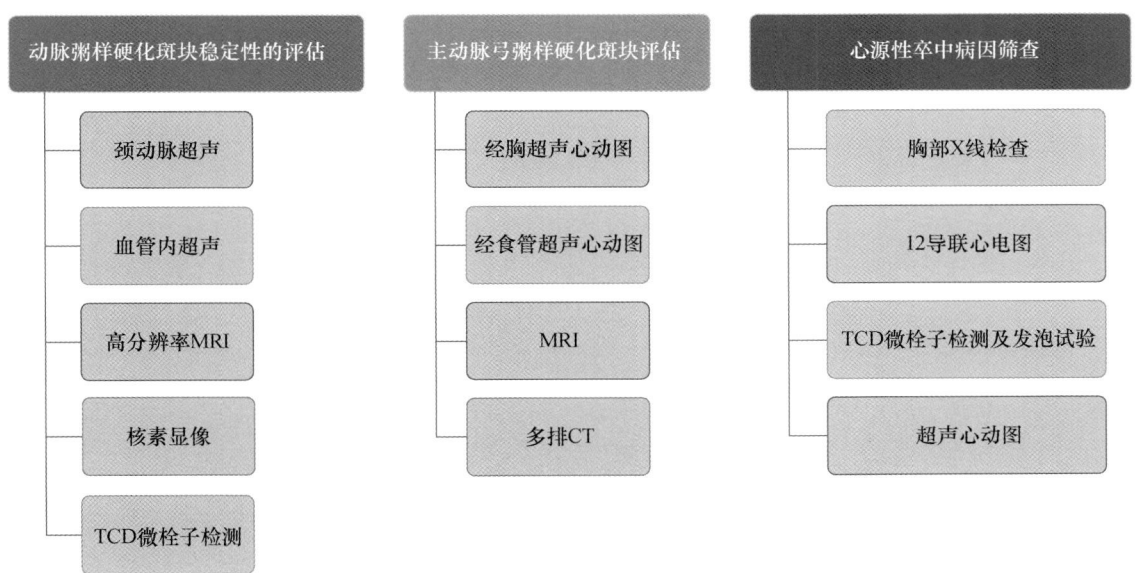

图 10-3 脑栓塞病因的临床检查方法

左侧颈内动脉起始部无严重斑块。因此对于动脉粥样硬化型的病因，我们是要打一个问号的。我们需要考虑少见的动脉源性卒中病因，例如动脉夹层。为了明确诊断，我们完善颈动脉的高分辨率 MRI，提示右侧颈总动脉分叉处壁间血肿伴管腔狭窄（图10-4）。

综合上述检查结果，我们目前得到可能的病因诊断包括大动脉粥样硬化、颈动脉夹层、心源性栓塞。由于患者缺乏动脉粥样硬化的证据，而且从颈部动脉高分辨率 MRI 可以看到患者壁间血肿累及范围较广，因此大动脉粥样硬化的病因诊断可以排除。患者右侧颈内动脉起始部的病变考虑为颈动脉夹层。患者同时合并有心房颤动，因此心源性栓塞的诊断不能排除，但是患者缺乏心房颤动的病史，也没有发现心房颤动的病因，结合患者大面积脑梗死，右侧半球岛叶受累，考虑卒中-心脏综合征不能排除。因此按照 CISS 分型的标准，患者最终定性诊断为大面积脑梗死伴出血转化，定位于右侧颈内动脉系统，病因不明，考虑动脉夹层可能性，但心源性栓塞不除外。

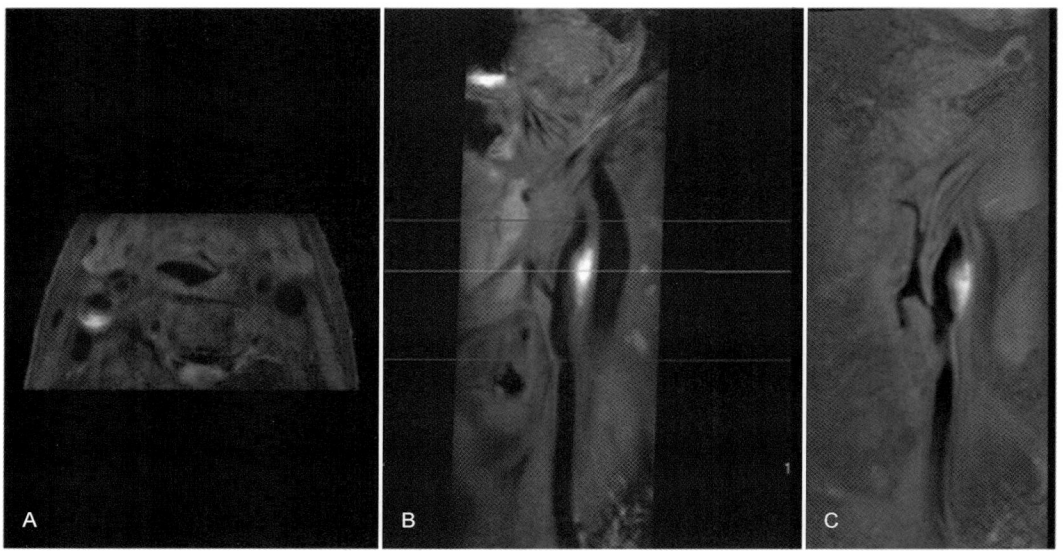

图 10-4 颈动脉高分辨率 MRI。**A** 和 **B**. T1WI 轴位（**A**）和矢状位（**B**）序列，示颈内动脉后壁短 T1 信号；**C**. SNAP 序列，示右侧颈内动脉后壁高信号

（二）住院后辅助检查

1. 影像学检查

（1）头部 CT（发病后 10 天）：右侧额颞顶叶、岛叶、放射冠大面积梗死伴渗血（图 10-5）。

（2）头部 MRI + MRA（由于患者躁动，头部 MRI + MRA 距患者发病 1 个月）：MRI 示右侧额颞顶叶、右侧基底节区大片状梗死灶，伴局部渗出（图 10-6）。MRA 示双侧颈内动脉颅内段、双侧大脑中动脉和双侧大脑前动脉主干显示尚可，右侧大脑中动脉侧裂段分支稀疏。双侧大脑后动脉远端显示欠佳。右侧椎动脉颅内段显示不清（图 10-7）。

（3）弓上 CTA：右侧颈内动脉起始部中重度狭窄（图 10-8），原始图像见图 10-9。

（4）颈部血管超声：右侧颈内动脉起始部血栓形成，伴部分再通。

（5）双下肢静脉超声：未见下肢静脉血栓。

（6）双下肢动脉超声：双侧下肢动脉内-中膜增厚伴多发斑块形成。

（7）超声心动图：二尖瓣、三尖瓣少量反流，左心房直径 29 mm。射血分数 66%。

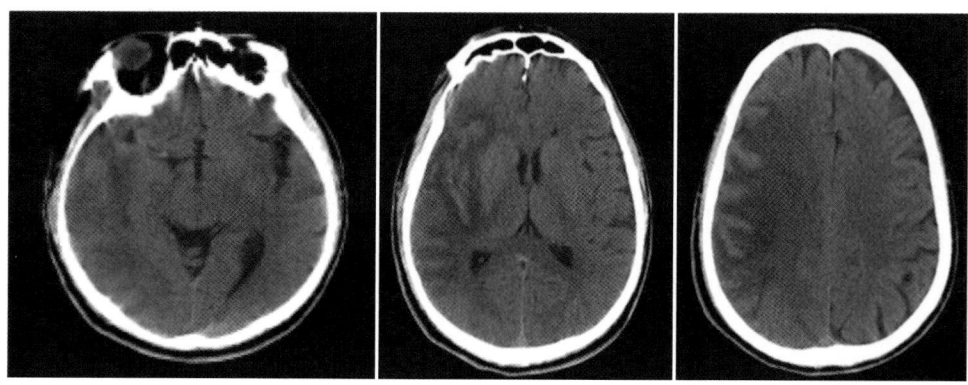

图 10-5 头部 CT（发病后 10 天）示右侧额颞顶叶、岛叶及放射冠大面积梗死伴渗血

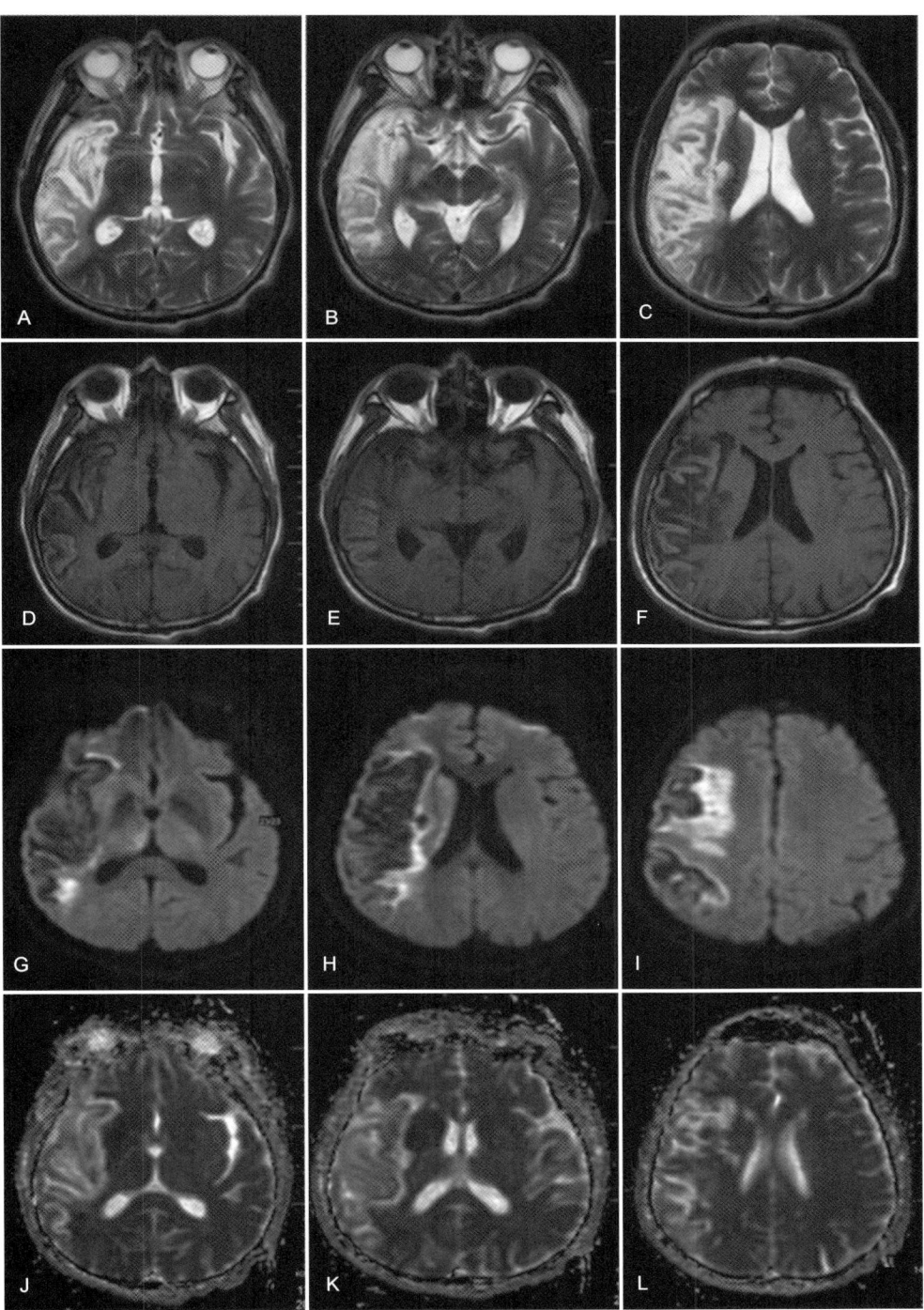

图 10-6 发病后 1 个月头部 MRI 示右侧额颞顶叶、右侧基底节区大片状梗死灶，伴局部渗出。A～C. T2 序列；D～F. T1 序列；G～I. DWI 序列；J～L. ADC 序列

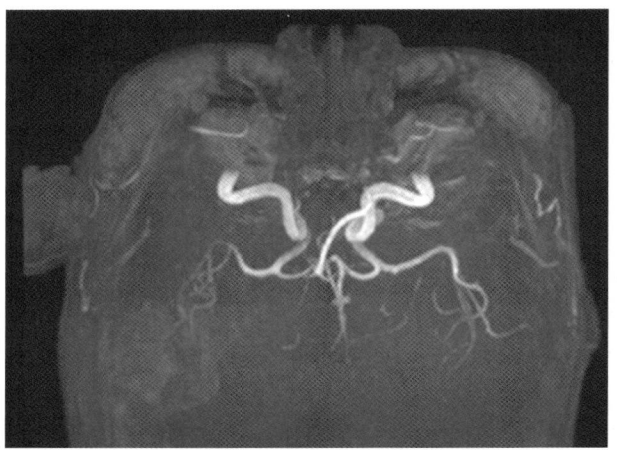

图 10-7　发病后 1 个月头部 MRA

彩图

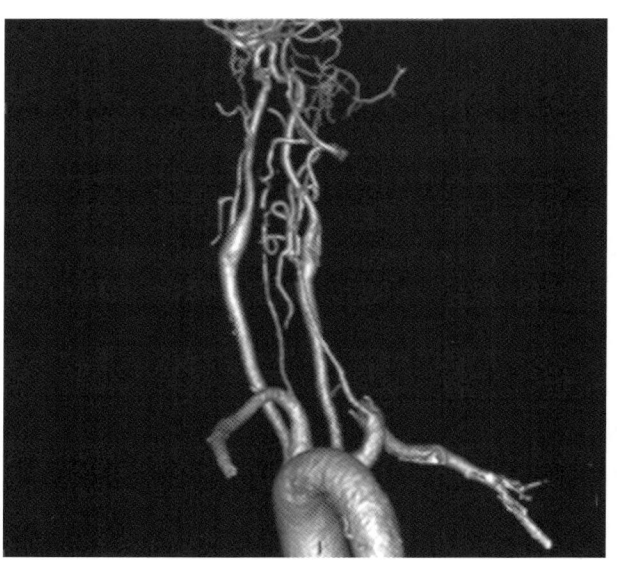

图 10-8（扫二维码看彩图）　弓上 CTA 示右侧颈内动脉起始部中重度狭窄

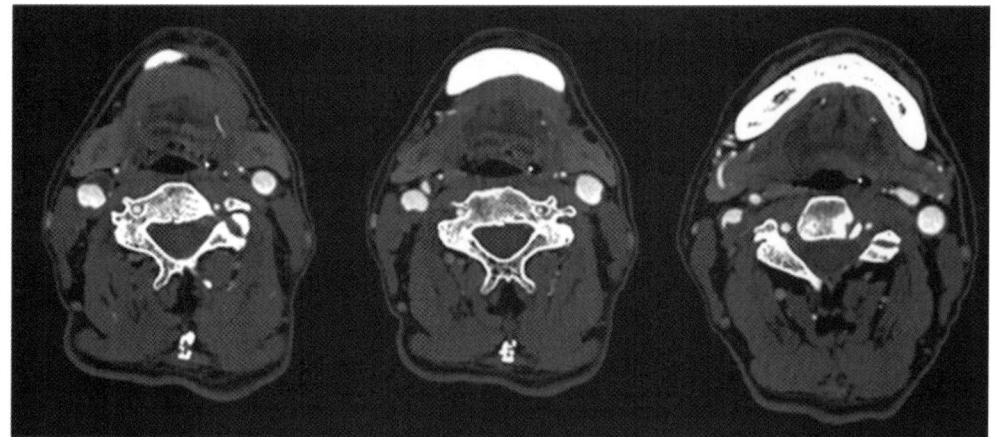

图 10-9　右侧颈总动脉末端及颈内动脉起始部 CTA 原始图像，示右侧颈内动脉起始部中重度狭窄

2. 心电图 心房颤动。

3. 24 h 动态心电图（Holter） 心房颤动。

4. 生化全项 高密度脂蛋白胆固醇 0.9 mmol/L（↓），低密度脂蛋白胆固醇 1.86 mmol/L，糖化血红蛋白未见异常。

5. 甲状腺功能 正常。

【出院时诊断】

　　脑梗死伴出血转化（PH2 型）
　　　　右侧颈内动系统
　　　　病因不明，动脉夹层可能

【出院时情况】

患者出院时查体：血压 123/76 mmHg。双肺呼吸音粗，未闻及干、湿啰音。心律不齐，第一心音强弱不等。腹软，无压痛及反跳痛，肝脾肋下未触及。

神经系统查体：神清，构音障碍，时间、地点、人物定向力差，记忆力、计算力减退。双侧瞳孔等大等圆，直径 3 mm，双侧瞳孔直接及间接对光反射灵敏，眼球各向运动充分，未见眼震。左侧鼻唇沟浅，伸舌左偏，余脑神经查体未见异常。左侧肢体肌力 2+级，右侧肢体肌力 5 级，左侧肌张力减低，右侧肌张力适中。右侧指鼻、跟膝胫试验稳准，左侧指鼻、跟膝胫试验不能完成，闭目难立征未查（未完成）。左侧巴宾斯基征阳性，右侧巴宾斯基征阴性。

二、讨论

（一）缺血性卒中

缺血性卒中病因复杂，包括心源性、血管性、血流动力学性以及其他系统异常等，而卒中的危险因素、防治措施以及临床转归均与卒中病因密切相关[1]。为了更好地认识缺血性卒中，研究人员制订了多种分型方法，包括哈佛协作卒中注册研究（Harvard Cooperative Stroke Registry）标准[2]、洛桑卒中注册研究（Lausanne Stroke Registry）标准[3]、牛津郡社区卒中项目（Oxfordshire Community Stroke Project，OCSP）标准[4]、Org10172 急性卒中治疗试验（The Trial of Org10172 in Acute Stroke Treatment，TOAST）标准[5]、南伦敦改良 TOAST 标准[6]、卒中筛查技术与转归项目研究（Screening Technology and Outcome Project in Stroke Study，SSS）-TOAST 标准[7]、韩国改良 TOAST 标准[8]、卒中成因分类系统（Causative Classification System，CCS）[9]、A-S-C-O 分型[10]，以及美国国立神经疾病、言语障碍和卒中研究所（National Institute of Neurological and Communicative Disorders and Stroke，NINCDS）卒中数据库（Stroke Data Bank）标准[11]。理想的分型方法应是国际通用、简单易懂、以病理生理学机制和循证医学为基础，需要结合患者病史、影像学检查，能够很好地反映卒中患者的病因及发病机制，从而对于临床症状评价、治疗和预后以及分析卒中的个别潜在因素提供帮助。早期的卒中分型单纯依赖患者的临床表现和头部 CT 检查，并不能很好地进行卒中分型。目前国际上通用的卒中分型是 TOAST 分型。TOAST 分型是 1993 年 Adams 等在观察低分子量肝素治疗急性缺血性卒中安全性和有效性为目的的试验中发展形成的，是目前使用最为广泛的卒中病因学分型方法。它根据患者的临床表现、神经影像和其他辅助检查结果，将缺血性卒中分为5个亚型：①大动脉粥样硬化型（large-artery atherosclerosis，LAA）；②小动脉闭塞型（small-artery occlusion，SAO）；③心源性栓塞型（cardioembolism，CE）；④其他明确病因型（stroke of other determined etiology，SOE）；⑤病因不明型（stroke of undetermined etiology，SUE）。随着神经影像学技术的不断进步，人们对于卒中病因及发病机制的认识不断深入，经典的TOAST分型过于严格的LAA诊断标准会使漏诊率增高，而过于宽松的SAO诊断标准会使误诊率增高，导致相当部分的大动脉粥样硬化型卒中被错误地归类于小动脉闭塞型卒中，同时TOAST对于主动脉弓源性卒中的认识也不足。因此，不断有新的改良的TOAST分型被提出。中国作为世界人口最多的国家，随着社会的发展，人民生活水平的提高，我们也成为卒中的大国。基于对卒中病理生理机制的认识，中国的神经病学专家于2011年也提出了中国缺血性卒中亚型（CISS）分型[12]。该分型细化了TOAST关于LAA和SAO的诊断标准（表10-1），虽然依据患者临床特征和辅助检查结果仍然将缺血性卒中分为相同的5大类，但将小动脉闭塞型（SAO）改名为穿支动脉疾病型（penetrating artery disease，PAD）。CISS分型指出，PAD是指穿支动脉供血区存在一个急性期孤立梗死灶，且与梗死灶大小无关，是由穿支动脉近端粥样硬化和穿支动脉玻璃样变性所致；根据病理生理机制，主动脉弓粥样硬化也被归类为LAA。CISS分型可以相对较好地对缺血性卒中进行病因分型，以及判别发病机制，从而对于卒中患者的急性期治疗和二级预防治疗都有很好的指导作用。作为专门的血管神经科医生，在接诊患者后，所做各项工作，包括病史采集、查体、相关化验和检查，都是为了确定患者的卒中分型。本例患者入院后我们也是围绕缺血性卒中分型开展了各项检查。

（二）颈部动脉夹层

颈部动脉夹层（cervical artery dissection，CAD）是指颈部动脉内膜撕裂导致血液流入其管壁内形成壁内血肿，继而引起动脉狭窄、闭塞或动脉瘤样改变，主要包括颈内动脉夹层（internal carotid artery dissection，ICAD）和椎动脉夹层（vertebral artery dissection，VAD）。CAD发生率为每年（2.6～3.0）/10万，其中ICAD发生率每年（2.5～3.0）/10万，VAD发生率每年（1.0～1.5）/10万，13%～16%的患者存在多条动脉夹层[13-14]。尽管发生率较低，但CAD是青年卒中的重要病因。国外资料显示CAD导致的卒中约占所有缺血性卒中的2%，在小于45岁的青年中比例可高达8%～25%[15-16]。

患者通常缺乏心脑血管病的常见危险因素，应询问是否存在某些诱发因素，是否有家族史等。创伤（非开放性）是发生CAD的重要危险因素，应注意询问患者有无相关因素，尤其是某些特殊的头位。发生动脉夹层不一定与运动剧烈程度相关，其他一些因素也不容忽视，如咳嗽、擤鼻涕、颈部按摩，以及从事某些体育活动如举重、羽毛球、高尔夫球、网球及瑜伽等都可能导致CAD。

CAD临床表现多样，局部症状以脑神经受累多见，继发的脑血管病可导致严重神经功能缺损，缺血性卒中是CAD患者最常见的脑血管病变类型。CAD偶尔可导致蛛网膜下腔出血。VAD多见，通常系夹层扩展至颅内段形成动脉瘤破裂所致。在基于医院的研究中，约1%的CAD发生蛛网膜下腔出血；此外，约6%的CAD患者无临床症状。CAD形成后可导致局部疼痛，形式多样，呈抽痛或刺痛样，可为单侧或双侧。如继发蛛网膜下腔出血，头痛剧烈。部分患者可出现搏动样耳鸣，少数VAD患者还可表现为单侧上肢疼痛。神经功能缺

表 10-1　缺血性卒中的 CISS 分型

确定 5 种病因分型：
1. 大动脉粥样硬化（Large artery atherosclerosis，LAA）：包括主动脉弓及颅内外大动脉粥样硬化。
   （1）主动脉弓粥样硬化（Aortic arch atherosclerosis）：
      （a）急性多发梗死灶，特别是累及双侧前循环和（或）前后循环。
      （b）无相应颅内外大动脉粥样硬化证据（易损斑块或狭窄≥50% 或闭塞）。
      （c）无心源性卒中证据。
      （d）不存在能引起急性多发梗死灶的其他病因，如血管炎、凝血系统疾病、肿瘤性栓塞等。
      （e）有主动脉粥样硬化易损斑块证据（斑块＞4 mm 或斑块表面有血栓形成），通过 HR-MRI/MRA 或 TEE 证实。
   （2）颅内外大动脉粥样硬化（Intra- and extracranial large arteries atherosclerosis）
      （a）无论何种类型梗死灶（除外穿支动脉区孤立梗死灶），有相应颅内外大动脉粥样硬化证据（易损斑块或狭窄≥50%）。
      （b）对于穿支动脉区孤立梗死灶，有以下情形归到 LAA：其载体动脉有粥样硬化斑块（通过 HR-MRI 证实）或任何程度的粥样硬化性狭窄（通过 TCD、MRA、CTA 或 DSA 证实）。
      （c）需排除心源性卒中。
      （d）排除其他可能的病因。
2. 心源性卒中（Cardiogenic stroke，CS）
   （1）急性多发梗死灶，特别是累及双侧前循环和（或）前后循环共存的在时间上很接近的包括皮质在内的梗死灶。
   （2）无相应颅内外大动脉粥样硬化证据（易损斑块或狭窄≥50% 或闭塞）。
   （3）不存在能引起急性多发梗死灶的其他病因，如血管炎、凝血系统疾病、肿瘤性栓塞等。
   （4）有心源性卒中证据。
   （5）如果排除了主动脉弓粥样硬化，为肯定的心源性。如果不能排除，则考虑为可能的心源性。
      心源性卒中肯定病因（引用 A-S-C-O 分型）包括：二尖瓣狭窄、人工瓣膜置换术后、过去 4 周内心肌梗死、左心室附壁血栓、左心室室壁瘤、持续或阵发性心房颤动、病窦综合征、扩张型心肌病、射血分数小于 35%、心内膜炎、心腔内肿物、伴有血栓形成的卵圆孔未闭、在脑梗死发生前有深静脉血栓或肺栓塞的卵圆孔未闭。
3. 穿支动脉疾病（Penetrating artery disease，PAD）
   由穿支动脉口粥样硬化或小动脉纤维玻璃样变性所致的急性穿支动脉区孤立梗死灶。
   （1）与临床症状相吻合的发生在穿支动脉区的孤立梗死灶，不考虑梗死灶的大小。
   （2）载体动脉无动脉粥样硬化斑块（HR-MRI）或任何程度狭窄证据（TCD、MRA、CTA 或 DSA）。
   （3）穿支动脉区的孤立梗死灶，存在同侧近心端颅内外大动脉粥样硬化易损斑块或狭窄≥50%，归类于病因不确定（多病因）。
   （4）存在心源性卒中证据的穿支动脉区孤立梗死灶，归类于病因不确定（多病因）。
   （5）排除其他病因。
4. 其他病因（Other etiologies，OE）
   有特殊病变的证据，如血管相关性疾病、感染性疾病、遗传性疾病、血液系统疾病、血管炎等，并行相关血液、脑脊液及影像学检查证实。排除大动脉粥样硬化性或心源性卒中。
5. 病因不确定（Undetermined etiology，UE）
   （1）多病因（Multiple，UEm）：发现两种以上病因，但难以确定哪一种与该次卒中有关。
   （2）无确定病因（Unknown，UEn）：未发现确定的病因或有可疑病因但证据不够强，除非再做更深入的检查。
   （3）检查欠缺（Inadequate evaluation，UEi）：常规血管影像或心脏检查都未能完成，难以确定病因。

CTA，CT 血管成像；DSA，数字减影血管造影；HR-MRI，高分辨率磁共振成像；MRA，磁共振血管成像；TCD，经颅多普勒超声；TEE，经食管超声心动图损症状与其他病因所致脑神经麻痹和脑血管病症状无差异。50%～95%的ICAD患者出现脑或视网膜缺血症状,临床症状与病变血管部位有关,可表现为肢体无力、言语不清、黑矇或视力减退、口角歪斜、复视等,严重时可致昏迷。缺血症状常在颈部疼痛数分钟或数周后出现,但一般不超过1个月。典型的VAD可表现为在后颈部或头部疼痛之后出现的后循环缺血症状,如脑干(以延髓背外侧综合征常见)、丘脑、颞顶叶和小脑半球受损的表现,通常间隔时间为2周。尽管颈段脊髓症状(感觉、运动、二便功能障碍症状)不常见,但也是VAD不容忽视的并发症[17]。

  CAD的诊断很大程度上依赖医学影像学技术的运用。常用影像学技术包括超声、计算机断层扫描(CT)、磁共振成像(MRI)以及脑血管数字减影血管造影(DSA)。颈部超声检查具有无创、费用低、操作简便、易普及等优点。彩色多普勒超声可以直接观察动脉管壁情况,有利于发现CAD的直接征象,包括血管双腔改变(真腔与假腔形成)、血管壁间无回声的血肿信号以及动脉管腔中漂浮的内膜等,也能提供间接征象,包括血管狭窄、闭塞、血流速度减慢或升高、动脉搏动指数升高或降低、出现侧支血流及反向血流等。超声检查也有一定的局限性,检查结果准确性与检查者经验、病变严重程度及血管病变部位有关。MRI检查在CAD的评估中具有重要价值,具有无创、无放射损伤、敏感度和特异度高等优势。MRI弥散加权成像(DWI)可早期发现CAD导致的脑梗死改变。轴位MRI可在一定程度上观察血管壁或管腔的情况。由于血红蛋白磁效应的变化,血管壁间血肿随时间在MRI上呈现不同信号。早期在T1和T2加权像上呈等信号,亚急性期在T1和T2加权像上呈高信号。MRI的T1加权压脂像更容易观察到血管壁间的血肿。血肿信号偏心分布,呈曲线形、新月形,导致动脉血管外径增加,管腔偏心。近年来高分辨率磁共振成像(HR-MRI)技术为诊断动脉夹层提供了更准确的检查方法。HR-MRI对血管壁结构的高分辨显像,不仅可将颈动脉与周围组织区分,如椎动脉与周围静脉,也更有利于鉴别血管内血栓与血管壁间血肿。CTA检查具有空间分辨高、无创、运用较广、费用相对较低等优势,能对诊断CAD提供重要的信息。CTA有助于发现动脉管壁改变、狭窄、闭塞、假性动脉瘤、内膜瓣、线样征及双腔征等征象。DSA被公认为诊断动脉夹层的金标准。DSA可以提供动脉夹层直接的诊断依据。动脉夹层在DSA上的表现通常是血管串珠样狭窄或血管闭塞(典型表现为"火焰征")、血管平滑或不规则变细(典型表现为"鼠尾征""线样征")、假性动脉瘤、内膜瓣(内膜从动脉壁上撕裂)。由于DSA更多是对血管管腔状态进行评估,还不能像超声、CTA或MRI/MRA那样提供血管壁改变的信息,在一定程度上会影响其诊断的准确性,有研究显示DSA的假阴性率高达17%。

  对于颈部动脉夹层的治疗,研究证据不多。目前缺乏足够的循证医学证据评估在CAD所致缺血性卒中患者中开展静脉溶栓治疗的有效性及安全性,需积极开展研究。现有证据显示在发病4.5 h内运用静脉rt-PA治疗CAD所致急性缺血性卒中是安全的。对于长期的抗栓方案,《中国颈部动脉夹层诊治指南(2015)》推荐[18]:①由于缺乏在CAD急性期或长期使用抗栓治疗的随机对照研究,基于长期临床实践,推荐在CAD形成的急性期,使用抗血小板或抗凝治疗(Ⅰ类推荐,B级证据)。②抗血小板或抗凝治疗均可预防症状性CAD患者卒中或死亡风险(Ⅰ类推荐,B级证据)。临床上可结合具体情况进行选择。CAD患者出现大面积脑梗死、神经功能残疾程度严重(NIHSS评分≥15)、有使用抗凝禁忌时,倾向于使用抗血小板药物;如果夹层动脉出现重度狭窄,存在不稳定血栓、管腔内血栓或假性动脉瘤时，倾向使用抗凝治疗（Ⅲ类推荐，C级证据）。③目前缺乏足够的证据对抗血小板治疗的疗程和种类进行推荐，应结合患者的CAD病因和血管病变程度，决定抗血小板治疗的疗程，通常维持抗血小板治疗3～6个月（Ⅱ类推荐，B级证据）。应对患者进行随访，疗程结束时，如仍然存在动脉夹层，推荐长期抗血小板药物治疗（Ⅱ类推荐，C级证据）。对伴有结缔组织病、CAD复发或有CAD家族史的CAD患者，可考虑长期抗血小板治疗（Ⅱ类推荐，C级证据）。可单独应用阿司匹林、氯吡格雷或双嘧达莫，也可选阿司匹林联合氯吡格雷或阿司匹林联合双嘧达莫（Ⅰ类推荐，B级证据）。④目前缺乏足够的证据对抗凝治疗的疗程和种类进行推荐。对出现缺血性卒中或短暂性脑缺血发作（TIA）的CAD患者，通常维持抗凝治疗3～6个月（Ⅱ类推荐，B级证据）。应对患者进行随访，疗程结束时如仍然存在动脉夹层，推荐更换为抗血小板药物治疗（Ⅲ类推荐，C级证据）。普通肝素、低分子量肝素或华法林都是可选择的治疗药物，通常在普通肝素、低分子量肝素治疗后，改为口服华法林维持治疗。肝素治疗时维持活化部分凝血活酶时间（APTT）达到50～70 s，华法林抗凝治疗时维持INR 2～3（Ⅱ类推荐，C级证据）。

（三）卒中-心脏综合征

心脏并发症是缺血性卒中后最初几天内常见的医学问题，在随机对照试验中，大约20%的缺血性卒中患者报告了严重的心脏不良事件，包括急性冠状动脉综合征、心力衰竭和心律失常，主要发生在事件发生后的前3天。患者表现出多种症状，包括心肌损伤、心功能障碍和心律失常，这3种情况之间可以存在不同程度的重叠。临床和神经影像学研究以及动物研究的证据表明，这些心脏紊乱具有相同的潜在机制。目前认为卒中引起中枢自主神经网络功能和结构的改变，以及随之而来的正常神经心脏控制的失调，是可能的神经生理学机制。这种失调可导致心肌坏死、微血管功能障碍、冠状动脉缺血和心律失常的发生。这些与卒中相关的心脏病变可以总结为一种独特的所谓的"卒中-心脏综合征"，该综合征与短期预后不良之间有很强的相关性。

卒中相关的心律失常：如果将已存在的心脏异常（如Q波或左心室肥厚征象）包括在内，70%～90%的缺血性卒中患者在入院时可观察到心电图的病理变化[19-20]。最常观察到的心电图变化是卒中后早期复极化改变，包括QT间期延长（20%～65%）、ST段变化（15%～25%）和T波倒置改变（所谓的脑T波，2%～18%）。这些心电图改变大部分是短暂的，在卒中后早期达到峰值。心律失常与不良预后密切相关。Kallmunzer和同事在单个卒中单元中使用自动心律失常检测系统[21]，在501例患者中，有126例（25%）在卒中发作后72 h内发现139次引起临床症状或需要紧急临床评估的严重心律失常。24例（4.8%）患者有临床相关的房颤发作，而在其余患者中检测到室性或室上性心动过速、窦房结功能障碍、二度或三度房室传导阻滞。老年和卒中严重程度与这些心律失常独立相关。快速性心律失常的发生率高于慢速性心律失常[21]。在卒中后早期检测房颤是一项诊断挑战：7%～10%的患者可在3～5天内重新诊断房颤；在6～12个月的心脏监测期间，检测增加到24%或更多。关于这些房颤发作，部分是否由卒中-心脏综合征引起，而不是最初卒中的原因，争论还在继续[22-23]。卒中后部分房颤发作可能由卒中-心脏综合征引起[24-27]。尽管如此，对卒中后房颤的检测可能揭示心脏易损性（即已存在的房颤），进而发展为持续性或永久性房颤。

（方瑞乐）

三、专家点评

缺血性卒中是异质性的疾病，不同的临床表现可以有相同的病因，而不同的病因也可以有相同的临床表现。并且，卒中患者常有合并症以及卒中后的并发症，因此卒中的诊断及治疗是一个综合、复杂的过程。而在卒中的早期和二级预防阶段，治疗的重点也是各不相同，需要临床医生对患者有一个总体的把握。而缺血性卒中分型就是我们临床医生手中一把重要的"武器"。CISS 分型继承了 TOAST 分型的病理生理学优点，重视临床检查，同时结合最新的检查手段，修改了 TOAST 分型关于大动脉粥样硬化性和小动脉性卒中的定义。在临床中我们要学习并掌握 CISS 分型。针对我们这例脑栓塞患者，在检查过程中我们要熟悉脑栓塞的各种病因，以及相关辅助检查手段的优点和局限性，这样才能真正地明确患者病因，给予合适的治疗。

（审核及点评专家：鞠　奕）

参考文献

[1] Lover JK, Coull AJ, Rothwell PM. Early risk of recurrence by subtype of ischemic stroke in population-based incidence studies. Neurology, 2004, 62: 569-573.

[2] Mohr JP, Caplan LR, Melski JW, et al. The Harvard Cooperative Stroke Registry: a prospective registry. Neurology, 1978, 28: 754-762.

[3] Bogousslavsky J, Van Melle G, Regli F. The Lausanne Stroke Registry: analysis of 1000 consecutive patients with first stroke. Stroke, 1988, 19: 1083-1092.

[4] Bamford J, Sandercoock P, Dennis M, et al. Classification and natural history of clinically identifiable subtypes of cerebral infarction. Lancet, 1991, 337: 1521-1526.

[5] Adams HP Jr, Bendixen BH, Kappelle LJ, et al. Classification of subtype of acute ischemic stroke. Definitions for use in a multicenter clinical trial. TOAST. Trial of Org10172 in Acute Stroke Treatment. Stroke, 1993, 24: 35-41.

[6] Hajat C, Coshall C, Rudd AG, et al. The inter- and intraobserver reliabilities of a new classification system for ischaemic stroke: the South London Stroke Register. Neurol Sci, 2001, 190: 79-85.

[7] Ay H, Furie KL, Singhal A, et al. An evidence-based causative classification system for acute ischemic stroke. Ann Neurol, 2005, 58: 688-697.

[8] Han sw, Kim SH, Lee JY, et al. A new subtype classification of ischemic stroke based on treatment and etiologic mechanism. Eur Neurol, 2007, 57: 96-102.

[9] Ay H, Benner T, Arsava EM, et al. A computerized algorithm for etilolgic classification of ischemic stroke: the Causative Classification of Stroke System. Stroke, 2006, 38: 2979-2984.

[10] Amarenco P, Bogousslavsky J, Caplan LR, et al. New approach to stroke subtyping: the A-S-C-O (phenotypic) classification of stroke. Cerebrovasc Dis, 2009, 27: 502-508.

[11] Sacco RL, Ellenberg JH, Mohr JP, et al. Infarcts of undetermined cause: the NINCDS Stroke Data Bank. Ann Neurol, 1989, 25: 382-390.

[12] Gao S, Wang YJ, Xu AD, et al. Chinese ischemic stroke subclassification. Front Neurol, 2011, 2: 1-6.

[13] Biller J, Sacco RL, Albuquerque FC, et al. Cervical arterial dissections and association with cervical manipulative therapy. A statement for healthcare professionals from the American Heart Association/American Stroke Association. Stroke, 2014, 45 (10): 3155-3174.

[14] Debette S, Leys D. Cervical artery dissections: predisposing factors, diagnosis, and outcome. Lancet Neurol, 2009, 8 (7): 668-678.

[15] Schievink WI. Spontaneous dissection of the carotid and vertebral arteries. N Engl J Med，2001 344（12）：898-906.
[16] Schwartz NE，Vertinsky AT，Hirseh KG，et al. Clinical and radiographic natural history of cervical artery dissections. Stroke Cerebrovasc Dis，2009，18（6）：416-423.
[17] Naggara O，Louillet F，Touze E，et al. Added value of high resolution MR imaging in the diagnosis of vertebral artery dissection. Am J Neuroradiol（AJNR），2010，3l（9）：1707-1712.
[18] 中华医学会神经病学分会，中华医学会神经病学分会脑血管病学组. 中国颈部动脉夹层诊治指南 2015. 中华神经科杂志，2015，48（8）：644-651
[19] Hjalmarsson C，Bokemark L，Fredriksson S，et al. Can prolonged QTc and cTNT level predict the acute and long-term prognosis of stroke？ Int J Cardiol，2012，155：414-417.
[20] Khechinashvili G，Asplund K. Electrocardiographic changes in patients with acute stroke：a systematic review. Cerebrovasc Dis，2002，14：67-76.
[21] Kallmunzer B，Breuer L，Kahl N，et al. Serious cardiac arrhythmias after stroke：incidence，time course，and predictors—a systematic，prospective analysis. Stroke，2012，43：2892-2897.
[22] Sposato LA，Cipriano LE，Saposnik G，et al. Diagnosis of atrial fibrillation after stroke and transient ischaemic attack：a systematic review and meta-analysis. Lancet Neurol，2015，14：377-387.
[23] Wachter R，Groschel K，Gelbrich G，et al. Holter-electrocardiogram-monitoring in patients with acute ischaemic stroke（Find-AFRANDOMISED）：an open-label randomized controlled trial. Lancet Neurol，2017，16：282-290.
[24] Kamel H，Johnson DR，Hegde M，et al. Detection of atrial fibrillation after stroke and the risk of recurrent stroke. J Stroke Cerebrovasc Dis，2012，21：726-731.
[25] Scheitz JF，Erdur H，Haeusler KG，et al. Insular cortex lesions，cardiac troponin，and detection of previously unknown atrial fibrillation in acute ischemic stroke：insights from the troponin elevation in acute ischemic stroke study. Stroke，2015，46：1196-1201.
[26] Gonzalez Toledo ME，Klein FR，Riccio PM，et al. Atrial fibrillation detected after acute ischemic stroke：evidence supporting the neurogenic hypothesis. J Stroke Cerebrovasc Dis，2013，22：e486-e491.
[27] Sposato LA，Cerasuolo JO，Cipriano LE，et al. Atrial fibrillation detected after stroke is related to a low risk of ischemic stroke recurrence. Neurology，2018，90：e924-e931.

病例 11　特鲁索综合征

一、病例介绍

【主诉】

患者男性，58岁，主诉"言语不利，右侧肢体活动无力3天余"入院。

【现病史】

患者入院前3天余（2020-09-18，9：00）在外院复诊"左下肢静脉血栓待诊"时无明显诱因出现言语不利，可理解他人讲话，构音障碍；右侧肢体活动无力，右手持物及右下肢行走费力。患者经院外治疗症状无缓解，遂到我院急诊就诊。脑CT检查示双侧额部白质内散在点状缺血性白质病变，左侧基底节、左侧岛叶低密度灶。给予患者输液治疗（丁苯酞注射液、尤瑞克林等）。患者自发病以来，神志清，精神可，饮食睡眠可，二便正常。

【既往史、个人史、家族史】

颅内静脉窦血栓形成（左侧横窦-乙状窦）5年，伴颅内压增高，口服华法林2.5年，后因"消化道出血"停药。（头颅MRV提示，左侧横窦-乙状窦未显影。给予腰椎穿刺测压达300 mmH$_2$O，给予脱水降颅压及抗凝等治疗后症状消失。）

发现双眼视网膜动脉硬化5年。脂蛋白代谢异常5年。有青霉素类、磺胺类药物过敏史。

【入院查体】

右侧血压150/96 mmHg，左侧血压149/98 mmHg，脉搏78次/分，呼吸20次/分，体温36.7℃，心率78次/分。双肺呼吸音清，未闻及干、湿啰音。心律齐，未闻及明显杂音。腹软，无压痛及反跳痛，肝脾肋下未触及。

神经系统查体：神清，构音障碍，时间、地点、人物定向力正常，记忆力、计算力正常。双侧瞳孔等大等圆，直径2.5 mm，双侧瞳孔直接及间接对光反射灵敏，眼球各向运动充分，未见眼震。双侧面部针刺觉对称，双侧角膜反射正常引出，双侧咀嚼对称有力。双侧额纹对称，右侧面纹浅，闭目及示齿有力。双耳粗测听力可，Weber征居中，Rinne试验双侧气导＞骨导。双侧软腭上抬有力，双侧咽反射存在。双侧转颈、耸肩有力，伸舌偏右，未见舌肌纤颤。右侧肢体肌力4级，肌张力正常。右侧指鼻、跟膝胫试验欠稳准，闭目难立征阴性。双侧针刺觉及音叉振动觉对称。四肢腱反射对称引出。双侧掌颏反射、Hoffmann征阴性。右侧巴宾斯基征阳性。颈软，脑膜刺激征阴性。右利手。NIHSS评分总分4分（意识0、凝视0、视野0、面瘫1、肢体2、共济失调0、感觉0、语言0、构音障碍1、忽视0）。

【入院前辅助检查】

脑CT　双侧额部白质内散在点状缺血性白质病变，左侧基底节、左侧岛叶低密度灶。

【入院时诊断】

1. 定位诊断　左侧颈内动脉系统。

右侧中枢性面舌瘫，提示左侧皮质脑干束受累；右侧肢体肌力下降，巴宾斯基征（+），提示左侧皮质脊髓束受累；考虑责任病灶位于皮质脑干束及皮质脊髓束集中走行的左侧基底节区的可能性大。发病后影像学检查，脑 CT 可见左侧基底节低密度灶，与上述临床分析结果相符。综合考虑，病变定位于左侧基底节区，该部位供血动脉为左侧大脑中动脉，属于左侧颈内动脉系统。

2. 定性诊断 脑梗死。

患者急性起病，以构音障碍、右侧中枢性面舌瘫、右侧肢体无力为主要临床特点，表现为局灶性中枢神经系统缺损的症状和体征，症状持续不缓解。发病后影像学检查，脑 CT 提示左侧岛叶低密度灶。因此，考虑该患者的定性诊断为脑梗死。

【住院后诊疗经过】

（一）诊疗经过概述

患者为中年男性，既往无明确高血压、糖尿病等大动脉粥样硬化高危因素，主要表现为右侧中枢性面瘫及中枢性偏瘫，症状持续不缓解，结合头部 MRI，脑梗死诊断明确，下一步应明确患者脑梗死的病因及机制。根据 TOAST 分型，脑梗死分为大动脉粥样硬化型（LAA）、心源性栓塞型（CE）、小动脉闭塞型（SAO）、其他明确病因型（SOE）以及病因不明型（SUE）。结合患者梗死形态特点为双侧皮质及皮质下多发散在梗死灶，首先不考虑小动脉闭塞型，SUE 应在完善相关检查、排除其他病因后仍无法确定病因的情况下考虑。因此，下一步应完善患者颅内外动、静脉血管检查，以明确病因及发病机制为 LAA、CE 或 SOE，详细分析如下。

（1）LAA：患者既往无明确高血压、糖尿病等大动脉粥样硬化高危因素，完善头部 MRA、颈部血管超声、主动脉弓超声未发现明显异常，故暂不考虑 LAA。

（2）CE：患者否认心房颤动、风湿性心内膜炎等心脏病史，超声心动图未发现明显异常，暂不考虑 CE。

（3）SOE：患者既往有静脉窦血栓、左下肢肌间静脉血栓等多次血栓形成病史，不除外患者存在易栓症，亦有可能存在静脉窦血栓所致慢性血管代偿造成动静脉窦等血管畸形的可能。结合患者检查肿瘤标志物多项指标高于正常，PET/CT 肿瘤全身显像提示肝左叶近膈顶低密度影，考虑恶性病变，腹部增强 CT 示肝内多发低密度影，不排除患者为癌症导致的高凝状态所致脑梗死，即特鲁索综合征。

患者脑梗死诊断明确，病因不明，结合患者既往非化脓性颅内静脉窦血栓病史、下肢静脉血栓病史，考虑血液高凝状态可能性大，已给予华法林抗凝治疗，神经功能缺损部分恢复。住院期间发现肝区占位性病变，患者转至专科医院继续治疗。

（二）住院后辅助检查

1. 实验室检查

（1）凝血 6 项（2020-09-13）：纤维蛋白降解产物 10.21 μg/mL（↑），D- 二聚体定量 4.75 μg/ml（↑），凝血酶原时间 25.8 s（↑），国际标准化比值 2.33（↑）。（患者服用华法林。）

（2）肌酶系列（2020-09-22）：未见明显异常。

（3）肿瘤标志物（2020-09-22）：癌胚抗原 29.28 ng/ml（↑），糖类抗原 72-4 73.52 U/ml（↑），神经元特异性烯醇化酶 26.45 ng/ml（↑），细胞角蛋白 19 片段 40.62 ng/ml（↑），鳞状细胞癌相关抗原 3.4 ng/ml（↑），糖类抗原 19-9 44.33 U/ml（↑）。

（4）类风湿 3 项（2020-09-23）：类风湿因子 9.7 IU/ml，抗链球菌溶血素 O 124 IU/ml，C-反应蛋白 22.7 mg/L（↑）。

（5）自身抗体谱（2020-09-23）：增殖细胞核抗原抗体（↑）强阳性（+++），RO-52（↑）弱阳性（+）。

（6）狼疮抗凝物 6 项+易栓症（2020-09-23）：凝血因子 X 73.2%（↓）。

2. 影像学检查

（1）头部 MRI + MRA（2020-09-22）：MRI 示双侧额顶叶、半卵圆中心、脑室旁、左岛叶、颞叶多发（亚）急性期梗死灶（图 11-1）。MRA 未显示颅内大血管形态及走行明显异常。

（2）头部血管静脉斑块增强高分辨率 MRI（2020-09-28）：考虑右侧横窦、乙状窦、窦汇、上矢状窦静脉窦血栓（图 11-2）；左侧颞叶、岛叶多发强化灶；亚急性梗死灶，右侧额叶微小出血灶；空蝶鞍。

（3）主动脉弓超声（2020-09-23）：主动脉弓、降主动脉近段血流通畅。

（4）颈部血管超声（2020-09-27）：双侧颈动脉内-中膜增厚，右侧锁骨下动脉起始处内-中膜增厚。

（5）下肢动脉超声（2020-09-24）：双侧下肢动脉斑块形成。

（6）下肢深静脉超声（2020-10-11）：左侧小腿肌间静脉血栓形成，左侧小腿肌间囊性团块，肌间血肿？

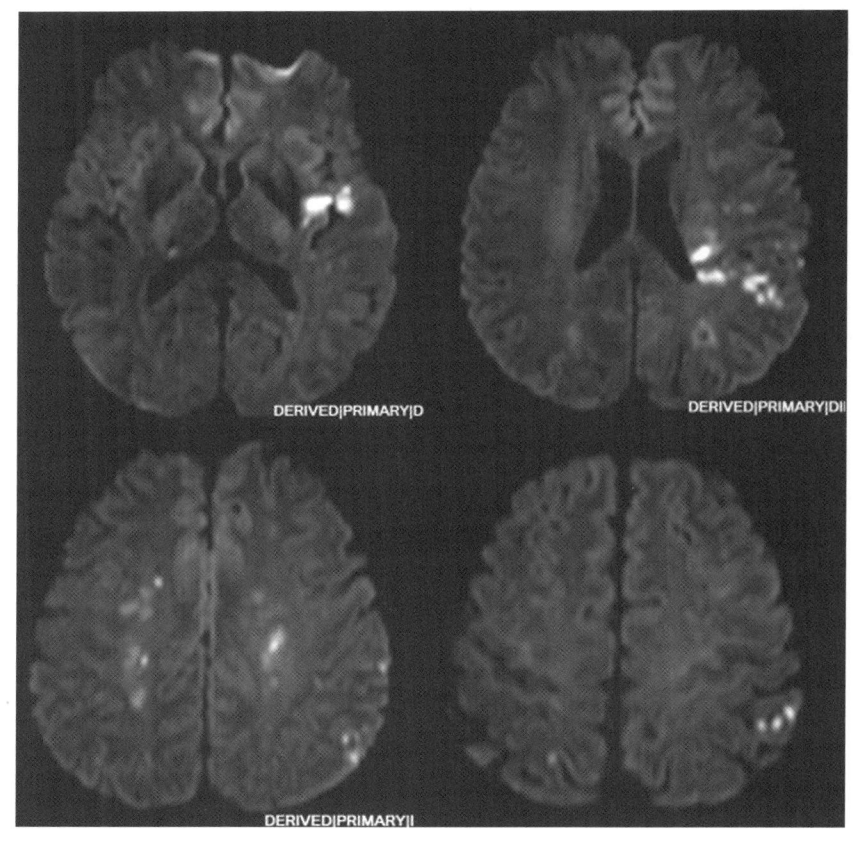

图 11-1 头部 MRI 示双侧额顶叶、半卵圆中心、脑室旁、左岛叶、颞叶多发（亚）急性期梗死灶

(7)经胸超声心动图(2020-09-23):主动脉瓣少量反流,左心室舒张功能减低。

(8)PET/CT 肿瘤全身显像(2020-09-27):①肝左叶近膈顶处低密度影,^{18}F-氟代脱氧葡萄糖(FDG)代谢环形增高,考虑恶性病变可能性大,建议行增强 CT 或 MRI 进一步明确。②脑内多发梗死灶,缺血性脑白质病变;右侧额叶皮质下出血灶;左侧额顶颞叶、基底节、丘脑 FDG 代谢减低,考虑继发性改变。③双肺上叶多发钙化结节,双肺下叶基底段多发索条影,未见 FDG 代谢增高,考虑陈旧性病变;左侧胸膜、腹膜多发钙化灶;双侧颈部多发炎性小淋巴结;胸椎、左髂骨及右侧股骨干多发骨岛。

(9)腹部 CT(2020-09-28):肝内多发低密度影(图 11-3)。

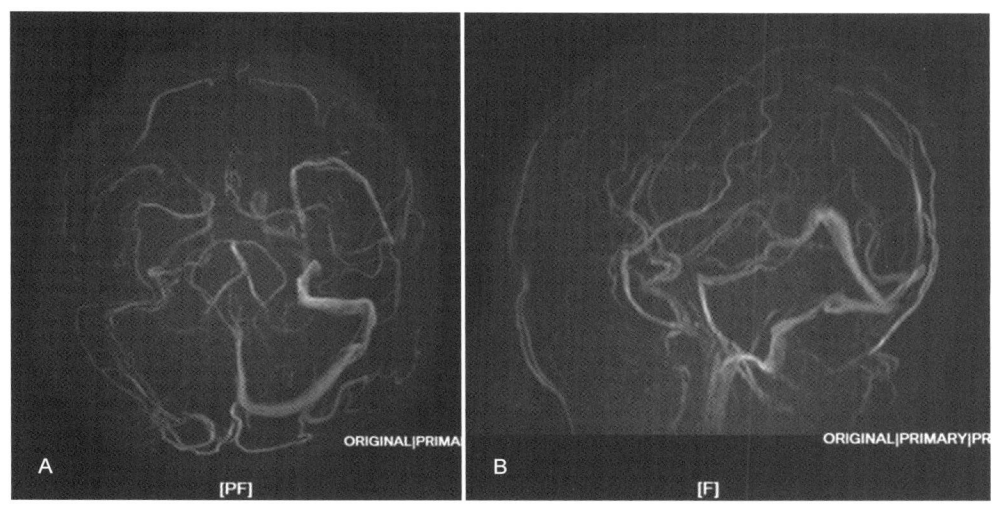

图 11-2 头部血管静脉斑块增强高分辨率 MRI 示右侧横窦、乙状窦、窦汇、上矢状窦静脉窦血栓。**A**. 轴位;**B**. 矢状位

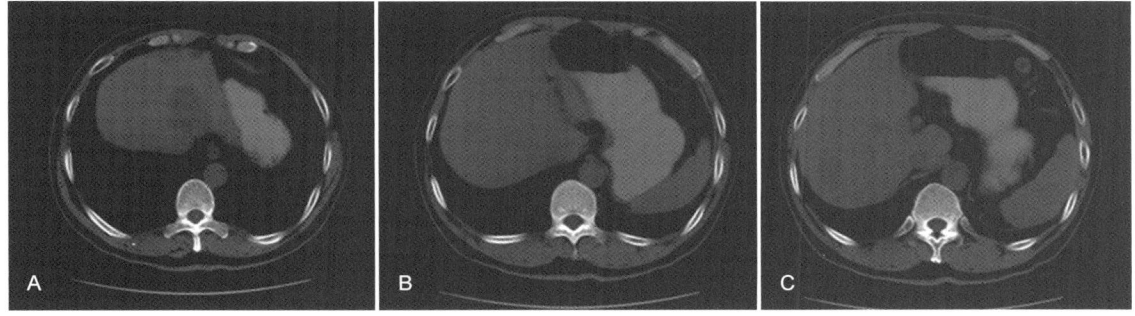

图 11-3 腹部 CT 示肝内多发低密度影(A ~ C 图为不同横截面)

【出院时诊断】

　　脑梗死

　　　　双侧颈内动脉系统

　　　　肿瘤相关血液高凝状态(特鲁索综合征)

【出院时情况】

　　血压 141/90 mmHg。神经系统查体:神清,构音障碍,高级皮质功能正常。双侧瞳孔等

大等圆，直径 2.5 mm，双侧瞳孔直接及间接对光反射灵敏，眼球各向运动充分，未见眼震。双侧额纹对称，右侧面纹浅，闭目及示齿有力。双侧转颈、耸肩有力，伸舌偏右，未见舌肌纤颤。余脑神经查体未见异常。右侧肢体肌力 4＋级，肌张力正常。右侧指鼻、跟膝胫试验欠稳准，闭目难立征阴性。双侧针刺觉及音叉振动觉对称。四肢腱反射对称引出。右侧巴宾斯基征阳性。颈软，脑膜刺激征阴性。右利手。

【随访情况】

患者出院后于外院行肝肿瘤切除手术（图 11-4），术后 D- 二聚体较前下降（表 11-1）。

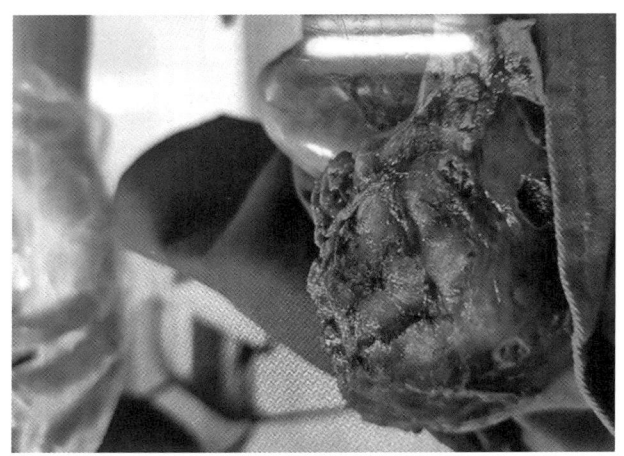

图 11-4（扫二维码看彩图） 患者肝肿瘤手术的切除物

表 11-1 患者癌症治疗前后 D- 二聚体改变

癌症治疗前	癌症治疗后			
2020-09-22	2020-10-17	2020-10-18	2020-10-16	2020-10-29
4.75 mg/L（↑）	3.2 mg/L	2.3 mg/L	1.6 mg/L	2.5 mg/L

【最终诊断】

同出院时诊断。

二、讨论

特鲁索综合征（Trousseau's syndrome），即恶性肿瘤相关高凝状态。1865 年，Trousseau 首次提出胃癌患者易发生静脉血栓形成，之后将恶性肿瘤患者在其发病过程中因凝血和纤溶机制异常而出现的所有临床表现统称为特鲁索综合征，常见于胰腺癌、胃癌、肺癌。其主要临床表现为游走性静脉炎，此外还包括脑血管意外、心肌梗死、外周动脉闭塞、静脉血栓栓塞、特发性深静脉血栓、肝静脉闭塞性疾病、栓塞性血小板减少性紫癜、多脏器功能不全综合征及弥散性血管内凝血[1]。约 15% 的肿瘤患者会在生存期发生血栓栓塞事件，7% 的肿瘤患者会发生有症状的脑血管疾病。此类患者发生脑梗死后预后较差，早期神经功能恶化发生率、血栓事件复发率、住院率和病死率增加[2-3]。45 岁以下的青年患者预后同样不良。

目前考虑特鲁索综合征主要有以下几种发病机制[4]：①非细菌性血栓性心内膜炎（nonbacterial thrombotic endocarditis，NBTE），又名恶病质性心内膜炎。目前认为该病是纤维蛋白血栓沉积在正常或者变形的心脏瓣膜表面所致，这种瓣膜赘生物小而易碎，因此即使经胸超声心动图也很难确诊。②高凝状态，恶性肿瘤相关的高凝状态有两方面因素：一方面，恶性肿瘤细胞直接刺激血栓形成；另一方面，恶性肿瘤细胞与机体免疫系统相互作用引起出、凝血功能紊乱，包括血小板增多及活化、血管内皮细胞损伤、纤维蛋白原增加、促凝因子增多、抗凝物质减少等。③肿瘤治疗相关，激素治疗、化疗、放疗都与缺血性卒中相关。放疗后出现放疗区域内的血管内膜弹力层等破坏，纤维组织增生，造成血管闭塞或破坏，继而出现脑梗死；此外放疗在损害肿瘤血管的同时，还激活一系列炎性反应及凝血过程，导致血管闭塞。

目前对特鲁索综合征尚无统一的诊断标准。肿瘤和卒中均多见于老年患者，使得特鲁索综合征的诊断较为困难，特别是对于以卒中为首发表现的隐匿性肿瘤患者，识别出肿瘤更为困难。日本及我国的病例研究发现，以下征象可能高度提示癌症相关卒中：①头部DWI散在分布的急性脑梗死病灶，同时累及前后循环或双侧前循环，或大于3个血管区域的多发性脑梗死；血管成像未见责任动脉狭窄[5]。②D-二聚体持续性升高。外周血D-二聚体水平增高是恶性肿瘤相关脑梗死的重要临床特点，是恶性肿瘤合并脑梗死患者预后差的独立危险因素，这是因为血浆D-二聚体是凝血及纤溶活化的分子标志物，在一定程度上反映恶性肿瘤患者高凝状态的严重程度[5]。有研究认为，D-二聚体鉴别特鲁索综合征所致卒中的临界值为2.68 μg/ml[6]。另外，应关注D-二聚体的动态变化，其持续性增高对特鲁索综合征的提示作用更大。此外，对于已知肿瘤患者，其影像学上首先需除外脑转移瘤，特别是新发脑梗死也可在CT或MRI呈环形增强，不易与脑转移瘤相区别的情况。可结合临床治疗效果及4周后复查MRI增强检查以鉴别。

特鲁索综合征的治疗包括肿瘤治疗及抗凝治疗[7]。如果恶性肿瘤得到控制，D-二聚体水平将会降低，发生脑梗死的风险也会随之降低[8]。在癌症得到控制之前，抗凝治疗是特鲁索综合征的唯一选择。抗凝治疗包括低分子量肝素、华法林及新型抗凝药。其中，低分子量肝素能直接抑制白细胞、血小板与肿瘤分泌的黏蛋白配体结合，而华法林和新型口服抗凝药只能非选择性或选择性抑制凝血因子，故低分子量肝素目前为特鲁索综合征的首选抗凝药物[9-10]。另外，对特鲁索综合征中的急性脑梗死患者，仍可进行溶栓治疗，肿瘤不应该被认为是使用溶栓和重组组织型纤溶酶原激活剂治疗的禁忌证[10]。但仍有研究发现溶栓会增加肺癌相关脑梗死患者的出血风险[3]，因为癌症患者出血的风险没有报道高于一般人群。

综上所述，缺血性卒中可能是隐匿性肿瘤患者的首发表现，对于D-二聚体水平显著升高、多血管区域受累的患者要重视肿瘤标志物的筛查。溶栓治疗、积极抗凝、治疗肿瘤原发病，均是肿瘤合并卒中的治疗手段。

多动脉供血区域脑梗死病灶、D-二聚体水平明显升高、MRA未见责任动脉狭窄的患者，需要考虑特鲁索综合征。外周血D-二聚体水平增高是恶性肿瘤相关脑梗死的重要临床特点，是恶性肿瘤合并脑梗死患者预后差的独立危险因素。

（方瑞乐）

三、专家点评

肿瘤并发各种血栓事件称为特鲁索（Trousseau）综合征。癌症患者最常见的中枢神经系统并发症是脑梗死和脑出血，大约15%的癌症患者合并脑血管疾病，但是以脑梗死为首发表现的隐匿性肿瘤在临床上较为少见，诊断存在困难。肿瘤患者和卒中患者在发病年龄上有明显的重叠性，当肿瘤患者出现卒中时，除了高血脂、高血压、糖尿病、冠心病、吸烟、喝酒等传统高危因素需要考虑外，还要考虑到恶性肿瘤相关性卒中的可能，尤其是青年患者，这关乎临床医生对患者预后的判断。治疗上，现有证据支持恶性肿瘤患者如果怀疑凝血功能异常，颅脑MRI呈现多血管流域梗死，合并D-二聚体升高，应该尽早启动凝血治疗；如果延迟治疗，易并发弥散性血管内凝血（DIC）。累及多区域的急性脑梗死患者，血管成像未见责任动脉狭窄，且伴D-二聚体持续性升高时，应考虑此疾病。但值得注意的是，D-二聚体一方面要看升高的程度，高于0.8或者1.0 mg/L（正常＜0.5 mg/L），对于提示存在静脉血栓的意义可能更大；另一方面要看动态变化，特鲁索综合征患者D-二聚体往往增高比较明显，也往往持续增高。

（审核及点评专家：冀瑞俊）

参考文献

[1] De Stefano V. Arterial thrombosis and cancer: the neglected side of the coin of Trousseau syndrome. Haematologica, 2018, 103(9): 1419-1421.

[2] Graus F, Rogers LR, Posner JB. Cerebrovascular complications in patients with cancer. Medicine (Baltimore), 1985, 64(1): 16-35.

[3] Chen PC, Muo CH, Lee YT, et al. Lung cancer and incidence of stroke: a population-based cohort study. Stroke, 2011, 42(11): 3034-3039.

[4] 陆中华, 韩一平, 周瑛, 等. 恶性肿瘤相关性脑梗死研究进展. 中国脑血管病杂志, 2018, 15(4): 206-211.

[5] Bao L, Zhang S, Gong X, et al. Trousseau syndrome related cerebral infarction: clinical manifestations, laboratory findings and radiological features. Journal of Stroke and Cerebrovascular Diseases, 2020, 29(9): 104891.

[6] Tsushima M, Metoki N, Hagii J, et al. D-dimer and C-reactive protein as potential biomarkers for diagnosis of Trousseau's syndrome in patients with cerebral embolism. Journal of Stroke and Cerebrovascular Diseases, 2020, 29(2): 104534.

[7] 胡晓琴, 夏盈峰, 宋承伟, 等. 以脑梗死为首发表现的Trousseau综合征1例报告. 中风与神经疾病杂志, 2020, 37(1): 66-67.

[8] Ishikawa M, Nakayama K, Ishibashi T, et al. Case series of cerebral infarction with Trousseau's syndrome associated with malignant gynecological tumors. Mol Clin Oncol, 2016, 5(1): 138-142.

[9] Buller HR, Prins MH, Lensin AW, et al. Oral rivaroxaban for the treatment of symptomatic pulmonary embolism. N Engl J Med, 2012, 366(14): 1287-1297.

[10] Lee A Y, Levine M N, Baker R I, et al. Low-molecular-weight heparin versus a coumarin for the prevention of recurrent venous thromboembolism in patients with cancer. N Engl J Med, 2003, 349(2): 146-153.

病例 12　中枢神经系统血管炎

一、病例介绍

【主诉】

患者女性，40岁，主诉"头痛5个月，加重2周"。

【现病史】

患者5个月前无明显诱因出现头痛，表现为右枕部跳痛伴眼部发胀感，偶伴有视物模糊感，每次持续1～2 h缓解，每日均有发作。2周前患者午睡醒后再次出现右枕部跳痛，性质剧烈，伴右眼球充血流泪，持续约40 min后好转，否认恶心、呕吐、肢体无力、言语不清、视物成双、意识不清等。就诊于外院，头部MRI未见新发梗死，CTA示"右侧颈内动脉纤细，右侧大脑中动脉较对侧稍纤细，右侧大脑前动脉A1段未见明确显示"，给予阿司匹林100 mg 1次/日及他汀类药物（具体不详）口服。患者近日仍有头痛发作，性质同前。

【既往史、个人史、家族史】

甲状腺炎、甲状腺功能亢进病史4年，曾口服左甲状腺素钠片（优甲乐）治疗，自诉目前已愈，停药。卵巢早衰病史4年，目前口服地屈孕酮10 mg 1次/日（月经周期第12～21天）、戊酸雌二醇片1 mg 1次/日（月经周期前21天）。口腔溃疡病史，5～6次/年。皮肤易发生皮疹。右膝关节半月板术后5年。否认习惯性流产、关节疼痛等病史。否认吸烟、饮酒史。否认食物及药物过敏史。

【入院查体】

右侧卧位血压128/79 mmHg，心率80次/分，心、肺、腹查体未见异常。

神经系统查体：神清语利，定向力、记忆力、计算力、理解判断力正常。双侧瞳孔等大等圆，直径3.0 mm，双侧瞳孔直接及间接对光反射灵敏，眼球各向运动充分，未见眼震。双侧面部针刺觉对称，双侧角膜反射正常引出，双侧咀嚼对称有力。双侧额纹对称，双侧面纹对称，闭目有力。双耳粗测听力可，Weber征居中，Rinne试验双侧气导>骨导。双侧软腭上抬有力，双侧咽反射存在。双侧转颈、耸肩有力，伸舌居中，未见舌肌纤颤。四肢肌力5级。双侧肌张力正常。双侧指鼻、跟膝胫试验稳准，闭目难立征阴性。双侧针刺觉及音叉振动觉对称。双侧腱反射对称引出。双侧掌颏反射、Hoffmann征阴性。双侧巴宾斯基征阴性。颈软，脑膜刺激征阴性。

【入院前辅助检查】

（1）CTA（发病5月余，外院）：右侧颈内动脉纤细（狭窄？），右侧大脑中动脉较对侧稍纤细，右侧大脑前动脉A1段未见明确显示。

（2）头部MRI（发病5月余，外院）：右侧放射冠区点片状异常信号（长T1信号、FLAIR高信号）。

【入院时诊断】

1. 定位诊断 右侧颈内动脉系统、颅内外痛敏结构。

（1）右侧颈内动脉系统：患者 CTA 示右侧颈内动脉系统多发狭窄，故定位。

（2）患者头痛，定位于硬脑膜、静脉窦、颅骨内膜、颅内外血管、颅颈神经等颅内外痛敏结构。

2. 定性诊断 脑内动脉狭窄不伴梗死。

患者无局灶性神经功能缺损的症状和体征，外院头部 MRI 未见新发梗死，CTA 示"右侧颈内动脉纤细、右侧大脑中动脉较对侧稍纤细，右侧大脑前动脉 A1 段未见明确显示"，故考虑诊断为脑内动脉狭窄不伴梗死。需进一步完善免疫相关筛查、高分辨率 MRI 等检查，明确狭窄病变性质。

【住院后诊疗经过】

（一）诊疗经过概述

患者入院后给予血压、血糖监测，筛查脑血管病相关危险因素，完善颅内外血管影像学评价，以及心脏、免疫学评价等。患者颅内动脉狭窄诊断明确，给予阿司匹林抗血小板治疗，他汀类药物降脂、稳定斑块治疗。患者高分辨率 MRI 示右侧颈内动脉系统多发血管狭窄，管壁环形增厚伴强化，不除外血管炎改变，阅片可见右侧海绵窦区强化，进一步完善鼻部 CT + 冠矢重建，未见明确鼻窦病变。完善腰椎穿刺检查，脑脊液压力、常规、生化、免疫、肿瘤、病毒均未见异常。请风湿免疫科会诊，考虑患者目前无大动脉炎证据，尚不满足白塞病诊断标准，且入院后多次 C-反应蛋白（CRP）正常，无全身炎症指标增高，颈内动脉狭窄处有钙化，故暂无激素治疗指征。患者症状较前好转，病情平稳，请示上级医师准予出院。嘱其出院后继续口服阿司匹林 100 mg 1 次/日，阿托伐他汀钙 20 mg 1 次/晚治疗。患者颅内动脉狭窄病因不明，血管炎不除外，建议出院后定期复查红细胞沉降率、超敏 C-反应蛋白及高分辨率 MRI 动脉斑块增强成像，定期随诊。

（二）住院后辅助检查

1. 影像学检查

（1）头部 CTA + CTP：脑 CT 平扫检查未见明显异常。CTA 示右侧颈内动脉纤细，虹吸段多处狭窄；右侧大脑中动脉显示细，M1 段节段性狭窄；右侧大脑前动脉 A1 段纤细（图 12-1）。CTP 示右侧额、顶、颞叶异常灌注区。

（2）高分辨率 MRI（发病 5 月余）：右侧颈内动脉、右侧大脑前动脉、右侧大脑中动脉水平中段管壁环形增厚伴不同程度强化，管腔不同程度狭窄（图 12-2 和图 12-3）。结合临床病史未见明确危险因素，考虑血管炎导致可能性大，建议进一步行相关实验室检查。

（3）对比增强 MRA（CE-MRA）（发病 5 月余）：右侧颈内动脉系统全程纤细（图 12-4）。

（4）肾动脉超声：双肾动脉未见明显狭窄。

（5）鼻窦 CT：双侧下鼻甲略肥厚，左上颌窦黏膜增厚。

2. 实验室检查

（1）B 型钠尿肽：17.2 pg/ml。

（2）PAg-花生四烯酸：9.26%（↓）。

（3）*CYP2C19* *1/*2 检出，中等代谢型。

（4）*SLCO1B1* *1b/*1b 检出，正常肌病风险，可考虑较大剂量他汀类药物；*APOE* E2/E3 检出，血脂代谢较正常佳，他汀类药物疗效较正常佳。

（5）血生化全项：谷丙转氨酶 17.9 U/L，谷草转氨酶 17.4 U/L，总蛋白 70 g/L，白蛋白

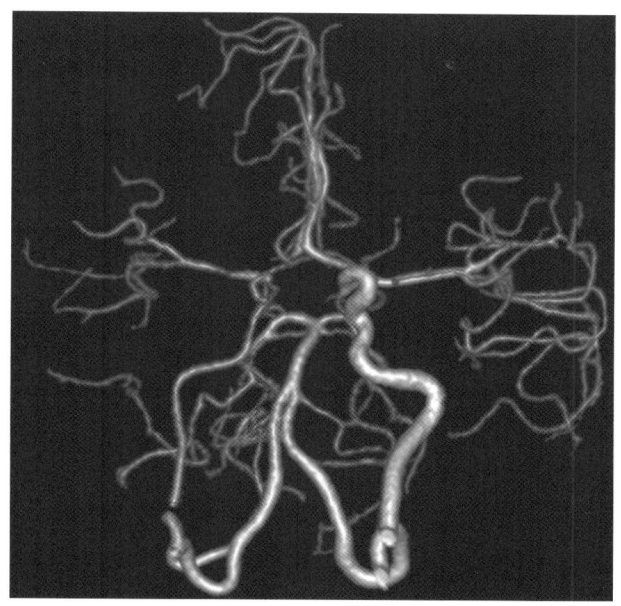

彩图

图 12-1（扫二维码看彩图） CTA（发病 5 月余）示右侧颈内动脉纤细，虹吸段多处狭窄；右侧大脑中动脉显示细，M1 段节段性狭窄；右侧大脑前动脉 A1 段纤细

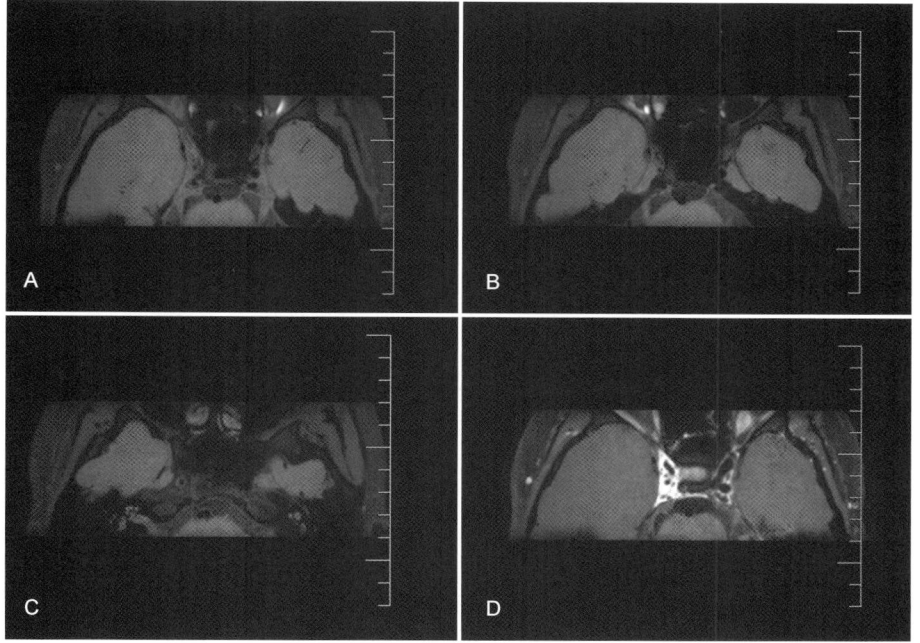

图 12-2 颅内高分辨率 MRI（发病 5 月余），示右侧颈内动脉、右侧大脑前动脉、右侧大脑中动脉水平中段管壁环形增厚伴不同程度强化，管腔不同程度狭窄。**A~C.** T1WI 序列；**D~F.** T1WI 增强轴位序列；**G~H.** T1WI 增强冠状位序列

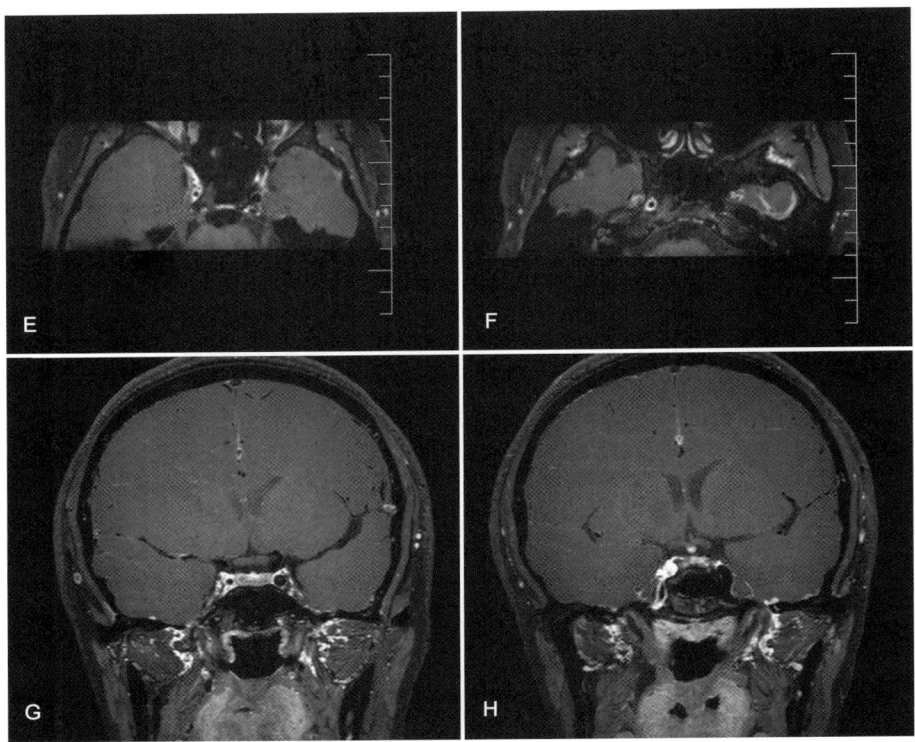

图 12-2（续）

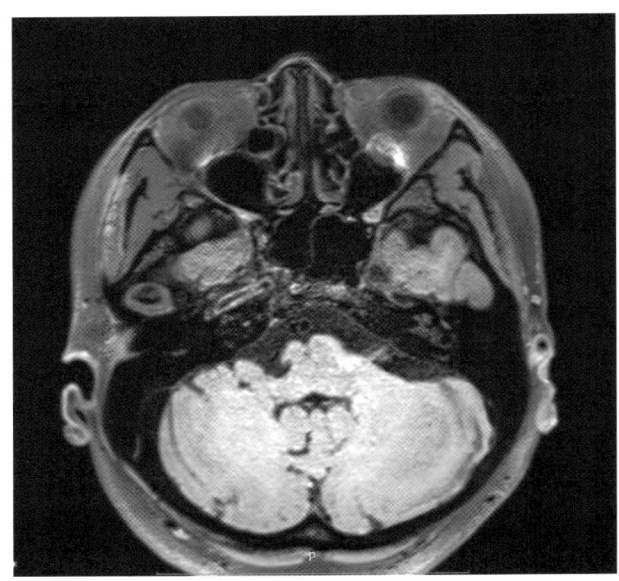

图 12-3 高分辨率 MRI（发病 5 月余），T1WI 轴位序列示右侧颈内动脉管壁均匀增厚

（溴甲酚绿法）43.4 g/L，尿酸 346.4 μmol/L，无机磷 1.5 mmol/L（↑），甘油三酯 2.65 mmol/L（↑），总胆固醇 3.87 mmol/L，高密度脂蛋白胆固醇 1.05 mmol/L，低密度脂蛋白胆固醇 2.18 mmol/L，钠 142.8 mmol/L，钾 4.04 mmol/L，氯 104.9 mmol/L，同型半胱氨酸 10.51 μmol/L，葡萄糖 4.41 mmol/L，超敏 C-反应蛋白 0.74 mg/L。

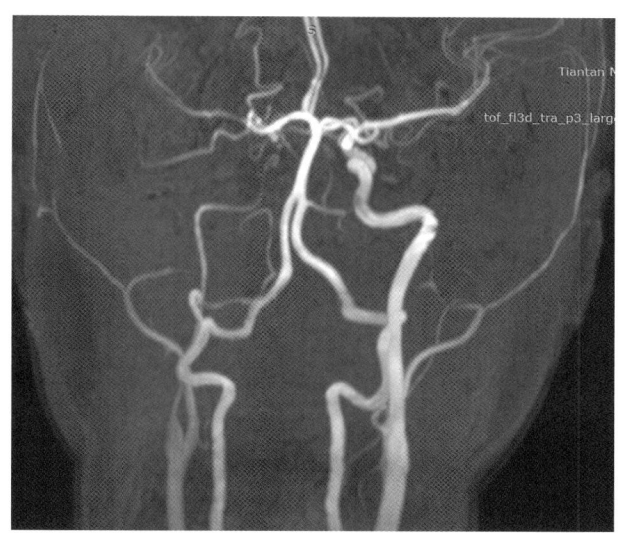

图 12-4 CE-MRA（发病 5 月余），示右侧颈内动脉系统全程纤细

（6）糖化血红蛋白：5.8%。

（7）血常规：白细胞绝对值 5.85×10^9/L，中性粒细胞绝对值 3.53×10^9/L，红细胞绝对值 4.03×10^{12}/L，血红蛋白 119 g/L，红细胞平均体积 89.1 fl，血小板绝对值 261×10^9/L，中性粒细胞相对值 60.2%。

（8）尿常规、便常规、凝血 6 项：未见异常。

（9）促甲状腺激素受体抗体 1.120 IU/L（阴性），抗甲状腺过氧化物酶抗体 15.77 IU/ml（↑）。

（10）红细胞沉降率：8 mm/60 min。

（11）类风湿 3 项：类风湿因子 9.7 IU/ml，抗链球菌溶血素 O 335 IU/ml，C-反应蛋白 0.762 mg/L。

（12）自身抗体谱、补体 C3/C4、凝血 4 项（外院）：未见异常。

（13）抗心磷脂抗体谱：阴性。

（14）肿瘤标志物、狼疮抗凝物 6 项、凝血因子 8 项、易栓症筛查：未见异常。

3. 脑脊液检查

（1）脑脊液常规：脑脊液细胞总数 1/μl，脑脊液白细胞数 1/μl，脑脊液单核细胞 100%。

（2）结核分枝杆菌抗体（脑脊液＋血液）：阴性（－）。

（3）脑脊液生化：腺苷脱氨酶 0.2 U/L，氯化物 128 mmol/L，糖 3.6 mmol/L，蛋白质 24.48 mg/dl，乳酸 1.6 mmol/L。

（4）脑脊液 24 h 鞘内 IgG 合成率：－0.19。

（5）脑脊液寡克隆区带：阴性。

（6）脑脊液涂片：革兰氏染色未见细菌，抗酸染色未见抗酸杆菌，墨汁染色未见新型隐球菌。

（7）细胞因子（脑脊液＋血液）：脑脊液白细胞介素-1β（IL-1β）8.64 pg/ml（↑）。血液 IL-1β 6.24 pg/ml（↑），白细胞介素受体 2 U/ml（↓）。

（8）神经元抗原谱抗体IgG检测（脑脊液+血液）：未见异常。

（9）脑脊液形态学：阅全片以淋巴细胞为主，须结合临床及其他检查。

（10）脑脊液病原学检查：阴性。

4. 心电Holter 窦性心动过缓，游走性心律，偶发房性期前收缩，ST-T改变。

5. 24 h血压监测 24 h平均血压111/75 mmHg，白天平均血压115/79 mmHg，夜间平均血压102/67 mmHg。

【出院时诊断】

脑内动脉狭窄不伴梗死

右侧颈内动脉系统

中枢神经系统血管炎可能性大

【出院时情况】

右侧卧位血压130/80 mmHg，心率75次/分，心、肺、腹查体未见异常。

神经系统查体：神清语利，高级皮质功能正常。双侧瞳孔等大等圆，直径3.0 mm，双侧瞳孔直接及间接对光反射灵敏，眼球各向运动充分，未见眼震，余脑神经查体（-）。四肢肌力5级。双侧肌张力正常。双侧指鼻、跟膝胫试验稳准，闭目难立征阴性。双侧针刺觉及音叉振动觉对称。双侧腱反射对称引出。双侧掌颏反射、Hoffmann征阴性。双侧巴宾斯基征阴性。颈软，脑膜刺激征阴性。

二、讨论

患者青年女性，急性起病，临床表现为头痛，进一步完善颅内外血管评价，发现颅内动脉狭窄，为进一步明确狭窄病因收入院。患者入院后高分辨率MRI示右侧颈内动脉系统多发血管狭窄，管壁环形增厚伴强化，不除外血管炎改变。

中枢神经系统（central nervous system，CNS）血管炎是一组表现为炎症和破坏性特点的脑血管炎性病变，可累及任何大小的血管，具体发病机制尚不清楚。患者的临床表现缺乏特异性，病情的轻重和进展情况各异，缺乏特异性的实验室检查指标。传统的血管造影被认为是疾病诊断的最佳成像工具，但通常只能显示管腔形态的不规则和狭窄。根据病因学可分为原发性中枢神经系统血管炎（primary angiitis of the central nervous system，PACNS）和继发性CNS血管炎。当血管炎局限于脑、脑膜或者脊髓时，被称为PACNS，是一种非动脉粥样硬化性的管壁炎症和坏死性病变，常累及软脑膜和脑实质的中小血管[1]。继发性CNS血管炎为系统性或全身性疾病（如系统性红斑狼疮、风湿性关节炎、硬皮病、皮肌炎、重叠性胶原病和干燥综合征等自身免疫性疾病）所引起的血管炎，以及感染、药物和肿瘤相关的过敏性血管炎。CNS血管炎根据累及血管的大小可分为大、中、小血管炎。颅内大血管包括颈内动脉、椎动脉颅内段、基底动脉、大脑中动脉M1段、大脑前动脉A1段及大脑后动脉P1段等，其病变主要为巨细胞性动脉炎和大动脉炎；中血管是指与大脑中动脉分叉远端管径大小相似的血管，中血管炎主要见于结节性多动脉炎和川崎病；小血管是指超出DSA分辨力的血管，小血管炎包括IgA血管炎、Behcet病、Cogan综合征、显微镜下多血管炎、嗜酸性肉芽肿性多动脉炎等[2]。不同类型血管炎在累及血管的大小上会有重叠。脑活检可能是唯一有价值的诊断手段，但可能出现假阴性结果。高分辨率血管壁磁共振成像（high-resolution vessel wall magnetic resonance imaging，HR VW-MRI）作为一种无创性检查方法，在 CNS 血管炎的诊断及疗效监测方面具有重要价值。

本例患者入院后完善了免疫疾病相关筛查，未发现系统性或全身性疾病（如系统性红斑性狼疮、风湿性关节炎、干燥综合征等自身免疫性疾病）及感染性血管炎的证据。患者疾病主要累及颅内大、中血管，高分辨率 MRI 显示受累血管呈明显、均匀的向心性强化，鉴于 DSA 及活检术存在一定比例的假阴性率，且结合患者本人的意愿，本例患者未行全脑血管造影术及脑活检术，因此需进一步长期随访，结合患者病情及 HR VW-MRI 的演变进一步明确诊断。

（杨晓萌　边立衡）

三、专家点评

基于临床经验和已发表文献的证据提出的 PACNS 诊断标准，虽然没有经过验证，但已经被广泛应用于临床研究和观察中，具体包括：①表现为获得性的无法解释的神经或者精神缺损症状；②脑血管造影具有典型的血管炎特征或者脑活检样本证实为血管炎；③除外系统性血管炎和其他造成相似血管造影或病理特征的疾病。诊断继发性 CNS 血管炎通常是直接通过组织活检证实，或者基于一种全身性炎症或者感染性病变的基础上间接通过影像学方法来诊断。PACNS 因其临床表现多样，缺乏特异性的诊断标志物，证实诊断需要进行活检。毋庸置疑，组织病理学证据是诊断 PACNS 的金标准，但在一些神经影像学表现为复发性脑卒中和血管异常的患者中，阳性活检的结果可能较低。因此，诊断标准允许在缺乏其他病因的情况下基于血管成像做出诊断。

关于 CNS 血管炎的血管壁影像特征已有了初步的共识。研究发现血管炎通常表现为节段性多血管受累的特征，受累血管的典型特征表现为光滑、明显、均匀的向心性强化[3-7]。这种表现是与动脉粥样硬化性病变（偏心不均匀强化）和可逆性脑血管收缩综合征（RCVS）（无或者轻度强化）进行鉴别的一个关键点。而最近有文献报道，在 CNS 淋巴瘤患者中颅内血管壁也可表现为向心性强化，这表明血管壁向心性强化的特征具有相对低的特异性。值得注意的是，CNS 血管炎也可表现为光滑偏心性管壁增厚和强化[4]。但 Schuster 等[8]报道，活检证实的 PACNS 并没有观察到管壁的强化，甚至在疾病的后续进程中 14 例患者仅有 3 例出现管壁的明显强化，这可能还是由于炎症累及较小的血管，超出了管壁成像的分辨能力。最近 Schuster 等[8]将 PACNS 按照 MR（包括常规 MRI 和 MRA）检查特征分为 2 个亚型，用来指导选择确诊手段。该研究认为在神经影像上表现为脑实质和软脑膜强化或者肿块样病变的小血管 PACNS 患者，建议选择脑组织活检；而发生在大血管的 PACNS 活检价值可能不大，因为假阴性率较高，这可能是由于血管炎性病变局限于颅内近端或者中等大小的血管，而脑活检并没有包含或覆盖这些区域，因而建议选择其他无创检查手段，如 HR VW-MRI。

（审核及点评专家：董可辉）

参考文献

[1] Salvarani C, Brown RD Jr., Hunder GG. Adult primary central nervous system vasculitis. Lancet, 2012, 380: 767-777.

[2] Rastogi H. Central nervous system vasculitis imaging: simplified. Neurology India, 2017, 65: 1221-1222.

[3] Kuker W, Gaertner S, Nagele T, et al. Vessel wall contrast enhancement: a diagnostic sign of cerebral vasculitis. Cerebrovasc Dis, 2008, 26: 23-29.

[4] Obusez EC, Hui F, Hajj-Ali RA, et al. High-resolution MRI vessel wall imaging: spatial and temporal patterns of reversible cerebral vasoconstriction syndrome and central nervous system vasculitis. American Journal of Neuroradiology (AJNR), 2014, 35: 1527-1532.

[5] Pfefferkorn T, Linn J, Habs M, et al. Black blood MRI in suspected large artery primary angiitis of the central nervous system. Journal of Neuroimaging: official journal of the American Society of Neuroimaging, 2013, 23: 379-383.

[6] 刘松, 夏爽. 颅内血管壁成像的技术基础及临床应用. 国际医学放射学杂志, 2017, 40: 570-576.

[7] 柴圣婷, 夏爽. 中枢神经系统血管炎的影像特征及研究进展. 国际医学放射学杂志, 2019, 42(1): 54-58.

[8] Schuster S, Bachmann H, Thom V, et al. Subtypes of primary angiitis of the CNS identified by MRI patterns reflect the size of affected vessels. Journal of Neurology, Neurosurgery, and Psychiatry, 2017, 88: 749-755.

病例 13 硬脊膜动静脉瘘致蛛网膜下腔出血

一、病例介绍

【主诉】

患者女性，64岁，主诉"突发头颈部疼痛 24 h"。

【现病史】

患者 24 h 前无明显诱因突发后颈部剧痛，迅速向头部及颈部以下放射，表现为头部炸裂样疼痛，颈部强直伴疼痛，伴恶心、呕吐，呕吐物为胃内容物，无肢体无力及意识丧失，无肢体抽搐，来我院神经内科急诊就诊。头部 CT 提示蛛网膜下腔出血，给予脱水降颅压、防治血管痉挛等对症治疗。今日急诊行 DSA 检查，提示"硬脊膜动静脉瘘"，遂于我院住院继续治疗。

【既往史、个人史、家族史】

高血压 10 年，最高 180/100 mmHg，未规律服药及监测。青光眼术后 7 年。否认糖尿病、高血脂、冠心病史。否认家族史。

【入院查体】

（未服药）右侧卧位血压 143/99 mmHg，心率 92 次/分。双肺呼吸音清，未闻及干、湿啰音，心律齐，未闻及明显杂音。腹软，无压痛及反跳痛，肝脾肋下未触及。

神经系统查体：神清语利，时间、地点、人物定向力正常，记忆力、计算力正常。双侧瞳孔不等大，左侧瞳孔直径 3 mm，对光反射灵敏，右侧瞳孔直径 6 mm，对光反射消失。眼球各向运动充分，未见眼震。双侧角膜反射正常引出，双侧面部针刺觉对称，双侧咀嚼对称有力。双侧额纹、面纹对称，闭目及示齿有力。双耳粗测听力可，Weber 征居中，Rinne 试验双侧气导＞骨导。双侧软腭上抬有力，双侧咽反射存在。双侧转颈、耸肩有力，伸舌居中，未见舌肌纤颤。四肢肌容积正常，四肢肌张力正常。双侧指鼻、跟膝胫试验稳准，闭目难立征查体不合作。双侧针刺觉、音叉震动觉对称。四肢腱反射对称引出。双侧掌颏反射、Hoffmann 征阴性。颈强直 4 横指，脑膜刺激征阳性。

【入院前辅助检查】

（1）头部 CT（发病第 1 天）：显示蛛网膜下腔出血（图 13-1）。

（2）头部 CTA（发病第 1 天）：未见明确颅内动脉瘤（图 13-2）。

（3）DSA（发病第 2 天）：提示硬脊膜动静脉瘘（图 13-3）。

【入院时诊断】

1. 定位诊断 蛛网膜下腔及脑室系统。

患者急性起病，表现为突发头颈部剧痛，查体示颈强直 4 横指，布鲁辛斯基征（简称布氏征）、克尼格征（简称克氏征）阳性，头部 CT 示环池、桥前池、延髓池、第三脑室、第四脑室及侧脑室枕角内高密度影，故定位。

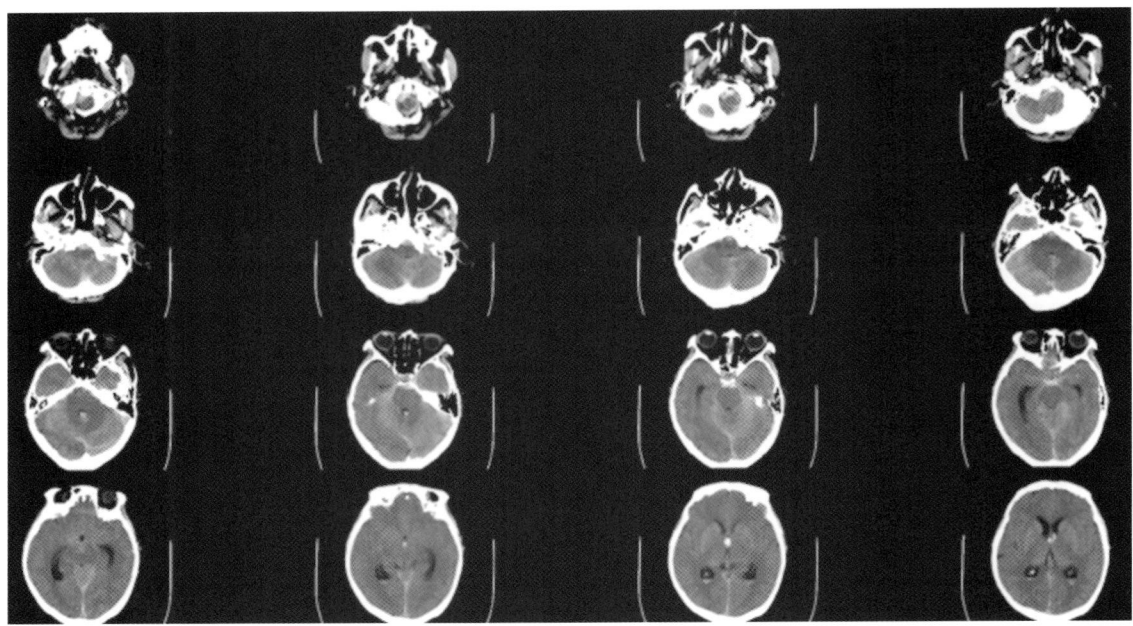

图 13-1 发病当日头部 CT 平扫示环池、桥前池、延髓池、第三脑室、第四脑室及侧脑室枕脚内高密度影，诊断蛛网膜下腔出血

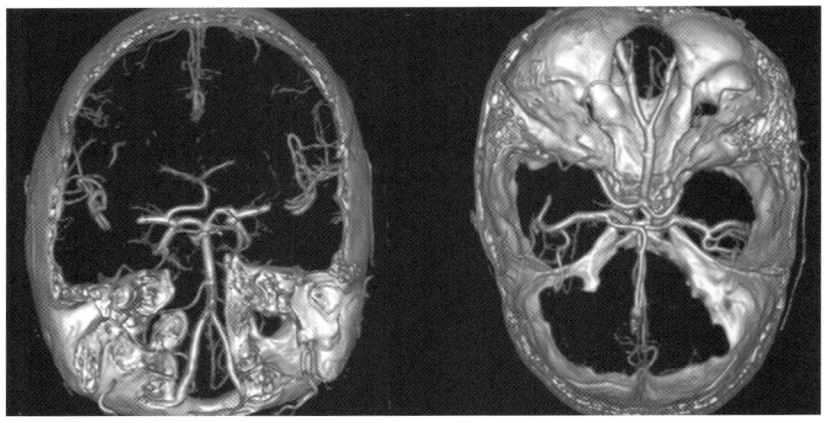

彩图

图 13-2（扫二维码看彩图） 发病当日头部 CTA（三维重建）示颅内血管走行正常，未见明确动脉瘤

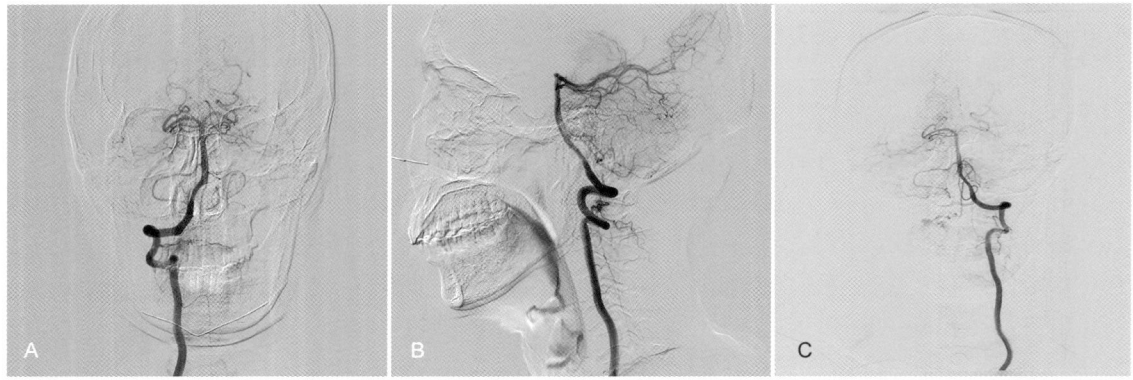

图 13-3 发病第 2 天 DSA 示脊髓前动脉向脊髓区域异常供血，局部异常染色明显，提示硬脊膜动静脉瘘可能性大。**A.** 右侧椎动脉正位；**B.** 右侧椎动脉侧位；**C.** 左侧椎动脉正位

2. 定性诊断 蛛网膜下腔出血。

患者老年女性，急性起病，临床表现为突发头颈部剧烈疼痛，伴恶心、呕吐，不伴局灶神经功能缺损症状，查体示脑膜刺激征阳性，结合头部 CT 可诊断蛛网膜下腔出血，DSA 发现脊髓前动脉向脊髓区域异常供血，考虑病因为硬脊膜动静脉瘘可能。

【住院后诊疗经过】

患者入院后予以重症监护，绝对卧床，给予甘露醇脱水降颅压、尼莫地平预防脑血管痉挛、泮托拉唑抑酸、乳果糖通便等对症治疗。病情相对稳定后转入神经介入科继续治疗。神经介入科考虑介入治疗风险极大，患者头痛较前缓解，出血较前吸收，病情稳定后出院，建议其到神经外科脊髓脊柱专业继续就诊。

【出院时诊断】

硬脊膜动静脉瘘

蛛网膜下腔出血

【出院时情况】

内科查体：血压 139/76 mmHg，心率 81 次/分。双肺呼吸音清，未闻及干、湿啰音，心律齐，未闻及明显杂音。腹软，无压痛及反跳痛，肝脾肋下未触及。

神经系统查体：神清、语利，时间、地点、人物定向力正常，记忆力、计算力正常。双侧瞳孔不等大，左侧瞳孔直径 2.5 mm，对光反射灵敏，右侧瞳孔直径 6 mm，对光反射消失。余脑神经查体未见异常。四肢肌力 5 级，四肢肌张力正常。四肢腱反射对称引出。感觉及共济运动查体无异常。双侧掌颏反射、Hoffmann 征阴性。颈强直 3 横指。

二、讨论

硬脊膜动静脉瘘（spinal dural arteriovenous fistula，SDAVF）是一种罕见病，年发病率为（0.5～1）/10 万，同时也是一种最常见的脊髓血管畸形，约占其总数的 70%。大多数患者为自发起病，发病原因不明，可能与硬脊膜外静脉丛或静脉窦循环障碍有关。

SDAVF 是指硬脊膜处的动脉分支和髓周静脉之间的低流量动静脉短路，瘘口一般位于硬脊膜的神经根套袖处。颈部的 SDAVF 供血动脉可起源于椎动脉、颈深动脉、颈升动脉，在胸腰部可起源于肋间动脉、胸主动脉、腹主动脉和腰动脉发出的动脉分支，而腰骶部的病变其供血动脉多起自髂内动脉的分支。供血动脉通过瘘口直接进入脊髓静脉引流系统，由此产生的静脉高压和充血水肿导致患者出现脊髓症状。SDAVF 的静脉引流速度缓慢但范围广泛，向上可延伸至颈椎甚至颅后窝，向下可累及马尾静脉。引流静脉多位于脊髓背侧，也有少数患者向腹侧面引流。其压力可上升到平均动脉压的 74%，进而导致脊髓实质静脉引流不畅和静脉充血。静脉系统没有瓣膜，所以脊髓静脉压力传导至脊髓的固有静脉，导致动静脉压力梯度降低而使脊髓组织的血流灌注减少，继而引起脊髓水肿、缺氧和血-脊髓屏障破坏。这些病理改变，共同导致不可逆的脊髓损伤。

SDAVF 多见于中老年男性，通常起病隐袭，临床上没有独特的临床特征，起病形式可急可缓，有的呈间歇性发作，个别病例表现为逐渐进展，总病程长，病情逐渐加重，脊髓上、下运动神经元可同时受累，主要临床表现为进行性的肢体无力、感觉异常和括约肌功能障碍，部分患者可在缓慢神经损害过程中突然加重，如果不经治疗，症状会呈波动性加重，进而导致不可逆的脊髓功能损伤，严重影响患者的生活质量。不同部位的硬脊膜动静脉瘘在临床表现上具有明显差异，颅颈交界区的硬脊膜动静脉瘘除了可引起常见的脊髓水肿外，34%～45%的患者以蛛网膜下腔出血起病，这与胸腰段病变有较大的区别，但出血的具体机制尚不明确。以出血起病的患者，其造影常表现为引流静脉迂曲扩张，是否出血与引流静脉的方向相关：若主要引流向颅内，则其出血的可能性较大；反之，则引起相应部位的脊髓水肿。

SDAVF早期诊断困难，误诊率高，确诊需要借助进一步检查。MRI能显示脊髓畸形血管的部位、范围及有无出血，是一种无创、安全有效的检查方法，是筛选该病的重要工具。SDAVF所引起的脊髓水肿在磁共振T2WI上表现为高信号，晚期脊髓可表现为胶质增生和萎缩。但这些均不是特异性的表现，需与其他脊髓疾病（神经脱髓鞘、创伤、椎管狭窄等）相鉴别[1]。硬脊膜下扩张迂曲的脊髓静脉更具有特异性，其表现为T2WI上低密度血管流空影或T1增强像上蛇形的增强影。然而，并非所有的SDAVF患者均有髓周血管流空影。脊髓血管CTA也是评估脊髓血管情况的有效方式。MRA检查耗时长、检查范围小，不能一次覆盖脊髓全长，而CTA可在短时间内完成对脊髓全长度的扫描，相对简单，成像较MRA更为精确，故更适合作为筛查脊髓血管疾病的手段。目前公认选择性脊髓血管DSA是诊断SDAVF的金标准，其能清晰显示畸形血管的部位、供血和引流血管，确定供血动脉的来源、数目、瘘口的位置及引流静脉的方向，并且可以在诊断的同时行血管内栓塞治疗。

SDAVF患者在出现临床症状后会呈现波动性加重，因此早期诊断和干预十分必要。目前，常见的治疗方式有血管内介入栓塞术和显微外科手术。不论哪种治疗方式，目标均是要永久性地闭塞瘘口和引流静脉，以阻止静脉高压继续对脊髓造成损害。近年来随着新的液体栓塞材料（氰基丙烯酸异丁酯、Onyx）应用于临床，介入技术不断进步，介入栓塞治疗的效果较以往有所提高。有文献报道，瘘口完全栓塞率可达70%～89%。但是，SDAVF在硬膜上的供血分支多而细小，所以通过供血分支将栓塞材料注入静脉端仍较为困难；与外科手术相比，其达到解剖治愈的难度较大，复发率高。当供血动脉邻近节段有脊髓前、后动脉发出，介入栓塞会有较大风险[2]。一旦误栓脊髓的供血动脉，会引起相应供血区缺血梗死。此外，如果病变的供血血管迂曲或者狭窄，也会使微导管难以到达满意的位置，妨碍栓塞材料的置入。显微外科手术可以直接切断瘘口，是经典的治疗方式，几乎适用于所有SDAVF患者。Steinmetz等[3]早期进行的一项meta分析显示，外科手术的治愈率可达98%。而术前准确判断瘘口位置是外科手术成功的关键。术前需要行脊髓血管造影预估瘘口所在的节段，术中打开对应的椎板，判断瘘口所在位置。在确认瘘口后，可以将其电凝后切断，或使用动脉瘤夹夹闭。必要时，硬膜外部分神经根套袖处也应电凝处理。

虽然SDAVF发病率不高，但容易被漏诊或误诊，尽早准确诊断和给予恰当治疗十分重要。SDAVF是颅内SAH的少见原因之一。瘘口多位于颈髓，可反复出血。颅内出血部位多累及第四脑室、第三脑室、桥前池等，临床表现相对较轻。若全脑DSA未查明出血原因，需仔细追问病史及查体，可选择性行脊髓MRI检查，尤其是颈椎MRI。必要时可行脊髓动脉DSA检查，以免漏诊或者误诊。目前，血管内介入治疗、外科手术均是有效的治疗方式。其中，血管内治疗创伤小，近年其疗效较以往大大提升。而外科手术仍是治疗SDAVF的经典方式，其治愈率高。

（刘　凯　高　斌　杨　波）

三、专家点评

患者老年女性，急性动态起病，表现为显著的头颈部疼痛。头部 CT 示 SAH，第四脑室及脑桥、延髓周围积血较多。DSA 示起自脊髓前动脉的硬脊膜动静脉瘘，局部可见瘤样扩张。SAH 患者病因有动脉瘤破裂、血管畸形、外伤、出凝血机制异常等原因，起病早期 CT 所示积血部位对确定和寻找责任血管意义很大，环池积血较多者提示 Willis 环动脉瘤破裂可能性大，第四脑室及脑桥、延髓周围积血较多提示椎动脉瘤破裂可能。本患者 DSA 示起源于颅颈交界区脊髓前动脉的硬脊膜动静脉瘘，与积血部位相符，局部可见瘤样扩张，可确定为责任血管病变，临床上较少见。

（陈启东）

参考文献

[1] Koch C. Spinal dural arteriovenous fistula. Curr Opin Neurol, 2006, 19 (1): 69-75.
[2] Ruiz-Juretschke F, Perez-Calvo JM, Castro E, et al. A single-center, long-term study of spinal dural arteriovenous fistulas with multidisciplinary treatment. J Clin Neurosci, 2011, 18 (12): 1622-1666.
[3] Steinmetz MP, Chow MM, Krishnaney AA, et al. Outcome after the treatment of spinal dural arteriovenous fistulae: a contemporary single-institution series and meta-analysis. Neurosurgery, 2004, 55 (1): 77-88.

病例 14 　右侧大脑中动脉狭窄

一、病例介绍

【主诉】

患者男性，38岁，主因"突发左侧肢体无力12天"以"脑梗死"于2019年12月2日收入我院。

【现病史】

患者于入院前12天（2019年11月21日，约15:00）无明显诱因突发左上肢无力，表现为抬举不能，2 h后出现左下肢无力，表现为行走偏左，尚能行走，但需人扶，伴头晕、言语不利，但尚可与人交流，伴恶心、无呕吐，无饮水呛咳、吞咽困难，无视物成双、视物旋转，无肢体抽搐、意识障碍等。就诊于外院，完善头部CT未见出血，头部MRI示"脑梗死"，遂给予溶栓治疗（溶栓前后NIHSS评分不详），溶栓后患者左侧肢体无力症状较前好转，之后住院予阿司匹林100 mg 1次/日联合氯吡格雷75 mg 1次/日抗血小板治疗，阿托伐他汀20 mg 1次/晚调脂及改善循环治疗等，患者肢体无力症状逐渐好转，但仍有麻木、沉重感，自觉行动欠灵活，为明确病因继续治疗，遂来我院就诊。

患者自患病以来，饮食可，睡眠不良，二便如常，体重无明显变化。

【既往史、个人史、家族史】

体健，生于山西，久居当地，无疫区、疫情、疫水接触史，无牧区、矿山、高氟区、低碘区居住史，无化学性物质、放射性物质、有毒物质接触史，无工业毒物、粉尘接触史。否认冶游史。否认食物和药物过敏史。吸烟史20年，40支/天。不饮酒。否认高血压、糖尿病病史。有脑血管病家族史。

【入院查体】

右侧血压140/73 mmHg，左侧血压123/67 mmHg。内科系统查体未见异常。

神经系统查体：神清语利，粗测高级皮质功能正常。双侧瞳孔等大等圆，直径3 mm，直接及间接对光反射灵敏，眼球各向运动充分，未见眼震。双侧面部针刺觉对称，左侧鼻唇沟浅，伸舌偏左，未见舌肌纤颤。余脑神经查体未见异常。四肢肌力5级，肌张力正常。双侧指鼻、跟膝胫试验稳准，闭目难立征阴性。双侧针刺觉及音叉振动觉对称。四肢腱反射对称引出。双侧掌颏反射阳性，左侧巴宾斯基征阳性。余神经系统查体未见异常。

【入院前辅助检查】

头部 MRI + MRA（发病后1天）　MRI示右侧基底节区梗死灶，MRA示右侧大脑中动脉水平段狭窄。

【入院时诊断】

1. 定位诊断　右侧颈内动脉系统。

患者左侧肢体无力，考虑累及右侧皮质脊髓束；患者左侧鼻唇沟浅，伸舌偏左，考虑累及右侧皮质核束;头颅磁共振检查提示右侧基底节区梗死灶,属于右侧大脑中动脉供血区域,故定位于右侧颈内动脉系统。

2. 定性诊断 脑梗死,病因不明。

患者青年男性,急性起病,存在局灶性神经功能缺损证据,且持续不缓解,头颅磁共振检查提示右侧基底节区梗死灶,故脑梗死诊断明确。患者既往体健,仅有大量吸烟史的大动脉粥样硬化性证据,无心源性栓塞的危险因素证据,故需进一步完善自身免疫、肿瘤标志物等青年卒中危险因素筛查,明确病因。

【住院后诊疗经过】

(一)诊疗经过概述

患者入院后完善头颅磁共振、弓上CTA、颈部血管超声、TCD、超声心动图等脑血管及心脏相关评价。头颅磁共振检查提示右侧基底节区小片状梗死灶,右侧大脑中动脉水平段狭窄。高分辨率MRI提示右侧大脑中动脉水平段中远段(前下壁)易损斑块形成可能性大,故脑梗死诊断明确,病因考虑为大动脉粥样硬化。给予阿司匹林100 mg 1次/日及氯吡格雷75 mg 1次/日双联抗血小板治疗,阿托伐他汀40 mg 1次/晚降脂治疗,羟乙基淀粉扩容治疗,以及改善循环治疗。监测肝肾功能、血脂、肌酶等。患者处于焦虑状态,请心理科会诊给予口服艾司西酞普兰5 mg 1次/日,劳拉西泮0.5 mg 1次/晚,改善焦虑状态。经治疗,患者病情平稳,肢体无力症状未再次发作,其诊断明确且治疗有效,于2019年12月17日准予出院。

(二)住院后辅助检查

1. 影像学检查

(1)头颅MRI+MRA(发病后15天):MRI示右侧基底节区梗死灶,缺血性脑白质病变(改良Fazekas分级1级);枕大池增大;鼻窦炎,右上颌窦囊肿。MRA示右侧大脑中动脉水平段狭窄,分支血管少(图14-1)。

(2)大脑中动脉高分辨率MRI(发病后18天):提示右侧大脑中动脉水平段中远段(前下壁)易损斑块形成可能性大(图14-2)。

(3)头部CTA+CTP(发病后20天):CT平扫示脑内多发梗死灶,枕大池增大,右侧上颌窦黏膜下囊肿。CTA示右侧大脑中动脉水平段管腔狭窄。CTP示右侧额、颞、顶叶可见片状低灌注区(图14-3)。

(4)弓上CTA:示右侧大脑中动脉水平段狭窄,余未见明显异常。

(5)颈部血管超声:双侧颈动脉、椎动脉及锁骨下动脉血流未见异常。

(6)TCD:右侧大脑中动脉重度狭窄或闭塞,增强试验阴性;微栓子检查可见1个栓子信号。

(7)主动脉弓超声:主动脉弓、降主动脉近段血流通畅。

(8)超声心动图:心内主要结构及血流未见明显异常,左心功能正常。

(9)下肢动脉和静脉超声:双侧下肢动脉血流未见明显异常,深静脉血流通畅。

(10)甲状腺+前列腺+肾动脉+肾上腺超声:甲状腺未见明显异常。前列腺增大。双肾动脉未见明显狭窄。双侧肾上腺区未见明显占位。

(11)肺CT:右肺尖小结节,右肺中叶少许炎症,双上肺胸膜局部增厚,纵隔内多发小淋巴结。

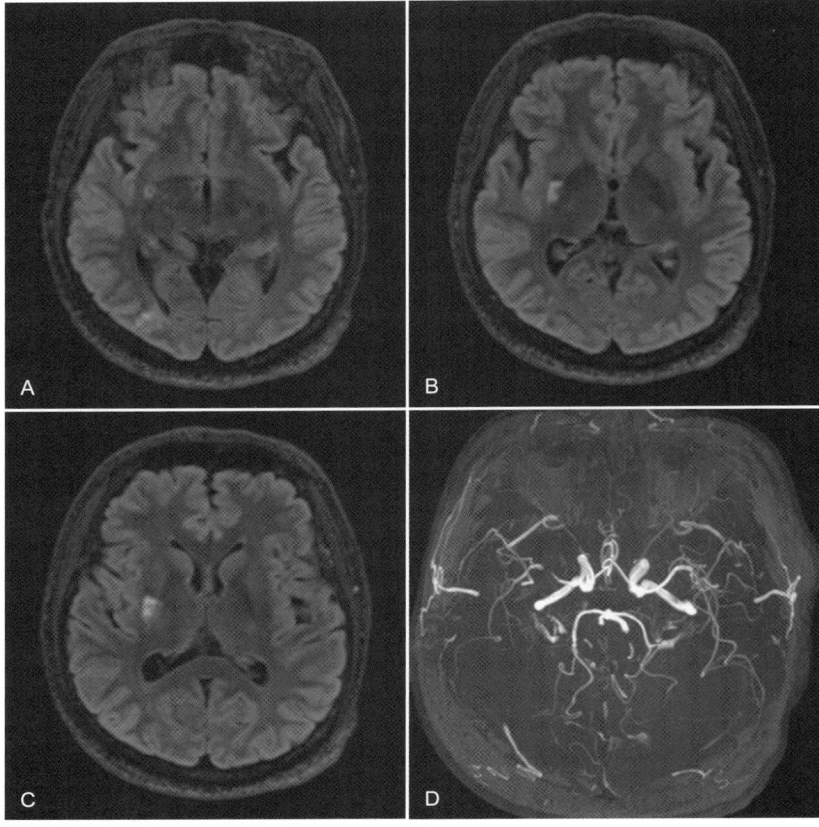

图 14-1　发病后 15 天头颅 MRI + MRA。**A ～ C**. T2 FLAIR 序列,提示右侧基底节区梗死灶;**D**. MRA 提示右侧大脑中动脉水平段狭窄,分支血管少

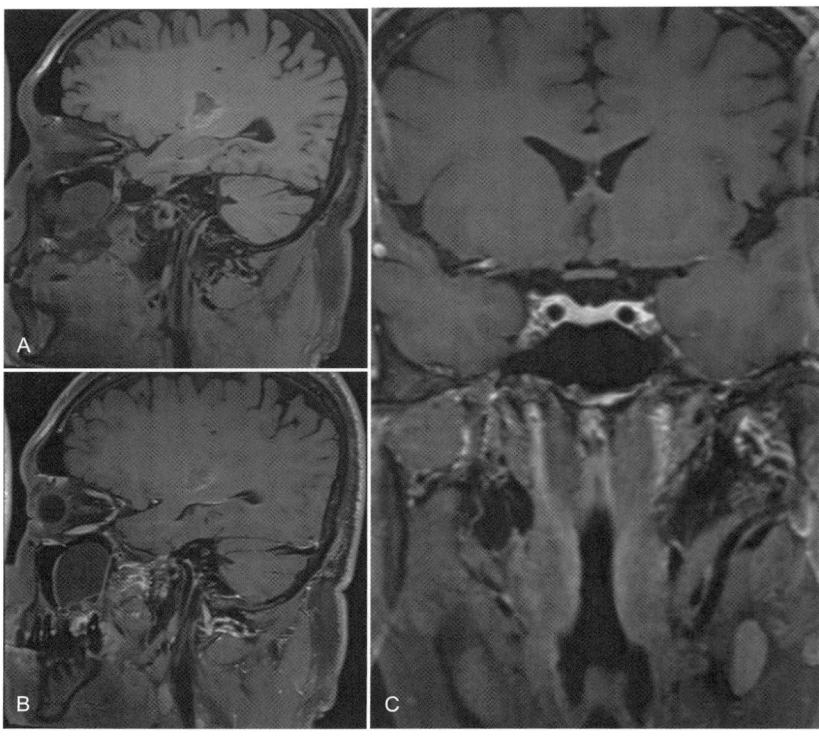

图 14-2　发病后 18 天大脑中动脉高分辨率 MRI,提示右侧大脑中动脉水平段中远段(前下壁)易损斑块形成可能性大。**A**. 矢状位 T1 序列;**B**. 矢状位 T1 增强序列;**C**. 冠状位 T1 增强序列

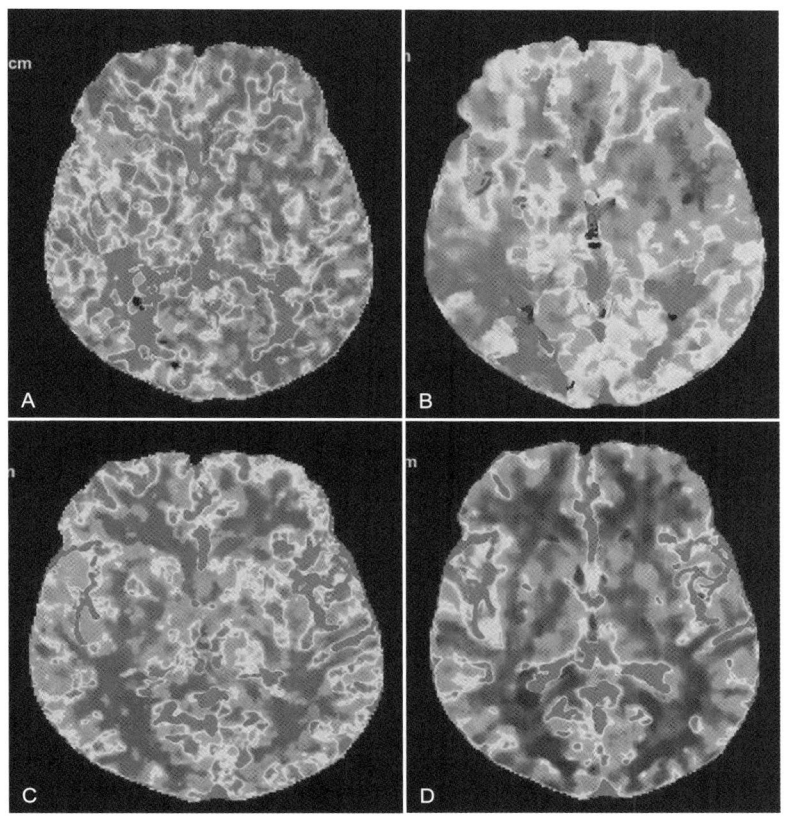

图 14-3（扫二维码看彩图） 发病后 20 天头颅 CT 灌注成像，右侧额、颞、顶叶可见片状低灌注区。A ~ D 分别为 MTT、TTP、CBF、CBV

彩图

2. 实验室检查

（1）血常规、尿常规、凝血 4 项、术前 8 项、甲状腺功能 8 项、心磷脂抗体、自身抗体谱、红细胞沉降率、肝肾功能及离子 3 项：均未见明显异常

（2）便潜血：阳性

（3）生化全项：总胆固醇 2.56 mmol/L（↓），低密度脂蛋白胆固醇 1.36 mmol/L（↓），载脂蛋白 A_1 1.02 g/L（↓），载脂蛋白 B 0.59 g/L（↓），同型半胱氨酸 18.6 μmol/L（↑）。

（4）*CYP2C19* 基因型：*1/*1，快代谢型。

（5）血小板抑制率：AA 抑制率 6.38%，ADP 抑制率 40.3%。

【出院时诊断】

脑梗死
　　右侧大脑中动脉
　　大动脉粥样硬化性

【出院时情况】

患者双侧血压 118/63 mmHg，内科系统查体未见异常。

神经系统查体：神清语利，粗测高级皮质功能正常。双侧瞳孔等大等圆，直径 3 mm，直接及间接对光反射灵敏，眼球各向运动充分，未见眼震。余脑神经查体未见异常。四肢肌力 5 级，肌张力正常。四肢腱反射对称引出。双侧掌颌反射阳性，双侧巴宾斯基征阴性。余神经系统查体未见异常。

【随访情况】

（一）2020 年 5 月 18 日入院复查

患者出院后服用阿司匹林 100 mg 1 次 / 日 + 氯吡格雷 75 mg 1 次 / 日双联抗血小板治疗 3 个月，之后改为单独服用氯吡格雷 75 mg 1 次 / 日，以及阿托伐他汀 40 mg 1 次 / 晚。本次为发病 6 个月后入院复查，患者左侧肢体无力症状未再发作。

患者复查头部高分辨率 MRI，可见右侧大脑中动脉水平段狭窄部位管壁强化较前减轻。复查 CTA + CTP 可见右侧半球 MTT、TTP 延长，但整体灌注较前明显改善。

具体辅助检查如下：

（1）血小板聚集试验（发病后 6 个月）：PAg- 花生四烯酸 12.98%（↓），PAg- 二磷酸腺苷 34.49%（↓），PAg- 胶原 30.52%（↓）。

（2）头颅 MRI + MRA（发病后 6 个月）：右侧基底节、放射冠和半卵圆中心腔隙性梗死灶。右侧基底节区含铁血黄色素沉积。右侧大脑中动脉水平段多发狭窄、粗细不均匀。

（3）大脑中动脉高分辨率 MRI（发病后 6 个月）：右侧大脑中动脉水平段狭窄，局部上、下壁增厚，向腔内突入（图 14-4）。

（4）头部 CTA + CTP（发病后 6 个月）：CT 平扫示脑内多发梗死灶，枕大池增大，右侧上颌窦黏膜下囊肿。CTA 示右侧大脑中动脉水平段管腔狭窄。CTP 示右侧额、顶叶可见片状 MTT、TTP 延迟灌注区（图 14-5）。

（二）2020 年 11 月 11 日入院复查

患者发病后 1 年复诊，目前口服氯吡格雷 75 mg 1 次 / 日单药抗血小板，瑞舒伐他汀 10 mg 1 次 / 晚调脂治疗，患者无新发症状及阳性体征。

具体辅助检查如下：

（1）头颅 MRI + MRA（发病后 1 年）：MRI 示脑内散在斑点状缺血性白质病变，右侧

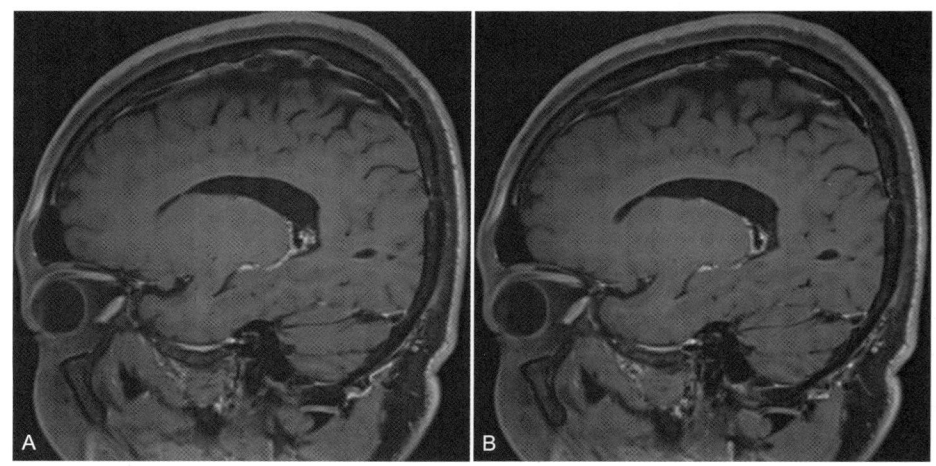

图 14-4 发病后 6 个月大脑中动脉高分辨率 MRI，提示右侧大脑中动脉水平段狭窄，局部上、下壁增厚，向腔内突入。**A** 和 **B**. 矢状位 T1 增强序列

放射冠、基底节区腔隙性梗死灶及局部软化灶；枕大池增大；右侧上颌窦囊肿。MRA 示右侧大脑中动脉 M1 段（水平段）远端管腔狭窄。

（2）大脑中动脉高分辨率 MRI（发病后 1 年）：右侧大脑中动脉水平段远端狭窄，斑块可能性大（图 14-6）。

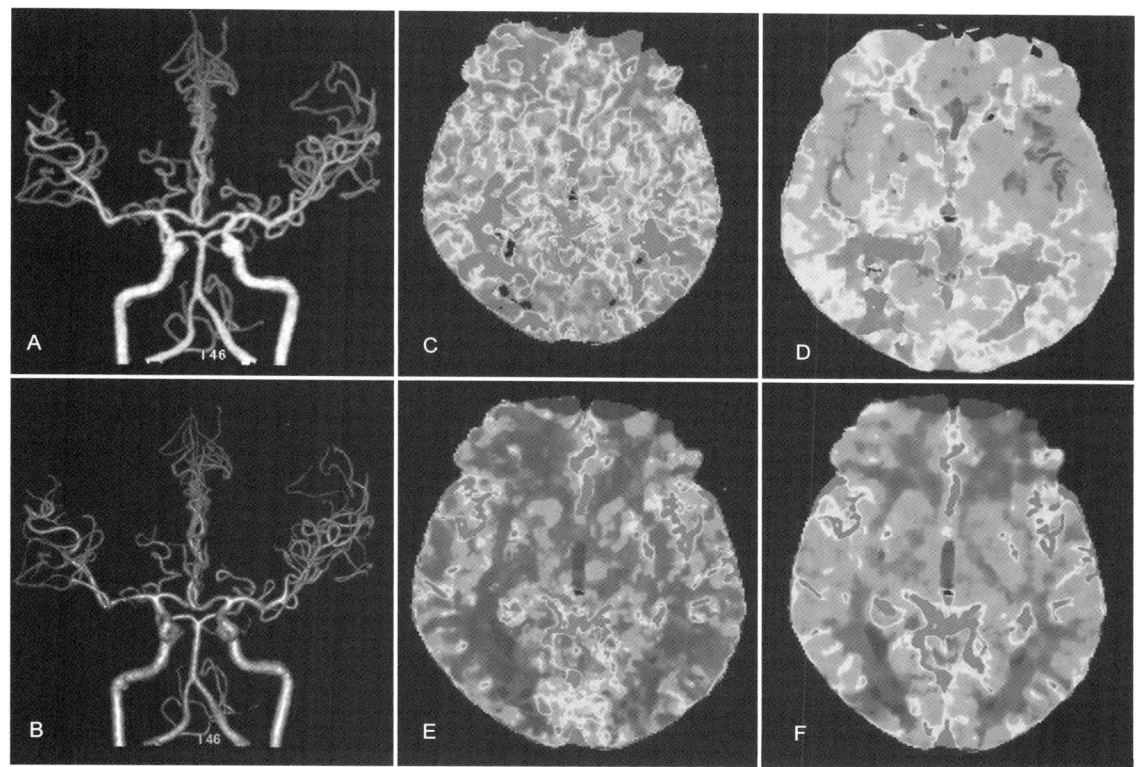

彩图

图 14-5（扫二维码看彩图） 发病后 6 个月头部 CTA + CTP。A 和 B 为 CTA，提示右侧大脑中动脉水平段管腔狭窄；C～F 分别为 MTT、TTP、CBF、CBV，右侧额、顶叶可见片状 MTT、TTP 延迟灌注区

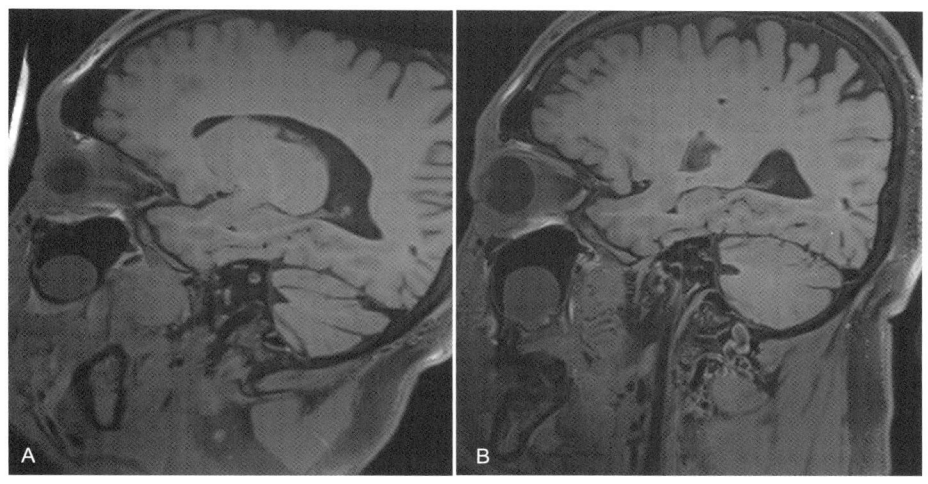

图 14-6 发病后 1 年大脑中动脉高分辨率 MRI，提示右侧大脑中动脉水平段远端狭窄，斑块可能性大。A 和 B 均为 T1WI

【最终诊断】

同出院时诊断。

二、讨论

该患者为中年男性，急性起病，表现为发作性左侧肢体无力，左侧口角歪斜，查体示左侧鼻唇沟浅，完善头颅磁共振检查提示右侧基底节区急性小片状梗死灶，右侧大脑中动脉水平段狭窄，故患者脑梗死诊断明确。高分辨率MRI可见右侧大脑中动脉狭窄部位管壁偏心性斑块，增强可见强化，结合患者有大量吸烟史，且完善免疫检查等青年卒中病因筛查未见阳性结果，故病因考虑为大动脉粥样硬化性。MRI阅片可见右侧基底节区单个新发病变，范围超过两个层面，符合穿支动脉供血区，同一血管分布区无其他病灶，故发病机制考虑为大动脉粥样硬化性穿支动脉病变。头部CTA + CTP可见右侧大脑中动脉M1段重度狭窄，灌注MTT、TTP延长，CBF减低，CBV尚可，符合Ⅰ2期至Ⅱ1期改变。

高分辨率磁共振成像（HR-MRI）是直接评价血管壁和颅内动脉病变最重要和最常用的血管壁成像技术，颅内动脉硬化、夹层、烟雾病、血管炎和可逆性脑血管收缩综合征均可以通过HR-MRI进行诊断和鉴别[1]。管壁的可增强偏心性增厚一般代表不稳定的动脉粥样硬化，增强的管壁同心圆增厚更可能是血管炎，而烟雾病患者很少发生血管壁强化。血管壁内的任何损伤或炎症都会导致增强，无论是动脉粥样硬化、血管炎还是血管病变，都具有动态过程，在不同阶段均可能有不同的影像学发现[2]。然而，这些发现也可能在后续检查中发生变化。颅内动脉夹层的HR-MRI可见内膜瓣及双腔，且壁内血肿和动脉瘤样扩张可作为诊断依据，此外，颅内动脉夹层可以自行恢复并逐渐完全正常化[1]。有研究报道83.9%的颅内动脉夹层在2周到2个月之间发生变化，其中61.5%的患者管腔得到改善，18.3%的患者在连续随访血管造影中完全恢复正常[3]。

本例患者在发病急性期首次住院，高分辨率MRI可见狭窄部位管壁的偏心性增厚，可增强，考虑为急性期的大动脉粥样硬化性易损斑块，同时除外了免疫、心源性栓塞等青年卒中病因，故更加支持该病因。此外，患者高分辨率MRI未见内膜瓣、双腔，也无壁内血肿和动脉瘤样扩张，在随访中未见斑块的消失及形态明显改变，故颅内动脉夹层的可能性较小。根据大动脉粥样硬化性斑块的病因，给予双联抗血小板治疗3个月后，长期用氯吡格雷单药抗血小板及强化降脂稳定斑块治疗，患者出院后至今未再出现肢体无力症状。发病后6个月及1年复查头部CTA可见原狭窄部位较前明显好转，CTP灌注明显增加，高分辨率MRI显示原先明显增强的斑块较前强化减弱，治疗及预后更加支持该病因。

（宋新杰　杜　洋）

三、专家点评

青年卒中在临床工作中并不少见，文献报道，10%～14%的卒中为青年卒中。"跟着指南走——卒中"数据库的回顾性分析发现，青年卒中的风险因素包括血脂异常（占38%）、吸烟（占20%）、高血压（占34%）及糖尿病（占11%）。在这组203例患者中136例的脑血管造影显示阳性结果,195 例患者中的 100 例心脏超声检查阳性,192 例患者中 2 例为动态心电图监测阳性,189 例患者中 30 例处于高凝状态[4]。

高分辨率血管壁 MRI(HR VW-MRI)是近年来发展的可直观显示血管病变特征的影像学方法,在青年卒中患者病因识别中尤其具有优势:①可鉴别动脉粥样硬化(atherosclerotic,AS)与其他血管性病变;②能定量分析血管形态学变化;③评估管腔表面状态;④鉴定 AS 斑块成分及易损性。既往认为 AS 为老年脑梗死的主要原因,而在青年患者中罕见。近年来,作为 AS 独立危险因素的高血压、糖尿病、血脂异常等在青年中的发病率增加,青年 AS 型脑梗死发病率随之明显上升。HR VW-MRI 可检测早期 AS,清晰显示动脉管壁厚度,评估多支动脉的粥样硬化斑块。研究表明,增强 MRI 中,症状性斑块较无症状性斑块更易强化,且强化程度更高;大脑中动脉的症状性斑块易发生于上壁,提示上壁斑块更易引发脑梗死。

本例患者为青年卒中,吸烟为其动脉粥样硬化的危险因素,HR VW-MRI 明确其责任血管——右侧大脑中动脉前下壁动脉粥样硬化斑块,伴有强化。给予阿司匹林和氯吡格雷联合抗栓及强化他汀类药物治疗以后,随访期间未有卒中事件发生,且 HR VW-MRI 提示管腔狭窄较前好转,狭窄部位管壁强化较前减轻。随访 CTA + CTP 可见狭窄部位较前明显好转,右侧灌注较前增加。本例病例提示:①青年卒中,动脉粥样硬化是常见病因之一,这一趋势近年来尤为明显。② HR VW-MRI 是青年卒中明确病因的重要手段,同时可以随访患者血管情况,评价预后。③对于存在易损斑块的大脑中动脉病变的青年卒中患者,通过正规的药物治疗(抗栓及强化他汀类药物治疗)可以使血管壁病变得以控制和改善,从而改善责任血管供血区灌注情况。

(陆菁菁)

参考文献

[1] Choi YJ, Jung SC, Lee DH. Vessel Wall imaging of the intracranial and cervical carotid arteries. Journal of Stroke, 2015, 17(3): 238-255.
[2] Xu W. High-resolution MRI of intracranial large artery diseases: how to use it in clinical practice? Stroke and Vascular Neurology, 2019, 4: e000210.
[3] Mizutani T. Natural course of intracranial arterial dissections. J Neurosurg, 2011, 114: 1037-1044.
[4] Ji R, Schwamm LH, Pervez MA, et al. Ischemic stroke and transient ischemic attack in young adults: risk factors, diagnostic yield, neuroimaging, and thrombolysis. JAMA Neurol, 2013, 70(1): 51-57.

第 2 章

神经系统感染及免疫性疾病

病例 15　视网膜血管病变伴白质脑病和全身表现

一、病例介绍

【主诉】

患者男性，46 岁，主因"头痛 1.5 年，嗜睡 8 个月，左侧肢体无力 5 个月"，于 2021 年 7 月 20 日收入院。

【现病史】

第 1 次发作：患者约于 1.5 年前（2019 年 12 月）感冒后出现头痛，呈阵发性右前额疼痛，发作 2～3 次，每次持续 1～2 min，胀痛，VAS 评分 4 分，未伴发眼痛、出汗，患者记忆力下降，反应迟钝，表现为驾车时忘记目的地、倒车反应慢，无恶心、呕吐，无精神异常，无肢体抽搐，无肢体麻木无力。于外院行颅脑 MRI 检查，诊断为胶质瘤，给予冠切右额开颅肿瘤切除术，术后病理检查示特殊类型小血管病变、血管炎不除外，给予甘露醇静点后患者头痛完全缓解，记忆力下降及反应迟钝好转，驾车能顺利到达目的地、倒车反应正常，生活能自理。

第 2 次发作：患者约于 8 个月前（2020 年 10 月）因劳累后出现嗜睡，表现为睡眠增多，每日 11～12 h（平时 8～9 h），无口干、眼干、皮疹，无头晕、头痛，无记忆力下降及反应迟钝加重。于外院行颅脑 MRI 检查，发现新发病灶，考虑血管炎，给予甲泼尼龙静点（1 g×3 d，500 mg×9 d）1 次 / 日，口服泼尼松片（60 mg×3 d）1 次 / 日（因考虑占位原因，泼尼松片口服 3 天后停服），经治疗后复查颅脑 MRI 示病灶较前无明显变化，嗜睡较前改善。

第 3 次发作：患者于 5 个月前（2021 年 2 月）出现左侧肢体无力，左上肢尚能抬举持物，左下肢走路拖曳，无肢体麻木，无言语不利，无饮水呛咳、吞咽困难。至外院就诊，行全外显子基因检测，诊断为视网膜血管病变伴白质脑病和全身表现可能性大，给予首剂（2021 年 4 月 15 日）口服泼尼松片 30 mg 1 次 / 日，2 周后减为 25 mg，左侧肢体无力好转，左下肢走路无拖曳，自行停服 1 周后（因病情无好转而停服）左下肢无力加重，重新（2021 年 5 月 6 日）口服泼尼松片 30 mg 1 次 / 日，1 个月后（2021 年 6 月 6 日）减至 25 mg 口服至今。

【既往史、个人史、家族史】

既往高血压 4～5 年，血压最高 170/110 mmHg，目前服用硝苯地平控释片（拜新同）60 mg/d，平素血压控制在 130/90 mmHg；肾功能异常病史 8 个月。吸烟 30 多年，每日 20 支；饮酒 20 余年，1 斤左右，每周 3～4 次，已戒酒 2 年。否认食物及药物过敏史，否认肝炎、结核等传染病史，否认心、肺、腹等慢性疾病史。

其母 40 岁左右去世，病因不详；父亲 84 岁因脑梗死去世。两个哥哥均于 40 多岁去世，长兄为不明原因猝死，可疑突发"心脏病"，二哥为可疑"抑郁"坠楼身亡；一姐姐体健。

【入院查体】

右侧血压 128/78 mmHg。双肺呼吸音清，未闻及干、湿啰音，心律齐，未闻及明显杂音。腹软，无压痛及反跳痛，肝脾肋下未触及。

神经系统查体：神清、语利，时间、地点、人物定向力正常，记忆力下降。双侧瞳孔等大等圆，直径 3 mm，双侧瞳孔直接及间接对光反射灵敏，眼球各向运动充分，未见眼震。双侧面部针刺觉对称，双侧角膜反射正常引出，双侧咀嚼对称有力。双侧额纹、面纹对称，闭目及示齿有力。双耳粗测听力可，Weber 征居中，Rinne 试验双侧气导＞骨导。双侧软腭上抬有力，双侧咽反射存在。双侧转颈、耸肩有力，伸舌居中，未见舌肌纤颤。左上肢肌力近端 5 级、远端 5−级，左下肢肌力 5−级，右侧肢体肌力 5 级，肌张力正常。双侧指鼻、跟膝胫试验稳准，闭目难立征阴性。双侧针刺觉及音叉振动觉对称。左侧肢体腱反射稍活跃，双侧掌颏反射、Hoffmann 征阴性。双侧巴宾斯基征阳性。颈软，脑膜刺激征阴性。

【入院前辅助检查】

1. 影像学检查

（1）颅脑 CT 平扫（2020-11-24，外院）：右侧额叶术后改变。双侧额叶大片低密度病灶，伴周边水肿，左侧侧脑室受压，中线左偏。双侧额叶、顶叶和颞叶皮质及皮质下、基底节区可见散在细小点状钙化（图 15-1）。

（2）颅脑 MRI 平扫＋增强（2021-03-05，外院）：右侧额叶术后改变，左侧额叶可见大片状长 T1、长 T2 信号影；DWI 可见双侧额叶不规则片状高信号影，ADC 可见左侧额叶大片状低信号影；增强扫描可见双侧额叶有不规则环形强化病灶。

（3）全身 PET-CT（2020-11-27，外院）：左侧额叶、双侧基底节区片状低密度，左侧额叶低密度区内结节样 FDG 代谢增高。

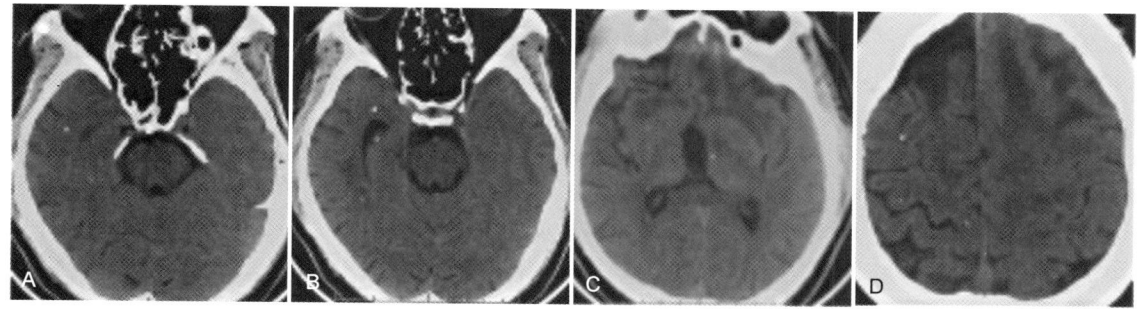

图 15-1　颅脑 CT 平扫（2020-11-24）。双侧额叶大片低密度病灶，伴周边水肿。双侧额叶、顶叶和颞叶皮质及皮质下、基底节区散在细小点状钙化

2. 右侧额叶病灶病理学检查

（1）右额手术病理（2019-12-16，外院）：镜下脑组织大面积坏死，坏死灶内血管周围和与脑组织移行处胶质细胞和微血管增生，散在炎性细胞。周围脑组织灰白质界限清楚，白质病变明显，可见变性、水肿、软化和囊变。

（2）右额病理会诊（2019-12-25，外院）：镜下见大脑皮质及白质结构，局部白质水肿，局部脑实质大片坏死、灶性钙化，坏死区内多量小血管玻璃样变性，管腔狭窄、闭塞，部分血管纤维素性血栓形成；病灶旁血管周围淋巴细胞浸润，淋巴套袖形成，局部呈透壁性浸润，并见反应性星形细胞增生及多量吞噬细胞浸润。考虑诊断为特殊类型的小血管病变，血

管炎不除外。

3. 脑脊液检查

（1）脑脊液常规和生化：见表15-1。

（2）中枢神经系统脱髓鞘疾病谱（血清+脑脊液）（2020-12-03）：抗NMO、MBP、MOG、Flotillin-1/2抗体IgG皆阴性。

表 15-1　脑脊液常规和生化结果

	压力	性状	白细胞数	蛋白质	糖
2020-12-01（外院）	160 mmH$_2$O	无色透明	23×10^6/L	1.2 g/L	不详
2021-03-03（外院）	205 mmH$_2$O	无色透明	18×10^6/L	1.4 g/L	2.3 mmol/L（同期血糖不详）

（3）副肿瘤性神经综合征谱（血清+脑脊液）（2020-12-03）：阴性。

（4）自身免疫性脑炎谱（血清+脑脊液）（2020-12-03）：阴性。

4. 肾功能（2021-03-03日，外院）　尿素氮 8.18 mmol/L（↑），肌酐 146 μmol/L（↑）。

5. 眼底荧光造影（2021-03-16，外院）　双眼眼底散在视网膜内微血管异常，动静脉短路，小片无灌注区（仅见描述，无影像）。

6. 基因检测

（1）全外显子基因检测（2021-04-07）：*TREX1* 基因有1处杂合变异——c.703dupG（插入变异），导致氨基酸改变 p.V235Gfs*6（移码变异，6位后终止），与系统性红斑狼疮易感、视网膜血管病变伴脑白质营养不良和系统表现、Aicardi-Goutieres综合征1型、冻疮样狼疮相关，报道为常染色体隐性或显性遗传（AR/AD），理论上纯合变异、复合杂合变异及单杂合变异都有可能致病，与变异位点类型相关。

（2）其子全外显子基因检测（2021-04-13）：*TREX1* 基因有1处杂合变异（chr3：48508753存在 c.703dupG 杂合变异）。

（3）其女基因检测未发现变异。

【入院时诊断】

1. 定位诊断　双侧额叶。

根据患者记忆力差、反应迟钝，定位于额叶皮质、皮质下纤维。

根据患者有左侧肢体无力、左侧肢体腱反射活跃，双侧巴宾斯基征阳性，定位于双侧皮质脊髓束。

结合患者影像学提示双侧额叶病变，与临床症状及体征相符，故综合定位于双侧额叶。

2. 定性诊断　视网膜血管病变伴白质脑病和全身表现。

该病是一个单基因遗传性小血管病，常染色体显性遗传，起病年龄在35～50岁。临床表现主要为视力下降、认知减退、神经系统局灶症状，全身表现为组织器官的小血管异常，包括肾病（如蛋白尿、轻中度肾功能不全）、肝病、血压升高、消化道出血、雷诺现象、偏头痛等。该病由 *TREX1* 基因突变导致，主要引起血管内皮功能障碍、血管基底膜受损，导致微血管内血流减少甚至消失。颅脑MRI平扫+增强示额叶、额顶交界区大片白质异常信号，可见占位效应，周边水肿；侧脑室旁小灶性白质高信号；84%患者存在环形强化，且环形强化病灶随时间推移可逐渐消退，强化病灶的核心在DWI表现为弥散受限，ADC呈低信号，平均可持续4.5个月。脑组织病理学检查，光镜下可见融合成片的白质缺血、坏死，其中可伴随局灶钙化，反应性胶质细胞增生，小血管管壁增厚、纤维素样坏死、玻璃样变性、管腔狭窄，部分存在缺血、坏死，附近慢性炎性细胞浸润。

支持点：患者有头痛、记忆力下降、左侧肢体无力、视网膜微血管病变及肾功能异常。其母及2个哥哥均在40岁以后早逝，其子有 *TREX1* 基因杂合变异。患者全外显子基因检测结果为 *TREX1* 基因突变；颅脑MRI平扫+增强示右额叶术后改变，左侧额叶可见大片状长T1、长T2信号影，DWI可见双侧额叶不规则片状高信号影，ADC可见左侧额叶大片状低信号影，增强扫描可见双侧额叶有不规则环形强化病灶。

3. 其他诊断 高血压3级（很高危）、脂蛋白代谢紊乱、肾功能不全。

【鉴别诊断】

1. 原发性中枢神经系统血管炎（PACNS） 可发生于任何年龄，以40～60岁多发，女性患者稍多。通常缓慢起病，少数也可急性起病，病程可有复发缓解，也可进行性加重，临床表现与受累血管大小、血管炎病理分型有关，常无特异性，头痛、认知障碍以及持续性局灶性神经系统功能缺损或脑卒中是PACNS最常见的临床表现。MRI是对PACNS最敏感的影像学检查方法，有多种影像学表现，通常可见同时累及皮质和皮质下的多发梗死，可有大中血管或其分支供血区梗死，也可表现为小动脉型梗死，常见皮质及皮质下白质、深部灰质、深部白质部位呈T2和FLAIR高信号，有时可有进行性融合的白质病灶，SWI上有多发实质微出血；此外也可见单发或者多发的强化病灶，伴水肿、小血管强化，易被误认为肿瘤，9%的PACNS有软脑膜强化病灶。血管成像检查如MRA对PACNS敏感性不高，但当大血管受累时，常表现为双侧大脑半球多发的血管节段性狭窄和狭窄后扩张。脑和脑膜组织活检是诊断PACNS的金标准，典型病理改变为原发性的血管透壁性损害及血管破坏性炎症反应。

支持点：患者为中年男性，有头痛、记忆力下降、神经功能缺损表现。颅脑MRI平扫+增强可见双侧额叶不规则环形强化病灶。右额病理会诊考虑诊断为特殊类型的小血管病变，血管炎不除外。

不支持点：患者行全外显子基因检测结果为 *TREX1* 基因突变，且患者的母亲、2个哥哥均早逝，其儿子亦有 *TREX1* 基因突变。

2. 中枢神经系统胶质瘤 胶质瘤最常见为胶质母细胞瘤，其次为弥漫性星形细胞瘤，临床表现主要包括颅内压增高及神经系统功能缺失，诊断主要依赖CT及MRI等影像学诊断。不同类型的胶质瘤可有不同的影像学表现。胶质母细胞瘤最主要的特征为不规则形周边强化和中央大量坏死，伴有脑水肿。弥漫性星形细胞瘤信号相对均匀，呈长T1、长T2信号，FLAIR高信号，多无强化。特殊类型低级别胶质瘤（如多形性黄色星形细胞瘤）多位于额叶，位置表浅，有多发小囊变、强化显著，邻近脑膜强化。

支持点：该患者颅内病灶影像学特征与胶质瘤有类似之处，有占位效应，而临床症状相对较轻，有颅内高压症状和较轻的神经系统功能缺损。

不支持点：病理及基因检测结果不支持。

【住院后诊疗经过】

（一）诊疗经过概述

该患者诊断明确，考虑为视网膜血管病变伴白质脑病和全身表现（retinal vasculopathy with cerebral leukoencephalopathy and systemic manifestations，RVCL-S）。该患者入院前已在外院行激素治疗，入院时继续给予口服醋酸泼尼松20 mg/d减轻血管源性水肿，同时予降脂、控制血压治疗。该病虽为小血管病变，患者头颅 MRI 可见弥散受限信号，但尚无研究证据提示抗血小板聚集治疗获益，故未给予抗血小板聚集治疗。目前该病尚无特效治疗，其病理主要累及血管内皮细胞，可能由异常表达的 TREX1 蛋白导致寡聚糖转移酶复合物调控异常，导致自由聚糖释放，激活免疫反应，产生自身抗体，故可考虑尝试给予免疫治疗预防其复发。但由于该病罕见，临床研究极少，尚无确切证据证实免疫治疗是否有效。经慎重讨论，且与患者及家属充分沟通，患者及家属表示愿意尝试免疫治疗。给予患者利妥昔单抗 1000 mg（第 1 天 100 mg，第 2 天 400 mg，第 3 天 500 mg）静脉输注，患者无明显不适。住院期间，患者病情平稳，无新发肢体无力、麻木或其他不适，准予办理出院，半月后可再次输注利妥昔单抗。

（二）住院后辅助检查

1. 影像学检查

（1）颅脑 MRI 平扫＋增强（2021-07-23，本院）：右侧额叶可见大片状长 T1、长 T2 信号手术残腔，增强扫描术区边缘及术区硬脑膜可见线样强化。双侧额叶皮质下见多个 T1 稍低、T2 稍高信号，FLAIR 高信号、DWI/ADC 弥散受限病灶，增强扫描环形强化（图 15-2）。

（2）左侧大脑中动脉高分辨率 MRI ＋增强（2021-07-26，本院）：左侧大脑中动脉分叉后上干管壁环形强化（图 15-3），血管炎？

2. 血清检验结果

（1）生化 35 项（2021-07-21，我院）：尿素氮 11.1 mmol/L（↑），肌酐 122.4 μmol/L（↑），eGFR 66.69 ml/min（↓），总蛋白 56 g/L（↓），球蛋白 19.2 g/L（↓），甘油三酯 3.41 mmol/L（↑），总胆固醇 8.78 mmol/L（↑），低密度脂蛋白 5.96 mmol/L（↑），载脂蛋白 B（APO-B）1.75 g/L（↑）。

（2）甲状腺功能 8 项（2021-07-21，我院）：促甲状腺激素（TSH）5.293 μIU/L（↓），余正常。

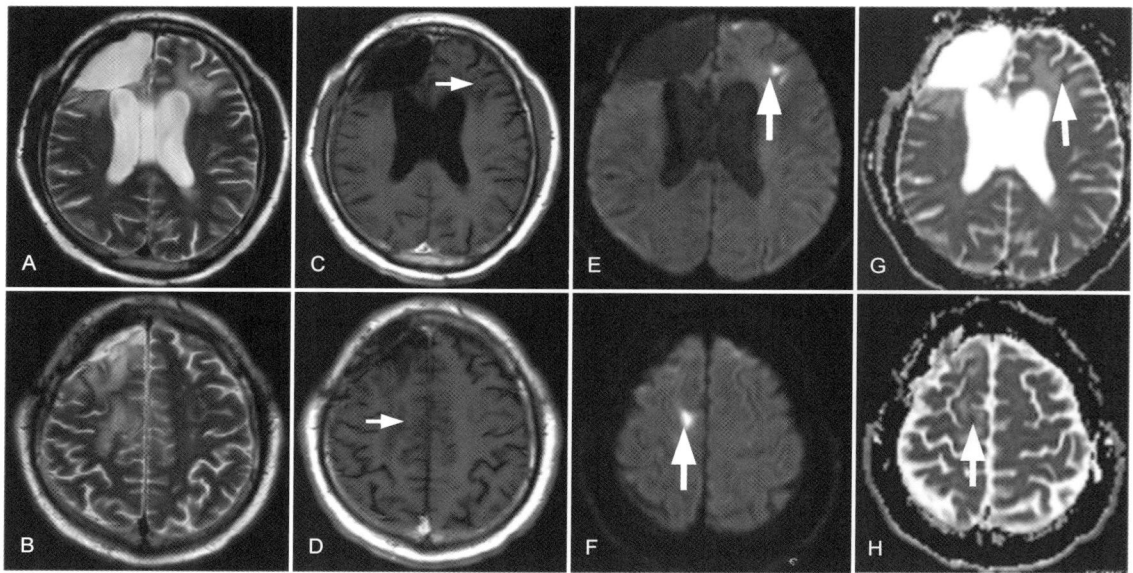

图 15-2 颅脑 MRI 平扫＋增强（2021-07-23）。从左至右：**A** 和 **B** 为 T2 相位平扫，可见右额叶术后改变，双侧额叶可见大片 T2 高信号病灶；**C** 和 **D** 为 T1 相位增强，白色小箭头提示病灶存在环形强化；**E** 和 **F** 为 DWI 图像，**G** 和 **H** 为 DWI 图像对应层面 ADC 图像，白色大箭头示双侧额叶病灶弥散受限

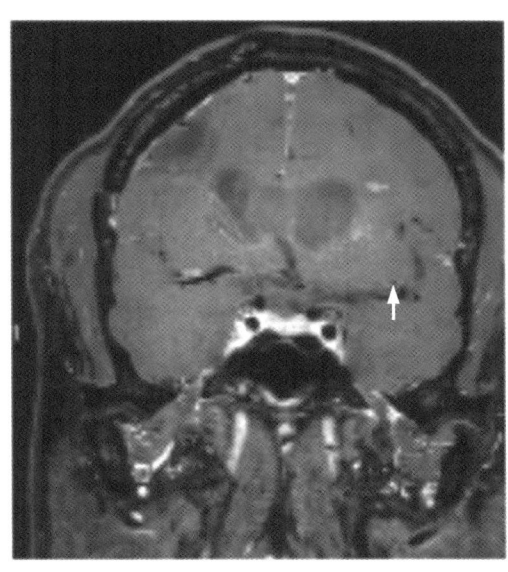

图 15-3 左侧大脑中动脉高分辨率 MRI ＋增强（2021-07-26），白色箭头指示左侧大脑中动脉分叉后上干管壁环形强化

（3）肿瘤标志物（2021-07-21，我院）：细胞角蛋白 19 片段（Cyfra21-1）6.42 ng/ml（↑），余正常。

（4）免疫球蛋白 4 项（2021-07-21，我院）：IgG 5.63 g/L（↓），IgM 0.21 g/L（↓），IgA 及 IgE 正常。

（5）血常规（2021-07-21，我院）：未见明显异常。

3. 眼科光学相干断层扫描（OCT）（2021-07-28，我院） 双眼视盘血流减低，考虑低灌注。眼底荧光造影因疫情未能复查。

【出院时诊断】

视网膜血管病变伴白质脑病和全身表现。

【出院时情况】

患者于 2021 年 8 月 12 日出院，出院时查体同入院。

二、讨论

视网膜血管病变伴白质脑病和全身表现（RVCL-S）是一种单基因常染色体显性遗传脑小血管病。该病极为罕见，全球目前仅发现约 40 个家系[1]。其病因为 *TREX1* 基因突变，*TREX1* 基因编码 DNA 外切酶，该基因 C' 端移码突变，提前终止翻译，酶活性尚保留，TREX1 蛋白在胞内移位，导致微血管内皮功能异常。文献中报道的突变包括 V235fs、T236fs、T249fs、R284fs 和 L287fs[2]，而该患者和其子的突变与文献中报道一致，为 V235fs。

在临床中，RVCL-S 非常容易被误诊，30～50 岁年龄段多发，其临床表现多样，可以模仿多种疾病，且早期症状可能不明显，起病可较为隐匿。该病常累及血管丰富的脏器组织，如视网膜、脑、肾等，几乎所有患者至晚期均出现视网膜血管病变，早期可表现为毛细血管扩张、微动脉瘤、棉絮斑，可无症状，后期可表现为毛细血管增生、新生血管形成，出现视力下降、视野缺损等表现。90%患者有神经系统症状，包括局灶性神经系统体征（68%）、偏头痛（59%）、认知下降（56%）、精神异常（42%）和癫痫（17%）。全身系统性症状包括肝病（78%）、贫血（74%）、肾功能不全（61%）、高血压（60%）、雷诺现象（40%）以及消化道出血（27%）[2]。这些症状并非同时出现，或者在疾病早期并不明显。既往研究提示偏头痛起病的患者发病年龄平均为40岁，晚于常规发病年龄，分析原因可能由于偏头痛是继发于初始小血管病变而出现的临床症状[3]。患者可能因各种主诉就诊，如视物不清、神经系统症状等，若对此病无了解，很难联想到该病。如本病例中患者，早期因头痛就诊，外院头部影像学发现颅内病变，至诊断疾病当时，一直并无视觉症状主诉，仅轻度肾功能不全及高血压，因患者血脂较高，又有吸烟等血管危险因素，其肾脏病变和高血压很可能被忽略，故而被仅仅当作单纯颅内占位处理。本病例中，该患者经历过神经外科治疗以及多家医院辗转，最后完善基因检查才得以明确诊断。该患者的症状包括神经系统病变、肾功能不全、高血压，虽然并无视觉症状，但眼底荧光造影及OCT已提示有双眼眼底散在视网膜内微血管异常、动静脉短路、小片无灌注区，故视网膜血管也已经受累，提示眼底及眼底血管检查的重要性。

RVCL-S患者典型头部影像学表现为T2及FLAIR序列上可见高信号病灶，主要累及白质，不累及灰质，且其白质萎缩与病程常呈线性关系。病灶主要可以分为3种：①小片状高信号白质病变不伴强化；②小片状高信号白质病变伴结节样强化，可伴有弥散受限；③较大的占位性病变伴随边缘强化、占位效应及周边水肿[1-2]。前两种病灶被认为可能是慢性缺血的体现，病变一般较轻，病灶较小或者中等，尤其是无强化的点状白质病变，通常无明显特异性。这点与其他类型脑小血管病[如常染色体显性遗传性脑动脉病伴皮质下梗死和白质脑病（CADASIL）]通常有较为显著的脑小血管病影像学表现不同，后者一般出现较为严重的双侧对称性侧脑室旁及深部脑白质高信号、多发腔隙、微出血、血管周围间隙等。其差别可能在于二者血管损伤部位不同，RVCL-S的病理主要表现为内皮功能受损，而在CADASIL患者主要是小血管平滑肌细胞收缩功能异常[4]。这些非特异性的脑白质病变表现也为临床诊断增加了难度。而其实质病灶与肿瘤、瘤样脱髓鞘、血管炎等病变有类似表现，临床实践中，很容易被误诊为这些疾病，如本例患者在就诊初期则被诊断为胶质瘤。值得注意的是，约50%的RVCL-S患者头颅CT可有散在分布的微小钙化灶，位置不固定（见图15-1），与脑白质病变部位并不相关。当上述占位性病变或者脑白质病变合并这些点状钙化灶时，需要考虑到该病的可能性，如果有相应的家族史则更具有提示意义。

该病目前没有特异性延缓疾病进展的治疗方案，由于疾病罕见，相应的临床数据十分有限，目前的治疗方案一般为对症处理，如针对高血压、偏头痛、癫痫、甲状腺功能减低、贫血等。有肾病的患者，控制血压至关重要。有视网膜病变和黄斑水肿的患者，可使用视网膜光凝或者玻璃体内注射抗血管内皮生长因子治疗。如果颅内有瘤样的脑白质病灶伴随有症状的颅内血管源性水肿，可以考虑使用静脉甲泼尼龙治疗续贯减量至口服以减轻水肿，可以根据患者症状或者影像学是否改善决定激素减量的速度，但该治疗是否有效尚缺乏明确证据[2]。RVCL-S是一种累及全身的血管病变，因此在颅内可以表现为缺血性卒中或者短暂性脑缺血发作，但是目前尚无证据表明静脉溶栓是否获益。然而目前认为，针对有明确急性缺血事件且在影像学上提示有相应急性病灶者，建议按照急性缺血性脑血管病指南使用抗血小板聚集、他汀类药物等二级预防治疗。在本病例中，该患者并无急性缺血事件，仅影像学可见散在点状弥散受限病灶，尚无证据证实抗血小板聚集治疗是否获益，故未予抗血小板聚集治疗。本病病理主要累及血管内皮细胞，异常表达的 TREX1 蛋白导致寡聚糖转移酶复合物调控异常，导致自由聚糖释放，激活免疫反应，产生自身抗体，故理论上可尝试免疫治疗，如那他珠单抗，可能减少淋巴细胞通过受损的血管内皮进入中枢神经系统。亦有报道使用 Janus 激酶（JAK）抑制剂托法替尼减少细胞内干扰素 -α，同时合用地塞米松和羟氯喹降低干扰素 -β，但以上治疗的有效性尚有待证实[5]。另外，有研究采用 TREX1 基因敲除小鼠实验，提示阿柔比星在动物模型中有效，针对患者的临床研究正在进行中，结果有待观察[6]。针对本例患者，我们在与患者及家属充分沟通后，尝试使用利妥昔单抗，使用后患者无明显不适，无复发，出院后继续观察药物疗效。

（施余露　王丹丹）

三、专家点评

RVCL-S 是一种罕见的单基因常染色体显性遗传脑小血管病，由 TREX1 基因突变所致，通常起病年龄为 30～50 岁，主要临床表现包括视网膜病变和局灶神经系统症状，包括缺血事件和认知功能障碍等。其他系统症状还包括肝病、肾病、贫血、消化道出血、亚临床甲状腺功能减低、雷诺现象、偏头痛、高血压等。RVCL-S 的诊断缺乏特异性，临床上中年患者出现视网膜血管病变伴有局部或整体神经系统异常，尤其是伴有视网膜病变和神经系统疾病阳性家族史患者，应怀疑该病的可能。鉴别诊断较为广泛，根据患者不同临床表现进行相关疾病的鉴别。RVCL-S 患者头颅 MRI 常表现为不同部位的白质病变，包括瘤样病变、伴结节或边缘强化的点状 T2 高信号以及多于正常同龄者的非强化 T2 高信号，边缘强化伴长期弥散受限以及长期对比增强是较为特征性的影像表现。目前针对 RVCL-S 无特异性治疗方案，通常为对症治疗。年度随访及定期复查有助于早期发现可治疗的并发症。RVCL-S 为一种进展性疾病，最终会导致死亡，但在不同家系中临床表现不尽相同，变异较大。

（审核及点评专家：刘　云）

参考文献

[1] Ford AL, Chin VW, Fellah S, et al. Lesion evolution and neurodegeneration in RVCL-S: A monogenic microvasculopathy. Neurology, 2020, 95 (14): e1918-e1931.
[2] Stam AH, Kothari PH, Shaikh A, et al. Retinal vasculopathy with cerebral leukoencephalopathy and systemic manifestations. Brain, 2016, 139 (11): 2909-2922.
[3] Pelzer N, Hoogeveen ES, Haan J, et al. Systemic features of retinal vasculopathy with cerebral leukoencephalopathy and systemic manifestations: a monogenic small vessel disease. J Intern Med, 2019, 285 (3): 317-332.
[4] de Boer I, Stam AH, Buntinx L, et al. RVCL-S and CADASIL display distinct impaired vascular function. Neurology, 2018, 91 (10): e956-e963.
[5] Hardy TA, Young S, Sy JS, et al. Tumefactive lesions in retinalvasculopathy with cerebral leucoencephalopathy and systemic manifestations (RVCL-S): a role for neuroinflammation. J Neurol Neurosurg Psychiatry, 2018. DOI: 10.1136/jnnp-2017-316142.
[6] Aclarubicin for the treatment of retinal vasculopathy with cerebral leukodystrophy (RVCL). https://clinicaltrials.gov/ct2/show/NCT02723448 (Accessed on February 27, 2020).

病例 16　自身免疫性脑炎

一、病例介绍

【主诉】

患者男性，43岁，主诉"发作性意识不清伴抽搐3个月，记忆力下降1个月"。

【现病史】

患者3个月前曾患感冒（表现为流涕，无发热），之后（2019-09-14）于睡眠中突然出现尖叫，伴有四肢屈曲抽搐、拍打床面、牙关紧闭、双眼向左上方凝视、呼之不应，无大小便失禁，约5 min后抽搐明显缓解，呼之可回应，但不能正常对答，约10 min后意识完全恢复，对发作过程不能回忆，醒后无肢体麻木、无力，伴恶心、呕吐胃内容物1次，就诊于外院，次日完善头颅MRI未见异常，脑脊液检查未见异常，考虑症状性癫痫，病毒性脑炎？给予阿昔洛韦、头孢西丁钠及丙戊酸钠缓释片（具体剂量不详），治疗后抽搐及意识丧失等症状未再发作。1个月前（2019-11-17）患者再次出现意识丧失，发作当时无家人在场，是否抽搐及其他伴随表现和发作时间不详，此后家属发觉患者出现记忆力下降，以近记忆为主，常常忘记将要去做的事情，且情绪变得易激动、急躁。就诊于当地医院，行腰穿检查，腰穿压力、脑脊液常规和生化检查未见明显异常；行副肿瘤抗体检查，血清中抗Yo抗体及抗GAD65抗体阳性，脑脊液中抗GAD65抗体阳性；行自身免疫性脑炎抗体谱检查，血清中抗NMDAR抗体阳性，脑脊液未见异常。并完善头颅增强MRI及PET-CT检查，考虑自身免疫性脑炎？现为进一步治疗收入我院。

自发病以来，精神可，饮食、睡眠好，二便正常。

【既往史、个人史、家族史】

糖尿病病史1年余，规律口服格列吡嗪5 mg 1次/日（早餐前0.5 h），二甲双胍0.5 g 3次/日。吸烟20年，平均20支/日。否认食物及药物过敏史。生于山西省，久居原籍，无疫区、疫情、疫水接触史，无牧区、矿山、高氟区、低碘区居住史，无化学性物质、放射性物质、有毒物质接触史，无工业毒物、粉尘接触史。否认冶游史、嗜酒史。否认近期疫苗接种史。否认家族性遗传病史。

【入院查体】

体温36.4℃，脉搏74次/分，呼吸20次/分，血压114/67 mmHg。双肺呼吸音清，未闻及干、湿啰音。心律齐，未闻及明显杂音。腹软，无压痛及反跳痛，肝脾肋下未触及。

神经系统查体：神清，言语流利，应答切题，理解力、定向力、计算力正常，远近记忆力粗测正常。双侧瞳孔等大等圆，直径3 mm，双侧瞳孔直接及间接对光反射灵敏，眼球各项运动充分，未见眼震。双侧面部针刺觉对称，双侧角膜反射正常引出，双侧咀嚼对称有力。双侧额纹、面纹对称，闭目及示齿有力。余脑神经查体未见异常。四肢肌容积正常，四肢肌力5级，四肢肌张力正常。双侧指鼻、跟膝胫试验稳准。四肢腱反射对称引出。双侧掌颏反射、Hoffmann征阴性。双侧巴宾斯基征阴性。余神经系统查体未见异常。

【入院前辅助检查】

1. 影像学检查

（1）外院头颅MRI（2019-09-15）：脑实质内未见明显异常信号影（图16-1）。

（2）外院头颅MRI+增强（2019-12-04）：①脑实质MRI平扫+增强未见异常；②双侧筛窦炎；③右侧顶骨异常信号，考虑良性病变，骨瘤可能。

（3）PET-CT（2019-12-04）：①右侧颈部、腰背部皮下高代谢结节，考虑炎性摄取；②左侧胸膜局限性增厚；③右肾囊肿可能，建议必要时增强扫描；④脊椎退行性变、颈椎病、右侧顶骨骨瘤、右侧肩周炎。

（4）甲状腺超声（2019-09-15）：甲状腺弥漫性病变。

（5）腹部超声（2019-09-15）：胆囊多发息肉样病变，胆囊炎，右肾囊肿。

（6）超声心动图（2019-09-15）：左心房轻度增大，二尖瓣和三尖瓣反流（轻度）。

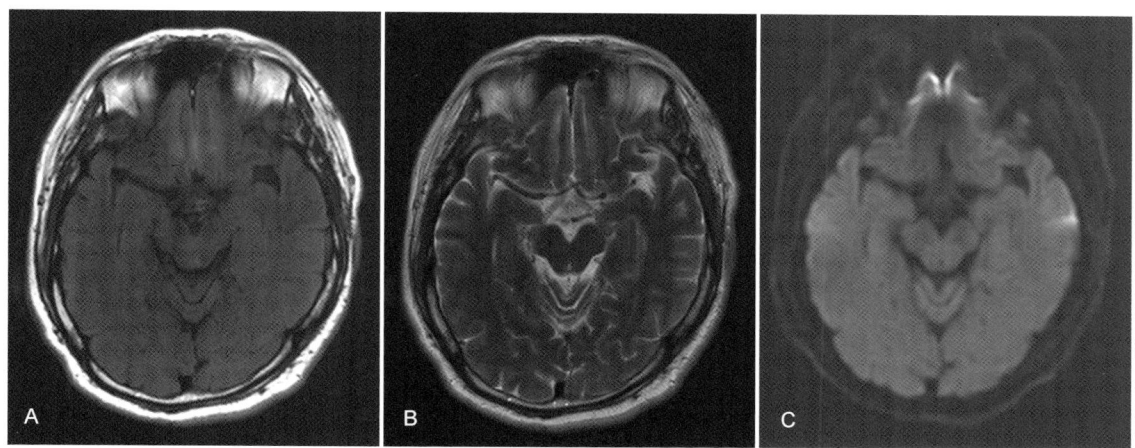

图16-1 头颅MRI影像（2019-09-15），脑实质内未见明显异常信号影。**A**. T1序列；**B**. T2序列；**C**. DWI序列

2. 实验室检查

（1）血清免疫抗体检查（2019-12-05）：免疫球蛋白M 27 mg/dl。抗链球菌溶血素O、补体C3和C4、类风湿因子均在正常范围内。

（2）自身抗体谱及抗心磷脂抗体（2019-12-05）：阴性。

（3）凝血六项、传染病筛查、生化检查（2019-12-05）：均未见明显异常。

（4）狼疮抗凝物（2019-12-05）：狼疮抗凝物比率1.5（↑，正常0.80～1.20），狼疮抗凝物质筛查（LA1）45.3（↑，正常31.0～44.0），狼疮抗凝物质确诊（LA2）29.8（正常30.0～38.0）。

（5）脑脊液常规+生化检查（2019-12-04）：脑脊液常规示脑脊液无色清澈，细胞数5/μl，白细胞数2/μl。脑脊液生化示腺苷脱氨酶0.4 U/L，葡萄糖4.69 mmol/L，氯化物、总蛋白及乳酸脱氢酶正常。

（6）副肿瘤抗体检查（2019-12-05）：血清中抗Yo抗体及抗GAD65抗体阳性，脑脊液中抗GAD65抗体阳性。

（7）自身免疫性脑炎抗体谱检查（2019-12-05）：血清中抗 NMDAR 抗体阳性，脑脊液未见异常。

（8）甲状腺功能 8 项（2019-09-15）：抗甲状腺球蛋白抗体 4000 IU/ml（↑，正常 0～4 IU/ml），抗甲状腺过氧化物酶抗体 600 IU/ml（↑，正常 0～9 IU/ml），甲状腺球蛋白检测 0.47 ng/ml（↓，正常 1.59～50.03 ng/ml），余未见明显异常。

3. 脑电图检查（2019-09-15） 双颞部少量慢波，双侧蝶骨电极尖波、慢波。睡眠中：右颞尖波、慢波。

【入院时诊断】

1. 定位诊断 广泛大脑皮质。

患者表现为发作性意识不清伴肢体抽搐，3 个月内共发作 2 次。脑电图提示双颞部少量慢波，双侧蝶骨电极尖波、慢波，睡眠中可见右颞尖波、慢波，定位于双侧颞叶。患者近记忆力下降，考虑海马及其联系纤维受损。情绪改变，易激动、烦躁，符合边缘叶病变特点。

2. 定性诊断 自身免疫性脑炎。

患者为中年男性，急性起病，发作性病程，存在前驱感冒病史，主要临床症状为癫痫发作、近记忆力减退；自身免疫性抗体检查提示血清抗 GAD65 抗体、脑脊液抗 GAD65 抗体阳性，血清中抗 Yo 抗体、抗 NMDAR 抗体阳性；脑电图提示双颞部少量慢波，头颅 MRI 未见异常信号。上述符合《中国自身免疫性脑炎诊治专家共识（2017）》在临床表现、神经电生理改变、特异性抗体阳性方面的诊断标准，故考虑自身免疫性脑炎可能性大，需进一步除外其他原因导致的脑炎。

【鉴别诊断】

1. 桥本脑病 患者甲状腺超声检查显示甲状腺弥漫性病变，血液学检查提示抗甲状腺球蛋白抗体、抗甲状腺过氧化物酶抗体升高，应注意除外桥本脑病。桥本脑病的诊断标准包括：①表现为癫痫、肌阵挛、幻觉或卒中样发作的脑病；②亚临床或轻度的甲状腺疾病；③头 MRI 正常或无特异性改变；④血清甲状腺抗体阳性；⑤血清和脑脊液中无特征性神经元抗体；⑥排除其他可能的病因。本患者的主要临床表现为痫性发作；血清甲状腺抗体阳性，甲状腺激素水平正常，甲状腺超声提示弥漫性病变；头颅 MRI 无特异性改变，但其血清及脑脊液中抗 GAD65 抗体阳性，血清中抗 Yo 抗体、抗 NMDAR 抗体阳性，故暂不考虑桥本脑病。

2. 病毒性脑炎 患者存在感冒前驱症状，急性起病，痫性发作，应考虑有病毒性脑炎的可能。但是患者病程较长，临床无发热症状，脑脊液检查无感染证据，脑脊液病毒抗体阴性，血清及脑脊液中抗 GAD65 抗体阳性，血清中抗 Yo 抗体、抗 NMDAR 抗体阳性，故暂不考虑病毒性脑炎。

【住院后诊疗经过】

入院后根据病史、体格检查及外院的辅助检查，患者自身免疫性脑炎诊断明确，考虑给予激素治疗与免疫球蛋白治疗。根据患者体重按总量 2 g/kg 给予患者免疫球蛋白，连续静脉滴注 5 天；未联合使用激素。患者病情平稳，遂出院，继续口服抗癫痫药物，门诊随访。

【出院时诊断】

自身免疫性脑炎

症状性癫痫

【出院时情况】

内科系统查体未见异常。神经系统查体：神清语利，粗测高级皮质功能正常，脑神经查体未见异常。四肢肌容积正常，四肢肌力5级，四肢肌张力正常。双侧指鼻、跟膝胫试验稳准。四肢腱反射对称引出。双侧掌颏反射、Hoffmann征阴性。双侧巴宾斯基征阴性。

【随访情况】

出院3个月时电话随访，患者出院后继续口服左乙拉西坦0.5 mg 2次/日抗癫痫治疗，近期无痫性发作。

【最终诊断】

同出院时诊断。

二、讨论

该患者为中年男性，急性起病，发作性病程，存在前驱感冒病史，主要临床症状为癫痫发作、近记忆力减退，自身免疫性抗体检查提示血清抗GAD65抗体、脑脊液抗GAD65抗体阳性，脑电图提示双颞部少量慢波，头颅MRI未见异常信号，给予免疫球蛋白后患者症状缓解。根据患者的临床表现、脑脊液检查结果、神经影像学表现和脑电图检查结果，符合自身免疫性脑炎的诊断标准，并排除其他原因导致的脑炎，故诊断为自身免疫性脑炎[1]。

抗GAD65抗体（抗谷氨酸脱羧酶抗体）为细胞内抗原抗体，这类抗体多与肿瘤相关，本患者经全面肿瘤排查后未见到肿瘤。谷氨酸脱羧酶（glutamic acid decarboxylase，GAD）为合成抑制性神经递质γ-氨基丁酸（gamma-aminobutyric acid，GABA）的限速酶，GAD有两种亚型，分别为GAD65及GAD67，主要表达于神经系统的GABA能神经元及胰岛细胞。GDA65主要表达在GABA能神经元突触表面，促使神经末梢快速合成及释放GABA；GAD67则表达于GABA能神经元胞质，使细胞持续不断合成GABA。而抗GAD65抗体可导致神经系统抑制性神经递质GABA的合成不足，进而可能出现一系列临床表现[2]。抗GAD65抗体相关脑炎临床可表现为癫痫、精神行为异常、认知障碍、共济失调、不自主运动、脑干受累症状、脊髓病等，可能与抗GAD65抗体作用于不同神经系统部位相关。值得注意的是，这类疾病患者多合并自身免疫性疾病，如1型糖尿病、甲状腺炎等，提示该类疾病可能由自身免疫反应机制所介导。本患者影像学检查未见异常，可能与发病时间较短相关。该类疾病头部MRI可见边缘系统异常信号，以T2加权像及FLAIR像明显，但发病初期多不明显，有文献报道，早期可通过PET-CT检测到颞叶内侧异常代谢区。本患者应用静脉注射免疫球蛋白治疗后虽症状缓解，其远期预后还需进一步观察。

（宋新杰　王　玉）

三、专家点评

本例患者为前驱感冒数天后出现发作性意识丧失及肢体抽搐，经抗病毒、抗癫痫治疗后好转，而后2月余出现抽搐再发，以及近记忆和情绪异常、脑电图异常表现及自身免疫性脑炎相关的抗神经细胞抗体阳性。依照《中国自身免疫性脑炎诊治专家共识》的诊断标准，自身免疫脑炎诊断明确，为典型的自身免疫性脑炎（autoimmune encephalitis，AE）。此病目前逐渐为临床神经科医师所认识，临床工作中常常可以见到。不过，此例患者有几个问题需要引起注意。

首先，该患者为病毒感染样前驱症状或者说是存在前驱感染事件，呈现"病毒性脑炎"的表现，约 8 周以后，再次出现意识丧失、肢体抽搐，且伴有认知功能异常和精神症状，呈现典型的"双峰脑炎"病程。以往研究发现，27% 的单纯疱疹病毒性脑炎患者可在起病后 2～16 周（中位 32 天）内继发 AE，以抗 NMDAR 脑炎为主，其余包括抗 $GABA_A$ 受体抗体及未知抗原的抗体。病毒性脑炎后 AE，常常可以见到"双峰脑炎"，第一峰是以发热、精神行为异常、癫痫发作为主要症状，研究显示病毒性脑炎期，经抗病毒治疗后症状缓解；第二峰为 AE 期，以精神行为异常为最突出的表现，常伴有记忆力下降、运动障碍、自主神经功能障碍等更多样的症状。因此，如果病毒性脑炎患者在高峰期后陆续出现更多样的脑炎症状，要考虑到继发 AE 的可能性[3]。

其次，该患者血清中抗 Yo 抗体及抗 GAD65 抗体阳性，脑脊液中抗 GAD65 抗体阳性，自身免疫性脑炎抗体谱检查可见血清中抗 NMDAR 抗体阳性，提示该患者是多重抗神经元抗体阳性的自身免疫性脑炎。自身免疫性脑炎的相关抗体基本上可概括为两大类：一类是新发现的抗神经元表面受体的自身抗体，以最常见的抗 NMDAR 抗体为代表，还包括抗 GABA 受体抗体、抗 AMPAR 抗体等；另一类是抗神经元细胞内抗原的抗体，包括经典的副肿瘤神经综合征抗体，如抗 Hu 抗体等。这些自身抗体多数与特定的神经综合征相对应，对病因诊断具有较强的特异性或者指向性。本患者抗 Yo 抗体属于经典的副肿瘤抗体，与副肿瘤性小脑变性对应，多合并妇科恶性肿瘤。但该患者并无小脑性共济失调的表现，也未发现恶性肿瘤证据。以往有临床研究发现，如果临床上没有小脑性共济失调时，抗 Yo 抗体阳性对肿瘤的指向意义不大[4]。某些合并存在的自身抗体可能与免疫介导的非神经科合并症相关，有文献报道部分自身免疫性脑炎病例伴有非神经元自身抗体，包括抗甲状腺过氧化物酶（TPO）抗体和抗 GAD65 抗体，并可合并自身免疫性甲状腺炎或者成人胰岛素依赖性糖尿病。而本患者既往有糖尿病病史 1 年，且抗甲状腺球蛋白抗体 4000 IU/ml（↑，正常 0～4 IU/ml），抗甲状腺过氧化物酶抗体 600 IU/ml（↑，正常 0～9 IU/ml），甲状腺超声（2019-09-15，外院）示甲状腺弥漫性病变，此当引起重视。

综上，AE 虽然逐渐被临床医生所认识，然而其病因、发病机制及治疗选择仍需要进一步探讨。

（审核及点评专家：陆菁菁）

参考文献

[1]《中国自身免疫性脑炎诊治专家共识》发布. 中华医学信息导报，2017，32（4）：9.

[2] Fenalti G，Buckle AM. Structural biology of the GAD autoantigen. Autoimmunity Reviews，2010，9（3）：148-152.

[3] 付子垚，任海涛，薛岚平，等. 成人病毒性脑炎后自身免疫性脑炎的临床特点. 中华医学，2020，100（25）：1933-1936.

[4] 任海，杨洵哲，关鸿志，等. 多重抗神经元抗体阳性的自身免疫性脑炎临床分析. 中华神经科杂志，2016，49（1）：21-25.

病例 17　弥漫性中线胶质瘤伴 H3K27M 突变型

一、病例介绍

【主诉】

患者男性，39岁，间断头痛1个月，加重伴发作性四肢抽搐1周，于2020年9月8日入院。

【现病史】

患者1个月前连续开车约4 h后出现间断性剧烈头痛，难以忍受，伴后颈部、腰背部疼痛，伴恶心、非喷射性呕吐胃内容物，共呕吐3次，伴一过性记忆力下降，表现为不能记忆家属姓名，持续约20 min记忆力下降有所好转，无发热、视力下降、肢体活动异常等。就诊于外院，完善腰椎穿刺、压力冒管，考虑"颅内感染"，给予阿昔洛韦抗病毒、甘露醇脱水降颅压治疗，患者经治疗后头痛明显好转。1周前患者病情加重，出现一过性意识丧失，双眼向右凝视、牙关紧闭、四肢抽搐，伴大小便失禁，持续约5 min抽搐停止，神志逐渐转清。到我院急诊就诊，给予阿昔洛韦抗病毒、甘露醇脱水降颅压、头孢唑肟抗感染治疗，患者在急诊治疗期间出现抽搐2次，性质同前，每次持续1～2 min抽搐缓解。

【既往史、个人史、家族史】

5年前行痔疮手术。余个人史、家族史无特殊。

【入院查体】

生命体征平稳，心、肺、腹无明显异常。

神经系统查体：神清语利，时间、地点、人物定向力正常，记忆力、计算力正常。双侧瞳孔等大等圆，直径约3.0 mm，双侧瞳孔直接及间接对光反射灵敏，双眼外展露白（左侧2 mm，右侧2 mm），未见眼震。双侧面部针刺觉对称，双侧角膜反射正常引出，双侧咀嚼对称有力。双侧额纹、面纹对称，闭目及示齿有力。双耳粗测听力可，Weber试验居中，Rinne试验双侧气导＞骨导。双侧软腭上抬有力，双侧咽反射存在。双侧转颈、耸肩有力，伸舌居中，未见舌肌纤颤。四肢肌力5级，肌张力正常。双侧指鼻、跟膝胫试验稳准，闭目难立征阴性，双侧针刺觉及音叉振动觉对称，四肢腱反射对称引出，双侧掌颏反射、Hoffmann征阴性，双侧巴宾斯基征阴性，脑膜刺激征阴性。

【入院前辅助检查】

1. 头颅 MRI + DWI + FLAIR + MRA + MRV（2020-08-18，外院）　未见明显异常。

2. 脑脊液检查（2020-08-26）　见表17-1。

【入院时诊断】

1. 定位诊断　脑脊液循环系统、广泛大脑皮质、展神经、颅内痛敏结构及脊膜。

（1）脑脊液循环系统：患者颅内压＞300 mmH$_2$O，故定位于脑脊液循环系统。

（2）双侧展神经：双眼外展露白（左侧2 mm，右侧2 mm），故定位于展神经，考虑与患者颅内压明显增高相关。

（3）广泛大脑皮质：患者发作性意识丧失，伴有四肢抽搐、二便失禁，考虑为癫痫发作，故定位于广泛大脑皮质。

（4）颅内痛敏结构及脊膜：患者表现为头痛、恶心、呕吐，伴后颈部、腰背部疼痛，故考虑可能累及颅内痛敏结构及脊膜。

2. 定性诊断 颅内压增高原因待查，脑膜癌病可能性大、颅内感染及静脉窦血栓不排除。

患者中年男性，急性起病，进展性加重。患者无明显诱因出现剧烈头痛，难以忍受，伴后颈部、腰背部疼痛，伴恶心、呕吐，并有癫痫发作。甘露醇对患者头痛治疗有效，但仅能维持3～4 h，头痛即再次出现。患者脑脊液压力和蛋白质明显升高，脑脊液细胞数、糖及氯化物无明显下降。故考虑颅内压增高原因待查：脑膜癌病可能性大，但不能排除颅内感染及静脉窦血栓等疾病。住院后拟行头颅增强MRI、头颅CTV、脑脊液培养、脑脊液二代测序等检查协助诊断。

3. 其他诊断 症状性癫痫（全面性强直-阵挛发作）。

【住院后诊疗经过】

（一）诊疗经过概述

入院后完善相关检查，予甘露醇、甘油果糖脱水降颅压，阿昔洛韦抗病毒，丙戊酸钠、左乙拉西坦抗癫痫及对症支持等治疗。患者剧烈头痛仍间断发作，且头痛在静点甘露醇后仅能改善3～4 h，止痛药口服效果不佳。9月23日行腰椎穿刺术，颅内压（甘露醇后7 h）250 mmH$_2$O，依据全身PET-CT结果，不除外脊髓恶性病变伴脊膜、脑膜转移。于9月29日转神经外科行脊髓活检+椎管减压术，病理结果提示弥漫性中线胶质瘤，免疫组化染色H3K27M阳性（WHO Ⅳ级）。患者在椎管减压术后头痛有所好转，癫痫未再发作。

（二）住院后辅助检查

1. 影像学检查

（1）头颅CT（2020-09-08）：第三脑室后部、后纵裂密度增高。

（2）头颅CTA+CTV+CTP（2020-09-22）：左侧横窦、乙状窦及颈内静脉较对侧略细。鼻窦炎。

（3）头颅MRI+增强（2020-09-17）：左额底部局部信号不均匀，可疑异常信号：血管影部分容积所致？病变待除外。第三脑室后部、双小脑幕旁局部异常强化。鼻窦炎症，右上颌窦囊肿（图17-1和图17-2）。

（4）全身PET-CT（2020-09-22）：T4～5、T8～9水平椎管内FDG高代谢病灶，左侧颞叶脑沟内可疑点状FDG高代谢病灶（图17-3）。

（5）胸椎MRI+增强（2020-09-23）：胸3～5水平、胸7～12水平脊髓背侧髓外硬膜下见条状T1WI等信号、T2WI等信号，增强后呈明显条块状、长条状强化，胸段软脊膜亦见线状、小结节状强化，硬膜下腔似见纤细分隔强化。胸8～9水平脊髓增粗，呈不均匀T1WI低信号、T2WI高信号，边界模糊，增强后呈不均匀斑片状强化（图17-4和图17-5）。

2. 脑电图（2020-09-30） 异常脑电图，双侧额区、前中颞区2.5～3.5 Hz δ波及5～6 Hz θ波。

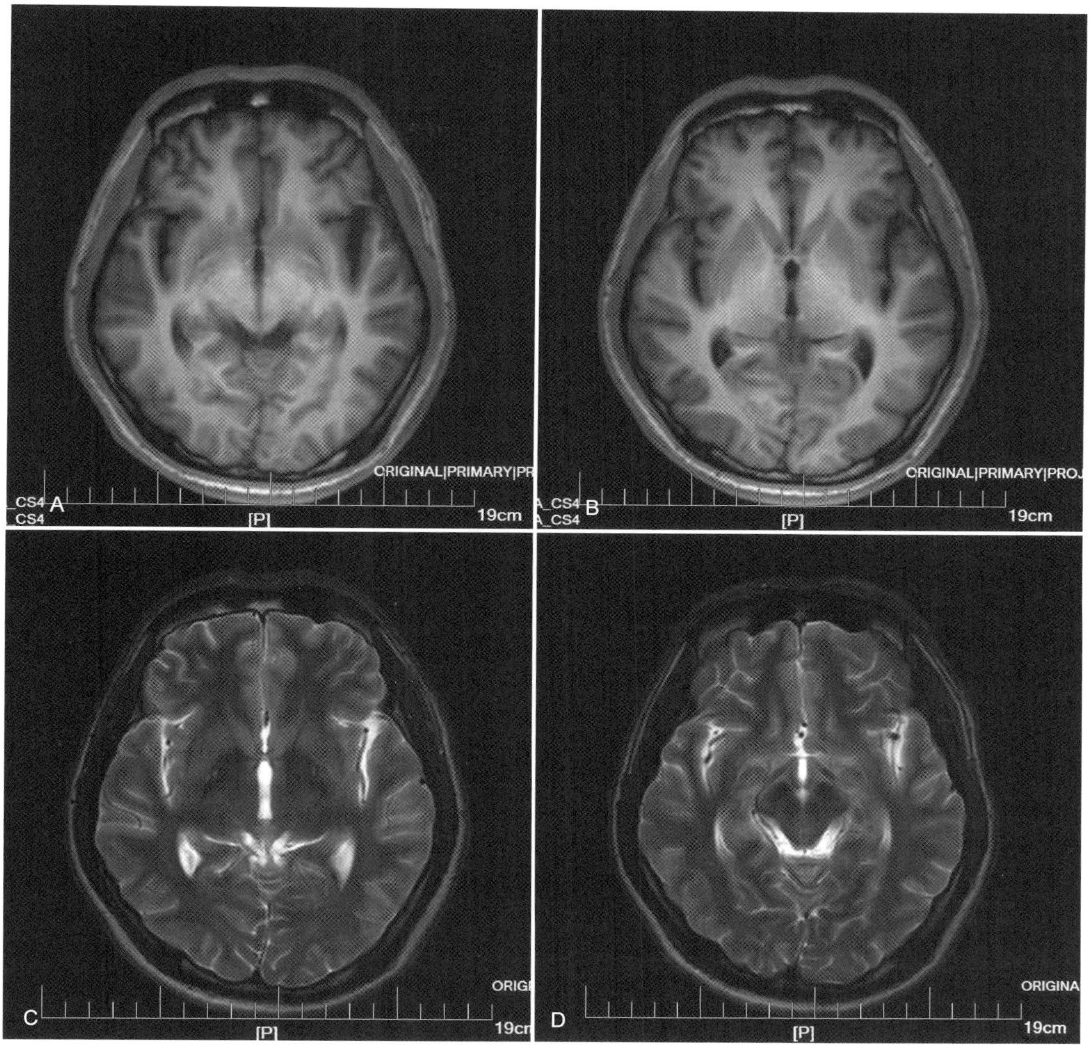

图 17-1 头颅 MRI 未见异常。A 和 B. T1 序列；C 和 D. T2 序列

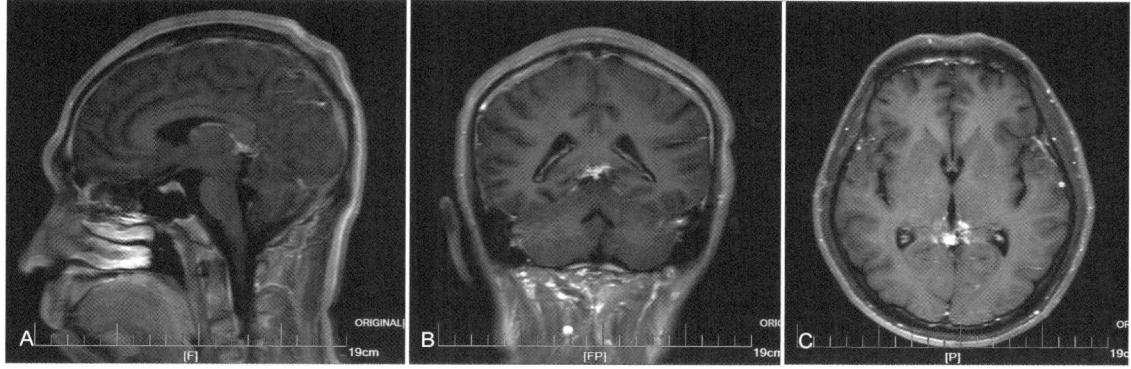

图 17-2 头颅 MRI（T1 增强序列），第三脑室后部可见异常高信号强化影

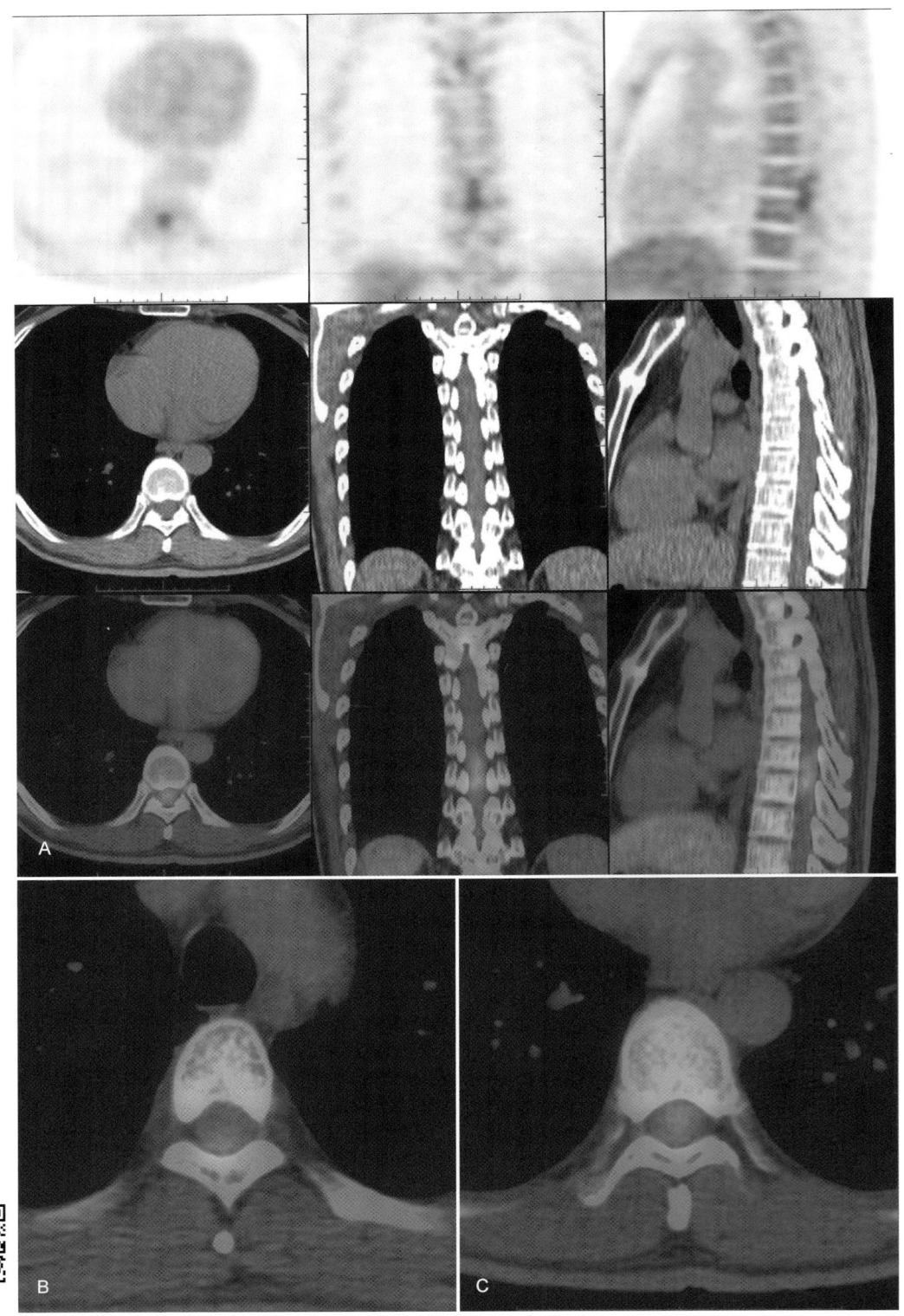

图 17-3（扫二维码看彩图） 全身 PET-CT，示 T4～5、T8～9 水平椎管内 FDG 高代谢病灶。A. 胸椎 CT 的轴位、冠状位、矢状位图像；B 和 C. 胸椎 CT 轴位图像（局部放大）

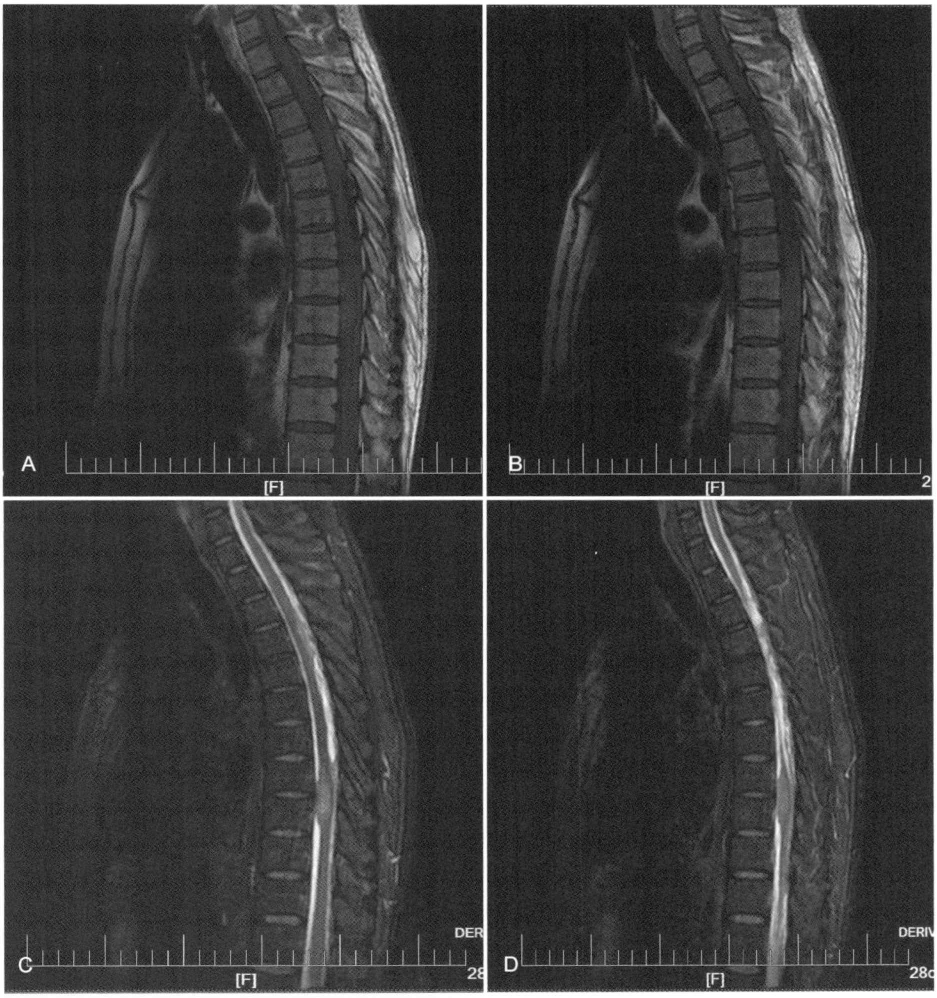

图 17-4　胸椎 MRI，示 T3～5 水平、T7～12 水平脊髓背侧髓外硬膜下见条状 T1WI 等信号、T2WI 等信号，T8～9 水平脊髓增粗呈不均匀 T1WI 低信号、T2WI 高信号。A 和 B. T1 序列；C 和 D. T2 序列

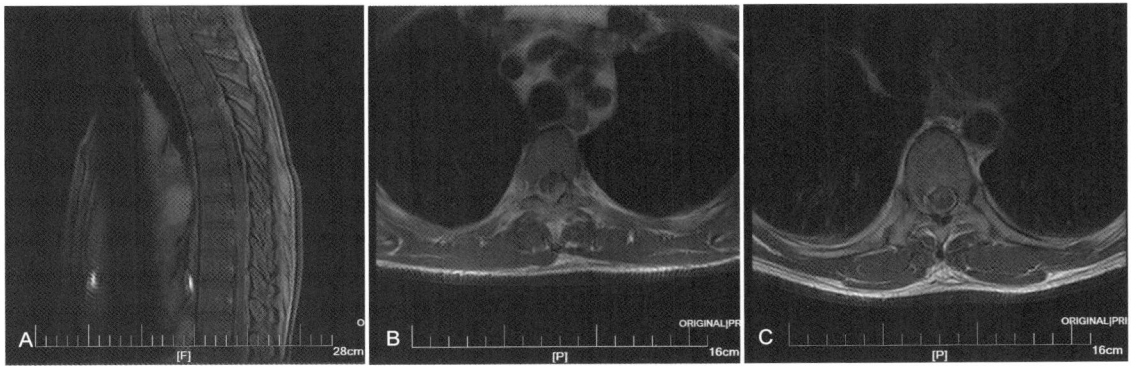

图 17-5　胸椎 MRI（T1 增强序列）。T3～5 水平、T7～12 水平脊髓背侧髓外硬膜下增强后呈明显条块状、长条状强化，胸段软脊膜亦见线状、小结节状强化，硬膜下腔似见纤细分隔强化。T8～9 水平脊髓增粗，增强后呈不均匀斑片状强化

3. 胸髓病理活检报告（2020-09-30） 弥漫性中线胶质瘤，免疫组化染色 H3K27M（＋）、GFAP（部分＋）、Olig-2（＋）、CD34（血管＋）、Ki-67（30%～60%）（WHO Ⅳ级）。

4. 实验室检查

（1）血、尿、便常规：正常。

（2）生化35项：谷丙转氨酶 59.6 U/L（↑），甘油三酯 1.91 mmol/L（↑），肌酸激酶 200.9 U/L（↑），总二氧化碳 30 mmol/L（↑），余项结果正常。

（3）凝血6项：纤维蛋白原 4.39 g/L（↑），余项均正常。

（4）红细胞沉降率 34 mm/60 min（↑）；降钙素原＜0.1 ng/ml，正常；血 C-反应蛋白正常。

（5）血肝包虫 IgG 抗体、细粒棘球蚴抗体、泡状蚴抗体、囊虫 IgG 抗体、莱姆病 IgM 抗体、莱姆病 IgG 抗体、布鲁氏菌虎红试验：均阴性。

（6）丙型肝炎病毒（HCV）、人类免疫缺陷病毒（HIV）、梅毒螺旋体检测：均为阴性。

（7）乙型肝炎（简称乙肝）病毒5项：乙肝表面抗原（＋），乙肝表面抗体（＋），乙肝E抗体（＋），乙肝核心抗体（＋）。

（8）血自身抗体谱检测：未见异常。

（9）类风湿因子、抗链球菌溶血素O、补体2项、淋巴细胞亚群检测：均正常。

（10）免疫球蛋白4项：免疫球蛋白 E 2330 IU/ml（↑），免疫球蛋白 A 4.15 g/L（↑）。

（11）甲状腺功能8项：促甲状腺激素 0.233 μIU/ml（↓），余项均正常。

（12）血液系统3项：叶酸 2.84 ng/ml（↓）。

（13）男性肿瘤标志物：总前列腺特异性抗原 5.12 ng/ml（↑）。

5. 脑脊液检查（表 17-1）

表 17-1 脑脊液检查结果

日期	压力（mmH$_2$O）	白细胞数（/μl）	糖（mmol/L）	氯化物（mmol/L）	蛋白质（mg/dl）	细胞学	其他
2020-08-26	冒管	6	3.5	112.1	253.95	—	—
2020-09-14	220	10	4.14（同期血糖6.48）	111	251.9	激活单核细胞比例增高	OB（－），细菌学检查（－），中枢神经脱髓鞘3项（－）。二代测序：未见异常。
2020-09-23	250（甘露醇后7h）	9	3.32（同期血糖5.70）	114	383.25	三医院同步查找肿瘤细胞：均未见	脑脊液流式细胞学检查：成熟T淋巴细胞为主，未见异常细胞，未见明显非造血细胞。

OB，寡克隆区带

【出院时诊断】

弥漫性中线胶质瘤伴 H3K27M 突变型。

【出院时情况】

出院查体：生命体征平稳，神清语利，双侧瞳孔等大等圆，直径约 3.0 mm，对光反射灵敏，双眼外展露白（左侧 2 mm，右侧 2 mm），未见眼震。余脑神经检查未见异常。四肢肌力 5 级，肌张力正常。双侧指鼻、跟膝胫试验稳准，闭目难立征阴性。双侧针刺觉及音叉振动觉对称。四肢腱反射对称引出，双侧掌颏反射、Hoffmann 征阴性，双侧巴宾斯基征阴性，脑膜刺激征阴性。

二、讨论

该患者入院时主要表现为剧烈头痛，静点甘露醇后头痛缓解仅能维持 3～4 h，3 次腰穿压力均明显升高，入院时考虑患者颅内感染可能性大。然而不支持点在于：首先，该患者脑脊液蛋白质第 1 次腰穿为 253.95 mg/dl，第 2 次腰穿为 251.9 mg/dl，第 3 次腰穿为 383.25 mg/dl，均明显升高，且呈逐渐升高的趋势。脑脊液细胞数均在 10/μl 以下，脑脊液氯化物轻度降低，脑脊液糖正常。其次，患者病程中无发热、感冒等感染表现，查体颈部无抵抗，脑膜刺激征阴性。上述不符合颅内感染的临床表现。文献报道，脑膜癌病患者脑脊液蛋白质常明显升高，平均值达 277 mg/dl，最高值可达 2002 mg/dl，而平均脑脊液细胞数仅为 40/μl，两者常不匹配[1]。该患者即存在此种情况。因此，入院后考虑需与脑膜癌病鉴别。为此，进行了脑脊液细胞学检查、全身 PET-CT 检查。PET-CT 发现胸髓 T4～5、T8～9 水平椎管内 FDG 高代谢信号灶，左侧颞叶脑沟内可疑点状 FDG 代谢增高灶，不能除外脊髓恶性病变伴脊膜、脑膜转移。进一步完善胸段脊髓增强 MRI，发现胸段椎管硬脊膜、软脊膜、脊髓多发异常强化病灶，经脊髓活检病理学检查确诊为胸髓弥漫性中线胶质瘤并广泛脑脊膜、蛛网膜下腔播散，自此患者头痛合并颅内压增高的病因得以最终确定。

脑膜癌病是恶性肿瘤转移至软脑膜、蛛网膜及硬脑膜的一种疾病。实体肿瘤发生脑膜癌病的比例为 4%～15%[2]。由于诊断技术的进步、肿瘤患者生存期的延长，以及抗肿瘤药物不易通过血脑屏障，实体肿瘤患者脑膜癌病的诊断比例较前有所升高。文献报道，易继发脑膜癌病的肿瘤有乳腺癌、肺癌、黑色素瘤，其次为胃肠道肿瘤、原发性中枢神经系统肿瘤、前列腺癌、卵巢癌等[1]。癌细胞在蛛网膜下腔弥漫性转移，可沿脑膜血管间隙浸润并呈弥漫性散布，但癌细胞本身并不形成实体性肿瘤，故定位体征不明显，给早期诊断带来困难。颅内高压主要为癌细胞浸润、炎症渗出增加所致。反复进行腰椎穿刺查找癌细胞是尽早确诊的关键。文献报道 1 次腰穿脑脊液细胞学检查发现肿瘤细胞的阳性率为 60%，3 次脑脊液细胞学检查发现肿瘤细胞的阳性率可达 85%。因此，对临床上怀疑脑膜癌病的患者，要反复进行脑脊液细胞学检查。该患者入院后行 2 次腰穿，多次脑脊液细胞学检查及同时外送不同医院进行脑脊液细胞学检查，均未发现肿瘤细胞，说明对于弥漫中线胶质瘤伴脑脊膜、蛛网膜下腔播散的患者，脑脊液发现肿瘤细胞的概率是比较低的。

脑膜癌病的早期识别应注意以下方面。首先，文献报道，脑膜癌病最常见的临床表现是头痛[1]，而且患者常出现恶性颅内压增高，常规降颅压药物效果不好或维持时间较短，该患者即存在这种情况。其次，头颅增强 MRI 常见脑膜强化，具有脑膜癌病临床表现的患者常出现脑脊膜强化，诊断脑膜癌病的敏感性可达 77%，特异性可达 78%[3]，因此头颅增强 MRI 对于脑膜癌病的诊断具有重要价值。该患者头颅增强 MRI 即发现第三脑室后部异常强化灶以及胸椎脊膜强化。再次，脑外可发现原发灶，该患者经过 PET-CT、胸椎增强 MRI 最终确定脑膜癌病的原发灶是弥漫性中线胶质瘤。脑膜癌病预后极差，病程 3 个月至 3 年，患者一般均死于脑疝，这与恶性颅内压增高不能缓解有关。

（张长青）

三、专家点评

本例患者以头痛1个月伴发作性四肢抽搐1周入院，病程中无发热、腹泻等感染前驱症状。3次腰穿颅内压均明显增高，白细胞数正常，脑脊液蛋白质明显增高且逐渐加重，头颅磁共振增强扫描可见第三脑室后部、双小脑幕旁局部异常强化，首先考虑脑膜癌病可能性大，然而反复多次脑脊液细胞学检查均未发现肿瘤细胞。完善全身PET-CT，发现T4～5、T8～9水平椎管内FDG高代谢信号灶，左侧颞叶脑沟内可疑点状FDG代谢增高灶，不能除外脊髓恶性病变伴脊膜、脑膜转移。进一步行胸椎MRI+增强，于胸3～5水平、胸7～12水平脊髓背侧髓外硬膜下见条状T1WI等信号、T2WI等信号，增强后呈明显条块状、长条状强化，胸段软脊膜亦见线状、小结节状强化，硬膜下腔似见纤细分隔强化；胸8～9水平脊髓增粗呈不均匀T1WI低信号、T2WI高信号，边界模糊，增强后呈不均匀斑片状强化，提示胸段椎管硬脊膜、软脊膜、脊髓多发异常强化病灶，考虑肿瘤播散不除外。为进一步明确病变性质，行脊膜脊髓活检，病理结果提示弥漫性中线胶质瘤，免疫组化染色H3K27M阳性（WHO Ⅳ级）。

WHO中枢神经系统肿瘤分类（2016）首次整合了肿瘤的组织学特征和分子表型，提出了新的肿瘤分类标准。这一标准是目前脑胶质瘤诊断及分级的重要依据。在弥漫性星形细胞和少突胶质细胞肿瘤中新增弥漫性中线胶质瘤H3K27M突变型（diffuse midline glioma, H3K27M-mutant）[4,6]。该病是伴有组蛋白H3K27M突变的浸润性生长的胶质瘤，常位于中线结构（脑干、丘脑和脊髓），少见于第三脑室、下丘脑、松果体和小脑[5]，可伴有软脑膜播散及周围脑组织浸润，无明显性别差异，主要发生于儿童，中位年龄5～11岁，脑桥部位发生年龄较早，平均约7岁，丘脑部位发生年龄平均约11岁，也可见于成人。脊髓部位多发生于成人。临床病程较短（1～2个月），常见表现有颅内压增高、多脑神经病、锥体束征、共济失调、运动减弱、偏瘫等。3个诊断要点为：位于中线部位，弥漫性浸润生长，H3K27M突变。应与发生于中线结构的肿瘤或非肿瘤性疾病相鉴别，常见疾病包括：脑内感染性疾病，如脑干脑炎、脑脓肿；脑桥中央髓鞘溶解症；脑内转移性疾病、淋巴瘤及其他神经系统肿瘤；基底动脉闭塞继发丘脑穿通动脉闭塞、深静脉血栓形成；神经白塞病；中枢神经系统脱髓鞘疾病等。弥漫性中线胶质瘤伴H3K27M突变的影像表现具有一定特点，T1WI呈不均匀低信号，T2WI呈不均匀稍高或高信号，常囊变或坏死，可有出血，增强后大多呈不均匀轻-中度强化，轻度瘤周水肿[5]。当肿瘤累及中线结构以外时，也应警惕该肿瘤。

胶质瘤治疗需要神经外科、神经影像科、放射治疗科、神经肿瘤科、病理科和神经康复科等多学科合作，遵循循证医学原则，采取个体化综合治疗，优化和规范治疗方案，以期达到最大治疗效益，尽可能延长患者的无进展生存期和总生存期[4]，提高生存质量。为使患者获得最优化的综合治疗，需要对患者进行密切随访观察，定期复查影像，兼顾患者的日常生活、社会和家庭活动、营养支持、疼痛控制、康复治疗和心理治疗等诸多问题。

WHO中枢神经系统肿瘤分类（2016）新增H3K27M突变型弥漫性中线胶质瘤，将其作为独立肿瘤实体。无论其组织学表型是否呈现高级别特征，均诊断为 WHO Ⅳ 级肿瘤[4,7]，这给形态学诊断带来巨大挑战。而近年来有研究指出，伴有 H3K27M 突变的毛细胞星形细胞瘤或节细胞胶质瘤样的中线胶质瘤，部分表现出良好的预后和较长生存期[7]。患者预后与年龄、组织学级别以及发病部位等因素的相关性有待进一步评估。了解弥漫性中线胶质瘤伴 H3K27M 突变的典型与不典型表现，可有助于提高对该肿瘤的认识以及诊断、鉴别诊断水平，最后确诊需依靠病理组织学及免疫组化 H3K27M 检测或基因检测。

（审核及点评专家：刘　云）

参考文献

［1］Jimenez Mateos A，Cabrera Naranjo F，Gonzalez Hernandez A，et al. Neoplastic meningitis. Review of a clinical series. Neurologia，2011，26：227-232.

［2］Trigo Lopez J，Martinez Pias E，Pedraza Hueso MI. Bilateral hearing loss as presentation in meningeal carcinomatosis. Med Clin，2020，155：276-277.

［3］Thakkar JP，Kumthekar P，Dixit KS，et al. Leptomeningeal metastasis from solid tumors. Journal of the neurological sciences，2020，411：116706

［4］国家卫生健康委员会医政医管局. 脑胶质瘤诊疗规范（2018 年版）. 中华神经外科杂志，2019，35（3）：217-239.

［5］邓达标，郭珺梁，倩雯，等. 弥漫性中线胶质瘤伴 H3K27M 突变的 MRI 表现. 中华放射学杂志，2019，53（7）：545-548

［6］Louis DN，Perry A，et al. The 2016 World Health Organization Classification of Tumors of the Central Nervous System：a summary. Acta Neuropathol，2016，131（6）：803-820.

［7］李海南，山常国，范冲竹，等. H3K27M 突变型弥漫性中线胶质瘤 30 例临床病理学特征和预后分析. 中华病理学杂志，2019，48（3）：192-198.

病例 18　李斯特脑干脑炎

一、病例介绍

【主诉】

患者男性，50岁，主因"发热13天，双下肢无力9天，加重伴意识不清4天"入院。

【现病史】

患者于入院前14天食用螃蟹5只，13天前患者出现发热，测体温37.5℃，自行服用解热镇痛药及头孢类药物（具体药名及用量不详），患者体温仍波动在37.3℃。12天前，患者体温升至39℃，继续给予口服上述药物及静点头孢曲松（具体剂量不详），体温略有下降。10天前，患者就诊于当地医院，完善血常规、胸部X线片及头颅CT未见异常，具体诊断不详，给予口服"莫西沙星及奥司他韦（具体剂量不详）"。9天前，患者在晨起后出现视物模糊、左侧面部麻木、双下肢无力，不能站立，同时伴有大小便潴留。于8天前在当地医院住院治疗，给予腰穿、头颅磁共振增强等检查，具体诊断不详，考虑吉兰-巴雷综合征（又称格林-巴利综合征）可能性大，给予规范静点足量丙种球蛋白，甲泼尼龙冲击及序贯治疗，头孢曲松、阿昔洛韦抗菌及抗病毒治疗。4天前，患者逐渐出现睡眠增多、言语不清、呼吸困难等表现，给予气管插管、呼吸机辅助呼吸等治疗，患者出现呼之不应、血压下降、自主呼吸完全消失。为进一步诊治，就诊于我院急诊，急诊以"脑干脑炎"收入神经重症监护室。目前患者处于昏迷状态，呼吸机辅助呼吸，留置尿管。

【既往史、个人史、家族史】

4年前，患者出现不明显原因双侧股骨头坏死，行双侧股骨头置换术。2年前，患者被诊断为高血压病，平时口服非洛地平缓释片，血压维持在170/100 mmHg左右，否认糖尿病等病史。饮酒30余年，每天饮白酒7两左右，近2个月饮酒频繁；吸烟30余年，每天吸烟30支左右。否认家族遗传病病史。

【入院查体】

体温38℃，血压85/52 mmHg，心率80次/分，氧饱和度80%。全身皮肤略显苍白，经口气管插管，呼吸机辅助呼吸（A/C模式），右侧颈内静脉置管。双肺呼吸音清，双下肺可闻及少许湿啰音。心律齐，未闻及明显杂音。腹软，肝脾肋下未及，肠鸣音3次/分。

神经系统查体：神志呈深昏迷状态，压眶无反应，疼痛刺激无反应。双侧瞳孔等大等圆，直径约3 mm，对光反射消失，余脑神经检查不合作。肢体无自主活动，刺激无自发动作，四肢肌张力低，四肢腱反射消失，双侧巴宾斯基征未引出，脑膜刺激征阴性。Glasgow昏迷量表（GCS）评分3分。

【入院前辅助检查】

1. 影像学检查

（1）头颅磁共振+增强（外院）：右侧脑桥及延髓病变，炎性疾病可能性大（图18-1和图18-2）。

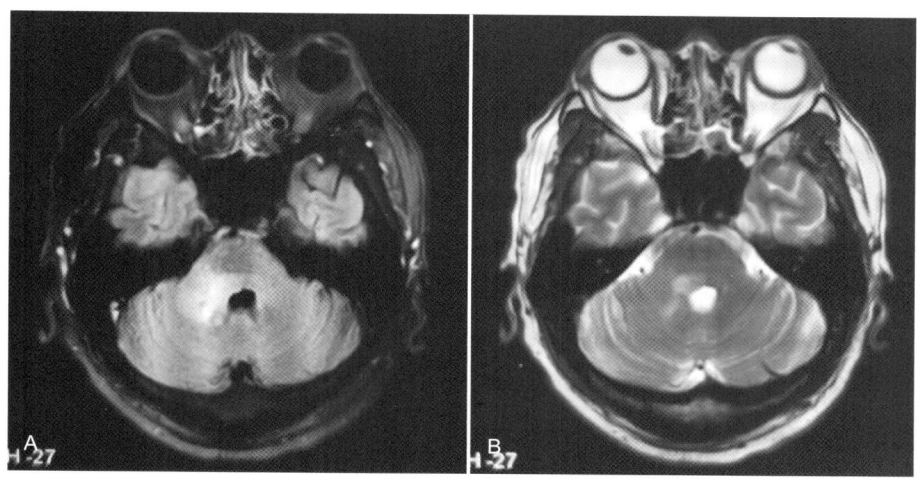

图 18-1　外院头颅磁共振显示右侧脑干（脑桥）及小脑片状不均匀异常信号。A. 轴位 FLAIR 像；B. 轴位 T2 像

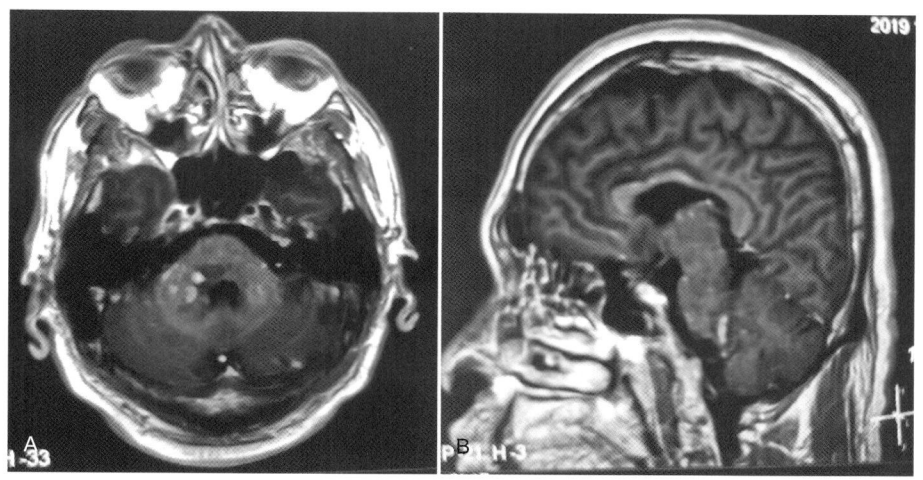

图 18-2　外院头颅磁共振增强像显示右侧脑干（脑桥）病灶不均匀强化。A. 轴位 T1 增强；B. 矢状位 T1 增强

（2）胸部 CT（外院）：肺间质改变，右肺上叶尖段肺结核，肺气肿，肺大疱。

2. 肌电图（外院）　右侧腓总神经、双侧面神经动作电位波幅降低，右侧腓总神经远端运动潜伏期延长，双侧尺神经运动传导速度减慢，双侧正中神经 F 波出现率降低。

3. 脑脊液常规及生化检查（外院）　白细胞数 80/μl，蛋白质 0.51 g/L。

【入院时诊断】

1. 定位诊断　脑干、周围神经。

（1）脑干：患者主要表现为意识丧失、呼吸困难、双侧肢体无力及大小便功能异常。查体可见深昏迷，自主呼吸微弱，提示累及广泛大脑皮质或脑干网状激活系统；四肢肌力减退伴腱反射消失，提示累及双侧皮质脊髓束传导通路（休克期）或周围神经。结合头颅磁共振显示脑干（主要是脑桥和延髓）异常病灶，可以部分解释患者的主要症状及体征，故定位在脑干。

（2）周围神经：患者表现为四肢无力，查体提示肌张力低及腱反射消失，结合患者有酗酒史，也不能除外下运动神经元通路病变，且患者外院肌电图提示存在外周神经的神经根病变，需要复查肌电图以明确。

2. 定性诊断　颅内感染？炎性脱髓鞘疾病？吉兰-巴雷综合征？

（1）颅内感染？患者中年男性，急性起病，主要表现为发热，随后出现局灶神经功能缺损症状及全脑症状。辅助检查提示脑干病变局部强化，脑脊液常规提示为细菌性感染的特征性改变，支持病变为感染性可能，但是需要寻找病原学证据，完善脑脊液细菌培养及病原学的二代测序以明确病因。

（2）颅内炎性脱髓鞘疾病？患者急性起病，逐渐加重，结合临床和影像学改变，也不能除外炎性脱髓鞘病变，且脑桥病变也是多发性硬化的常见好发部位。然而不支持点是，该患者脑脊液细胞学符合感染性病变的特点，故可除外。

（3）吉兰-巴雷综合征（Guillain-Barré syndrome，GBS）？患者急性起病，主要表现为发热、意识障碍、呼吸困难及肢体无力，肌电图提示可能存在周围神经病变，在2周内达到高峰，也不能除外Bickerstaff脑干脑炎等特殊GBS类型。但是患者脑脊液不存在蛋白-细胞分离现象，没有发现特征性的抗GQ1b抗体阳性，影像学表现也不支持GBS，且使用丙种球蛋白及激素治疗也无改善，上述均不支持吉兰-巴雷综合征，必要时在病情许可下复查肌电图以明确。

【住院后诊疗经过】

（一）诊疗经过概述

入院后，患者病情危重，给予基本的生命支持手段，患者自主呼吸逐渐消失，血压需要持续泵入去甲肾上腺素维持。继续给予患者抗生素、抗病毒、神经营养及对症支持治疗。完善脑脊液二代测序，提示单核细胞增生李斯特菌感染，给予敏感抗生素治疗。住院期间复查3次腰穿，脑脊液细胞数逐渐减少，提示治疗有效，但是患者的临床症状却没有相应改善，考虑可能和细菌感染造成神经细胞坏死、引起神经功能不可逆改变有关。患者意识障碍始终未改善，呼吸完全靠呼吸机控制，血压进行性下降，去甲肾上腺素泵入量逐渐加重，患者最终恶化出院。

（二）住院后辅助检查

1. 实验室检查

（1）血常规：白细胞 $10.75×10^9$/L，血红蛋白 125 g/L，红细胞绝对值 $3.64×10^{12}$/L。

（2）生化全项：血 K^+ 5.8 mmol/L，Na^+ 133.4 mmol/L，葡萄糖 12.36 mmol/L，总二氧化碳结合力 29.8 mmol/L，谷草转氨酶 339.9 U/L，乳酸脱氢酶 404.4 U/L，谷丙转氨酶 379.8 U/L，肌酸激酶 208 U/L。

（3）快速 C-反应蛋白：25.17 mg/L。

（4）血培养和痰培养：血培养未见细菌生长。痰培养见鲍曼不动杆菌复合菌阳性。

（5）甲状腺功能：促甲状腺激素 0.016 μIU/L（偏低），余未见异常。

（6）自身抗体谱：抗 SS-A 抗体、抗线粒体抗体弱阳性，抗 RO-52 抗体阳性。

（7）凝血检查：国际标准化比值（INR）1.33，D-二聚体 2.98 μg/ml。

（8）肿瘤标志物：糖类抗原 19-9 31.53 U/L，细胞角蛋白 19 片段 4.75 ng/ml。

2. 脑脊液检查

（1）腰穿颅内压力 285 mmH$_2$O。抗酸、墨汁、革兰氏染色涂片均为阴性。

（2）脑脊液常规：脑脊液外观淡黄微浊，脑脊液细胞总数 1487/μl，脑脊液白细胞数 1287/μl，多核细胞 80%。

（3）脑脊液生化：氯化物 115 mmol/L，糖 1.7 mmol/L，蛋白质 809.56 mg/dl，乳酸 8.4 mmol/L。

（4）鞘内 IgG 合成率正常（9.62），脑脊液 IgG 寡克隆区带、血清 IgG 寡克隆区带、脑脊液特异 IgG 寡克隆区带均阴性。

（5）神经系统感染病毒抗体（脑脊液＋血液）：巨细胞病毒抗体 IgG（＋）。

（6）神经元抗原谱抗体、神经节苷脂抗体、AQP4 抗体及 MOG 抗体（脑脊液＋血液）均阴性。

（7）脑脊液的二代测序结果提示李斯特菌 DNA 及 RNA 均阳性（表 18-1）。

表 18-1 脑脊液二代测序结果

革兰氏染色	属名	相对丰度（%）	序列数	种名	鉴定置信度（%）	序列数
G$^+$	李斯特菌属 *Listeria*	60.1	236	单核细胞增生李斯特菌 *listeria monocytogenes*	99.0	169

【出院时诊断】

李斯特脑干脑炎。

【出院时情况】

出院时患者情况进一步恶化。

二、讨论

单核细胞增生李斯特菌（*Listeria monocytogenes*）是一种需氧革兰氏阳性芽胞杆菌，在自然界中广泛存在，可污染多种肉类、禽类、蛋类、海产品、未经高温消毒的乳制品甚至蔬菜等食品，而且在 4℃环境下仍能生存，为人畜共患感染性疾病的一种致病菌。李斯特菌感染的发病率为每年 3～6/100 万，绝大多数是由于食物污染所致，主要感染老年人、免疫力低下人群、孕妇、胎儿和新生儿，其他年龄段的人群也可患病。

神经系统感染性疾病最常见的是急性细菌性脑膜炎，其次是脑膜脑炎，这是由于菌血症引起。脑膜炎在新生儿、老年人、免疫功能紊乱或其他并发疾病的患者中更为常见。比较少见的是急性脑炎、败血症，在某些情况下还导致胃肠炎、流产和围生期感染。李斯特菌感染的特点是虽然经过抗菌治疗，死亡率仍高，通常为 24%～52%。非常重要的一点是，高达 24% 的患者表现为脑干脑炎，与脑膜炎相反，最常见于健康成人，无性别差异，也无易感因素，可能是由于细菌通过内吞机制进入神经，然后沿三叉神经逆行进入脑干所致。如果未能在早期治疗或治疗不充分，患者往往致命，幸存者通常有明显的神经后遗症。李斯特菌感染常被误诊，因为前驱症状是非特异性的，脑膜刺激征罕见。脑干脑炎初期，患者表现为发热、头痛、恶心、呕吐等非特异性前驱症状，数天后会出现脑神经麻痹、共济失调、延髓麻痹、意识障碍等脑干及小脑受累的表现，其中以面神经、三叉神经、迷走神经受损最为常见，而且40%的脑干脑炎患者进展迅速且常引起呼吸衰竭。

李斯特脑干脑炎患者的影像学也有一定特征，对早期诊断至关重要。早期颅脑MRI以背侧脑干（脑桥、延髓）和小脑受累常见，颈髓受累也较为常见，病灶呈斑片状、结节状，可有环形强化。李斯特脑干脑炎患者初期脑脊液的白细胞数增多程度不一，与其他细菌性脑膜炎无明显差别，蛋白质轻中度升高，糖、氯化物改变不明显，较具有特征性的是脑脊液中乳酸含量增加及颅内压增高较为明显。确诊仍依赖于脑脊液或血液培养结果，但阳性率约为50%，目前在临床上已经开展脑脊液病原学高通量测序，通过检测脑脊液中细菌的DNA和RNA来证实这种特异性感染，而且可在72 h内最终确诊，方便临床诊断。

目前治疗主要是经验性治疗，强调早期治疗，首选青霉素或氨苄青霉素，可以联合庆大霉素协同治疗，使用2～4周，甚至更长时间。头孢菌素类药物对李斯特菌天然耐药，万古霉素仅在体外实验显示有效，临床中也使用美罗培南治疗，而且在感染控制前慎用激素[1-2]。

（陈　彬）

三、专家点评

李斯特菌感染导致的脑炎仍然是一个重要的公共卫生问题，尤其是在老年人、婴儿、免疫抑制者和恶性肿瘤患者中并不少见。我们要早期识别和正确诊断由李斯特菌感染引起的急性脑膜炎和脑干脑炎，这样才能确保最佳的治疗效果，并且最大程度地减少并发症和后遗症。因此，对于有进行性脑干功能障碍的患者，尤其是影像学表现为非典型的脑膜脑炎且常规抗生素治疗效果差时，需要尽快进行头颅MRI＋增强扫描协助判断，结合脑脊液检查，尤其是脑脊液培养及高通量测序证实存在李斯特菌感染。氨苄西林或合并氨基糖苷类抗生素仍然是治疗李斯特脑膜炎/脑炎的最佳药物。重症监护病房在防治致命的呼吸骤停及呼吸衰竭和持续生命体征监测、系统评估方面仍有不可替代的作用。

（审核及点评专家：刘丽萍）

参考文献

[1] de Noordhout CM, Devleesschauwer B, Angulo FJ, et al. The global burden of listeriosis: a systematic review and meta analysis. Lancet Infect Dis, 2014, 14: 1073-1082.
[2] Abbs A, Nandakumar T, Bose P, et al. Listeria rhomboencephalitis. Pract Neurol, 2012, 12: 131-132.

病例 19　抗 NMDA 受体脑炎

一、病例介绍

【主诉】

患者女性，35岁，主因"头痛1个月，加重伴头晕、记忆力下降3天"收入院。

【现病史】

患者1个月前劳累后出现头痛，由前额部逐渐累及全头部，疼痛性质描述不清，无明显恶心、呕吐，无颈部僵硬感，无意识丧失、视物成双、吞咽困难、饮水呛咳，无记忆力下降等不适，未予特殊诊治。3周前测体温提示发热，体温最高38℃，就诊于外院，考虑上呼吸道感染可能，给予阿奇霉素口服，体温稍好转，但仍有头痛。1周前就诊于我院，继续给予抗炎治疗。3天前自觉上述症状加重，伴有恶心、呕吐，呕吐物为胃内容物，并出现头晕，为昏沉感，睡眠增多，记忆力、定向力下降，主要表现为近记忆力下降，时间定向力受损。为进一步诊治，由门诊以"颅内病变性质待查"收入院。

【既往史、个人史、家族史】

脑膜炎20余年，自诉已愈；2014年行左侧卵巢肿物切除，术后病理提示黏液性囊腺瘤；过敏性鼻炎、过敏性哮喘3年余，未服药。否认高血压、糖尿病、冠心病，否认精神病史、脑血管病史，否认肝炎、结核、疟疾病史，否认外伤史、输血史，否认食物及药物过敏史。否认毒物、放射性物质接触史，否认疫区、疫情接触史，否认冶游史、吸烟史、嗜酒史，否认家族遗传病史。

【入院查体】

右侧血压104/67 mmHg，左侧血压101/62 mmHg，心率78次/分。双肺呼吸音清，未闻及干湿性啰音，心律齐，未闻及明显杂音。腹软，无压痛及反跳痛，肝脾肋下未触及，双下肢不肿。神经系统查体：神清、语利，时间定向力减退，地点、人物定向力正常，记忆力、计算力减退。双侧瞳孔等大等圆，直径3 mm，直接及间接对光反射灵敏，眼球各向运动充分，未见眼震。双侧面部针刺觉对称，双侧咀嚼肌对称有力。双侧额纹、面纹对称，闭目有力，双耳听力粗测正常，Weber征居中，Rinne试验双侧气导大于骨导。双侧软腭上抬有力，双侧咽反射存在。双侧转颈、耸肩有力，伸舌居中。四肢肌力5级，肌张力正常。双侧指鼻、跟膝胫试验稳准，闭目难立征不配合。双侧针刺觉及音叉振动觉对称。四肢腱反射对称减弱，双侧巴宾斯基征阴性。颈软，脑膜刺激征阴性。

【入院前辅助检查】

1. 脑电图（外院）　正常脑电图。

2. 胸CT　两肺未见明显异常；双侧上胸膜局部增厚；肝右叶多发低密度，囊肿？

【入院时诊断】

1. 定位诊断 颞叶、顶叶大脑皮质。

患者表现为近期记忆力下降,不能准确判断时间,查体可见记忆力、计算力减退,时间定向力减退,考虑颞叶、顶叶等大脑皮质部位受累。

2. 定性诊断 颅内病变性质待查,脑炎?血管炎?

患者为青年女性,亚急性病程,首发症状为头痛、发热、恶心、呕吐,随后出现认知功能减退,并且进展较快,查体可见高级皮质功能减退。目前结合患者年龄及病程考虑颅内病变性质待查,脑炎及血管炎可能性大。需进一步完善检查明确诊断。

【住院后诊疗经过】

(一)诊疗经过概述

患者入院后给予补液、维持水和电解质平衡等治疗。完善腰椎穿刺等检查,根据脑脊液结果及影像学表现考虑病毒性脑炎继发抗 NMDA 受体脑炎,给予阿昔洛韦抗病毒及丙种球蛋白冲击治疗,病程中出现精神症状,如打人、躁动等,给予舍曲林、奥氮平、丙戊酸钠等治疗。患者应用丙种球蛋白后症状无明显改善,后加用激素冲击治疗,并按疗程激素逐步减量。经治疗后,患者症状逐渐好转出院。

(二)住院后辅助检查

1. 影像学检查

(1)头颅 MRI(图 19-1):左侧颞叶深部、左侧海马旁回异常信号,炎性病变?

(2)盆腔 CT:盆腔偏右散在小钙化灶。

(3)妇科彩超:子宫、双侧附件区未见明显异常。

2. 脑脊液检查(腰穿)

(1)脑脊液压力:110 mmH$_2$O。

(2)脑脊液常规:脑脊液外观淡黄色清,潘氏试验阴性。脑脊液白细胞数 101/μl(↑),细胞总数 401/μl(↑),多核细胞 35.6%,单核细胞 64.4%。

(3)脑脊液生化:腺苷脱氨酶 0.8 U/L,糖 3.35 mmol/L,蛋白质 37.04 mg/dl,氯化物 128 mmol/L,乳酸 1.6 mmol/L。

(4)脑脊液 24 h IgG 鞘内合成率:IgG 鞘内合成率 6.38,脑脊液白蛋白 0.23 mg/dl(同期血清白蛋白 45.3 mg/dl),脑脊液 IgG 0.039 mg/dl(同期血清 IgG 11.6 mg/dl)。

(5)脑脊液寡克隆蛋白电泳分析:脑脊液特异性 IgG 寡克隆区带(+)。

(6)脑脊液形态学:以淋巴细胞为主,红细胞较多。

3. 血液学检查

(1)红细胞沉降率、补体 C3、补体 C4、肿瘤标志物、甲状腺功能、血液系统 3 项(铁蛋白、叶酸、维生素 B$_{12}$)、淋巴细胞亚群、类风湿因子、传染病 8 项、C-反应蛋白均在正常范围。

(2)血常规:淋巴细胞绝对值 0.63×10^9/L(↓),淋巴细胞群相对值 11%(↓),嗜酸性粒细胞百分比 0.3%(↓),中性粒细胞百分比 86%(↑)。

(3)血 TORCH 抗体:单纯疱疹病毒抗体、风疹病毒抗体、弓形虫抗体、巨细胞病毒抗体 IgG 升高,IgM 在正常范围。

(4)血免疫球蛋白抗体:IgG、IgA、IgM 均在正常范围,IgE 轻度升高(233 IU/ml)。

病例 19 抗 NMDA 受体脑炎

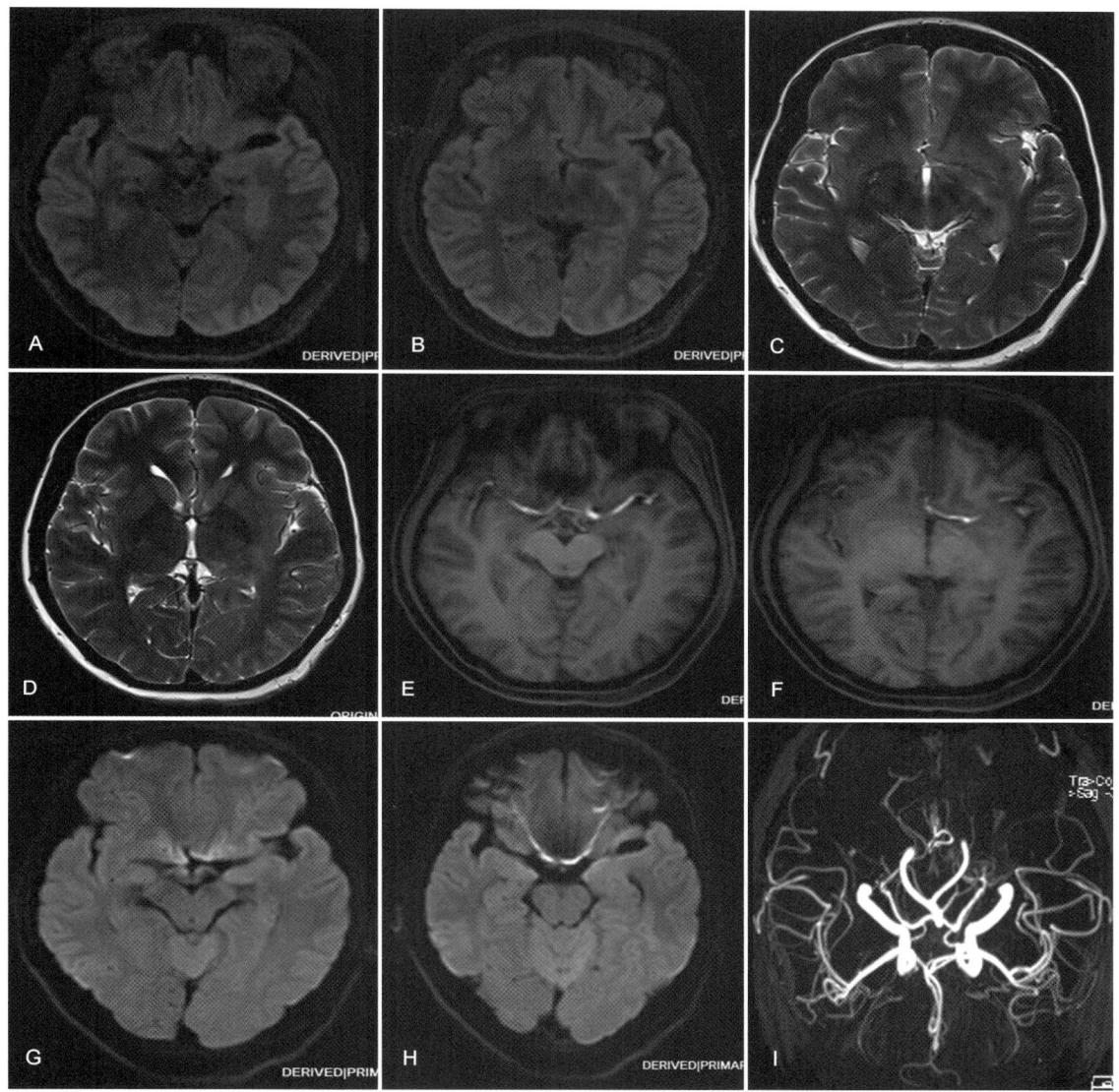

图 19-1 头颅 MRI。**A** 和 **B**. FLAIR 序列，可见左侧颞叶深部、左侧海马旁回略高信号；**C** 和 **D**. T2 序列，可见上述部位稍长 T2 信号；**E** 和 **F**. T1 序列，可见左侧颞叶深部、左侧海马旁回等 T1 信号；**G** 和 **H**. DWI 序列，上述部位呈等信号，边界欠清；**I**. MRA，可见颅内大血管分支的分布和走行基本正常，未显示明确狭窄及扩张

（5）自身免疫性脑炎抗体检测：血液抗 NMDA 受体抗体（＋），脑脊液抗 NMDA 受体抗体（＋）

【出院时诊断】

抗 NMDA 受体脑炎病毒性脑炎。

【出院时情况】

血压 110/60 mmHg，心、肺、腹查体未见明显异常。神清、语利，记忆力、计算力仍差，定向力、判断力正常。余神经系统查体未见明显阳性体征。

【随访情况】

出院2周后门诊复查，患者记忆力减退逐渐恢复。

【最终诊断】

同出院时诊断。

二、讨论

抗NMDA受体脑炎全称为抗N-甲基-D-天冬氨酸受体脑炎，发现于2007年，是一种新型自身免疫性脑炎，该病的发病机制可能为直接致病性抗NMDA受体抗体与NMDA受体的甘氨酸亚单位结合，导致受体发生帽化（capping）及内化，进而引发神经元功能异常。好发于年轻女性，平均发病年龄22.6岁，女性∶男性为3.5∶1[1]。

（一）临床表现

临床表现以近记忆力受损、自主神经功能障碍、精神行为异常及癫痫发作为特点。开始时通常有发热、头痛、乏力等非特异的类似病毒感染的前驱症状。随后可出现行为症状（49.0%）、癫痫发作（17.8%）、精神病性症状（16.7%）、神经系统症状（10.3%）、认知症状（6%）、自主神经功能异常。最常见的行为紊乱为激越及攻击行为（55.5%），其次为怪异行为（25.6%），其他异常行为包括病理性哭笑、退缩或活动减少、冲动或性欲亢进、厌食、自伤、活动增加等。患者最常见的神经系统症状为口面运动障碍（44.7%），其次为舞蹈样运动（33.5%），其他神经系统表现包括张力障碍性运动、共济失调、强直等。不到半数的患者会出现精神症状，包括幻听、幻视、带有显著偏执色彩的妄想，部分患者表现为夸大妄想、关系妄想及虚无妄想。癫痫发作及自主神经症状也很常见，甚至会出现呼吸衰竭[1]。

（二）抗NMDA受体脑炎诊断标准

1. 可能诊断 符合以下3项。

（1）快速起病（<3个月），以下6条主要症状中至少满足4条：①精神行为异常与认知障碍；②语言功能障碍（压力言语、语言减少、缄默）；③癫痫发作；④运动障碍、异动症、强直或姿势性障碍；⑤意识水平下降；⑥自主神经障碍及通气不足。

（2）至少有以下1项辅助检查异常：①异常脑电图（局灶或弥漫性慢波活动、癫痫活动，或delta波）；②脑脊液细胞数升高或出现寡克隆区带。

（3）排除其他可能病因

2. 确定诊断

（1）上述6条主要症状中符合1条及以上；

（2）并且抗NMDAR（GluN1亚基）IgG抗体（+）。

（三）鉴别诊断

抗NMDA受体脑炎需与急性播散性脑脊髓炎进行鉴别，其鉴别诊断要点见表19-1。

表 19-1　抗 NMDA 受体脑炎与急性播散性脑脊髓炎的鉴别诊断要点

	抗 NMDA 受体脑炎	急性播散性脑脊髓炎
起病年龄	多数青年	儿童或青壮年
前驱症状	发热、头痛	皮疹
近期疫苗接种	多无	有
主要临床表现	精神异常、痫样发作、认知障碍	精神异常、痫样发作、意识障碍、肢体偏瘫、感觉障碍
脑神经受累	多无	有
运动障碍	有	无
锥体束征	多无	有

（四）治疗

抗 NMDA 受体脑炎的主要治疗方案包括支持性治疗、免疫治疗，如果有肿瘤则进行肿瘤切除术。一般来说，一线的免疫治疗由高剂量类固醇、静脉注射免疫球蛋白（IVIG）、血浆置换组成，不同的医疗机构会选择单独使用、组合使用或顺序使用这几种治疗。迄今为止，尚无数据证实其他方法的优越性。利妥昔单抗和环磷酰胺通常作为二线治疗，用于一线治疗失败的患者[2]。

（五）小结[3]

（1）抗 NMDAR 自身免疫性脑炎的发病年龄跨度很大，从 2 岁至 40 岁，80% 的患者为女性。患者最常见的合并症为卵巢畸胎瘤，其次为肺部和乳腺肿瘤。此外，既往曾有单纯疱疹病毒（HSV）脑炎病史的患者，罹患此病的风险增加。

（2）NMDA 受体是一种离子型谷氨酸受体，分布于海马、前额皮质，与学习、记忆和精神行为密切相关。

（3）抗 -NMDAR 自身免疫性脑炎的诊断基于临床症状，以及血清和脑脊液抗 NMDAR 抗体的检测，但有 15% 的患者血清中抗 NMDAR 抗体为阴性。MRI 表现千差万别，既可以没有明显异常，也可以表现为海马区、小脑、大脑皮质岛叶、基底节、脑干、脊髓等在 T2 或者 FLAIR 序列上出现高信号影。

（4）EEG 通常有明显异常，例如超级 delta 刷（extreme delta brush，EDB）波形。

（5）考虑到这例患者的神经系统症状很可能是神经系统广泛受累所致，所以，即使在诊断未明确之前，也要开始经验性抗菌与抗病毒治疗，避免发生致死性的并发症。

（6）手术切除畸胎瘤是治疗此病的最有效方法，此外还要结合糖皮质激素、丙种球蛋白、血浆置换、抗癫痫药物等治疗，环磷酰胺和利妥昔单抗在个别病例中也有应用。

（7）大部分患者会出现自主神经功能紊乱进而导致血压异常，因此，血管活性药物的应用也是必不可少的。

（冯　皓　刘艳芳）

三、专家点评

抗 NMDA 受体脑炎是一种严重但可逆的脑炎，主要侵犯年轻女性，典型症状类似精神分裂症。发病初期通常有发热、头痛等非特异的病毒感染的前驱症状，此后出现精神行为异常。本例患者入院前有头痛、发热、记忆力下降等症状，入院后出现精神行为异常，表现为淡漠、打人、躁动等。经血清及脑脊液抗 NMDAR 抗体的检测，证实为抗 NMDA 受体脑炎，给予丙种球蛋白及激素治疗，病情明显好转。治疗及时正确，未出现强直期、运动过度期。此患者没有畸胎瘤，还需进一步检查病因。对于年轻女性，出现新发的精神行为异常需要考虑此病。

（审核及点评专家：李菁晶）

参考文献

[1] Warren N, Siskind D, O'Gorman C. Refining the psychiatric syndrome of anti-N-methyl-d-aspartate receptor encephalitis. Acta Psychiatr Scand, 2018, 138（5）：401-408.

[2] Bartolini L. Practice current: how do you treat anti-NMDA receptor encephalitis? Neurol Clin Pract, 2016, 6（1）：69-72.

[3] Mathai SK, Josephson SA, Badlam J, et al. Scratching below the surface. N Engl J Med, 2016, 375（22）：2188-2193.

第 3 章

神经肌肉疾病及疑难罕见病

病例 20　肾上腺脑白质营养不良

一、病例介绍

【主诉】

患者男性，42岁，主诉"进行性肢体无力5年，少语4月余"。

【现病史】

患者5年前无明显诱因出现左下肢无力，自觉乏力、易疲劳，可行走、爬楼，日常生活不受影响，有间断便秘、腹泻，无肢体麻木、言语不清等。患者左下肢无力症状逐渐进展，3年前出现行走向左侧偏斜，尚可走直线，走路拖曳，无蹲起困难，可独自爬楼，伴有下肢过电样感。就诊于外院，外院头部CT提示"右侧侧脑室前角旁腔隙性脑梗死"，腰椎MRI提示"腰4-5椎间盘膨出"，诊断为"腰椎间盘突出"。此后病情仍逐渐进展，1年半前（2019年4月）行走向左侧偏斜加重，不能走直线，出现蹲起费力，爬楼困难、需帮扶，生活可自理。外院肌电图提示"左侧胫神经、腓总神经不完全性损害，四肢交感皮肤反应未引出波形"，叶酸2.82 ng/ml（↓），维生素B_{12} 359 pg/ml。曾就诊于我院神经内科，诊断"脊髓后侧索病变伴周围神经损害性质待定，叶酸缺乏"。之后外院进一步完善颈胸椎MRI提示"颈5-6椎间盘突出，颈3-4椎间盘膨出，胸6-7、7-8椎间盘膨出"，同型半胱氨酸（HCY）15.9 μmol/L，内因子抗体、肿瘤标志物、神经元抗原谱抗体IgG均阴性，肿瘤筛查无阳性发现；复查头部MRI（2019-08-10）提示"脑内多发梗死灶，部分为亚急性期梗死灶，局部伴少许出血不除外"，具体诊治不详。5个月前（2020年5月）出现左上肢无力，尚可抬举，具体不详，并出现语言减少，无法正常完成工作，理解表达正常，睡眠增多，易出汗，二便部分可自理，无视幻觉、听幻觉，无攻击行为，否认麻木感。外院头部MRI（2020-05-03）提示"双侧脑白质异常信号"，同2019-08-10比较病灶范围增大，脑干病灶考虑为"沃勒变性（Wallerian degeneration）"；MRA未见异常，外院头部磁共振波谱成像（MRS）提示"颅内右额叶病灶，考虑肿瘤性病变可能"。之后患者无力症状继续进展，并累及右下肢，逐步出现日常生活不能自理。3个月前于我院神经外科住院行颅内占位性病变立体定向活检术，病理结果提示"微量脑组织，变性、水肿，散在少量胶质细胞，血管周围炎性细胞聚集，细小钙化颗粒沉积"。2个月前出现不语，近记忆力减退、反应迟钝，二便失禁。1个月前出现间断饮水呛咳、吞咽困难。患者病程中否认视物成双、视物旋转、皮肤色素沉着等。再次就诊于我院门诊，考虑为"脑白质病、肾上腺脑白质营养不良？"，予完善极长链脂肪酸、基因检测，给予美金刚、尼麦角林治疗。极长链脂肪酸检查（外院）提示二十四酸（C24:0）升高（94.6 nmol/L，正常值≤91.4 nmol/L）、二十六酸（C26:0）升高（2.02 nmol/L，正常值≤1.30 nmol/L），C24:0/C22:0（2.81，正常值≤1.39）以及C26:0/C22:0（0.06，正常值≤0.023）比值增高，基因检测提示肾上腺脑白质营养不良相关基因——ATP结合盒亚家族成员D1（ATP-blinding cassette subfamily D member 1，ABCD1）存在一处半合子变异。

患者自患病以来，睡眠可，逐渐出现二便失禁、吞咽困难、饮水呛咳。

【既往史、个人史、家族史】

否认高血压、冠心病史，否认糖尿病、脑血管病、精神病史，否认肝炎、疟疾、结核病史。5 年前（2015 年）头外伤史，外院行头部 CT 未见明显异常（图 20-1）。否认手术史、输血史。美金刚可疑过敏，服用美金刚后出现呕吐、睡眠增多；青霉素过敏；预防接种史不详。生于辽宁省，久居本地，无疫区、疫情、疫水接触史，无牧区、矿山、高氟区、低碘区居住史，无化学性物质、放射性物质、有毒物质接触史，无工业毒物、粉尘接触史。偶饮酒。否认冶游史、吸烟史。否认家族遗传病史，否认父母近亲结婚史。

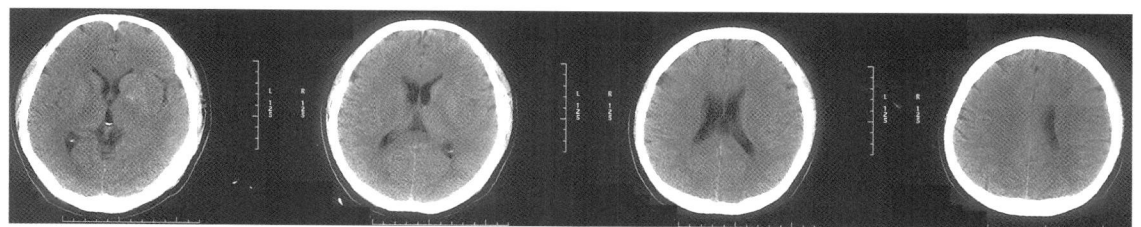

图 20-1　头部 CT（2015 年）未见异常

【入院查体】

血压 118/79 mmHg，心率 84 次 / 分，内科查体未见异常。

神经系统查体：神清，不语，计算力、记忆力、理解力减退，定向力尚可，双侧瞳孔等大等圆，直径 3 mm，对光反射灵敏，眼动充分，左侧鼻唇沟浅，双侧咀嚼有力，双侧听力粗测正常，余脑神经查体不配合。四肢肌容积正常，双侧高弓足（图 20-2）。左侧肢体及右下肢肌张力增高，左上肢肌力近端 3 级、远端 2～3 级，左下肢近端肌力 2 级，左足背伸肌力 0 级，右侧肢体肌力 4 级。双侧肱二头肌、肱三头肌、桡骨膜反射以及右下肢腱反射活跃，左下肢腱反射亢进，双侧踝阵挛阳性，双侧指鼻试验正常，双侧跟膝胫试验不合作，感觉查体不合作，双侧掌颏反射、巴宾斯基征阳性。右侧吸吮反射阳性。颈软。

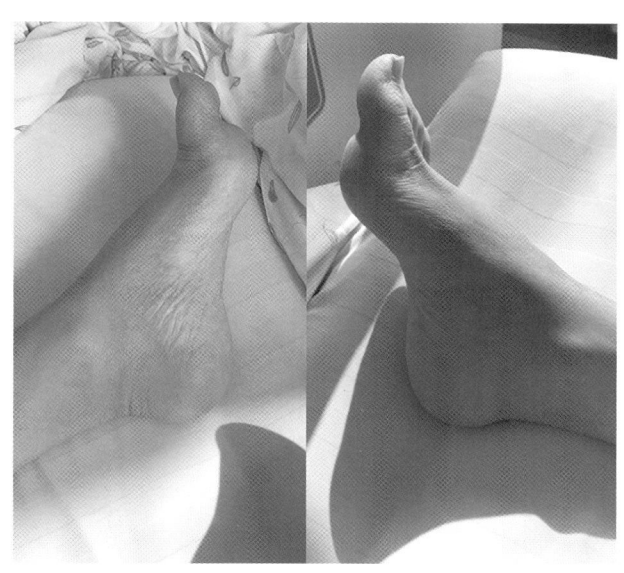

彩图

图 20-2（扫二维码看彩图）　双侧高弓足

【入院前辅助检查】

1. 极长链脂肪酸（2020-08-05，外院） 二十二酸（C22:0）33.7 nmol/L（正常值≤96.3 nmol/L），二十四酸（C24:0）94.6 nmol/L（正常值≤91.4 nmol/L），二十六酸（C26:0）2.02 nmol/L（正常值≤1.30 nmol/L），C24:0/C22:0比值2.81（正常值≤1.39），C26:0/C22:0比值0.06（正常值≤0.023）。

2. 基因检测（二代测序） 该样本在肾上腺脑白质营养不良相关基因 *ABCD1* 存在一处半合子变异（GRCh37/hg19，c.1488＋1G＞A）。家系验证结果显示其父此位点无变异，其母 *ABCD1* 基因存在同样变异位点（c.1488＋1G＞A），为杂合变异。

3. 影像学检查

（1）头部CT（2015-05-27，发病1个月，外院）：未见异常（见图20-1）。

（2）头部CT（2017-12-27，发病32个月，外院）：右侧侧脑室前角旁腔隙性脑梗死（图20-3）。

（3）头部CT（2018-09-28，发病41个月，外院）：阅片见右侧侧脑室前角旁高密度影及腔隙性脑梗死（图20-4）。

（4）头部CT（2018-11-25，发病43个月，外院）：右侧腔隙性脑梗死，右侧额叶及右侧侧脑室旁高密度影，建议定期复查（图20-5）。

（5）头部CT（2019-02-23，发病46个月，外院）：阅片见右侧额叶及右侧侧脑室旁高密度影，范围较2018-11-25扩大。右侧侧脑室前角旁腔隙性脑梗死（图20-6）。

（6）头部CT（2020-06-04，发病61个月，我院）：双侧额叶皮质下异常密度影，性质待定（图20-7）。

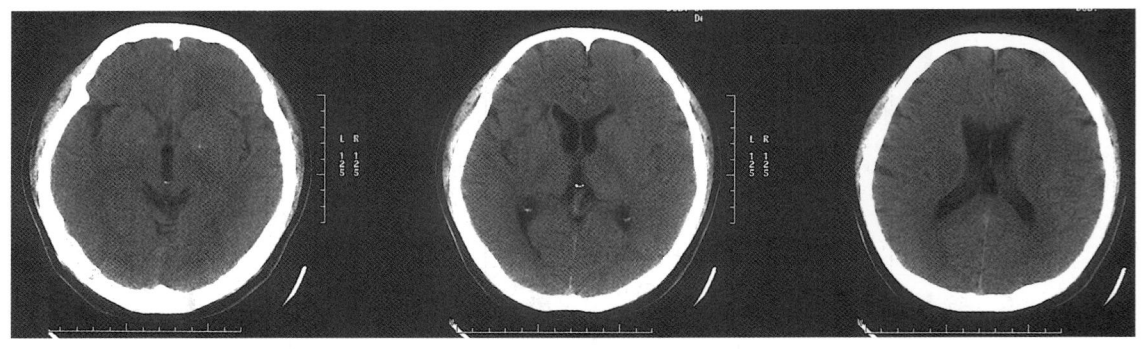

图20-3 头部CT（2017-12-27）示右侧侧脑室前角旁片状低密度影

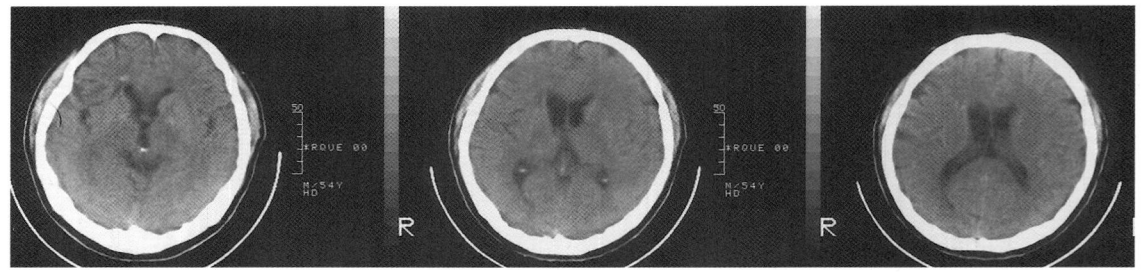

图20-4 头部CT（2018-09-28）示右侧侧脑室前角旁片状低密度影，其周边可见小片状高密度影

病例 20　肾上腺脑白质营养不良

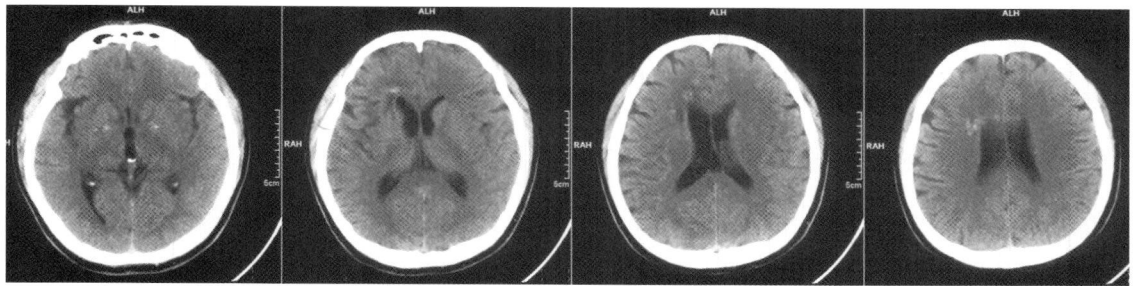

图 20-5　头部 CT（2018-11-25）示右侧侧脑室前角旁片状低密度影，右侧额叶及右侧侧脑室旁高密度影

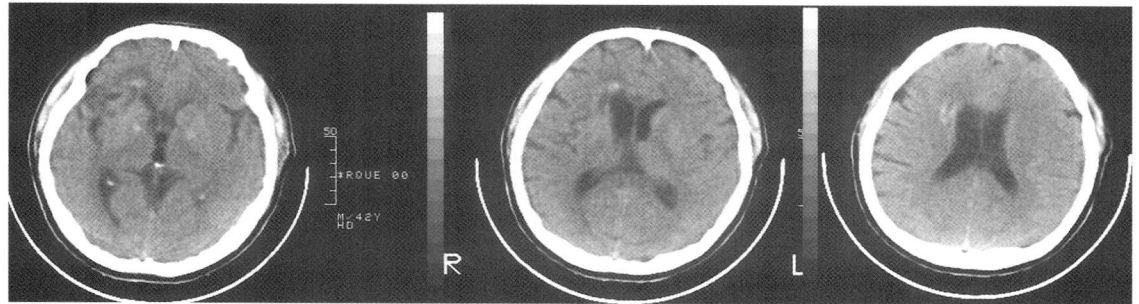

图 20-6　头部 CT（2019-02-23）示右侧侧脑室前角旁片状低密度影，右侧额叶及右侧侧脑室旁高密度影，范围较 2018-11-25 扩大

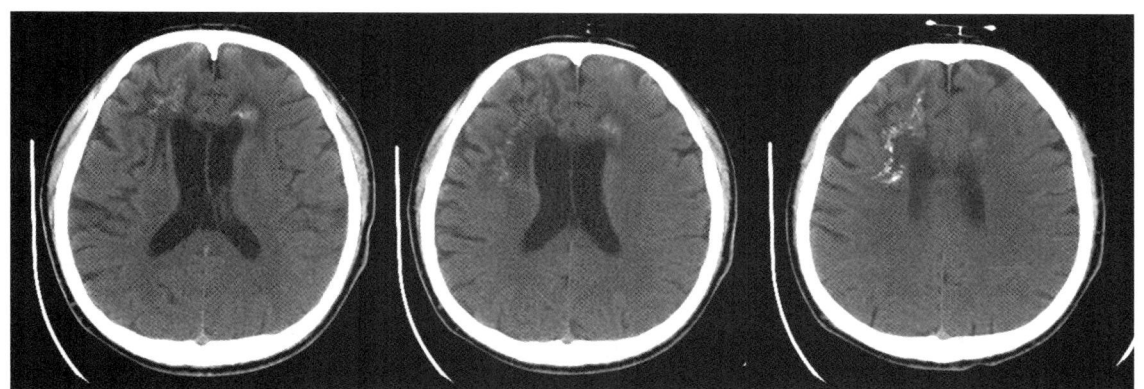

图 20-7　头部 CT（2020-06-04）示双侧额叶皮质下片状异常密度影

（7）头部 CT（2020-06-04，发病 61 个月，我院）：颅内病变活检术后。示右侧外囊软化灶（图 20-8）。

（8）头部 CT（2020-07-29，发病 63 个月，外院）：双侧额叶及右侧侧脑室体旁陈旧性病变，伴病变内钙化灶可能性大，请结合临床相关检查。脑白质疏松、脑萎缩（图 20-9）。

（9）头部 MRI（2019-08-10，发病 51 个月，外院）：脑内多发梗死灶，部分为亚急性期梗死灶，局部伴少许出血不除外（图 20-10）。

（10）颅内 MRA（2019-08-09，发病 51 个月，外院）：颅内动脉未见明确异常（图 20-11）。

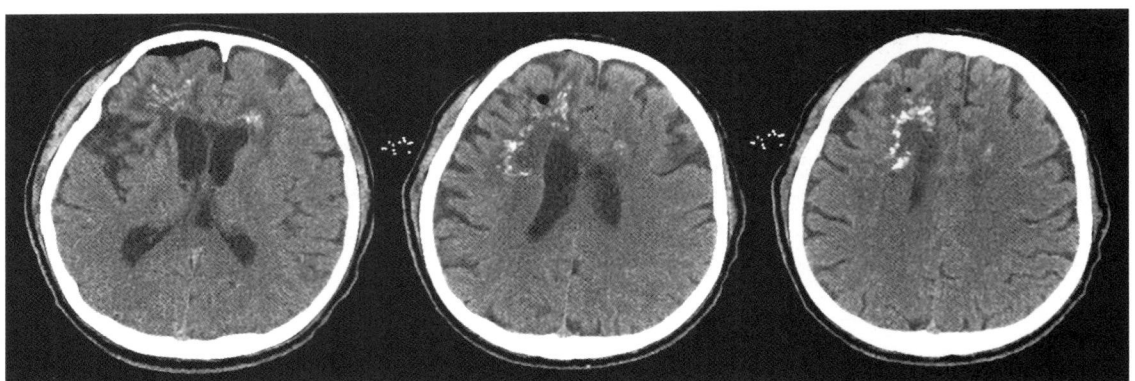

图 20-8 头部 CT（2020-06-04，颅内病变活检术后）示右侧外囊片状低密度影。双侧额叶皮质下异常密度影。右侧额部颅骨内板下新月形、右侧额叶皮质下类圆形气体影

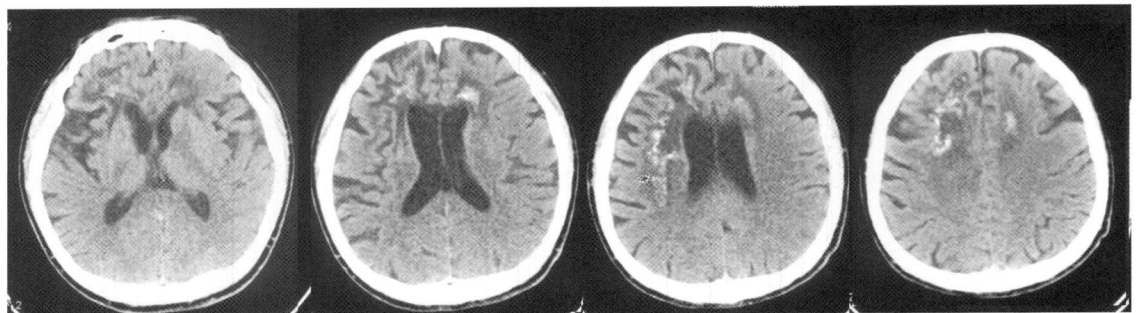

图 20-9 头部 CT（2020-07-29）示双侧额叶及右侧侧脑室体旁大片状低密度影，其内可见不规则高密度。双侧额、顶、岛叶及颞叶脑沟增宽

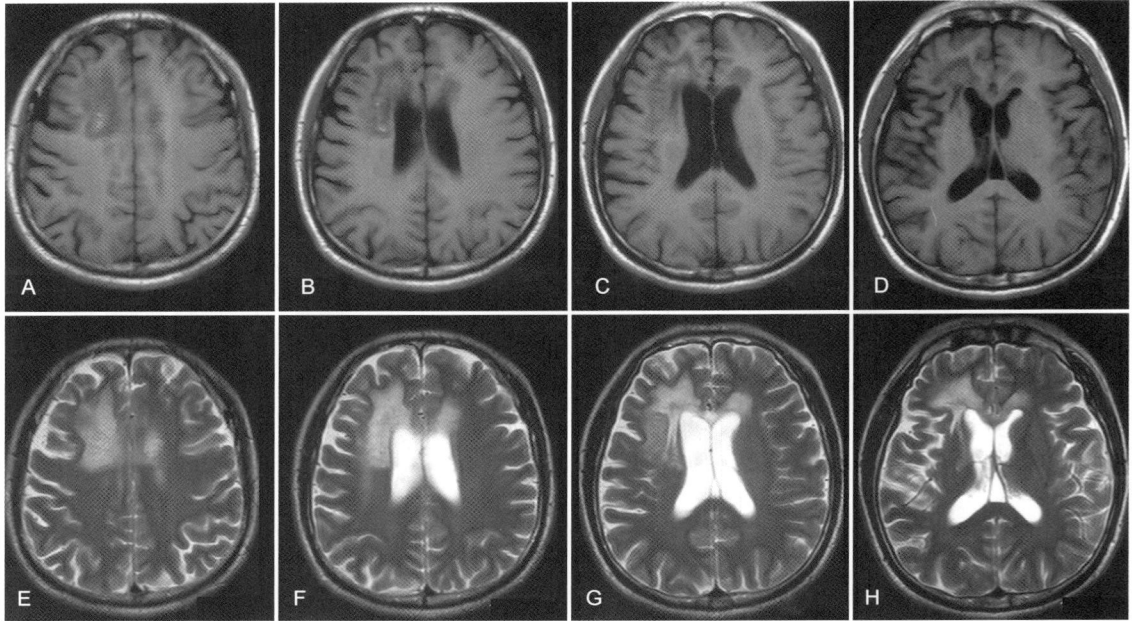

图 20-10 头部 MRI（2019-08-10）。A～D. T1WI 序列；E～H. T2WI 序列；I～L. DWI 序列。双侧额叶皮质下、右侧侧脑室前角及体旁、左侧侧脑室前角旁可见片状长 T1、T2 信号，其内信号不均，部分为短 T1、T2 信号（A～H）。病灶呈 DWI 高信号，其内部分为低信号（I～L）

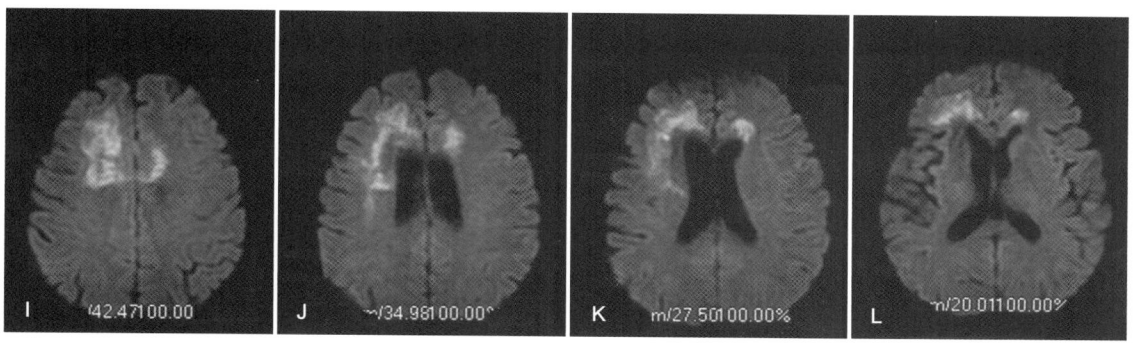

图 20-10 （续）

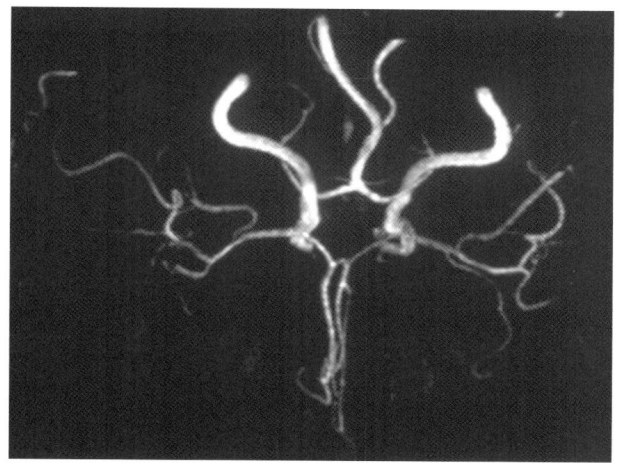

图 20-11 颅内 MRA（2019-08-09）示颅内动脉未见明确异常

（11）头部 MRI（2020-05-03，发病 60 个月，外院）：双侧脑白质异常信号，同 2019-08-10 比较病灶范围增大。建议进一步检查除外脑变性疾病、感染性疾病或其他（图 20-12）。

（12）头部 MRS（2020-05-13，发病 60 个月，外院）：颅内右额叶病灶，考虑肿瘤性病变可能，建议行 MR 增强及灌注检查（图 20-13）。

（13）头部 MRI（2020-06-03，发病 61 个月，我院）：术前导航 MR。双侧额叶、侧脑室周围可见大片状异常信号（图 20-14）。

（14）头部 MRI（2020-07-29，发病 63 个月，外院）：双侧额叶陈旧性病变，部分软化伴层状坏死可能，请结合临床，必要时行增强检查；脑萎缩（图 20-15）。

（15）颈椎 MRI（2019-08-07，发病 51 个月，外院）：颈椎退行性改变（颈 5-6 椎间盘突出，颈 3-4、4-5 椎间盘膨出）（图 20-16）。

（16）胸椎 MRI（2019-08-08，发病 51 个月，外院）：胸椎退行性改变（胸 6-7、7-8 椎间盘膨出）（图 20-17）。

（17）腰椎 MRI（2017-12-28，发病 32 个月，外院）：腰 4-5 椎间盘膨出（图 20-18）。

（18）前列腺超声（2019-08-07，发病 51 个月，外院）：前列腺增生伴钙化，膀胱声像图未见明显异常。

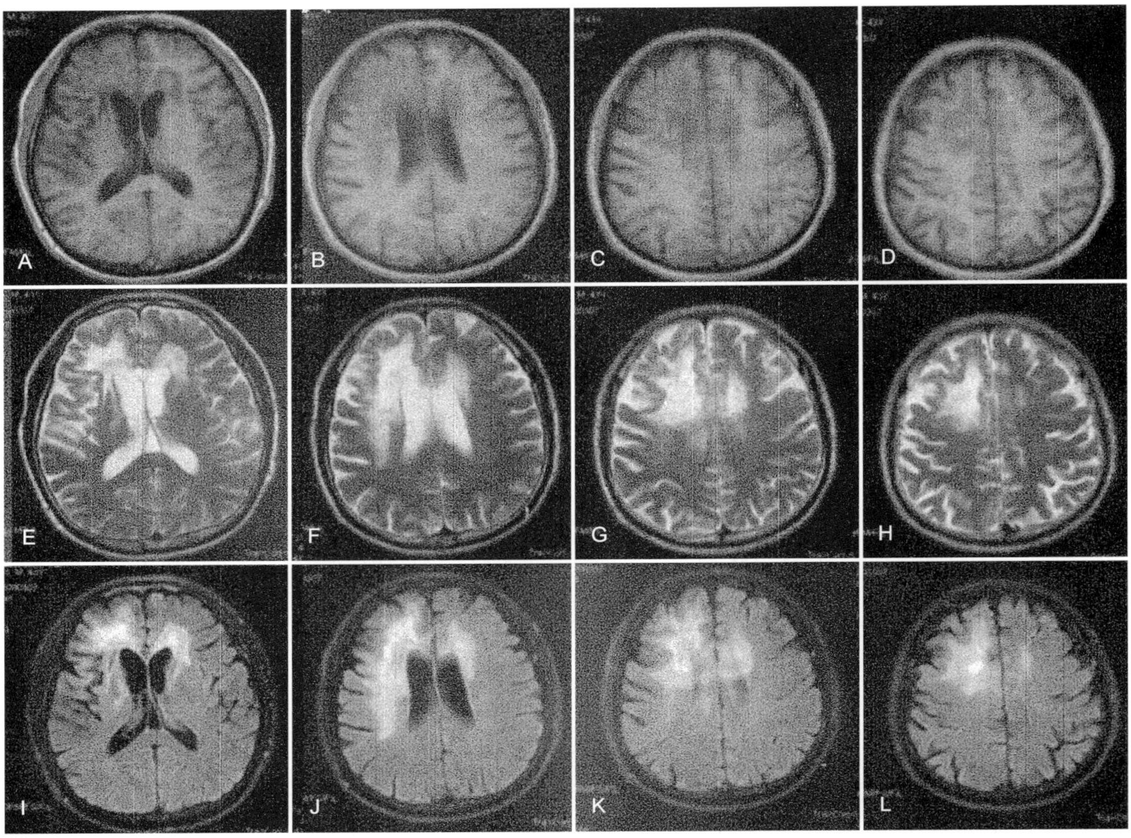

图 20-12 头部 MRI（2020-05-03）。A～D. T1WI 序列；E～H. T2WI 序列；I～L. FLAIR 序列。双侧额叶皮质下见大片状长 T1、T2 信号，FLAIR 呈高信号，其内信号不均匀。同 2019-08-10 比较病灶范围增大

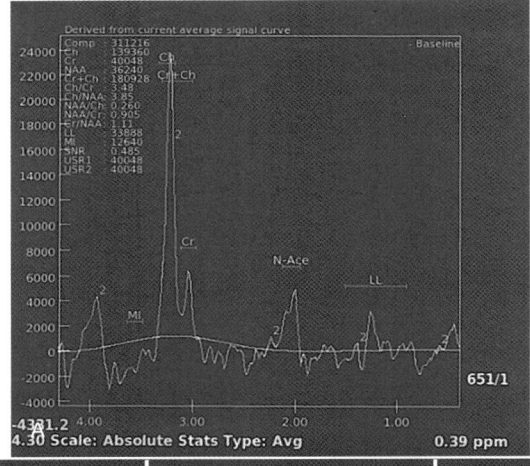

图 20-13 A. 头部 MRS（2020-05-13），示颅内右额叶病灶 NAA 下降、Cho 上升、Cho/Cr 比值升高。B～D. T2WI 序列，示双侧额叶皮质下大片状长 T2 信号

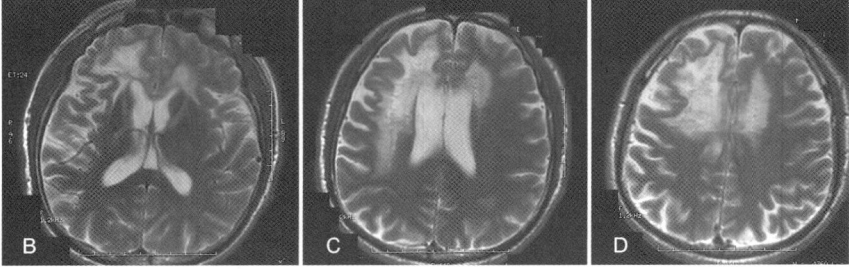

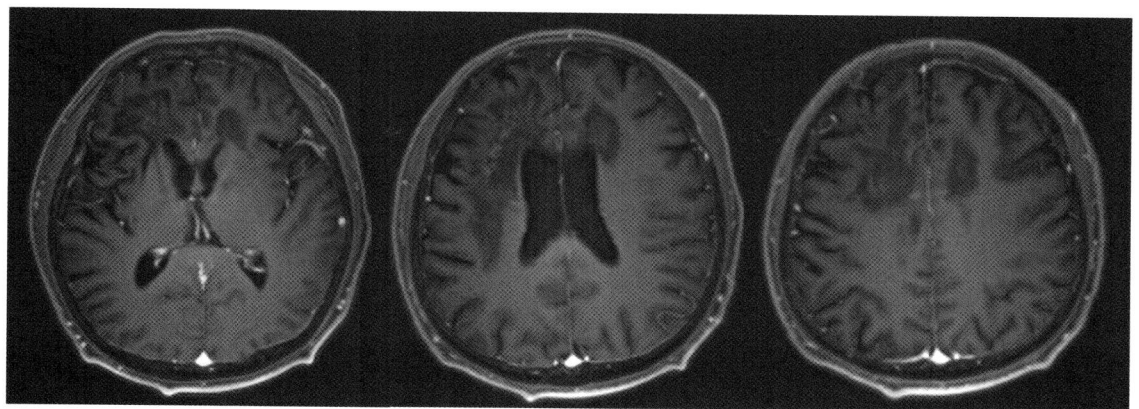

图 20-14 头部 MRI（2020-06-03）。双侧额叶、侧脑室周围可见大片状长 T1 信号，其内信号混杂可见短 T1 信号

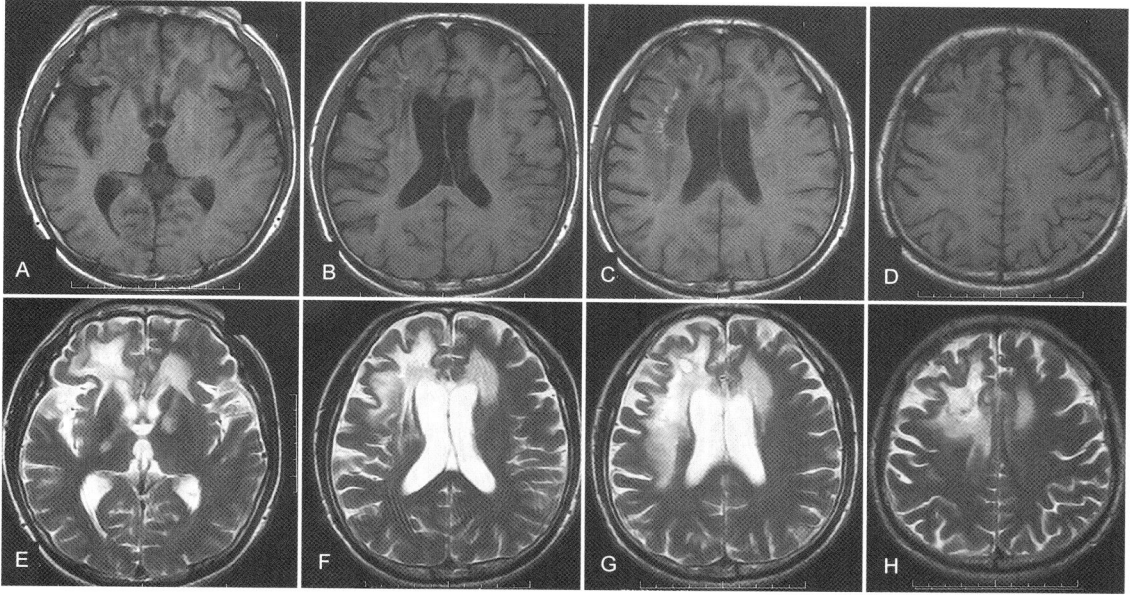

图 20-15 头部 MRI（2020-07-29）。A～D. T1WI 序列；E～H. T2WI 序列。双侧额叶见大片状稍长 T1、长 T2 信号，右侧额叶病灶内部可见沿边缘内侧分布的短 T1 信号，以及一个类圆形长 T1、T2 信号。双侧额、顶、枕、岛、颞叶脑沟增宽

（19）**甲状腺超声**（2019-08-07，发病 51 个月，外院）：甲状腺声像图未见明显异常。

（20）**肺 CT**（2019-08-07，发病 51 个月，外院）：双肺微小结节灶，建议定期随诊复查。

4. 肌电图（2019-08-05，发病 51 个月，外院） 左侧胫神经、腓总神经不完全性损害，四肢交感皮肤反应未引出波形［左侧胫神经、腓总神经的运动神经传导速度（MCV）减慢，双侧胫神经 F 波潜伏期稍有延长，左侧胫神经 H 波潜伏期较对侧延长；针极肌电图大力收缩一项，患者配合不佳］。

图 20-16 颈椎 MRI（2019-08-07）。T2WI 矢状位示颈髓、上胸髓变细，颈 5-6 椎间盘突出，颈 3-4、4-5 椎间盘膨出

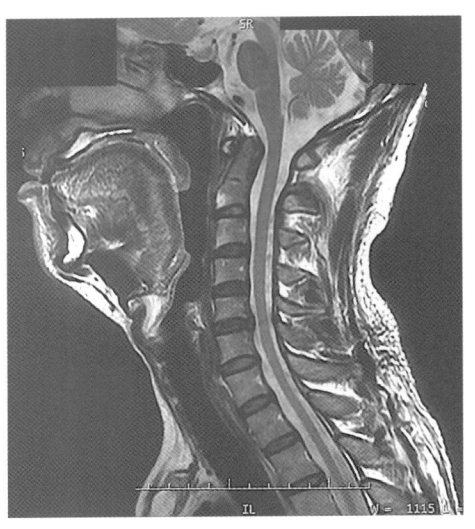

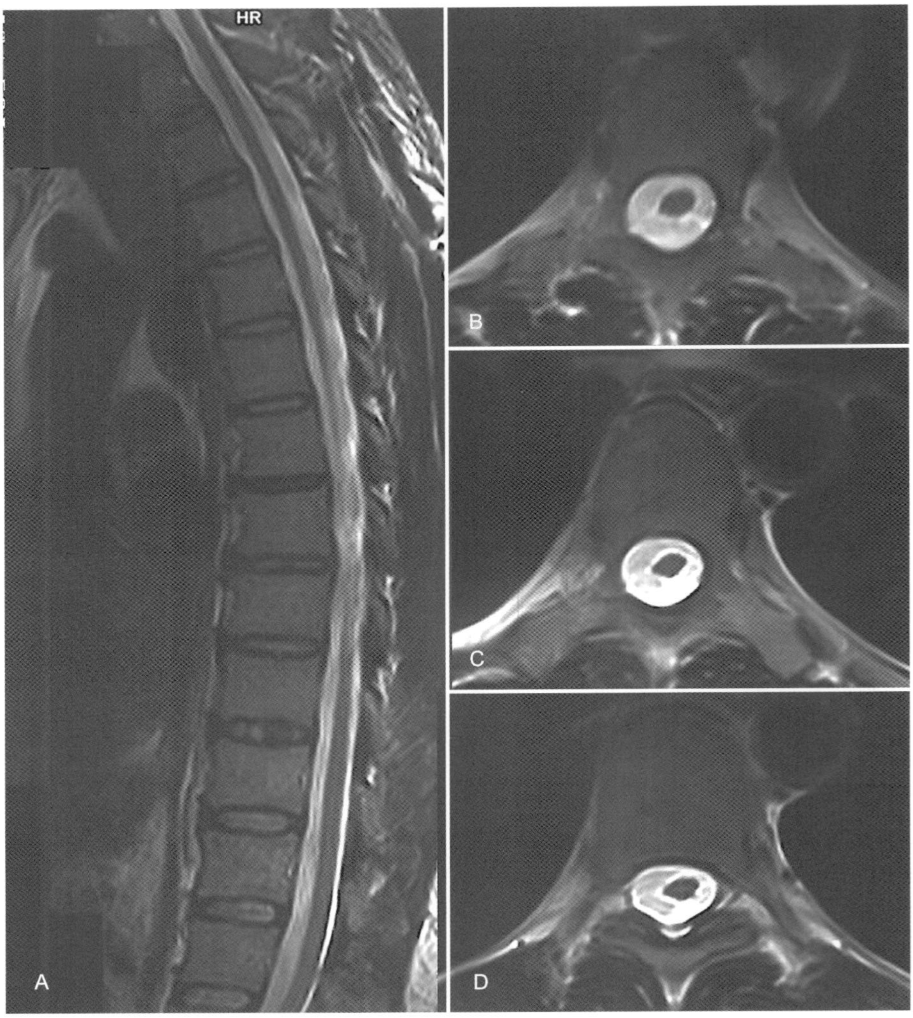

图 20-17 胸椎 MRI（2019-08-08），T2WI 序列示胸 6-7、7-8 椎间盘膨出，胸髓变细。A. 矢状位；B～D. 轴位

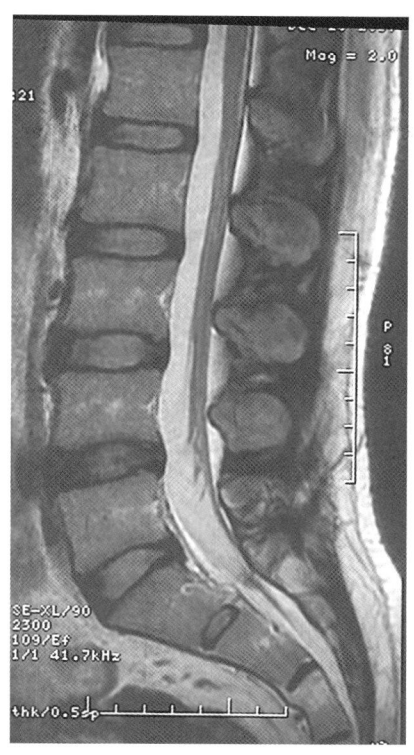

图 20-18 腰椎 MRI（2017-12-28），T2WI 序列矢状位示腰 4-5 椎间盘膨出

【入院时诊断】

1. 定位诊断 脑白质、脊髓、周围神经。

（1）脑白质：患者表现为肢体无力，查体可见四肢肌力下降、肌张力增高、腱反射活跃或亢进、病理征阳性，为上运动神经元瘫痪的表现，累及双侧皮质脊髓束；查体左侧鼻唇沟浅，为中枢性面瘫的表现，右侧吸吮反射阳性，双侧掌颏反射阳性，累及双侧皮质核束；患者表现为少语、不语，反应迟钝及执行功能障碍，考虑额叶皮质及皮质下联络纤维受累；结合影像学提示双侧额叶皮质下及深部白质异常信号，故定位。

（2）脊髓：患者有上、下肢的上运动神经元瘫痪表现，括约肌功能障碍，结合影像学检查见患者颈髓、胸髓萎缩，故定位。

（3）周围神经：患者发病时有左下肢过电样感，外院肌电图示左侧胫神经、腓总神经 MCV 减慢，双侧胫神经 F 波潜伏期稍有延长，左侧胫神经 H 波潜伏期较对侧延长，入院时考虑存在周围神经受累可能。患者病初有腹泻、便秘，逐渐出现二便失禁，不除外自主神经功能受累。入院后复查肌电图，无周围神经运动、感觉纤维受累证据，存在自主神经受累证据。

2. 定性诊断 肾上腺脑白质营养不良。

患者中年男性，隐匿性起病，慢性进展性病程。临床表现以下肢无力起病，逐渐加重进展至上肢，表现为上运动神经元瘫痪，伴二便失禁、认知功能障碍，影像学检查提示双侧额叶皮质下及深部白质病变，脊髓萎缩，极长链脂肪酸升高，基因检测提示 *ABCD1* 基因存在半合子变异，故肾上腺脑白质营养不良诊断明确。

【住院后诊疗经过】

（一）诊疗经过概述

患者入院后下病重通知，给予神经内科一级护理，密切监测生命体征、出入量，完善入院常规化验检查及肾上腺皮质功能检查、MRI 检查。患者肾上腺脑白质营养不良诊断明确。影像学评估见病灶较前有所扩大，试用糖皮质激素抗炎治疗，向患者家属充分交代上述情况以及可能出现的不良反应、并发症等，家属表示同意试用糖皮质激素治疗。于 2020-09-30 给予甲泼尼龙 48 mg 1 次/日口服治疗，后续逐渐减量，同时予补钾、补钙、抑酸护胃预防激素不良反应，以及对症支持治疗。经激素治疗后，患者主动活动及意识内容较前有所改善，好转出院。

（二）住院后辅助检查

1. 实验室检查（本次住院期间）

（1）血常规+网织红细胞：白细胞绝对值 5.82×10^9/L，淋巴细胞群绝对值 2.02×10^9/L，红细胞绝对值 4.63×10^{12}/L，血红蛋白 140 g/L，血小板绝对值 190×10^9/L，中性粒细胞相对值 57.5%。

（2）血生化：总胆红素 23.3 μmol/L（↑），胆碱酯酶 11 110 U/L（↑），总胆固醇 5.24 mmol/L（↑），低密度脂蛋白胆固醇 3.72 mmol/L（↑），载脂蛋白 A_1 1.08 g/L（↓），球蛋白 30.2 g/L（↑），白蛋白/球蛋白 1.4（↓），间接胆红素 16.8 μmol/L（↑），谷丙转氨酶 23.3 U/L，谷草转氨酶 15.5 U/L，总蛋白 72.6 g/L，乳酸脱氢酶 162.8 U/L，尿素 6.1 mmol/L，肌酐（酶法）67.5 μmol/L，尿酸 346.8 μmol/L，总钙 2.52 mmol/L，甘油三酯 1.23 mmol/L，高密度脂蛋白胆固醇 1.21 mmol/L，钠 143 mmol/L，钾 3.63 mmol/L，氯 107 mmol/L，同型半胱氨酸 15 μmol/L，葡萄糖 4.2 mmol/L，超敏 C-反应蛋白 0.42 mg/L，肾小球滤过率 123.54 ml/min。

（3）血液系统 3 项（2020-09-27）：叶酸 1.45 ng/ml（↓），维生素 B_{12} 2959 pg/ml（↑），铁蛋白 245.3 ng/ml。

（4）尿便常规、血气分析、HCY、糖化血红蛋白、内因子抗体、凝血 6 项、传染病、肿瘤标志物、甲状腺功能及抗体筛查均未见异常。

（5）抗链球菌溶血素 O（ASO）、类风湿因子（RF）、抗心磷脂抗体均未见异常。

（6）自身抗体谱检测：抗核抗体筛查试验、抗 nRNP 抗体、抗 SS-A 抗体、抗 SS-B 抗体、抗 PM-SCL 抗体、抗 JO-1 抗体、增殖细胞核抗原抗体、抗 dsDNA 抗体、组蛋白抗体、抗核糖体 P 蛋白抗体、抗线粒体 M2 亚型抗体、抗心肌抗体、抗胃壁细胞抗体、抗平滑肌抗体、抗线粒体抗体、抗肝肾微粒体抗体 RO-52、核小体抗体、抗 SM 抗体、抗 SCL-70 抗体、抗着丝点抗体均阴性

（7）抗中性粒细胞胞质抗体（ANCA）检测：抗中性粒细胞胞质抗体谱、ANCA 核周型、ANCA 胞质型、抗髓过氧化物酶抗体（IgG 型）、抗蛋白酶 3 抗体（IgG 型）均阴性。

（8）免疫电泳（血清单克隆蛋白测定）：血清单克隆免疫球蛋白 IgG、血清单克隆免疫球蛋白 IgM、血清单克隆免疫球蛋白 IgA、血清单克隆免疫球蛋白 κ 轻链或 λ 轻链均阴性。

（9）神经元抗原谱抗体 IgG 检测（血液）：抗-PNMA2 抗体、抗-Ri 抗体、抗-Amphiphysin 抗体、抗-Hu 抗体、抗-Yo 抗体、抗-CV2 抗体均阴性。

（10）免疫球蛋白 4 项（2020-09-27）：免疫球蛋白 G 13.9 g/L，免疫球蛋白 M 0.47 g/L，

免疫球蛋白 E 84.9 IU/ml，免疫球蛋白 A 2.03 g/L。

（11）皮质醇测定：皮质醇（早）119 ng/ml，皮质醇（下午）75.5 ng/ml，皮质醇（凌晨）37.3 ng/ml。

（12）促肾上腺皮质激素（ACTH）测定：ACTH（早）78.4 pg/ml（↑），ACTH（下午）20.6 pg/ml，ACTH（凌晨）6.3 pg/ml。

2. 影像学检查

（1）头部 CT（2020-10-10，发病 65 个月，我院）：颅内病变活检术后。示双侧侧脑室额角旁、右额叶高低混杂密度影，右侧外囊软化灶，脑萎缩（图 20-19）。

（2）头部 MRI（2020-09-29，发病 65 个月，我院）：双侧额叶、胼胝体、侧脑室周围、基底节区、外囊区、右顶叶异常信号影，请结合临床。右侧额叶脑软化灶，"颅内病变活检术后"改变（图 20-20）。

（3）胸椎 MRI（2020-09-29，我院）：胸椎骨质增生，上胸段脊髓变细（图 20-21）。

（4）肾上腺超声（2020-10-09，发病 65 个月，我院）：双侧肾上腺区未见明显占位性病变。

（5）下肢静脉超声（2020-09-30，发病 65 个月，我院）：双下肢深静脉血流通畅。

（6）腹部超声（2020-09-30，发病 65 个月，我院）：肝、胆、胰、脾、双肾未见明显异常。

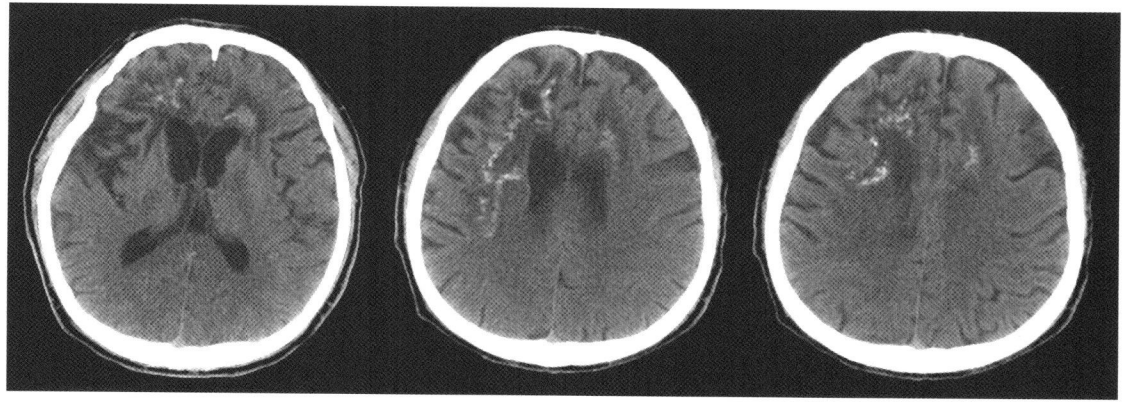

图 20-19 头部 CT（2020-10-10）示双侧侧脑室额角旁、右额叶大片状高低混杂密度影，右侧外囊片状低密度影，双侧额、顶、岛叶及颞叶脑沟增宽

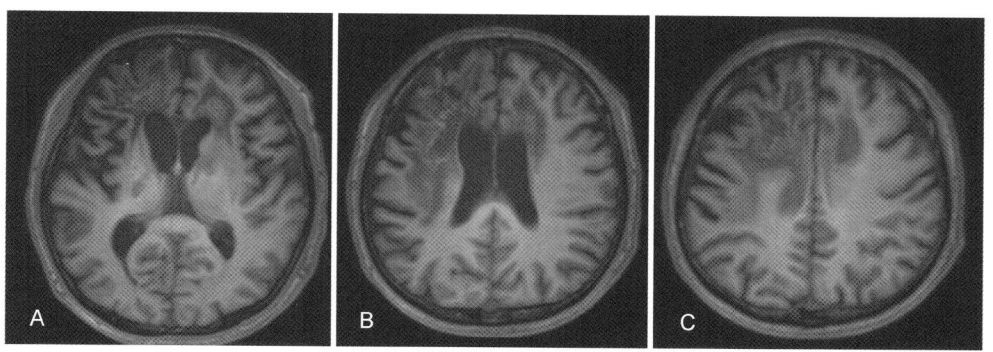

图 20-20 头部 MRI（2020-09-29）。T1WI 序列（A～C）、T2WI 序列（D～F）示双侧额叶、胼胝体、侧脑室周围、基底节区、外囊区、右顶叶可见不均匀长 T1、长 T2 信号。FLAIR 序列（G～I）呈高信号。T1 增强扫描（J～L）未见明显强化。DWI 序列（M～O）、ADC 序列（P～R）示病灶部分呈 DWI 高信号、ADC 低信号

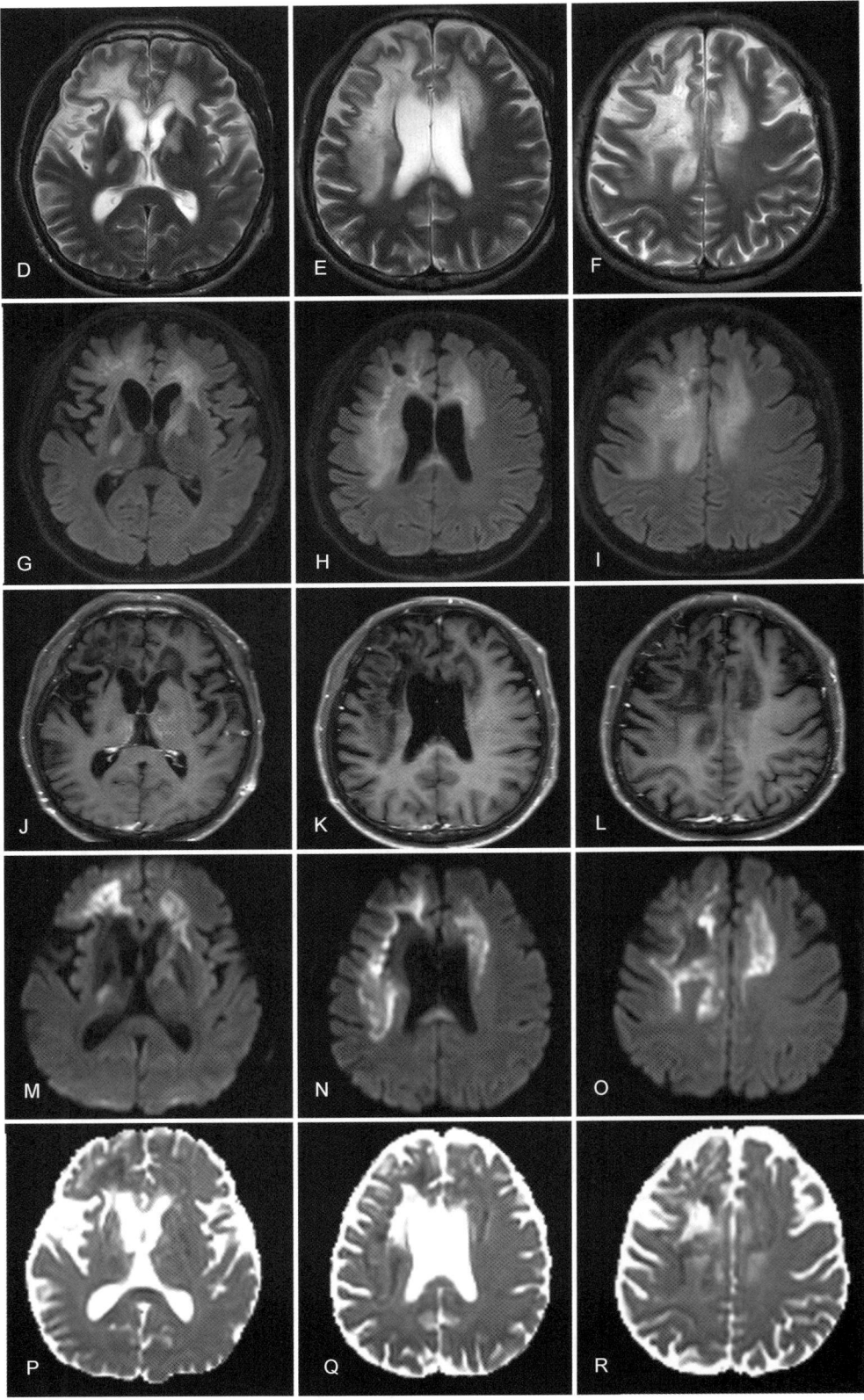

图 20-20 （续）

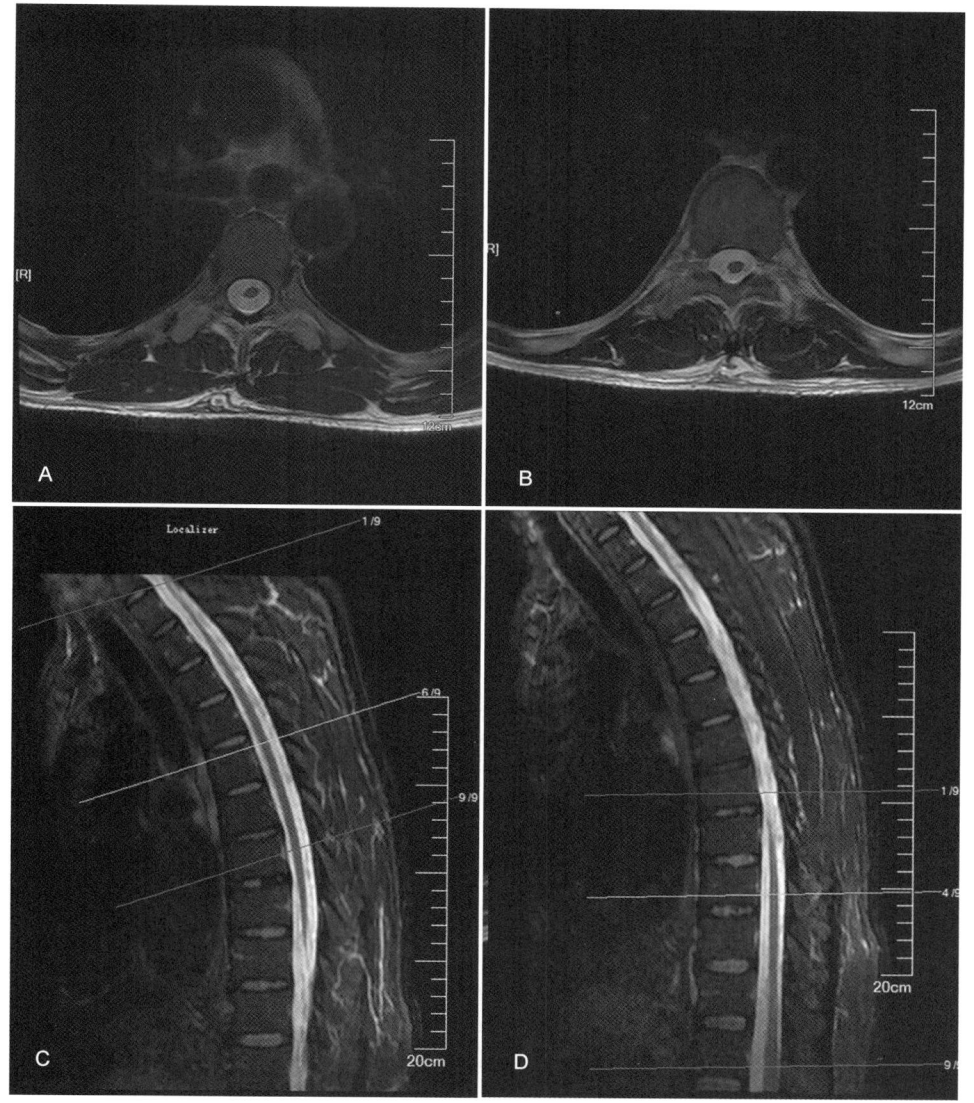

图 20-21 胸椎 MRI（2020-09-29），T2WI 序列示上胸段脊髓变细。A 和 B.轴位；C 和 D.矢状位

（7）床旁超声心动图（2020-09-28，发病 65 个月，我院）：心内主要结构及血流未见明显异常，左心收缩功能正常，建议病情平稳后复查。

（8）髋关节正位 X 线片（2020-09-29，发病 65 个月，我院）：双侧髋关节退行性变。

（9）肺 CT（2020-09-24，发病 65 个月，我院）：两肺多发微小结节；右肺上叶小片状稍高密度影，炎性改变？其他？两肺慢性病灶，两侧胸膜部分增厚，右侧横膈附近钙化灶。甲状腺密度不均。

3. 肌电图（2020-10-09，发病 65 个月，我院）①所检神经肌肉未见肯定神经源性及肌源性损害。②交感皮肤反应：双上肢、左下肢波幅降低，重复性尚可，潜伏期正常，请结合临床；右下肢波幅正常，重复性尚可，潜伏期正常。③R-R 间期变化率：平静呼吸时，变化率降低；深呼吸时，变化率降低，E/I 降低，提示副交感神经功能障碍不除外，请结合临床。

④体感诱发电位（SEP）-上肢：分别刺激左、右侧正中神经，双侧N9、N13、N20波形分化尚可，重复性尚可，峰潜伏期及峰间潜伏期正常。⑤SEP-下肢：分别刺激左、右侧胫神经，腘窝（N6）、T12（N22）、右顶皮质（P40）波形分化尚可，重复性尚可，潜伏期正常，左顶皮质（P40）波形未引出，提示T12以上至左顶皮质深感觉传导通路障碍。

4. 病理报告（2020-06-09，发病61个月，我院） 微量脑组织，变性、水肿，散在少量胶质细胞，血管周围炎性细胞聚集，细小钙化颗粒沉积。

【出院时诊断】

肾上腺脑白质营养不良。

【出院时情况】

血压124/78 mmHg，心率78次/分，内科查体未见异常。

神经系统查体：神清，意识内容较前有所改善，不语，计算力、记忆力、理解力减退，定向力尚可。双侧瞳孔等大等圆，直径3 mm，对光反射灵敏，眼动充分，左侧鼻唇沟浅，双侧咀嚼有力，双侧听力粗测正常，余脑神经查体不配合。四肢肌容积正常，左侧肢体及右下肢肌张力增高，左上肢肌力近端3级、远端2～3级，左足背伸肌力0级，余左下肢肌力2级，右侧肢体肌力4级。双侧肱二头肌、肱三头肌、桡骨膜反射以及右下肢腱反射活跃，左下肢腱反射亢进，双侧髌阵挛、踝阵挛阳性，双侧指鼻试验正常，双侧跟膝胫试验不合作，感觉查体不合作，右侧吸吮反射阳性，双侧掌颏反射、双侧巴宾斯基征阳性。颈软。

【随访情况】

返回当地继续治疗。回访家属，出院3年后死亡。

【最终诊断】

同出院时诊断。

二、讨论

X-连锁肾上腺脑白质营养不良（X-linked adrenoleukodystrophy，X-ALD）致病基因是位于Xq28的*ABCD1*基因，该基因包括10个外显子，编码含有745个氨基酸的蛋白，即肾上腺脑白质营养不良蛋白（ALDP），该蛋白是一种过氧化物酶体膜蛋白[1]。ALDP负责转运极长链脂肪酸辅酶A进入过氧化物酶体进行β氧化，其缺陷导致极长链脂肪酸（very-long-chain fatty acid，VLCFA）的β氧化障碍，导致VLCFA聚集于各种组织及血浆中，包括脑组织、肾上腺皮质等[2-3]，改变其细胞膜脂质成分的组成，从而影响细胞膜结构和功能，并可诱发脑内免疫炎症反应导致发病。在中枢神经系统中，X-ALD的特征为炎症性脱髓鞘，导致脑白质髓鞘发生融合性、对称性丢失。一般顶枕部首先受累，随后病变向额叶或颞叶不对称进展，弓状纤维通常不受累。周围神经受累可见施万细胞胞质或神经内膜巨噬细胞内特征性的层状脂质包涵体[4-5]。X-ALD的病理改变顺序为：神经外间隙扩大、空泡形成及髓鞘肿胀，伴反应性星形胶质细胞和巨噬细胞浸润、血管周围淋巴细胞浸润及血脑屏障通透性增加、髓鞘丢失及嗜脂细胞形成、少突胶质细胞和轴突丢失、营养不良性钙化[6]。

X-ALD主要累及中枢神经系统、肾上腺皮质和睾丸间质细胞。从儿童期至成年期均可发病。女性携带者通常在成年期出现脊髓病变症状，临床病程较男性患者较缓、起病较晚，通常35岁以后发病。男性患者可表现为任一种主要表型[7]。该病有儿童脑型、青少年脑型、成人脑型、肾上腺脊髓神经病型、单纯艾迪生（Addison）病型、无症状型等，其中以脑型在临床上最为常见。脑型患者存在不同程度的视力和听力损害、智能减退、行为异常和运动障碍等，部分患者可伴有癫痫发作。多数患者在神经受累的同时存在肾上腺功能不全，出现皮肤变黑、血浆促肾上腺皮质激素水平增高等表现[8]。肾上腺脊髓神经病（adrenomyeloneuropathy，AMN）型通常见于20～40岁的成年男性，该病占40%～45%[9-10]。AMN型主要表现为脊髓功能障碍及周围神经受累，表现为双下肢痉挛性瘫痪、括约肌功能障碍、神经源性膀胱和性功能障碍，可伴有周围神经损害；性功能障碍可能在运动功能异常之前出现。大多数AMN型患者出现肾上腺皮质功能减退。AMN型也可表现为进行性小脑病变。AMN型分为伴有脑病型和不伴脑病型，20%～60%的AMN型患者可合并脑型，出现认知减退、行为异常、视力丧失、听觉分辨力受损或癫痫发作等，脑部MRI可表现为脑脱髓鞘[11-12]。脑部受累的患者疾病进展速度更快[13-14]。不伴脑病的AMN型患者通常无明显的行为及智能异常，颅内病变多集中于内囊、脑干的锥体束走行区域[15]。

X-ALD典型的影像学表现为双侧顶枕部对称分布的白质病变[16-17]，文献报道约15%病例为额叶白质最先受累，极少数病例局限于单侧呈不对称样[18-19]。胼胝体、脑干、内囊内锥体束、视放射、膝状体、外囊及小脑白质亦可受累。研究发现10岁以下患者病变主要累及顶枕叶，而10～16岁患者以额叶受累为主。病变累及顶枕叶或额叶的患者，如果早期出现MRI异常，往往提示病情进展迅速，部分顶枕叶及额叶同时受累的患者，病情进展更快；病变仅累及皮质脊髓束或小脑的患者，病情进展则相对缓慢[20]。T1增强扫描的强化病灶可能与疾病进展相关[21]。研究发现磁共振灌注成像显示的局部脑灌注变化可能是疾病发生的最早征象之一[22]。AMN型患者脊髓MRI可无异常表现[23]。几乎所有男性X-ALD患者及约85%女性携带者的血浆VLCFA水平升高，VLCFA升高有助于协助诊断。VLCFA通常检测二十六酸（C26:0）水平、二十六酸与二十四酸比值（C26:0/C24:0）以及二十六酸与二十二酸比值（C26:0/C22:0）[24]。此外，还需检测血浆ACTH水平以及ACTH刺激后血浆皮质醇水平来评估肾上腺功能。基因检测发现Xq28位点*ABCD1*基因突变为诊断X-ALD的金标准。

目前X-ALD无特效治疗，针对不同表型选择不同的治疗方案[25]。如存在肾上腺皮质功能减退，予以皮质类固醇替代治疗。对存在肾上腺皮质功能减退的患者使用皮质类固醇脊髓替代疗法，但是该疗法对X-ALD的神经系统症状无效。对于未发生肾上腺皮质功能减退的患者，应每年定期评估肾上腺皮质功能。现有证据表明，膳食干预不能有效防止或延缓X-ALD患者的疾病进展。罗伦佐油可竞争性抑制促饱和脂肪酸链延长的酶，从而减少VLCFA的合成。但临床研究发现，罗伦佐油不能阻止已有神经系统功能障碍患者的病情进展，对肾上腺皮质功能障碍也没有影响[11-12, 26-27]。减少脂肪性食物摄入可限制膳食VLCFA，然而并不能降低VLCFA浓度。还有一些学者提出他汀类药物可作为X-ALD的潜在治疗。但临床研究发现，洛伐他汀治疗后血浆VLCFA水平有短暂的低幅度减低，但并未降低外周血淋巴细胞中VLCFA水平。现有证据不支持洛伐他汀作为降低X-ALD患者VLCFA水平的治疗方法[28-29]。动物和体外实验发现，苯乙酸及其前体苯丁酸可能具有治疗作用，上调*ABCD2*从而产生更多ALD相关蛋白[30-32]，但目前尚无相关临床数据。同种异体造血干细胞移植是早期X-ALD儿童期男性患者的首选治疗。病程早期，出现神经系统症状、MRI可见中枢神经系统受累证据的儿童男性患者最适合接受造血干细胞移植治疗[9]。几乎没有证据表明造血干细胞移植治疗可改善晚期神经系统病变患者的预后，对于没有脑部受累 MRI 证据的患者不应采取造血干细胞移植[25]。对于无造血干细胞移植供者的脑型 X-ALD 患者，或许可选择基因治疗[33-34]。一项纳入 17 例男性患儿的研究发现，15 例患儿在基因治疗后 24 个月时仍然存活，且没有严重的功能障碍[34]。成人 AMN 型患者治疗选择有限，对于伴脑型的 AMN 型患者，根据非常有限的数据显示一些轻度脑部受累的 AMN 型成人患者或许可选择造血干细胞移植，但有晚期神经系统疾病的成人患者通常不适合进行造血干细胞移植治疗。对单纯 AMN 型患者应使用支持性治疗，类似其他类型脊髓病的治疗方法。膳食改变、罗伦佐油、他汀类药物等尚未显示对 AMN 型患者有临床疗效[35]。

该患者 5 年前头部 CT 可见双侧基底节区散在钙化，之后随病情进展，头部 CT 可见额叶皮质下低密度病灶，且钙化灶逐渐增多，逐渐进展至对侧，为额叶起病的不典型 X-ALD 影像学表现。此外，该患者还有脊髓及周围神经受累的表现，结合患者化验提示 VLCFA 水平升高，基因检测最终证实为 X-ALD，其母为携带者。根据患者临床表现，该患者分型为伴脑病型的 AMN 型 X-ALD。该患者以 AMN 型起病，起病症状不典型，后期病情进展迅速，多次复查头部 CT 可见病灶周围钙化带进行性扩大，试用小剂量糖皮质激素治疗，治疗后患者主动活动及意识内容较前有所改善。

（张　佳　张　倩）

三、专家点评

肾上腺脑白质营养不良（adrenoleukodystrophy，ALD）属 X-连锁隐性遗传病，是由 *ABCD1* 基因突变致极长链脂肪酸在人体组织中过度堆积的一种过氧化物酶体病。该病主要包含脑型（儿童脑型、成人脑型）、肾上腺脊髓神经病型、单纯艾迪生病型等。

本患者以肾上腺脊髓神经病表现起病，临床症状不典型，病情进展快，最终衍变为脑型 ALD 的临床表型，通过动态追踪头部 CT 可发现灶周钙化带逐渐扩大，也进一步证实病情迅速进展。该患者的诊断难点在于临床以肾上腺脊髓病为首发表现，影像学改变亦不典型，颅内病变又以额叶首发，且双侧不对称。但据文献报道，脑型 ALD 约 15% 患者是以额叶最先受累，并且少部分可表现为不对称性，头部 MRI T1 序列上病灶周围的高信号也对诊断具有提示意义。此外，仔细查体可发现该患者发量减少、皮肤较白，二者提示可能存在肾上腺皮质功能损害。综上所述，故在接诊时需考虑该病的可能。进一步进行血浆极长链脂肪酸浓度检测及基因检测，给出了肯定结果。

治疗上，该患者为肾上腺脑白质营养不良脑型及肾上腺脊髓神经病型，已出现临床症状，不适用于造血干细胞移植、基因治疗等，根据目前国内外研究提示营养膳食治疗不改变患者的临床预后。但考虑患者病变可能存在炎性反应，故给予小剂量激素抗炎治疗，治疗后患者症状有所改善。虽然目前该患者未出现肾上腺皮质功能减退，但仍需定期随访进行评估。

（审核及点评专家：张在强　牛松涛）

参考文献

[1] Sarde CO, Mosser J, Kioschis P, et al. Genomic organization of the adrenoleukodystrophy gene. Genomics, 1994, 22 (1): 13-20.

[2] Höftberger R, Kunze M, Weinhofer I, et al. Distribution and cellular localization of adrenoleukodystrophy protein in human tissues: implications for X-linked adrenoleukodystrophy. Neurobiol Dis, 2007, 28 (2): 165-174.

[3] Kemp S, Wanders R. Biochemical aspects of X-linked adrenoleukodystrophy. Brain Pathol, 2010, 20 (4): 831-837.

[4] Powers JM. Adreno-leukodystrophy (adreno-testiculo-leukomyelo-neuropathic-complex). Clin Neuropathol, 1985, 4 (5): 181-199.

[5] Ferrer I, Aubourg P, Pujol A. General aspects and neuropathology of X-linked adrenoleukodystrophy. Brain Pathol, 2010, 20 (4): 817-830.

[6] Powers JM, Liu Y, Moser AB, et al. The inflammatory myelinopathy of adrenoleukodystrophy: cells, effector molecules, and pathogenetic implications. J Neuropathol Exp Neurol, 1992, 51 (6): 630-643.

[7] Moser HW, Loes DJ, Melhem ER, et al. X-Linked adrenoleukodystrophy: overview and prognosis as a function of age and brain magnetic resonance imaging abnormality. A study involving 372 patients. Neuropediatrics, 2000, 31 (5): 227-239

[8] 张健, 陈珺, 薛启. X-连锁型肾上腺脑白质营养不良12例病例分析. 中华神经科杂志, 2002, 35 (5): 298-300.

[9] Gerald V Raymond M, Ann B Moser B, Ali Fatemi M. X-Linked adrenoleukodystrophy. Gene Reviews, 1999. https://www.ncbi.nlm.nih.gov/books/NBK1315/

[10] Percy AK, Rutledge SL. Adrenoleukodystrophy and related disorders. Ment Retard Dev Disabil Res Rev, 2001, 7 (3): 179-189.

[11] Moser HW, Raymond GV, Lu SE, et al. Follow-up of 89 asymptomatic patients with adrenoleukodystrophy treated with Lorenzo's oil. Arch Neurol, 2005, 62 (7): 1073-1080.

[12] Moser HW, Moser AB, Hollandsworth K, et al. "Lorenzo's oil" therapy for X-linked adrenoleukodystrophy: rationale and current assessment of efficacy. J Mol Neurosci, 2007, 33 (1): 105-113.

[13] van Geel BM, Bezman L, Loes DJ, et al. Evolution of phenotypes in adult male patients with X-linked adrenoleukodystrophy. Ann Neurol, 2001, 49 (2): 186-194.

[14] de Beer M, Engelen M, van Geel BM. Frequent occurrence of cerebral demyelination in adrenomyeloneuropathy. Neurology, 2014, 83 (24): 2227-2231.

[15] 梁凯, 梁建华, 马红玲. 以小脑脑干为突出表现的成人型X-连锁肾上腺脑白质营养不良症一例. 中华神经科杂志, 2018, 51 (9): 738-742.

[16] Esiri MM, Hyman NM, Horton WL, et al. Adrenoleukodystrophy: clinical, pathological and biochemical findings in two brothers with the onset of cerebral disease in adult life. Neuropathol Appl Neurobiol, 1984, 10 (6): 429-445.

[17] MacDonald JT, Stauffer AE, Heitoff K. Adrenoleukodystrophy: early frontal lobe involvement on computed tomography. J Comput Assist Tomogr, 1984, 8 (1): 128-130.

[18] Young RS, Ramer JC, Towfighi J, et al. Adrenoleukodystrophy: unusual computed tomographic appearance. Arch Neurol, 1982, 39 (12): 782-783.

[19] Afifi AK, Menezes AH, Reed LA, et al. Atypical presentation of X-linked childhood adrenoleukodystrophy with an unusual magnetic resonance imaging pattern. J Child Neurol, 1996, 11 (6): 497-499.

[20] Loes DJ, Fatemi A, Melhem ER, et al. Analysis of MRI patterns aids prediction of progression in X-linked adrenoleukodystrophy. Neurology, 2003, 61 (3): 369-374.

[21] Melhem ER, Loes DJ, Georgiades CS, et al. X-linked adrenoleukodystrophy: the role of contrast-enhanced MR imaging in predicting disease progression. Am J Neuroradiol (AJNR), 2000, 21 (5): 839-844.

[22] Musolino PL, Rapalino O, Caruso P, et al. Hypoperfusion predicts lesion progression in cerebral X-linked adrenoleukodystrophy. Brain, 2012, 135 (Pt 9): 2676-2683.

[23] Wong SH, Boggild M, Enevoldson TP, et al. Myelopathy but normal MRI: where next? Pract Neurol, 2008, 8 (2): 90-102.

[24] Moser AB, Kreiter N, Bezman L, et al. Plasma very long chain fatty acids in 3000 peroxisome disease patients and 29 000 controls. Ann Neurol, 1999, 45 (1): 100-110.

[25] Mahmood A, Dubey P, Moser HW, et al. X-linked adrenoleukodystrophy: therapeutic approaches to distinct phenotypes. Pediatr Transplant, 2005, 9 Suppl 7: 55-62.

[26] Aubourg P, Adamsbaum C, Lavallard-Rousseau MC, et al. A two-year trial of oleic and erucic acids ("Lorenzo's oil") as treatment for adrenomyeloneuropathy. N Engl J Med, 1993, 329 (11): 745-752.

[27] van Geel BM, Assies J, Haverkort EB, et al. Progression of abnormalities in adrenomyeloneuropathy and neurologically asymptomatic X-linked adrenoleukodystrophy despite treatment with "Lorenzo's oil". J Neurol Neurosurg Psychiatry, 1999, 67 (3): 290-299.

[28] Pai GS, Khan M, Barbosa E, et al. Lovastatin therapy for X-linked adrenoleukodystrophy: clinical and biochemical observations on 12 patients. Mol Genet Metab, 2000, 69 (4): 312-322.

[29] Engelen M, Ofman R, Dijkgraaf MG, et al. Lovastatin in X-linked adrenoleukodystrophy. N Engl J Med, 2010, 362 (3): 276-277.

[30] Singh I, Pahan K, Khan M. Lovastatin and sodium phenylacetate normalize the levels of very long chain fatty acids in skin fibroblasts of X-adrenoleukodystrophy. FEBS Lett, 1998, 426 (3): 342-346.

[31] Gondcaille C, Depreter M, Fourcade S, et al. Phenylbutyrate up-regulates the adrenoleukodystrophy-related gene as a nonclassical peroxisome proliferator. J Cell Biol, 2005, 169 (1): 93-104.

[32] Kemp S, Wanders RJ. X-linked adrenoleukodystrophy: very long-chain fatty acid metabolism, ABC half-transporters and the complicated route to treatment. Mol Genet Metab, 2007, 90 (3): 268-276.

[33] Cartier N, Hacein-Bey-Abina S, Bartholomae CC, et al. Hematopoietic stem cell gene therapy with a lentiviral vector in X-linked adrenoleukodystrophy. Science, 2009, 326 (5954): 818-823.

[34] Eichler F, Duncan C, Musolino PL, et al. Hematopoietic stem-cell gene therapy for cerebral adrenoleukodystrophy. N Engl J Med, 2017, 377 (17): 1630-1638.

[35] Engelen M, Kemp S, Poll-The BT. X-linked adrenoleukodystrophy: pathogenesis and treatment. Curr Neurol Neurosci Rep, 2014, 14 (10): 486.

病例 21　中枢神经系统白塞病

一、病例介绍

【主诉】

患者男性，51岁，主诉"进行性头痛2月余"入院。

【现病史】

患者2月余前无明显诱因出现头痛，头痛程度较轻、无固定部位，自觉发热，额温枪测温正常，伴疲乏、食欲差，无恶心、呕吐、视物模糊、肢体无力等表现，发病2周后出现持续性头痛，程度加重难以忍受，患者自觉解数学题时理解力、反应变慢。遂前往当地医院，头部MRI示"脑干、基底节延续病灶，伴灶周水肿"，考虑"胶质瘤可能"，给予甘露醇、氨酚羟考酮后头痛可暂时缓解。1月余前于我院神经外科行立体定向活检2次均未见肿瘤细胞，为明确诊治收入院。

【既往史、个人史、家族史】

6年前患者左眼虹膜炎；1年前因左眼突发斜视行斜视矫正手术，经眼科检查，发现左眼白内障；既往30年反复口腔溃疡，近两年1～2次/年；否认高血压、糖尿病等慢性病史；否认吸烟史，饮酒30余年，每月1～2次，每次2～3两。患者母亲、姐妹及儿子有反复口腔溃疡史。

【入院查体】

右上肢血压124/84 mmHg，心率72次/分，心、肺、腹查体未见明显异常。

神经系统查体：神清、语利，高级皮质功能粗测正常。双侧视盘水肿，双侧瞳孔不等大，左侧瞳孔不规则，直径约2.5 mm，对光反射迟钝，右侧瞳孔直径3 mm，对光反射灵敏，额纹对称，双侧闭目有力对称，左眼外展轻度受限，余脑神经查体未见明显异常。四肢肌力5级，四肢肌张力正常。双侧指鼻、轮替、跟膝胫试验稳准。双侧肢体深、浅感觉检查未见明显异常。四肢腱反射引出，右侧巴宾斯基征阳性，Pussep征、Hoffmann征、掌颏反射阴性。颈软，Kernig征阳性。

【入院前辅助检查】

1. 影像学检查

（1）头部MRI增强+MRS（2020-06-20，发病1个月，首次活检术前）：左侧颞叶、基底节区占位性病变合并脑膜、脊膜强化，考虑颅内感染性肉芽肿病变？寄生虫（肺吸虫）感染？不除外其他。MRS提示左侧颞叶、基底节区占位：NAA峰降低、Cho峰升高，可见高耸Lac峰，Cho/NAA = 2.98，Cho/Cr = 4.58，NAA/Cr = 1.54，考虑脑桥左侧、左侧大脑脚、丘脑、基底节区、岛叶、半卵圆中心高级别胶质瘤可能性大，不除外其他性质病变。

（2）头部MRI增强（2020-06-23，发病5周，首次活检术后）：左侧大脑脚-基底节-放射冠病变活检术后改变，阅片示病灶较前缩小（图21-1）。

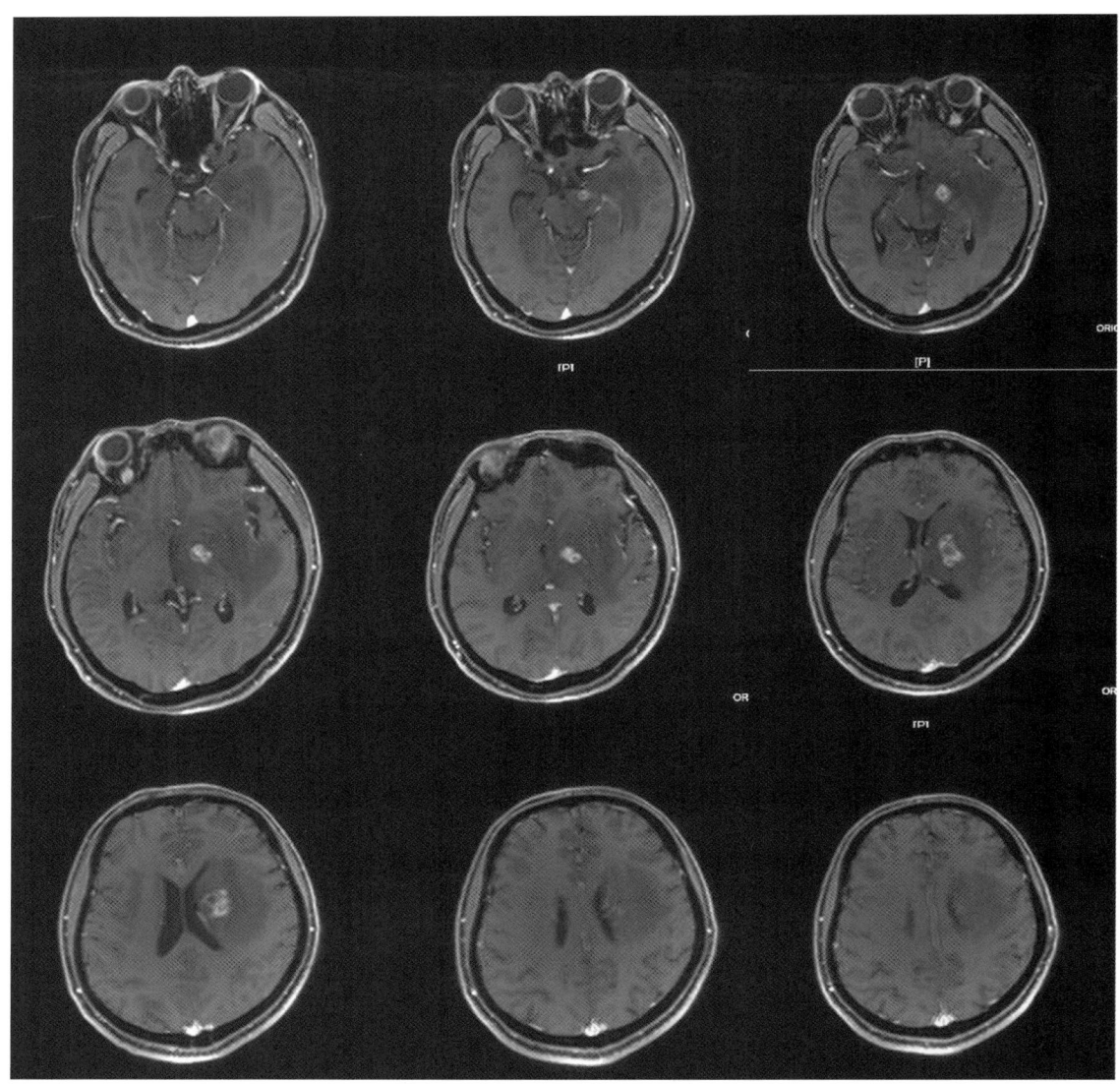

图 21-1　发病 5 周后头部 MRI 增强示，左侧大脑脚-基底节-放射冠强化病灶及水肿

（3）MRI 增强导航（2020-07-14，发病 8 周，二次活检术前）：大脑脚-基底节-放射冠病灶强化伴有水肿（图 21-2）。

2. 脑组织立体定向活检病理学

（1）首次活检（2020 年 6 月）：脑组织软化、变性、水肿、坏死，可见轴索、髓鞘坏死。

（2）二次活检（2020 年 7 月）：镜下见少许白质结构、疏松水肿，伴胶质细胞增生，血管周围及管壁内可见多量淋巴细胞浸润，血管壁破坏。

3. 眼科检查　视力，右 0.4，左 0.2。眼压，右 14 mmHg，左 10 mmHg。右眼角膜清，前房中深，瞳孔圆，晶体前囊可见色素沉着；左眼角膜清，前房中深，瞳孔 4 点位到 11 点位下半后粘连。眼底：右视盘边界模糊，视网膜平；左视盘水肿伴有少量出血。视野：右眼颞侧视敏度下降，左眼鼻下方暗点。OCT：双侧视网膜神经纤维层（RNFL）增厚，左

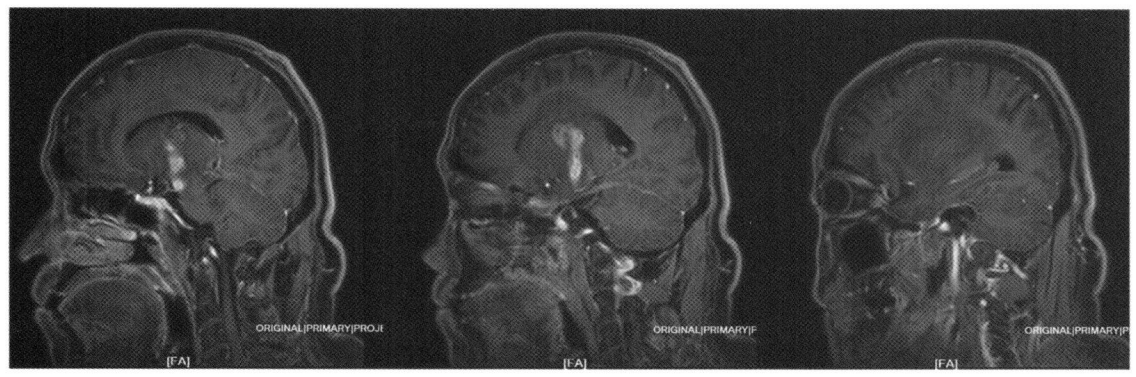

图 21-2　发病 8 周头部 MRI 增强检查（矢状位），大脑脚和基底节强化病灶类似瀑布状

眼明显。B 超：双玻璃体轻混浊。诊断：双视盘水肿（左眼重），双眼陈旧性虹膜睫状体炎表现。

4. 针刺试验　阴性。

【入院时诊断】

1. 定位诊断　脑膜及脑脊液-脑室系统，左侧额颞叶、基底节、脑干。

（1）脑膜及脑脊液-脑室系统：患者以头痛为主要症状，查体可见视盘水肿、脑膜刺激征阳性，结合头部增强 MRI 示脑膜、脊膜强化征象，使用甘露醇后头痛可缓解，故定位于此。

（2）左侧额颞叶、基底节、脑干：患者右侧巴宾斯基征阳性，提示左侧锥体束受累；头部影像示左侧颞叶、额叶、半卵圆中心、左侧脑桥、大脑脚、丘脑受累，可以解释其体征，故依据影像学予以定位。

2. 定性诊断　神经白塞病。

患者为中年男性，亚急性起病，进行性加重病程，临床主要表现为头痛，查体可见视盘水肿及脑膜刺激征阳性、右侧巴宾斯基征阳性，影像特点为自左侧大脑脚-丘脑延续的成串病灶伴环形强化、广泛软脑膜强化，伴左侧颞叶、额叶、半卵圆中心、左侧脑桥、大脑脚、丘脑广泛水肿。病灶广泛但临床表现轻，提示病灶慢性进展，神经功能代偿良好，或累及小静脉系统。结合上述临床特点，脑干病灶性质主要从感染、自身免疫及肿瘤三个方面考虑。①肿瘤性：患者 2 次立体定向脑组织活检及脑脊液细胞学均未见异型神经细胞，故暂不考虑。②感染性：患者病程中无发热、血常规异常等感染征象，必要时完善血清特殊感染抗体、血及脑脊液病毒、细菌、真菌二代测序等以除外感染。③自身免疫性：患者病灶自脑干延续至丘脑，为神经白塞病的经典好发部位。脑脊液检查提示 IL-6 升高、蛋白质含量增高，脑组织活检病理结果证实小血管周围炎性改变，以小静脉炎为主，符合中枢神经系统白塞病的经典病理学表现；必要时查血清及脑脊液 AQP-4 抗体、MOG 抗体、副肿瘤综合征抗体等免疫学检测，以除外抗体相关中枢神经系统脱髓鞘病。综上所述，患者既往双眼陈旧性虹膜睫状体炎、轻度口腔阿弗他溃疡，虽无肯定的白塞病眼底及口腔证据（患者拒绝进一步口腔科病理学检查），亦无反复皮肤及外生殖器溃疡表现且针刺试验阴性，尽管不完全符合白塞病的国际诊断标准（ISG 标准），但依据患者临床、影像、病理及脑脊液表现，符合神经白塞病临床及病理学诊断标准，故诊断神经白塞病。

【住院后诊疗经过】

（一）诊疗经过概述

入院后完善常规生化、免疫、感染等相关检查，完善头部增强 MRI，完善脑脊液常规、生化、细胞学、三大涂片、病毒、细胞因子及特殊病原、二代测序等相关筛查，完善眼科、口腔科、风湿科会诊寻找证据，结合患者影像、脑脊液及脑组织病理结果，除外肿瘤、特殊感染、中枢性脱髓鞘病后，临床诊断神经白塞病，完善眼科、结核、骨密度筛查后无明显禁忌证，经患者知情同意给予激素治疗。甲泼尼龙 48 mg 1 次/日适应性治疗 1 周，此后给予甲泼尼龙冲击治疗及序贯治疗（1000 mg×3 d + 500 mg×3 d + 240 mg×3 d + 120 mg×3 d + 口服甲泼尼龙激素减量），预设总疗程 6～12 个月（依据预后及不良反应酌情减停），并嘱动态复查头部与脊髓增强 MRI，依据临床及影像学改变，再决定下一步免疫抑制剂使用的时机与方案。同时给予补钾、补钙、抑酸、保护胃黏膜等对症支持；治疗 3 周后患者出现轻微吐词不清，查体右侧巴宾斯基征阳性，经复查急诊头部 CT 未见病灶扩大，不除外激素减量过程中的症状反复，经科室内讨论，暂不予立即调整激素治疗方案，观察，若病情仍进行性加重，再酌情加量。患者入院初（激素治疗前）存在脑疝征象，给予甘露醇脱水降颅压治疗；监测血压正常，监测血糖提示血糖升高，给予阿卡波糖联合胰岛素控制血糖；患者呃逆，给予强化抑酸及巴氯芬缓解肌张力治疗；一过性视物模糊，复查眼底、眼压同前无明显变化，患者夜间睡眠障碍，给予劳拉西泮治疗。

（二）住院后辅助检查

1. 影像学检查

（1）头部 MRI 增强 + FLAIR + ADC + DWI（2020-07-23，发病 9 周，二次活检术后）：T2、FLAIR 及 DWI 序列上病灶呈高信号，矢状位上病灶较前缩小（图 21-3）。

（2）PET-CT（2020-07-25，发病 9 周，二次活检术后）：左侧基底节区、丘脑、岛叶、半卵圆中心、大脑脚混杂密度病变，局部 FDG 代谢增高，邻近尾状核、背侧丘脑 FDG 代谢减低，考虑感染性病变可能性大，需结合临床；左侧额叶、颞叶 FDG 代谢减低，对侧（右侧）小脑弥漫性 FDG 代谢减低，考虑继发改变。

（3）头部 CTA + CTV（2020-08-04，发病 11 周，二次活检术后）：左侧基底节、脑室旁及左侧大脑脚（中脑左侧）病变，左额活检术后。CTA：左侧颈内动脉交通段略隆起（向下），左侧大脑中动脉水平段走行僵直，余尚可。CTV：左侧颈静脉、乙状窦显示纤细浅淡，欠清晰，左侧横窦显示不清。

（4）头部 CT 平扫复查（2020-08-18，发病 13 周，出院前）：颅内水肿较前消散。

（5）胸部 CT（2020-07-14，发病 8 周，二次活检术前）：两肺未见渗出性或实性病变，右肺中叶肺大疱。两侧局部胸膜增厚。胆囊结石，肝内胆管小结石？或为肝实质内钙化斑。

（6）颈椎 MRI + 增强（2020-07-24，发病 9 周，二次活检术后）：C3～C6 椎间盘轻度突出，C5 和 C6 椎体轻度增生。

2. 入院后血清及脑脊液相关检查（2020-07-22，发病 9 周，二次活检术后）

（1）脑脊液检查：压力 110 mmH$_2$O（甘露醇使用 1 h 后），无色清亮，潘氏试验（±）。脑脊液常规：细胞总数 107/μl，白细胞数 7/μl。脑脊液生化：蛋白质 144.12 mg/dl（↑），糖 3.63 mmol/L（正常 2.5～4.5 mmol/L）、氯化物 125 mmol/L（正常 118～132 mmol/L）、乳

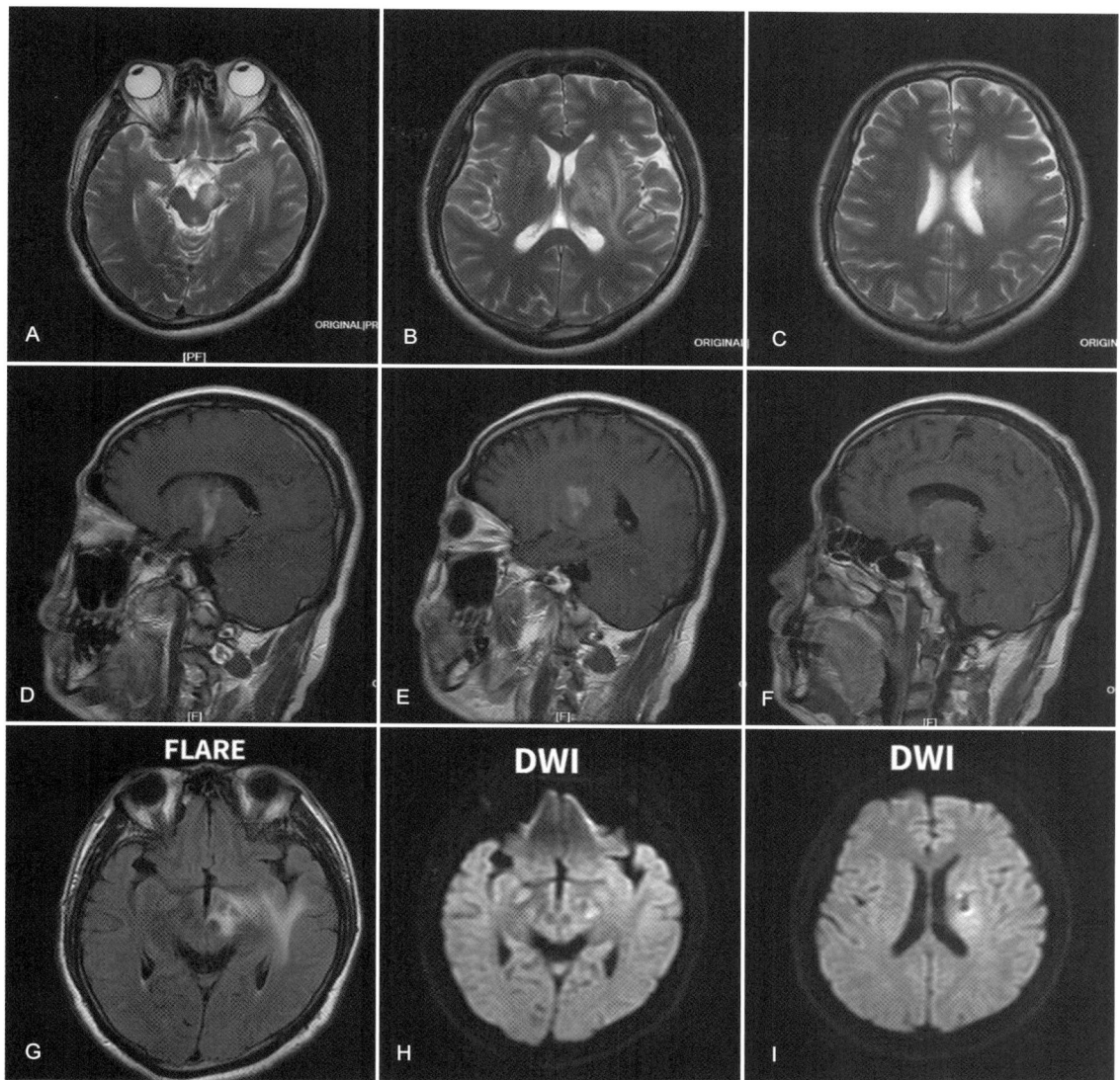

图 21-3 发病 9 周头部 MRI 增强检查，矢状位上病灶较前缩小。T2（**A ～ C**）、FLAIR（**D ～ G**）、DWI（**H** 和 **I**）序列上病灶呈高信号

酸 2.2 mmol/L（正常 1.1 ～ 2.4 mmol/L）。

（2）脑脊液寡克隆蛋白电泳：阴性。

（3）24 h IgG 鞘内合成率（脑脊液）：IgG 鞘内合成率 14.85（↑），脑脊液白蛋白 0.94 mg/ml（↑），脑脊液 IgG 0.125 mg/ml（↑）。

（4）细胞因子 6 项（脑脊液）：白细胞介素 -6（IL-6）4.97 pg/ml（↑），IL-8 76 pg/ml（↑），IL 受体 2 U/ml（↓）。血液 IL-6：5.04 pg/ml（↑）。

（5）脑脊液细胞脱落学检查：0.5 ml 收集白细胞总数 300（参考值小于 200），淋巴细胞比例 80%（参考值 60% ～ 70%），激活淋巴细胞、单核细胞、浆细胞、肿瘤细胞、新鲜红细胞等阴性。

（6）脑脊液病原二代测序：细菌、真菌、寄生虫、DNA 病毒、RNA 病毒均未检出。

（7）血清及脑脊液副肿瘤综合征抗体：抗 Hu、Yo、Ri、Amphiphysin、PNMA2、CV2 抗体均阴性。

（8）血清及脑脊液脱髓鞘 3 项：抗 AQP-4 抗体 IgG、抗 MBP 抗体 IgG、抗 MOG 抗体 IgG 均阴性。

（9）血清及脑脊液神经系统感染病毒抗体：阴性。

（10）血清及脑脊液结核分枝杆菌抗体：阴性。

（11）结核感染 T 淋巴细胞检测（血）：T-N 结果 89.000 pg/ml（+）。

（12）血清寄生虫感染筛查：布鲁氏菌、广州管圆线虫、莱姆病原体、弓形虫、血吸虫、囊虫抗体、旋毛虫、钩端螺旋体均阴性。

3. 其他检查（2020-07-22，发病 9 周，二次活检术后）

（1）入院后血常规、尿常规、便常规、生化、凝血 6 项、风湿 2 项（RF、ASO）、甲状腺功能 8 项、促甲状腺素受体抗体、免疫球蛋白 4 项、B 型钠尿肽（BNP）、红细胞沉降率（ESR）均未见异常。

（2）C-反应蛋白（CRP）3.09 mg/L（正常 0～3.09 mg/L）。血液系统 3 项：叶酸 2.99 ng/ml（正常 ≥ 5.38 ng/ml）。

（3）自身抗体谱及抗中性粒细胞抗体谱：Scl-70 抗体弱阳性，余阴性。

（4）肿瘤标志物（男）：CA72-4 9.66 ng/ml（↑）（正常 0～6.9 ng/ml），神经元特异性烯醇化酶（NSE）20.26 ng/ml（↑）（正常 0～19.6 ng/ml）。

（5）肌电图：①未见神经源性及肌源性损害；②面神经传导及瞬目反射正常；③交感皮肤反应正常。

（6）结核菌素试验（PPD）：阴性。

（7）骨密度检查：正常。

（8）双髋关节 X 线片：双侧髋关节骨质未见明显异常。

【出院时诊断】

神经白塞病。

【出院时情况】

甲泼尼龙治疗 3 周后患者出现轻微吐词不清、左侧眼裂变小表现，经动态查体观察，未见加重，激素继续减量，症状部分恢复。

内科系统查体未见明显异常。神经系统查体：神清，轻度构音障碍，高级皮质功能正常，左侧眼裂变小，余脑神经查体同入院。四肢肌力 5 级，四肢肌张力正常。双侧指鼻、轮替、跟膝胫试验稳准。双侧肢体深、浅感觉检查未见明显异常。四肢腱反射引出，右侧巴宾斯基征阳性，左侧未引出，双侧 Pussep 征、Hoffmann 征、掌颌反射阴性。颈软，Kernig 征阴性。

【随访情况】

动态复查头部 MRI 影像提示病灶缩小，水肿消失，症状明显改善。

【最终诊断】

同出院时诊断。

二、讨论

患者中年男性,2月余前无明显诱因出现头痛伴高颅压表现。既往反复口腔溃疡病史、虹膜睫状体炎,对小血管炎症有一定提示意义,但经专科会诊未达到白塞病诊断标准,患者否认既往反复皮肤及外阴溃疡,针刺试验阴性。尽管本病例无法达到神经白塞病临床诊断标准,但具有神经白塞病的脑组织病理特征、突出的中枢神经系统影像表现以及脑脊液常规、生化特点。鉴别诊断根据 MIDNIGHTS 原则(metabolism,inflammation,degeneration,neoplasm,infection,gland,hereditary,toxication,stroke,即代谢、非特异性炎症、变性病、肿瘤、感染、内分泌、遗传、中毒、血管病)进行逐一排除,患者 PET-CT 未提示局部高代谢表现,脑组织活检、脑脊液细胞学检查均未见异型细胞,故除外中枢神经系统肿瘤;患者血及脑脊液 AQP-4 抗体、MOG 抗体、副肿瘤综合征抗体均为阴性,故排除其他免疫相关疾病;患者血及脑脊液特殊感染抗体、病毒、细菌、真菌 DNA 及 RNA 二代测序阴性,故除外特殊感染性疾病,最终诊断神经白塞病。

白塞病又称贝赫切特病、口-眼-生殖器三联征等,1937 年由土耳其皮肤病医师 Behçet 首次报道而命名,因在东亚、中东和地中海地区发病率较高,又被称为丝绸之路病。白塞病是一种系统性血管炎性疾病,全身血管均可受累,但以小血管和静脉受累为主。早期典型病变表现类似白细胞破碎性血管炎或中性粒细胞性血管炎,后期呈淋巴细胞性血管炎表现。临床主要表现为复发性口腔溃疡、生殖器溃疡、眼炎及皮肤损害,也可累及血管、神经系统、消化道、关节、肺、肾、附睾等器官,50%～80% 的患者 HLA-B51 阳性。目前发病机制不清,可能与免疫、遗传、感染及环境有关。大部分患者预后良好,眼、中枢神经系统及大血管受累者预后不佳。

根据白塞病国际诊断(分类)标准,白塞病需符合:

(1)反复口腔溃疡,由医生观察或患者主诉有阿弗他溃疡,1 年内反复发作至少 3 次。

(2)同时符合以下任何 2 项:①反复外阴溃疡,由医生观察到或患者诉说有外阴部阿弗他溃疡或瘢痕;②眼部病变,包括前或后色素膜炎、裂隙灯检查时玻璃体内有细胞出现或由眼科医生观察到视网膜血管炎;③皮肤病变,包括由医生或患者主诉的结节性红斑、假性毛囊炎或丘疹性脓疱,或未服用糖皮质激素的非青春期患者出现痤疮样结节;④针刺试验阳性,可在 24～48 h 后由医生查看结果。

上述需除外其他疾病。其他有利诊断的症状有:关节痛或关节炎、皮下栓塞性静脉炎、深部静脉栓塞、动脉栓塞和(或)动脉瘤、中枢性神经病变、消化道溃疡、附睾炎和家族史。但该标准不能替代具体患者的临床诊断[1]。

国际共识报告(ICR)建议将神经白塞病归纳为"白塞综合征患者发生的症状和体征符合 ISG 诊断标准,不能用神经系统其他病变解释,MRI 和脑脊液检查有异常发现"。其发生率占白塞病患者的 10%～25%,在不同报道中发病率不一,平均为 9.4%,常于 20～40 岁、白塞病发病后的 3～6 年发病,少数患者也可为首发症状之一。男性白塞病患者神经系统受累比例高于女性 2 倍以上[4-6]。

白塞病在中枢神经系统主要累及脑或脑干内的小血管,尤其是小静脉,受累血管周围呈脑梗死、脑软化及脱髓鞘等缺血性改变[1]。其神经影像学改变有一定特征:急性期病变主要见于基底节、脑干、间脑和内囊等处，为片状的低 T1 高 T2 信号，尤其以 T2 明显，水肿表现较为突出；在恢复期或慢性期，原病灶明显缩小，甚至完全消失，可遗留颅后窝结构萎缩或很小的软化灶。磁敏感加权成像（SWI）分析发现病变部位有小的出血灶和阻塞的静脉结构，与毛细血管后微静脉损害有关。上述影像学改变说明其急性期病变以小静脉淤血、组织水肿为主，而非动脉闭塞引起脑梗死[2]。一些研究者认为基底节、脑干和内囊等部位易受累可能是因为静脉循环缺少生理性吻合支或侧支循环，局部静脉受累后静脉回流障碍明显所致[2]。

根据神经影像及临床表现，神经白塞病可以分为 3 种类型：实质型、非实质型、混合型。约 75% 的神经白塞病（neuro-Behçet disease，NBD）表现为实质型，最常累及端脑-间脑连接和脑干、脊髓，病变较大，无明显的边界。实质型常表现为亚急性起病的严重头痛（偏头痛样常见）或共济失调、偏瘫等表现。此型又可分为 4 型：①脑干型，主要现为脑神经麻痹、构音障碍、锥体束征，伴或不伴轻度意识障碍；②卒中型，主要表现为急性起病的轻偏瘫、偏身感觉障碍、癫痫发作等；③精神症状型，主要表现为精神症状，如焦虑、抑郁、幻觉及认知功能障碍；④弥漫型。另一类非实质型约占 20%，在儿童中更为常见，常由静脉窦血栓、动脉闭塞等引起，临床表现为进行性进展数周的严重头痛及视盘水肿等慢性颅内压升高表现，偶尔也可见展神经麻痹。

神经白塞病的脑脊液改变有一定的特点，可以鉴别其他中枢神经系统炎性疾病（如多发性硬化）。60% 患者的脑脊液（CSF）蛋白质或白细胞升高，以中性粒细胞升高为主，可能符合中性粒细胞性血管炎的病理机制；少部分患者出现寡克隆蛋白阳性，这可与多发性硬化相鉴别；脑脊液 IL-6 水平的变化可以反映疾病的活动程度，可用于监测病情变化[2]。

此外，红细胞沉降率增快和 C-反应蛋白升高提示疾病处于活动期。

本例患者虽不符合白塞病 ISG 诊断标准，但病理、影像、脑脊液特点均与神经白塞病相符，故除外肿瘤、感染、免疫性因素后诊断明确。

（罗碧杨　陈　彬）

三、专家点评

本例患者无典型白塞病口、眼、皮肤表现，但具有经典的脑组织病理学与神经影像学表现，脑脊液检查结果也予以支持，故临床依据影像学表现与病理学结果予以诊断。

白塞病影像具有如下特征：①从部位看，神经白塞病最常受累的部位是脑干-丘脑-基底节区大片融合病灶，其次为桥延交界区，脊髓也可受累，但多位于颈段或胸段。②从不同序列特点看，ADC 及 DWI 信号提示急性、亚急性发病过程，并可区分细胞毒性及血管源性水肿。NBD 多为 DWI 稍高、ADC 稍高信号，提示血管源性水肿改变，可能是由于 NBD 引起静脉闭塞从而导致静脉淤血，以致发生血管源性水肿。T2 高信号病灶提示缺血、脱髓鞘、胶质增生、急性炎症过程，强化提示血脑屏障破坏。③NBD 影像学表现具有可逆性，有研究发现，约 40% 患者可出现病灶消失、35% 病灶缩小、25% 无变化[3]。

本例患者病后首次头部 MRI 增强影像显示脑桥左侧-左侧大脑脚-丘脑-基底节区-岛叶-半卵圆中心 T2、FLAIR 高信号，DWI 轻度高信号，ADC 轻度低信号，灶周水肿明显，可见左侧脑桥、大脑脚肿胀，侧脑室中线移位，部分病灶及广泛软脑膜强化，复查 MRI 提示病灶缩小，符合神经白塞病急性或亚急性期影像分布及序列特征。治疗后需长期随访，以观察是否有进一步的病灶缩小及脑干萎缩等相应表现。

治疗上，目前尚没有多中心随机对照试验等高级别的循证医学证据，对于实质型神经白塞病，2018年国际专家共识推荐激素冲击治疗[8]，推荐甲泼尼龙静点1 g/d×7 d加泼尼松口服1 mg/（kg·d）×1个月，每5～10天减少5～10 mg，共用6个月及以上，国内推荐1000 mg/d×3～5 d序贯减量，可联用免疫抑制剂硫唑嘌呤2～2.5 mg/d。免疫抑制剂还可选用环磷酰胺、甲氨蝶呤、IFN-α，但不推荐环孢素A。肿瘤坏死因子-α抑制剂，主要包括依那西普、英利昔单抗、阿达木单抗，对于起病时实质严重受累、使用糖皮质激素和硫唑嘌呤仍有持续性或复发性疾病的慢性进行性神经系统受累患者可考虑使用。其中英利昔单抗近年来作为一线药物可用于严重患者，可防止复发和稳定患者残疾，且既往研究未见神经系统损伤。但英利昔单抗存在激活结核的潜在风险，对于潜伏结核患者，应进行肺结核筛查，或联用异烟肼预防性治疗。同时联用其他免疫抑制剂如硫唑嘌呤和甲氨蝶呤可降低产生英利昔单抗中和抗体的风险。其他药物如IL-6和IFN-α阻滞剂如托珠单抗可用于治疗耐药病例[7-8]。

总之，神经白塞病是一种主要累及脑小静脉的血管炎症，其临床表现多样，且缺少特异的免疫血清学诊断指标。但神经影像学改变和CSF细胞学均有其特点，局部脑组织病理活检也是重要的检查方法。治疗上主要使用大剂量冲击治疗及免疫抑制剂治疗，对于症状较重或反复复发的患者，可考虑英利昔单抗、托珠单抗等生物制剂。

（审核及点评专家：张在强　牛松涛）

参考文献

[1] 刘荣光，王运良.神经系统白塞综合征的研究进展.中国实用神经疾病杂志，2019，22（9）：1034-1039.
[2] 关鸿志，陈琳，吴庆军，等.神经白塞综合征的临床和脑脊液细胞学特点.中国神经免疫学和神经病学杂志，2012，19（1）：1-4.
[3] 曹京波，张在强.神经白塞病的影像学特点和动态变化.中国神经免疫学和神经病学杂志，2012，19（1）：40-44.
[4] 中华医学会风湿病学分会.白塞病诊断和治疗指南.中华风湿病学杂志，2011，15（5）：345-347.
[5] 许伟红，吴华香.白塞氏病的诊治进展.临床内科杂志，2014，31（10）：668-671.
[6] Akiyama M，Kaneko Y，Takeuchi T. Effectiveness of tocilizumab in Behçet's disease：a systematic literature review. Seminars in Arthritis & Rheumatism，2020，50（4）：797-804.
[7] Taylor J，Glenny AM，Walsh T，et al. Interventions for the management of oral ulcers in Behçet's disease. Cochrane Database Syst Rev，2014，2014（9）：CD011018. DOI：10.1002/14651858.CD011018.pub2
[8] Hatemi G，Christensen R，Bang D，et al. 2018 update of the EULAR recommendations for the management of Behçet's syndrome. Ann Rheum Dis，2018，77（6）：808-818.

病例 22　线状硬皮病合并中枢神经系统血管炎

一、病例介绍

【主诉】

患者男性，31岁，主因"发作性意识丧失、肢体抽搐4月余"收入院。

【现病史】

患者2019年8月20日被人发现突然叫喊两声后摔倒在地，并出现意识丧失、肢体抽搐、牙关禁闭，伴小便失禁，持续约1 min后自行缓解，被人送至北京某综合医院完善头颅CT等检查，考虑症状性癫痫，临时给予苯巴比妥治疗后未行其他诊疗。9月12日患者为求进一步确诊就诊于我院，建议完善头颅磁共振及脑电图等检查，患者要求到初诊综合医院完善相关检查。9月20日患者再次发作意识丧失、四肢抽搐、牙关禁闭、双眼上视，3 min后自行缓解，就诊于该综合医院，给予口服丙戊酸钠0.5 g 2次/日治疗，1周后患者自行停药。10月15日患者于该综合医院住院，完善腰穿等相关检查，10月20日和21日有两次类似症状发作，未治疗。10月30日于我院就诊，给予左乙拉西坦0.5 g 2次/日治疗，后未再有类似症状发作。患者于12月2日再次就诊于我院门诊，考虑线状硬皮病合并中枢神经系统损害可能。自发病以来，患者无发热，无记忆力下降，自觉找词偶有困难，可听懂他人讲话，睡眠正常。

【既往史、个人史、家族史】

否认高血压、糖尿病等病史，否认食物及药物过敏史。2015年曾因脱发就诊于北京协和医院诊断"线状硬皮病"，应用药物治疗1年后停药，具体用药不详，无发热、抽搐史。

【入院查体】

血压123/84 mmHg，双肺呼吸音清，未闻及干、湿啰音，心律齐，未闻及明显杂音。腹软，无压痛及反跳痛，肝脾肋下未触及。右额部局限性皮肤凹陷，右顶部局限性头发缺失。

神经系统查体：神清、语利，时间、地点、人物定向力正常，记忆力、计算力正常。双侧瞳孔等大等圆，直径3 mm，双侧瞳孔直接及间接对光反射灵敏，眼球各向运动充分，未见眼震。双侧面部针刺觉对称，双侧角膜反射正常引出，双侧咀嚼对称有力。双侧额纹、面纹对称，闭目及示齿有力。双耳粗测听力可，Weber征居中，Rinne试验双侧气导＞骨导。双侧软腭上抬有力，双侧咽反射存在。双侧转颈、耸肩有力，伸舌居中，未见舌肌纤颤。四肢肌力5级，肌张力正常。双侧指鼻、跟膝胫试验稳准，闭目难立征阴性。双侧针刺觉及音叉振动觉对称。四肢腱反射对称引出。双侧掌颏反射、Hoffmann征阴性。巴宾斯基征阴性。颈软，脑膜刺激征阴性。

【入院时辅助检查】

1. 影像学检查

（1）头颅MRI＋MRA（发病3月余）：右额岛叶、右颞叶、右侧基底节区、右侧侧脑室旁可见多发斑点状 T2 低信号影，于 FLAIR 呈高信号。部分病灶周边可见水肿样信号。双侧额叶皮质下点状 FLAIR 稍高信号改变，DWI 未见弥散受限。幕上脑室稍扩大，中线结构居中，脑沟裂局部略增宽。扫描范围内鼻窦未见异常，双侧眼球大小及位置亦无特殊。DWI 及 ADC 未见明显弥散受限（图 22-1）。MRA 示脑内各大血管主干形态及走行分布未见明显异常。报告诊断：脑内多发异常信号，囊虫或钙化病灶待除外。

（2）颈椎磁共振（发病 3 个月）：颈椎退行性变，颈 3～6 椎间盘膨出及突出。

（3）肩关节磁共振（发病 3 个月）：右肩肱二头肌长头肌腱鞘内、肩胛下肌腱鞘周围少量积液，肱骨头骨挫伤可能，肩峰下滑囊炎。

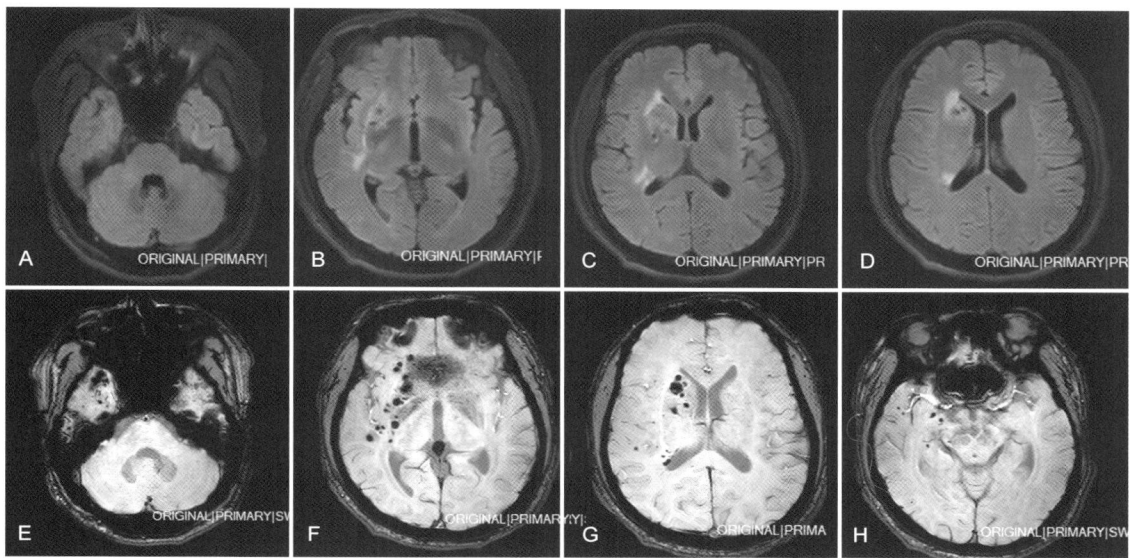

图 22-1　A～D. FLAIR 像；E～H. SWI。右额岛叶、右颞叶、右侧基底节区、右侧侧脑室旁可见多发斑点状 FLAIR 高信号（A～D）。右颞叶、右侧基底节区、右侧侧脑室旁可见多发斑点状出血灶（E～H）

2.脑脊液检查（发病 3 个月）　腰穿压力 145 mmH$_2$O。常规：细胞总数 2/μl，白细胞 0。生化：糖、氯、蛋白质均在正常范围。普通细菌涂片及染色、新型隐球菌荚膜抗原测定（－）。病毒五项、抗酸染色（－）。IgG 合成率 0.92 mg/d，副肿瘤综合征相关抗体（－），自身免疫性脑炎相关抗体（－）。

3.脑电图 4 h（发病第 3 周）　正常脑电图。

【入院时诊断】

1.定位诊断　右侧额颞岛叶、右侧基底节区、广泛大脑皮质。

（1）右侧额颞岛叶、右侧基底节区：患者查体无阳性定位体征，结合头颅磁共振提示右侧额颞岛叶、右侧基底节区、右侧侧脑室旁可见多发斑点状异常信号影，故定位。

（2）广泛大脑皮质：患者以全面性癫痫发作为主要表现，提示广泛大脑皮质受累，故定位。

2.定性诊断　线状硬皮病合并中枢神经系统血管炎、症状性癫痫。

（1）线状硬皮病合并中枢神经系统血管炎：患者青年男性，发作性病程，以全面性癫痫发作为主要表现，查体发现右额部类军刀伤样的局限性皮肤凹陷，右顶部局限性头发缺失，结合头颅磁共振提示右侧额颞岛叶、右侧基底节区、右侧侧脑室旁可见多发斑点状 T2 低信号影，FLAIR呈高信号，DWI呈低信号，结合既往明确诊断线状硬皮病病史，故首先考虑为线状硬皮病合并中枢神经系统血管炎可能性大。

（2）症状性癫痫：患者以癫痫发作为主要表现，既往无癫痫病史及家族史，结合头颅磁共振提示颅内异常信号，故考虑症状性癫痫可能性大。

【住院后诊疗经过】

（一）诊疗经过概述

患者入院后完善各项常规检查，进一步完善腰穿、头颅磁共振（平扫+DWI+SWI+增强）、CTA+CTV+CTP以及免疫等相关检查，后给予控制癫痫发作治疗及激素治疗，同时予以预防激素不良反应等相关治疗。

（二）住院后辅助检查

1. 影像学检查

（1）头颅MRI+增强（发病4.5个月）：右侧额颞岛叶、右侧基底节区、右侧侧脑室旁可见多发斑点状T2低信号影，于FLAIR呈高信号，DWI呈低信号，SWI呈低信号，相位图上呈不均匀高信号。部分病灶周边可见水肿样信号。MRI增强扫描，病灶未见明显强化，右侧基底节见多发细小血管影。扫描范围内鼻窦黏膜增厚，双侧眼球大小及位置无特殊。

（2）头颅CT+CTA+CTP（发病4.5个月）：右侧额颞岛叶、右侧基底节区、右侧侧脑室旁可见多发片状稍低密度影，边缘模糊不清，局部可见散在点状钙化灶，右侧侧脑室额角及颞角受压变窄。双侧额叶皮质下点状稍低密度影，边缘模糊。幕上脑室稍扩大，中线结构居中，脑沟裂局部略增宽。扫描范围内鼻窦未见异常，双侧眼球大小及位置亦无特殊。CTA示脑内各大血管主干形态及走行分布未见明显异常（图22-2）。CTP示双侧顶枕颞叶、双侧小脑半球及脑干可见大片状对称性TTP延长区，相应MTT、rCBF及rCBV基本正常（图22-3）。CTV示颅内大静脉及静脉窦走行及分布无明显异常，无明显狭窄，内未见充盈缺损。

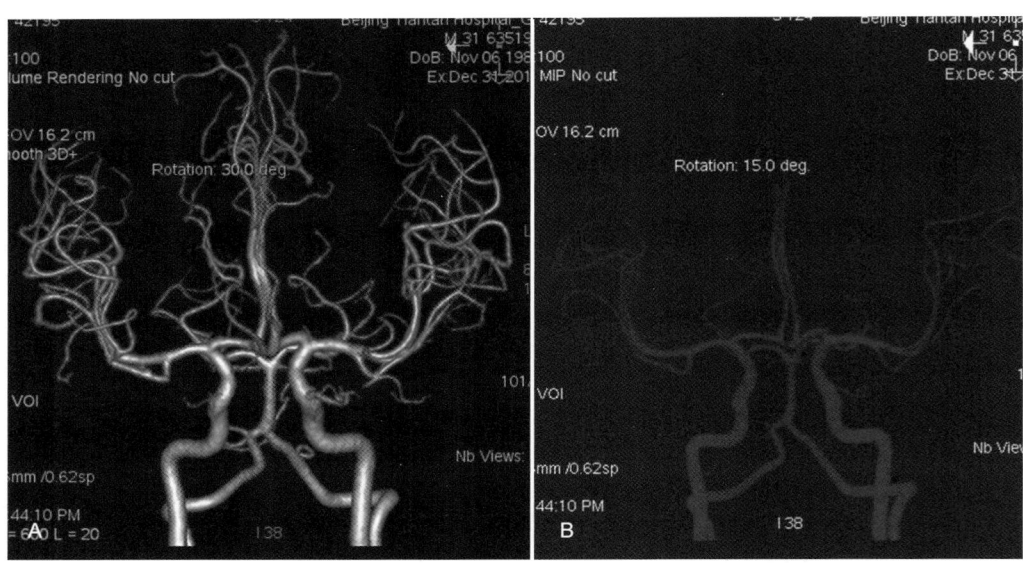

彩图

图22-2（扫二维码看彩图） CTA示脑内各大血管主干形态及走行分布未见明显异常（**A**和**B**）

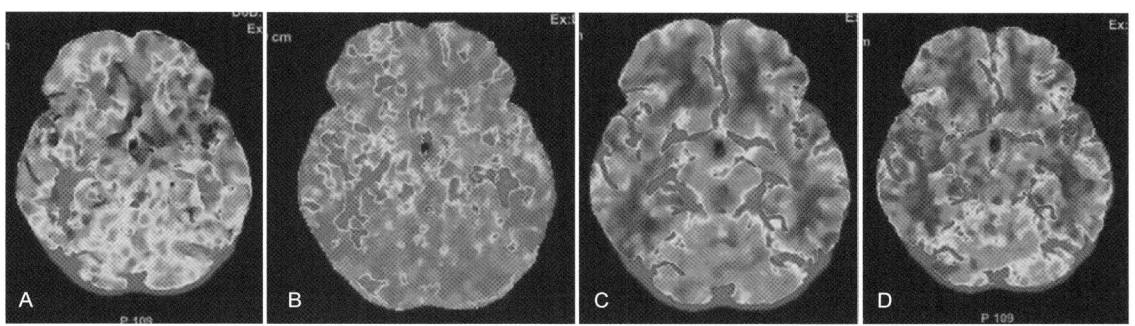

图 22-3（扫二维码看彩图） CTP 示双侧顶枕颞叶、双侧小脑半球及脑干可见大片状对称性 TTP 延长区

彩图

2. 实验室检查

（1）结核分枝杆菌抗体（血液，发病 4.5 个月）：阴性（－）。

（2）脑脊液检查（发病 4.5 个月）：腰穿压力 160 mmH₂O。常规：外观无色清，潘氏试验（－），白细胞数 1/μl，多核细胞 0，细胞总数 101/μl，单核细胞 100%。生化：腺苷脱氨酶 0.2 U/L，糖 3.94 mmol/L，蛋白质 25.45 mg/dl，乳酸 1.5 mmol/L，氯化物 130 mmol/L。24 h IgG 鞘内合成率（2020-01-03）：脑脊液白蛋白 0.15 mg/ml，血清白蛋白 41.4 mg/ml，脑脊液 IgG 0.022 mg/ml（↑），血清 IgG 9.34 mg/ml，鞘内 IgG 合成率 3.36。

【出院时诊断】

线状硬皮病合并中枢神经系统血管炎

症状性癫痫

【出院时情况】

患者治疗后无癫痫发作，病情好转。

二、讨论

硬皮病是一种以皮肤炎症、变性、增厚、纤维化进而硬化和萎缩为特征，同时可引起多系统损害的结缔组织病。线状硬皮病是硬皮病的局限型，主要可累及前额部皮肤，常为单侧，呈线状或带状分布，类似军刀伤样，可表现为局部皮肤、皮下组织、肌肉及骨骼逐渐萎缩、凹陷，头发脱落等。文献报道可累及同侧脑组织，临床表现为癫痫发作、认知损害、对侧偏瘫和眼球运动异常等[1]。

线状硬皮病累及神经系统多表现为癫痫发作，以复杂部分性发作为多发。文献报道的临床表现还包括：病变对侧偏瘫、三叉神经痛、颅内动脉瘤、动眼神经麻痹、周围性面瘫、认知能力下降、偏头痛等[1-2]。神经影像学改变包括：皮肤损害的同侧脑萎缩、白质脱髓鞘改变、脑实质钙化、脑膜和皮质畸形、海马萎缩、大脑动脉狭窄和分支稀疏等[2-6]。

该例患者以癫痫发作为主要表现，但以全面性发作为主要表现形式，似与文献报道不完全符合。患者神经影像学表现为皮损同侧神经组织受累，SWI 序列发现多发低信号影，且

CTP 提示双侧顶枕颞叶、双侧小脑半球及脑干可见大片状对称性 TTP 延长区，提示存在血管病变，进一步支持了血管炎可能是其重要发病机制的推论。

（曹京波）

三、专家点评

局限性硬皮病（localized scleroderma，LoS）是一组自身免疫性炎症性皮肤疾病，线状硬皮病（linear scleroderma，LS）是局限性硬皮病的常见临床亚型之一，其所致的神经系统损害罕见，国内外偶有个案报道。

本例患者皮损位于右侧额顶部头皮并累及真皮、皮下结缔组织，局部皮肤凹陷伴脱发，类似"刀伤瘢痕样"，经北京协和医院皮肤科活检病理学确诊，符合线状硬皮病的诊断。该患者头部 MRI 检查可见病变同侧脑萎缩及脑软化病灶，邻近脑室扩张，部分病灶周边可见轻度水肿；SWI 可见右颞叶、右侧基底节区、右侧侧脑室旁多发低信号，以上均符合大脑中动脉血管分布。患者经完善血清、脑脊液等相关化验检查，排除其他感染性、肿瘤性或免疫性血管炎等病因可能，临床诊断线状硬皮病合并中枢神经系统血管炎。

硬皮病是一种以慢性、局限性或弥漫性皮肤及各系统结缔组织胶原纤维硬化、最终萎缩为特征的结缔组织疾病。依据疾病经过和受累范围的不同，硬皮病临床上分为系统性硬皮病（含肢端硬皮病、弥漫型硬皮病、CREST 综合征三种亚型）和局限性硬皮病（含硬斑病、线状硬皮病伴或不伴颜面偏侧萎缩两种亚型）。局限性硬皮病以皮肤损害为主，内脏少有受累，预后较好；系统性硬皮病常有广泛皮肤硬化和多系统受累，预后较差。

硬皮病少有神经系统受累，局限性硬皮病所致的神经系统损害更为罕见。文献报道多为个案，可以表现为癫痫发作、眼部异常、锥体束征等，其中以癫痫发作，特别是复杂部分性发作最为常见。影像学检查常可以发现局限性硬皮病导致皮损同侧的脑结构异常，如脑萎缩、脑白质异常、脑室扩张、颅内钙化灶、脑膜或脑发育异常等。临床多起病于儿童及青少年期，单侧发病，额顶部头皮萎缩凹陷、脱发，延伸至眶部，状如刀伤瘢痕样，常常伴有皮下组织、肌肉、腱膜及骨骼的萎缩，部分患者可出现进行性颜面偏侧萎缩，即 Parry-Romberg 综合征。

国内外学者先后以个案形式报道了线状硬皮病合并中枢神经系统损害的脑组织活检结果，以小血管周围慢性炎性细胞浸润、脑组织灶状坏死、神经细胞丢失、反应性胶质细胞增生为特征。我院张在强教授亦报道 2 例均有显著血管炎病理学改变的脑活检病例，镜下表现为血管壁增厚、纤维素样变性、炎性细胞浸润、脑实质内多灶性梗死和陈旧性出血，软化区内可有矿物质沉积。故大多数学者认为，线状硬皮病累及神经系统的病理改变仍然为血管炎。

综上，"类军刀伤样"线状硬皮病可累及额部皮肤，多损害同侧的神经组织，血管炎可能是其重要的发病机制。但是在一些病例，血管发育不良或神经皮肤综合征可能是其发病基础。因此，局限性硬皮病合并神经系统损害的机制还有待进一步研究。

（审核及点评专家：张在强　牛松涛）

参考文献

[1] Holland KE, Steffes B, Nocton JJ, et al. Linear scleroderma en coup de sabre with associated neurologic abnormalities. Pediatrics, 2006, 117: e132-e136.
[2] Appenzeller S, Montenegro MA, Dertkigil SS, et al. Neuroimaging findings in scleroderma en coup desabre. Neurology, 2004, 62: 1585-1589.
[3] Grosso S, Fioravanti A, Biasi G, et al. Linear scleroderma associated with progressive brain atrophy. Brain Dev, 2003, 25: 57-61.
[4] Kanzato N, Matsuzak T, Komine Y, et al. Localized scleroderma associated with progressing ischemic stroke. J Neurol Sci, 1999, 163: 86-89.
[5] Verhelst HE, Beele H, Joos R, et al. Hippocampal atrophy and developmental regression as first sign of linear scleroderma "en coup de sabre". Eur J Paediatr Neurol, 2008, 12: 508-511.
[6] Stone JJ, Franks A, Guthrie JA, et al. Scleroderma "encoup de sabre": pathological evidence of intracerebral inflammation. J Neurol Neurosurg Psychiatry, 2001, 70: 382-385.

病例 23　表现为痉挛性截瘫的脊髓小脑性共济失调 17 型（SCA17）

一、病例介绍

【主诉】

患者女性，50 岁，主因"进行性双下肢僵直感 1 年余，加重伴行走不稳 4 个月"，在 2020 年 12 月 1 日以"遗传性痉挛性截瘫"收入院。

【现病史】

患者 2019 年 4 月下楼时双下肢轻度发僵感，2019 年 6 月双下肢僵直感较前加重，行走时呈蹒跚步态，家属发现其行走姿势异常。2020 年 8 月上述症状进一步加重，易跌倒，伴左上肢不自主抖动。近 1 年自觉出汗减少，近 1 个月偶有便秘和漏尿，病程中否认视物成双、饮水呛咳、言语不清等，否认肢体无力、麻木和疼痛，否认记忆力下降和性格改变等。追问病史，家属诉其曾有情绪低落、易怒烦躁和抑郁症状，后经治疗好转。为行进一步检查治疗收入我院。

【既往史、个人史、家族史】

高血压病史 17 年，规律服药，控制欠佳。否认脑血管病、糖尿病、冠心病等病史，否认毒物接触史、特殊用药史、外伤史、手术史，否认家族遗传性疾病和近亲结婚史。

【入院查体】

高级皮质功能记忆力下降，强笑；脑神经查体未见明显异常。四肢肌力、肌容积正常，双下肢肌张力增高，腱反射活跃至亢进，痉挛步态，左上肢舞蹈样不自主运动，左侧指鼻欠稳准，左手轮替笨拙。双侧掌颏反射阳性，左侧 Rossolimo 征阳性，右侧踝阵挛阳性，双侧巴宾斯基征阳性。高弓足。

【入院前辅助检查】

1. 实验室检查

（1）血常规+网织红细胞（2020-11-02）：红细胞绝对值 $5.22×10^{12}/L$（↑），血红蛋白 155 g/L（↑），其余指标在正常范围内。

（2）糖化血红蛋白（2020-11-02）：6.8%（↑）。

2. 电生理检查（2020-11-06）　皮肤交感反应（SSR）、心率变异分析（R-R 间期）和肛门括约肌肌电图（EAS-EMG）未见明显异常。

3. 颈椎 MRI +增强（2020-11-10）　颈椎退行性变；颈 3-4、4-5、5-6、6-7 椎间盘突出；右侧颈 7 至胸 1 水平椎体旁异常信号，神经束膜囊肿可能性大。

【入院时诊断】

1. 定位诊断　高级皮质及其联系纤维、双侧皮质核束和脊髓束、小脑及其联系纤维、锥体外系（新纹状体）、自主神经系统？

（1）高级皮质及其联系纤维：患者认知功能评估提示记忆力、视空间认知力等功能下降。

（2）双侧皮质核束和脊髓束：患者查体示强笑，掌颏反射阳性，定位于双侧皮质核束；临床双下肢僵直感，查体示双下肢肌张力明显增高，双侧肢体腱反射活跃至亢进，左侧Rossolimo征阳性，右侧踝阵挛阳性，双侧巴宾斯基征阳性，定位于双侧皮质脊髓束。

（3）小脑及其联系纤维：查体示左侧指鼻欠稳准，左手轮替笨拙，故定位。

（4）锥体外系（新纹状体）：患者临床表现为左上肢不自主抖动，查体示左上肢舞蹈样不自主运动，故定位。

（5）自主神经系统？：患者自觉患病以来出汗减少，近1个月出现便秘，偶有漏尿。皮肤交感反应、心率变异分析和EAS-EMG未见异常，自主神经系统损害不除外。

2. 定性诊断　脊髓小脑性共济失调（spinocerebellar ataxia，SCA）。

SCA是一种遗传性共济失调，具有高度遗传异质性。临床表现除小脑性共济失调外，还可伴有眼球运动障碍、视神经萎缩、视网膜色素变性、锥体束征、锥体外系征、肌萎缩和周围神经病等。遗传早现是SCA的典型特征，该患者目前痉挛性截瘫、锥体束征较为明显，可疑锥体外系和小脑受累，但患者否认家族遗传史，可完善基因检测和家系共分离等进一步明确。目前已发现超过40种SCA亚型，小脑性共济失调是每一亚型的共同特征，而其他显著特征则提示某种特定亚型。该患者中年女性，慢性病程，进行性加重，前驱症状伴有抑郁情绪和性格改变，病程中出现认知下降、痉挛性截瘫、不自主运动和共济失调，排除免疫性、感染性、中毒性等获得性疾病，高度提示遗传性疾病，神经退行性疾病不能除外，结合患者痉挛性步态、共济失调等表现，SCA考虑可能性大。

【鉴别诊断】

1. 遗传性痉挛性截瘫（hereditary spastic paraplegia，HSP）　是一组以双下肢进行性肌张力增高和无力、剪刀步态为特征的具有明显遗传异质性的综合征，有常染色体显性、隐性遗传和X连锁隐性三种遗传方式。主要病理改变是脊髓中的双侧皮质脊髓束的轴索变性和脱髓鞘。分为单纯型和复杂型。可表现为双下肢僵硬、走路易跌、上楼困难，晚期患者可出现感觉障碍和括约肌功能障碍。复杂型患者可伴有眼震、眼肌麻痹、中心性视网膜炎、肌萎缩、癫痫、智力低下等各种综合征，还可合并视神经萎缩、黄斑变性、锥体外系征、精神发育迟滞等。

2. 人类T细胞白血病病毒1型（HTLV-1）相关性脊髓病　热带痉挛性下肢轻瘫，在女性中比男性更常见，这与女性HTLV-1感染率较高一致，小于2%的HTLV-1携带者出现症状，在感染后4个月至30年（中位数3.3年）发病。流行于日本南部的数个岛屿、加勒比海盆地、西非、秘鲁、伊朗东北部和美国东南部，大多数感染者均生活在或来自于这些地区。酶联免疫吸附试验（enzyme-linked immunosorbent assay，ELISA）是最常用的筛查试验，使用从全病毒溶解产物制备的抗原或重组技术制备的抗原。Western印迹（Western blotting，WB）通常用于确诊性检测。Western印迹还可区分出HTLV-1感染和致病性较低的HTLV-2感染。

3. 原发性侧索硬化（primary lateral sclerosis，PLS）　PLS是一种进行性单纯性上运动神经元神经变性疾病，与肌萎缩侧索硬化（ALS）相比进展更缓慢、无体重下降，以及症状出现后4年内体格检查或肌电图无下运动神经元损害表现。症状通常始于下肢，可有双下肢肌张力增高、腱反射亢进和病理征阳性，需与遗传性痉挛性截瘫鉴别，多中年发病，不伴有弓形足、运动协调障碍等症状。该患者有小脑受累、锥体外系受累体征，自主神经系统受累不能完全除外，故暂不考虑该诊断。

【住院后诊疗经过】

（一）诊疗经过概述

患者入院后给予神经内科一级护理，监测血压，低盐、低脂饮食，预防跌倒和坠床。完善血尿便常规、生化全套、风湿免疫、甲状腺功能、肿瘤标志物等检查，完善腰穿、肌电图等检查明确有无相关系统损害，完善头颅 MRI、颈椎和腰椎 MRI 等检查以除外脊髓病变，筛查 HTLV-1 感染、代谢中毒酶学和寄生虫感染等指标，完善基因检测（二代测序和 MPLA 技术）。

给予患者维生素 B_1、甲钴胺等营养神经治疗，加用巴氯芬改善肌张力增高症状。同时，请上级医师查房指导治疗，并向患者及家属交待病情。

患者入院后完善基因检测回报显示 *TBP* 基因重复次数分别为 34 和 39 次，其中拷贝数为 39 的片段经 Sanger 验证为 41 次，属于不完全外显范围（正常人该序列重复次数不超过 40 次，不完全外显范围为 41～48 次），可能符合 SCA17 致病特征。

患者治疗方案无特殊改变，经改善肌张力治疗后，患者肢体僵直感较前稍好转，住院期间未出现原有症状加重。肢体共济失调及震颤较入院无明显变化。

（二）住院后辅助检查

1. 实验室检查

（1）感染及免疫相关筛查：①自身抗体谱：抗 PM-SCL 抗体（↑，弱阳性），免疫球蛋白 E 627 IU/ml（↑）。②血和脑脊液 HTLV-1：阴性。③血莱姆病及布鲁氏菌、囊虫、弓形虫相关抗体：阴性。④血和脑脊液 GFAP、脱髓鞘三项（AQP4、MOG、MBP）自身抗体：阴性。

（2）代谢中毒酶学筛查：铜蓝蛋白 205.53 mg/L（200～600 mg/L）。

（3）肿瘤及副肿瘤相关筛查：阴性。

（4）内分泌相关筛查：阴性。

（5）脑脊液检查：①脑脊液常规：潘氏试验（-），白细胞数 5/μl，细胞总数 705/μl。②脑脊液生化：糖 4.85 mmol/L（↑），蛋白质 49.24 mg/dl（↑）。③24 h IgG 鞘内合成率（脑脊液+血液）：阴性。④脑脊液细胞学：阅全片以淋巴细胞为主，可见较多红细胞。

2. 卧立位血压

（1）卧位血压 159/99 mmHg，心率 85 次/分。

（2）立位即刻血压 155/92 mmHg，心率 87 次/分。

（3）立位 1 min 血压 154/97 mmHg，心率 95 次/分。

（4）立位 3 min 血压 160/99 mmHg，心率 96 次/分。

（5）立位 5 min 血压 152/96 mmHg，心率 94 次/分。

3. 认知功能评估

（1）简易精神状态检查（MMSE）：28/30 分［扣分项：回忆（-2）］。

（2）蒙特利尔认知评估（MoCA）：17/30 分［扣分项：视空间与执行（-4），语言（-2），抽象（-2），延迟回忆（-5）］（学历：小学）。

4. 痉挛性截瘫评分量表（SPRS） 12/52 分［记分项：不停顿步行距离（2），步态质量（2），最大行走速度（2），爬楼梯（2），爬楼梯速度（2），从椅子上站起（1），痉挛-膝盖弯曲（修正 Ashworth 量表）（1）］。

5. 肌电图（2020-12-3） C7 以上至双顶皮质深感觉传导通路障碍，T12 以上至双顶皮质深感觉传导通路障碍，双侧正中神经受损（符合腕管综合征）。震颤分析：双手可见姿势性和意向性震颤；细小抖动，无规律；峰频率为 2.8～3.1 Hz，波幅 190～610 μV。收缩形式：同步和同步+交替。

6. 头颅 MRI ＋增强（2020-12-08） 脑腔隙灶，缺血性脑白质病变（改良 Fazekas 分级 2 级）；部分空蝶鞍（图 23-1）。

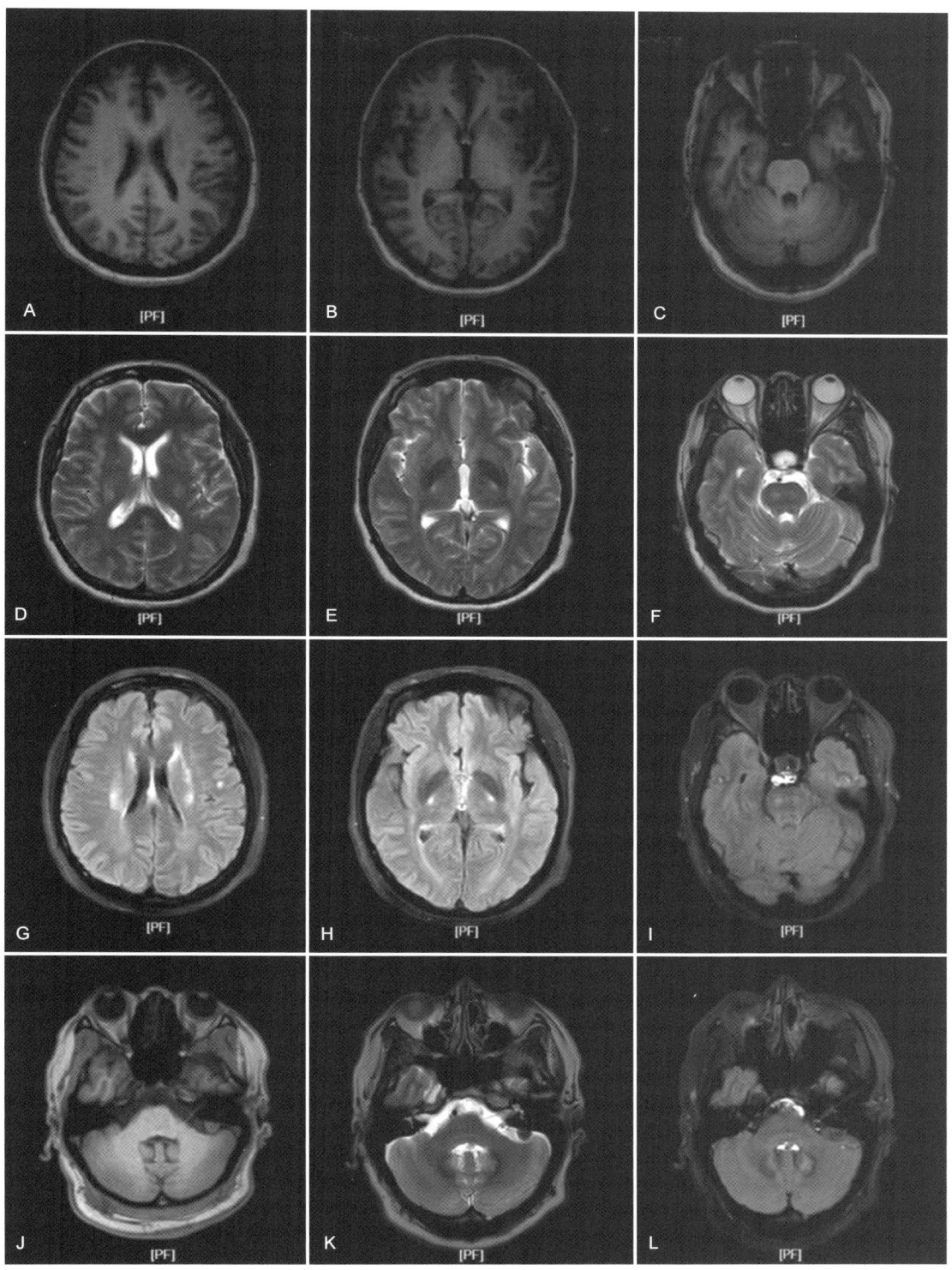

图 23-1 头颅 MRI 示双侧锥体束走行区对称性异常信号（A～I）。A～C. T1WI；D～F. T2WI；G～I. FLAIR。双侧小脑齿状核示长 T1、长 T2 和 FLAIR 高信号改变（J～L）

7. 基因检测（2021-01-07） TBP 基因重复次数分别为 34 和 39 次，其中拷贝数为 39 的片段经 Sanger 验证为 41 次，属于不完全外显范围。

【出院时诊断】

脊髓小脑性共济失调 17 型（SCA17）。

【出院时情况】

高级皮质功能记忆力下降，强笑；脑神经查体较前无明显改变。四肢肌力、肌容积正常，双下肢肌张力增高，腱反射活跃至亢进，痉挛步态，左上肢舞蹈样不自主运动，左侧指鼻欠稳准，左手轮替笨拙。双侧掌颏反射阳性，左侧 Rossolimo 征阳性，右侧踝阵挛阳性，双侧巴宾斯征阳性。

【随访情况】

患者出院 6 个月后复诊，痉挛性截瘫评分量表（SPRS）粗测：20/52 分［记分项：不间断步行距离（3），步态质量（3），最大步行速度（4），爬楼梯（3），爬楼梯速度（3），从椅子上站起（1），臀部肌肉痉挛-内收肌（改良 Ashworth 量表）（1），膝关节痉挛-屈曲（改良 Ashworth 量表）（2）］。症状进行性加重，口服巴氯芬 10 mg 3 次 / 日改善不明显。

【最终诊断】

同出院时诊断。

二、讨论

患者为中年女性，以抑郁症状为前驱症状，后口服盐酸度洛西汀后抑郁症状逐渐改善，遂逐渐减停抗抑郁药物。后逐渐出现双下肢僵直感，表现为痉挛性截瘫，病程中逐渐出现不自主运动和共济失调，病程呈进行性加重，考虑遗传代谢性疾病和神经退行性疾病可能性大。患者完善三大常规、感染及免疫、代谢中毒、肿瘤及副肿瘤、内分泌等相关筛查均为阴性，基因检测提示 TBP 基因重复次数分别为 34 和 39 次，其中拷贝数为 39 的片段经 Sanger 验证为 41 次，属于不完全外显范围。既往文献报道 TBP 基因 CAA/CAG 重复数正常范围为 25～44，不完全外显范围为 43～48，完全外显范围≥49[1-2]，该患者片段拷贝数为 41，是偶然发现还是不完全外显性致病重复，通过进一步查阅文献发现关于拷贝数 TBP 基因 CAA/CAG 重复数为 41 的个案报道，描述了一些共有的疾病特征，包括抑郁症状起病、伴有肢体不自主运动、肢体震颤、共济失调、认知下降和性格改变等[3-8]。综上考虑，TBP 基因 CAA/CAG 重复数 41 为 SCA 致病阈值。

该病例为中年女性，否认家族遗传性疾病，发病中有小脑受累、上运动神经元综合征、皮质受累、锥体外系症状等多种表现，表现为肢体共济失调、反射亢进、足跖反射阳性、痉挛性截瘫、认知下降、精神障碍、强笑、舞蹈症等，均为 SCA 的临床表现。但该病例影像学有两点比较特殊之处：①双侧锥体束走行区异常信号，沿皮质、皮质下白质、丘脑、脑干等锥体束走行；②双侧齿状核对称的异常信号是 SCA 影像的少见症状之一。该患者锥体束征较为明显，尤其是痉挛性截瘫症状可能与沿锥体束走行的异常信号有关。此外，小脑齿状核异常信号，是 SCA17 选择性中枢神经系统受累的特殊部位，这有待进一步扩大病例进行明确，该异常信号扩展了 SCA17 的影像学特征。

（任雨婷　牛松涛）

三、专家点评

该患者是一例表现为痉挛性截瘫的脊髓小脑性共济失调病例。患者临床症状覆盖了一系列 SCA 的特征性表现，起始主要以抑郁起病，临床问诊中易被忽略，且早期以痉挛性截瘫症状为主，易引起临床医生的误判，但通过详细的病史询问和体格检查可发现存在多系统受累表现，包括锥体束征、锥体外系征、小脑及皮质受累等症状。关于双侧锥体束异常信号，可见于肾上腺脑白质营养不良、感染状态［单纯疱疹病毒（HSV）、HTLV-1］、化疗药物相关中毒（如卡培他滨）、肌萎缩侧索硬化、视神经脊髓炎谱系疾病、X 连锁腓骨肌萎缩、伴脊髓与脑干受累以及脑白质乳酸升高的脑白质病、髓鞘化低下伴脑干和脊髓受累及下肢痉挛的白质脑病等。SCA17 与编码多聚谷氨酰胺链区域的 CAG 重复序列扩增有关，神经元核内包涵体、变异型 TBP 聚集物、弥散小脑变性和浦肯野细胞死亡均参与疾病发病。对于伴有帕金森病样、阿尔茨海默病样和亨廷顿病样症状组合的患者，我们应关注情绪、皮质、锥体外系、锥体束和小脑系统的症状，考虑到 SCA17 的可能，并明确 *TBP* 基因 CAA/CAG 重复数 41 为该病的致病阈值。

（审核及点评专家：张在强）

参考文献

［1］Toyoshima Y，Takahashi H. Spinocerebellar ataxia type 17（SCA17）. Adv Exp Med Biol，2018，1049：219-231.
［2］Nolte D，Sobanski E，Wissen A，et al. Spinocerebellar ataxia type 17 associated with an expansion of 42 glutamine residues in TATA-box binding protein gene. J Neurol Neurosurg Psychiatry，2010，81：1396-1399.
［3］Origone P，Gotta F，Lamp M，et al. Spinocerebellar ataxia 17：full phenotype in a 41 CAG/CAA repeats carrier. Cerebellum Ataxias，2018，5：7.
［4］Herrema H，Mikkelsen T，Robin A，et al. SCA 17 phenotype with intermediate triplet repeat number. J Neurol Sci，2014，345：269-270.
［5］Nanda A，Jackson SA，Schwankhaus JD，et al. Case of spinocerebellar ataxia type 17（SCA17）associated with only 41 repeats of the TATA-binding protein（TBP）gene. Mov Disord，2007，22：436.
［6］Park H，Jeon BS，Shin JH，et al. A patient with 41 CAG repeats in SCA17 presenting with parkinsonism and chorea. Parkinsonism Relat Disord，2016，22：106-107.
［7］Alibardi A，Squitieri F，Fattapposta F，et al. Psychiatric onset and late chorea in a patient with 41 CAG repeats in the TATA-binding protein gene. Parkinsonism Relat Disord，2014，20：678-679.
［8］Doherty KM，Warner TT，Lees AJ. Late onset ataxia：MSA-C or SCA 17？ A gene penetrance dilemma. Mov Disord，2014，29：36-38.

病例 24　FOSMN 综合征（面部起病的感觉运动神经元病）

一、病例介绍

【主诉】

患者男性，45岁，主因"口鼻周围麻木6个月伴闭目鼓腮费力，近3个月加重出现咀嚼力弱"入院。

【现病史】

患者6个月前（2017年12月）在疲劳时出现口鼻周围皮肤麻木，无烧灼、疼痛感，间断性发作，紧张时加重。继而出现眼角周围肉跳，以左侧为多，随后感双目闭合不紧、鼓腮费力，右侧为著。3个月前自觉面容消瘦，咀嚼硬物时费力，同时出现言语不清、饮水呛咳、吞咽困难；双侧面部出现间断肉跳，吹哨不能。双手持物时抖动，无肢体肉跳。曾在当地医院诊断为面瘫，给予B族维生素口服治疗，无好转。自发病以来无发热，大小便正常，睡眠差。

【既往史、个人史、家族史】

双眼干涩10余年，阵发性耳内闷胀感7年，睡眠障碍6年。父母体健，非近亲结婚，双方均无类似疾病病史。有一兄长体健。

【入院查体】

血压120/77 mmHg，心率82次/分。消瘦体型，无垂头，内科查体未见明显异常。

神经系统查体：神清，构音障碍，双侧瞳孔等大等圆，对光反射良好，眼动充分，未见眼震，环口及鼻翼周围针刺觉减弱，触觉对称正常引出，双侧咬肌、颞肌咀嚼时无力，局部凹陷，双侧闭目不紧，鼓腮漏气，示齿尚对称，双侧鼻唇沟对称。Weber征居中，Rinner试验双侧气导大于骨导。双侧软腭上抬力弱，悬雍垂居中，双侧咽反射减退。伸舌居中，可见舌肌纤颤。四肢肌容积、肌张力正常，肌力5级，共济运动正常，双手指可见姿势性震颤，四肢针刺觉对称正常引出，四肢远端音叉震动觉对称正常引出。四肢腱反射亢进。双侧掌颏反射（+）、双侧Hoffmann征（+）。双侧Babinski征（-）。脑膜刺激征（-）。颈部及上肢针刺觉、触觉对称正常引出。

【入院时诊断】

1. 定位诊断　脑干核团及皮质脑干束。主要累及的脑干核团为双侧三叉神经脊束核及运动核，双侧面神经核，第Ⅸ、Ⅹ对脑神经运动核团及舌下神经核。

依据患者双侧面部感觉异常，查体口周、双侧鼻翼周围针刺觉减退，触觉对称存在，有痛触觉分离现象，定位于三叉神经脊束核；依据患者双侧颞肌、咬肌无力萎缩，定位于三叉神经运动核；依据患者双侧周围性面瘫（闭目、鼓腮力弱）的相对对称性，且有面部表情肌束颤，故定位于双侧面神经核；依据患者构音障碍、饮水呛咳、吞咽困难，查体双侧软腭上抬力弱且咽反射减退，故定位于第Ⅸ、Ⅹ对脑神经运动核团；舌肌纤颤，定位于舌下神经核；双侧掌颏反射、双侧 Hoffmann 征阳性，但 Babinski 征阴性，腹壁反射对称正常引出，定位于皮质脑干束。患者四肢反射亢进，但四肢张力对称正常，肌力 5 级且双侧 Babinski 征阴性，故暂不考虑皮质脊髓束受累，随访继续观察。

2. 定性诊断 FOSMN 综合征（面部起病的感觉运动神经元病）。

依据患者中年男性，隐匿起病，缓慢进展，首先出现面部感觉异常，后出现从表情肌到咀嚼肌、再到吞咽肌群的逐渐受累；查体支持面部三叉神经支配区域核性分布的感觉障碍，运动障碍涉及颅段神经运动核团（Ⅴ、Ⅶ、Ⅸ、Ⅹ、Ⅻ）；双侧掌颏反射、双侧 Hoffmann 征阳性，支持皮质脑干束即上运动神经元受累；故诊断面部起病的感觉运动神经元病，即 FOSMN 综合征。

入院后需进一步完善肌电图、头颅 MRI 及血液、脑脊液相关检查，进一步与多颅神经病、Miller-Fisher 综合征等疾病鉴别。

【住院后诊疗经过】

（一）诊疗经过概述

患者入院后给予神经内科一级护理，低盐、低脂饮食，监测血压，完善相关血化验检查未见异常，头颅及颈部 MRI 检查也未见明显异常，肌电图提示颅段及颈段两个节段受累，完善肯尼迪病基因筛查为阴性，患者拒绝脑脊液检查及丙种球蛋白治疗。考虑患者为面部起病的感觉运动神经元病，予甲钴胺、维生素 B_1 营养神经，左卡尼汀、辅酶 Q10 补充能量，依达拉奉抗氧化以及对症支持治疗。

（二）住院后辅助检查

1. 一般项目检查 血、尿、便常规及血生化均正常，红细胞沉降率、C-反应蛋白结果正常。自身抗体谱、肿瘤标志物、抗中性粒细胞胞质抗体均阴性。垂体性腺组合结果正常。

2. 精神心理与认知测评

（1）简易精神状态检查（MMSE）和蒙特利尔认知评估（MoCA）：提示认知功能良好。

（2）汉密尔顿抑郁评定量表（HAMD）：17 分，可能为轻微的抑郁。

（3）快速眼动睡眠期行为障碍自评量表（RBDSQ）：正常。

3. 基因检测 肯尼迪病基因检测结果（－）。

4. 影像学检查

（1）头部 MRI + MRA（2018-06-13）：未见明显异常（图 24-1）。

（2）颈部 MRI（2018-06-24）：未见异常（图 24-2）。

5. 肌电图（2018-06-15） ①上、下肢感觉和运动神经传导检测正常。针极肌电图示：颅段神经支配肌肉于双侧舌肌、颞肌、咬肌、额肌可见自发电位；颈段神经支配肌肉于双侧伸指总肌、双侧小指展肌、左侧拇短展肌、右侧肱二头肌可见运动单位时限增宽，但未见自发电位；胸、腰段神经支配肌肉针极肌电图未见异常。②瞬目反射：双侧波形分化欠佳，R1、R2 未引出。③重复神经电刺激、皮肤交感反应（表 24-1）、R-R 间期变化率（心率变异趋势图）均未见明显异常。④面神经直接反应：双侧口轮匝肌和眼轮匝肌复合肌肉动作电位（CMAP）潜伏期正常，但波幅均降低（表 24-2）。⑤双上肢震颤分析：静息时未见震颤，姿势时可见细小抖动，无规律。

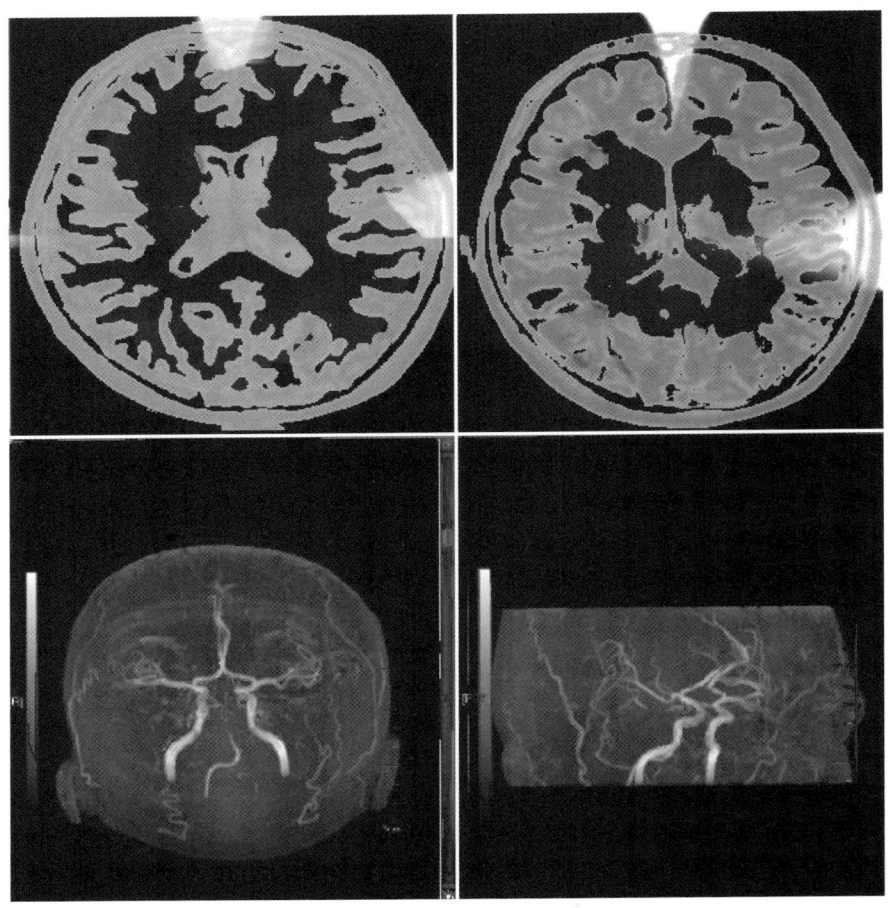

图 24-1 头部 MRI 及 MRA 未见明显异常

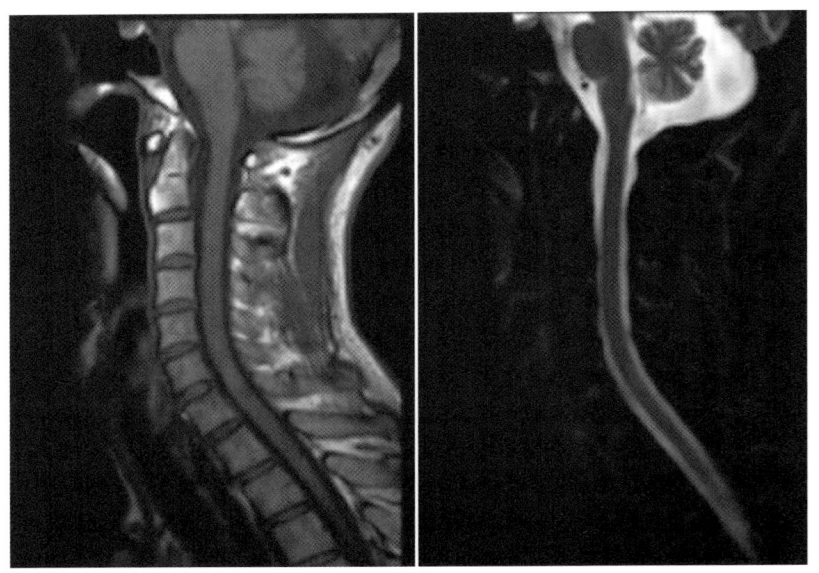

图 24-2 颈部 MRI 未见异常

表 24-1　皮肤交感反应

位点	潜伏期（ms）	峰峰波幅（μv）
左手	1560	2833
右手	1520	4667
左足	2280	2383
右足	2220	1727

表 24-2　运动神经传导速度（MCV）

神经	潜伏期（ms）	峰峰波幅（mV）	负波波幅（mV）	负波面积（ms×mV）
面神经-运动左				
耳前-眼轮匝肌	2.8	0.6（↓）	0.4	1.0
面神经-运动右				
耳前-眼轮匝肌	2.8	0.4（↓）	0.2	0.8
面神经-运动左				
耳前-口轮匝肌	2.9	0.6（↓）	0.3	0.4
面神经-运动右				
耳前-口轮匝肌	2.9	0.6（↓）	0.4	1.1

【出院时诊断】

FOSMN 综合征（面部起病的感觉运动神经元病）。

【出院时情况】

患者自觉吞咽困难、饮水呛咳较前无加重。查体见神清，构音障碍，高级皮质功能粗测正常。双侧瞳孔直接及间接对光反射灵敏，眼球各项运动充分，未见眼震。双侧咬肌、颞肌凹陷，双侧咀嚼对称力弱。右侧额纹消失，闭目双侧无力，右侧略重；双侧咽反射减退。伸舌居中，有舌肌束颤。四肢肌力 5 级，双侧肢体肌张力正常。双手指可见轻度姿势性抖动，四肢腱反射亢进。双侧掌颏反射阳性，双侧 Hoffmann 征阳性，双侧 Babinski 征阴性，踝阵挛阴性，闭目难立征阴性。

【随访情况】

患者出院后继续治疗，1 年后复诊，面部萎缩、构音障碍、饮水呛咳较前加重，四肢反射仍亢进，双侧 Babinski 征仍阴性。肌电图检测新增右侧三角肌及胸锁乳突肌神经源性损害，未见胸段及腰骶段受累；正中神经及尺神经的感觉神经动作电位（SNAP）波幅较前下降，但仍在正常范围内；皮肤交感反应示潜伏期正常，但四肢波幅均降低；电流感觉阈值（CPT）测定可见薄有髓感觉神经纤维感觉减退。患者四肢活动自如，无其他明显不适。

【最终诊断】

同出院时诊断。

二、讨论

FOSMN综合征又称面部起病的感觉运动神经元病（facial onset sensory motor neuronopathy，FOSMN）。该病较为罕见，目前认为是一种神经变性疾病。2006年由Vucic首次描述，对于该病的病因和病理生理机制尚不清楚[1]。

从临床表现看，以往的大多数病例表现为隐匿起病，通常在50～70岁发病（虽然有罕见的儿童和青少年发病[2]），缓慢进展，一般自然病史通常表现为由面部感觉异常或麻木起病，类似三叉神经感觉核团或三叉神经受累，查体可见角膜反射减弱或消失，随后咬肌群和（或）颞肌群肌萎缩，推测此时三叉神经运动核团参与其中。此外，还有些患者出现触觉减退、两点辨别觉减退等面部感觉症状，随后进一步出现吞咽和构音困难，即延髓受累的症状和体征[3-6]。也有文献报道FOSMN综合征患者吞咽困难并非出现在吞咽过程咽期，而是出现在口腔期[7]，即当面部咀嚼肌受累后，吞咽功能的第一步口腔期内形成食团并向下推送的过程就受到影响，造成吞咽困难。本例患者，咀嚼肌明显萎缩无力，同时咽反射减退，提示吞咽过程的口腔期及咽期均受累，但发展缓慢，与文献中报道的几乎相同；该患者面部感觉起初为口周及鼻翼周围感觉异常，查体有痛触觉分离现象，与文献报道的典型面部感觉异常一侧为主的表现不一致。1年后随诊，面部感觉异常无明显改变。另外，电生理复查虽然上肢感觉神经检查结果仍在正常范围内，但正中神经和尺神经的SNAP波幅均有所下降，增加的感觉定量检测提示：上、下肢远端小纤维均受累，推测这可能是感觉症状逐渐从头面部向上肢发展，与既往文献报道一致[1, 3-4]，但表现形式似乎有所不同，特别是感觉小纤维先出现问题，目前尚无文献报道，有待进一步增加样本量观察。

FOSMN综合征中，上肢受累以下运动神经元为主，往往早期没有上运动神经元受累的表现，发展缓慢，可累及颈后部肌肉，表现为垂头，同时有肩胛带肌肉受累、颈部疼痛等症状[5-6]。本例患者上肢除双手指姿势性抖动外无其他临床受累的表现，查体双上肢感觉、肌力正常，但依据肌电图所示，双侧颈段神经元受累，呈慢性改变，推测抖动与颈段下运动神经元受损难以维持肌肉持续收缩以消除反重力姿势时所致机械震动有关，这在肯尼迪病中有类似的报道[8]。患者未出现垂头表现，1年后复诊时肩胛部及前胸可见肌肉萎缩。FOSMN综合征需与延髓起病的肌萎缩侧索硬化（ALS）相鉴别，区别在于FOSMN综合征通常有面部的感觉及运动异常。本例患者起病以口周及鼻翼周围感觉异常为主诉，1年后出现上、下肢感觉纤维受累的亚临床表现，且临床有四肢腱反射亢进，掌颏反射、Hoffman征阳性等上运动神经元症状，诊断更趋向于FOSMN综合征。尽管双侧Babinski征未引出，但是否进一步受累有待随访观察。

从辅助检查看，文献报道血清肌酸激酶（CK）升高在FOSMN综合征中很常见，但一般低于1000 IU/L[6]。脑脊液蛋白质和免疫球蛋白（IgG）水平可轻度升高[6]。文献报道少数患者血清抗髓磷脂相关糖蛋白（MAG）抗体和抗神经节苷脂抗体阳性[9]。本例患者CK正常，所检自身抗体均阴性。

此外，在FOSMN综合征中颈、胸椎也没有特异性影像学表现，曾有文献报道罕见的颈部脊髓中段萎缩[4]，通常出现在病变晚期。本例患者颈段脊髓MRI检查未见异常，头部MRI显示颅内未见异常，与文献报道一致。

从电生理检查看，瞬目反射的R1、R2异常，且面神经直接反应提示双侧面神经受累，故无法从电生理上区分是否有三叉神经脊束核受累，根据临床查体面部三叉神经分布区针刺觉减退、触觉保留，考虑与三叉神经脊束核受累相关。

此外，由于病程长，针极肌电图表现为慢性神经再支配，尤其是在颈段肌肉，颅段部位（包括面部肌肉）往往出现自发电位，体现出该病的活动性，且向肢体发展的缓慢进展过程。本例患者面部额肌、颞肌、咬肌和舌肌均可见自发电位，上肢肌肉仅呈现慢性再支配的表现，下肢及胸段脊旁肌针极肌电图正常，说明该患者病变在进行中，但发展缓慢。

该病的病理生理机制仍在研究中，有文献报道了FOSMN综合征患者尸检发现伴有TAR-DNA结合蛋白43（TDP-43）胞质包涵体的聚集[10]，而TDP-43被证实为ALS或额颞叶变性（FTLD）大脑中泛素阳性包涵体的重要成分，因而推断FOSMN综合征或许与ALS或FTLD有共同的病理学基础。还有文献报道FOSMN综合征患者超氧化物歧化酶-1（SOD-1）基因突变[11-13]，推断FOSMN综合征与ALS在分子遗传学上有共同点，可能为ALS谱系病之一。但经颅磁刺激研究未能发现FOSMN综合征患者存在皮质高兴奋性的证据[9]，而在ALS患者中，尤其是散发型ALS，常可早期出现[14]。还有文献指出，FOSMN综合征患者在外周或中枢神经组织中，没有CD8或CD45标志物的炎性淋巴细胞浸润[15-16]，这也从另一方面否定了FOSMN综合征为炎性病变。也有些作者基于某些患者经免疫治疗后症状有所改善[17]，推测可能有免疫介导的病理生理机制存在，但目前缺乏特异性的体液或脑脊液免疫反应的生物标志物[4-5]。由于FOSMN综合征发病率低，对该病的发病机制研究期待进一步的随访观察和多中心合作。

（陈　琳）

三、专家点评

FOSMN综合征为罕见病之一，有些患者早期被误诊为延髓起病的ALS。该病患病率目前并无统计数据，但目前报道的文献中男性比例略高于女性。与ALS相比，该病相对良性，有些患者生存可达几十年。目前FOSMN综合征诊断主要依赖于临床表现，该病通常首先表现为三叉神经支配区的感觉异常，如麻木或疼痛等感觉异常，随着病例的增多，也有报道感觉异常非头面部起始的病例，如下肢感觉异常起病[18]。头面部运动症状在感觉症状之后，可发展至上肢。肌电图检查、特别是早期的瞬目反射出现异常对提示本病有帮助，当然需要结合临床除外其他相关疾病，相关抗体检查及基因检查必要时可协助鉴别诊断。协和刘明生团队提出FOSMN综合征诊断要点[18]：①隐匿起病，慢性病程；②进展和不对称的下运动神经元功能障碍在至少一个体区；③伴有感觉功能障碍；④起始通常表现为面部的感觉或运动功能障碍；⑤临床检查可除外其他疾病。FOSMN综合征的致病机制尚未明确，推测为退行性病变，主要累及脑干和脊髓的感觉与运动神经元，可能是伴有感觉障碍的运动神经元谱系病。目前无标准治疗方案，文献报道多为免疫相关治疗，有文献报道部分患者静脉注射免疫球蛋白（IVIG）或血浆交换可缓解病情，但往往也是一过性的，本例患者拒绝了上述免疫治疗。目前已知的免疫治疗并不能阻止疾病的进展。

（审核及点评专家：潘　华）

参考文献

[1] Vucic S, Tian D, Chong PS, et al. Facial onset sensory and motor neuronopathy (FOSMN syndrome): a novel syndrome in neurology. Brain, 2006, 129: 3384-3390.

[2] Karakis I, Vucic S, Srinivasan J. Facial onset sensory and motor neuronopathy (FOSMN) of childhood onset. Muscle Nerve, 2014, 50: 614-615.

[3] Vucic S. Facial onset sensory motor neuronopathy (FOSMN) syndrome: an unusual amyotrophic lateral sclerosis phenotype? J Neurol Neurosurg Psychiatry, 2014, 85: 951.

[4] Broad R, Leigh PN. Recognising facial onset sensory motor neuronopathy syndrome: insight from six new cases. Pract Neurol, 2015, 15: 293-297.

[5] Zheng Q, Chu L, Tan L, et al. Facial onset sensory and motor neuronopathy. Neurol Sci, 2016, 37: 1905-1909.

[6] Fluchere F, Verschueren A, Cintas P, et al. Clinical features and follow-up of four new cases of facial-onset sensory and motor neuronopathy. Muscle Nerve, 2011, 43: 136-140.

[7] Watanabe M, Shiraishi W, Yamasaki R, et al. Oral phase dysphagia in facial onset sensory and motor neuronopathy. Brain and Behavior, 2018, 8(6): e00999.

[8] Hanajima R, Terao Y, Nakatani-Enomoto S, et al. Postural tremor in X-linked spinal and bulbar muscular atrophy. Mov Disord, 2009, 24(14): 2063-2069.

[9] Vucic S, Stein TD, Hedley-Whyte ET, et al. FOSMN syndrome: novel insight into disease pathophysiology. Neurology, 2012, 79: 73-79.

[10] Rossor AM, Jaunmuktane Z, Rossor MN, et al. TDP43 pathology in the brain, spinal cord, and dorsal root ganglia of a patient with FOSMN. Neurology, 2019, 92(9): e951-e956.

[11] Ziso B, Williams TL, Walters RJL, et al. Facial onset sensory and motor neuronopathy: further evidence for a TDP-43 proteinopathy. Case Rep Neurol, 2015, 7: 95-100.

[12] Bosch EP, Goodman BP, Tracy JA, et al. Facial onset sensory and motor neuronopathy: a neurodegenerative TDP-43 proteinopathy? J Neurol Sci, 2013, 333: e468.

[13] Sonoda K, Sasaki K, Tateishi T, et al. TAR DNA-binding protein 43 pathology in a case clinically diagnosed with facial-onset sensory and motor neuronopathy syndrome: an autopsied case report and a review of the literature. J Neurol Sci, 2013, 332: 148-153.

[14] Vucic S, Ziemann U, Eisen A, et al. Transcranial magnetic stimulation and amyotrophic lateral sclerosis: pathophysiological insights. J Neurol Neurosurg Psychiatry, 2013, 84(10): 1161-1170.

[15] Knopp M, Vaghela NN, Shanmugam SV, et al. Facial onset sensory motor neuronopathy: an immunoglobulin-responsive case. J Clin Neuromuscul Dis, 2013, 14: 176-179.

[16] Hokonohara T, Shigeto H, Kawano Y, et al. Facial onset sensory and motor neuronopathy (FOSMN) syndrome responding to immunotherapies. J Neurol Sci, 2008, 275: 157-158.

[17] Sonoda K, Sasaki K, Tateishi T, et al. TAR DNA-binding protein 43 pathology in a case clinically diagnosed with facial-onset sensory and motor neuronopathy syndrome: an autopsied case report and a review of the literature. J Neurol Sci, 2013, 332: 148-153.

[18] Nan Hu, Lei Zhang, Xunzhe Yang, et al. Facial onset sensory and motor neuronopathy (FOSMN syndrome): Cases series and systematic review. Neurol Sci, 2023, 44(6): 1969-1978.

第 4 章

运动障碍性疾病

病例 25　舞蹈症 – 棘红细胞增多症

一、病例介绍

【主诉】

患者女性，67岁，主诉"双侧睁眼困难3年，咬合障碍1年"。

【现病史】

3年前患者无明显诱因下逐渐出现双侧眼睛干涩，睁眼困难，左右两侧无差异，无其他部位抽动，无挤眼。1年前患者出现阵发性撅嘴，不能闭合口唇，双侧牙齿咬合障碍，不能咀嚼。外院诊断为"肌张力障碍"，给予硫必利，最大量至100 mg 3次/日，服用半年后双侧睁眼困难明显好转，但撅嘴、牙齿咬合障碍逐渐加重，并持续存在，进食磨牙，只能进食软饭，否认咬舌、咬唇，否认肢体舞蹈样动作，体重下降7.5 kg。伴有睡眠障碍，入睡困难、易醒，醒后难以入睡。情绪易紧张、低落，多思，曾服用氟哌噻吨美利曲辛片1片1次/日，自行停用3天。3天前行肉毒毒素注射治疗，双侧胸锁乳突肌、口轮匝肌等多点注射，术后症状无缓解，无眼睑下垂、嘴角下垂、流涎、食物滞留、吞咽困难、颈部下垂。

【既往史、个人史、家族史】

患高血压3年，最高达170/100 mmHg，于3年前开始服用降压药硝苯地平缓释片1片1次/日，规律服用，血压控制不详。患冠心病5年，未服用药物，具体不详。于1个月前患腔隙性脑梗死，服用药物阿司匹林。否认家族性遗传病史。

【入院查体】

右侧卧位血压94/71 mmHg，心率84次/分。双肺呼吸音清，未闻及干、湿啰音，心律齐，未闻及明显杂音。腹软，无压痛及反跳痛，肝脾肋下未触及。

神经系统查体：神清、语利，时间、地点、人物定向力正常，记忆力、计算力正常。双侧瞳孔等大等圆，直径3 mm，双侧瞳孔直接及间接对光反射灵敏，眼球各项运动充分，未见眼震。双侧面部针刺觉对称，双侧角膜反射正常引出，双侧咀嚼对称有力。双侧额纹、面纹对称，闭目及示齿有力。双耳粗测听力可，Weber征居中，Rinne试验双侧气导＞骨导。双侧软腭上抬有力，双侧咽反射存在。双侧转颈、耸肩有力，伸舌居中，未见舌肌纤颤。四肢肌容积正常，四肢肌力5级，四肢肌张力正常。可见阵发性双侧眼睑痉挛，双侧口面部持续不自主运动。双侧指鼻、跟膝胫试验稳准，闭目难立征阴性。双侧针刺觉及音叉振动觉对称。四肢腱反射对称引出。双侧掌颏反射、Hoffmann征阴性。双侧巴宾斯基征阴性。颈软，脑膜刺激征阴性。

【入院时诊断】

1. 定位诊断　锥体外系、新纹状体系统。

患者运动增多，查体可见阵发性双侧眼睑痉挛、双侧口面部持续不自主运动，故定位于锥体外系、新纹状体系统。

2. 定性诊断 肌张力障碍原因待查，棘红细胞增多症？

该病的主要表现为舞蹈症，口唇处肌张力障碍及一系列锥体外系症状，其为常染色体隐性遗传病，多为青年时期起病，首先表现为口唇处肌张力障碍，影响进食，即最初进食时会发生口唇咬伤，伴随流涎、言语不清、吞咽困难、步态异常、精神症状等。有一部分患者以全面性强直-阵挛发作的癫痫为首发症状，另一部分患者会出现颞叶痴呆。患者可有肌张力减低、腱反射减弱或消失等，外周血电镜检查发现大量棘红细胞，头颅 MRI 提示侧脑室前角扩大、尾状核萎缩，肌电图检查提示周围神经损害，实验室检查可见肌酸激酶（CK）增高。本例患者为老年女性，慢性起病，表现为典型的口周肌胀力障碍，影响进食，无舞蹈样动作，无四肢肌张力障碍，无精神和认知功能障碍等，首先考虑肌张力障碍，棘红细胞增多症可能性大，需进一步完善头颅 MRI、外周血涂片等检查，明确诊断。

【鉴别诊断】

1. McLeod 综合征 本病通常在成年早期出现，有舞蹈样动作、认知功能受损、精神症状、神经肌肉表现（常为亚临床）及棘红细胞增多症。心肌病是本病一个重要的系统性表现。起病年龄从 18～61 岁不等，症状通常进展数十年。死亡年龄为 31～69 岁，平均年龄为 53 岁，与心肌病相关的快速性心律失常被认为是过早死亡的常见原因。疾病早期可能出现踝与手指的躁动及小幅度不自主运动；随后，多达 95% 的患者会出现肢体舞蹈样运动。不自主面部抽动样运动亦常见，但口-面肌张力障碍不典型。舞蹈症-棘红细胞增多症与 McLeod 综合征在临床上难以鉴别，但通过 McLeod 血型表型可以区分这两者。该患者既往病史、心电图、心肌酶等未提示心脏受累证据，暂不首先考虑，可查血型，根据对红细胞表面抗原 Kell 的抗血清反应较弱及对 XK 抗血清无反应，可确立 McLeod 血型表型的诊断。

2. 泛酸激酶依赖型神经系统变性疾病 是一种以铁沉积在基底节区为特征性表现的常染色体隐性遗传病，由编码泛酸激酶 2（PANK2）的基因突变所致。该病通常在儿童期发病，表现为口面部和肢体肌张力障碍、舞蹈手足徐动症及痉挛。视网膜病变和认知减退也常见，但因人而异。该病特征为 10 岁前出现进行性肌张力障碍及色素性视网膜病。此病的不典型类型可能较迟起病。一些患者的 MRI 可能出现有诊断价值的"虎眼征"。外周血涂片可见棘红细胞。患者发病年龄晚，还需完善头 MRI 等检查后除外此诊断。

【住院后诊疗经过】

（一）诊疗经过概述

发病 3 年时患者门诊注射肉毒毒素，无不适。入院后外周血细胞形态学检查未见明显异常，扫描电镜可见 30% 左右棘红细胞，明确诊断。继续给予患者口服硫必利，每次 100 mg，3 次/日，给予 1 周维生素 B_1、甲钴胺治疗以改善不自主运动。患者睡眠障碍，睡前加用氯硝西泮 1/2 片，改善睡眠及肌张力障碍。患者病情无明显变化，一般情况良好，继续口服硫必利，门诊随诊。

（二）住院后辅助检查

1. 实验室检查

（1）甲状腺功能 8 项（发病 3 年）：甲状腺球蛋白 177.39 ng/ml（↑）。

（2）术前 8 项病毒筛查（发病 3 年）：乙型肝炎表面抗体 221.47 mIU/ml（↑），乙型肝炎核心抗体 7.230 S/CO（↑）。

（3）肿瘤标志物（发病3年）：细胞角蛋白19片段3.48 ng/ml（↑），糖类抗原19-9（CA19-9）32.21 U/ml（↑）。

（4）生化35项（发病3年）：甘油三酯2.32 mmol/L（↑），同型半胱氨酸15.91 μmol/L（↑），间接胆红素14.6 μmol/L（↑），葡萄糖6.19 mmol/L（↑）。

（5）血常规+网织红细胞（发病3年）：白细胞绝对值4.19×10^9/L，中性粒细胞绝对值2.39×10^9/L，红细胞绝对值4.44×10^{12}/L，血红蛋白130 g/L。网织红细胞1.3%。

（6）外周血细胞形态学（发病3年）：中性杆状核粒细胞0，中性分叶核粒细胞56%，淋巴细胞37%，单核细胞5%，嗜酸性粒细胞1%，嗜碱性粒细胞1%，异型淋巴细胞0个，有核红细胞0个，红细胞大小均一，血小板散在。

（7）尿常规（发病3年）：尿糖（↑）。

（8）便常规、神经元抗原谱抗体IgG（发病3年）：未见异常。

2. 头颅MRI + MRA（发病3年）　颅内MRI和MRA扫描未见明显异常病变（图25-1）。结合病史，不除外脑轻度退行性改变。

3. 外周血扫描电镜（发病3年）　30%左右棘红细胞（图25-2）。

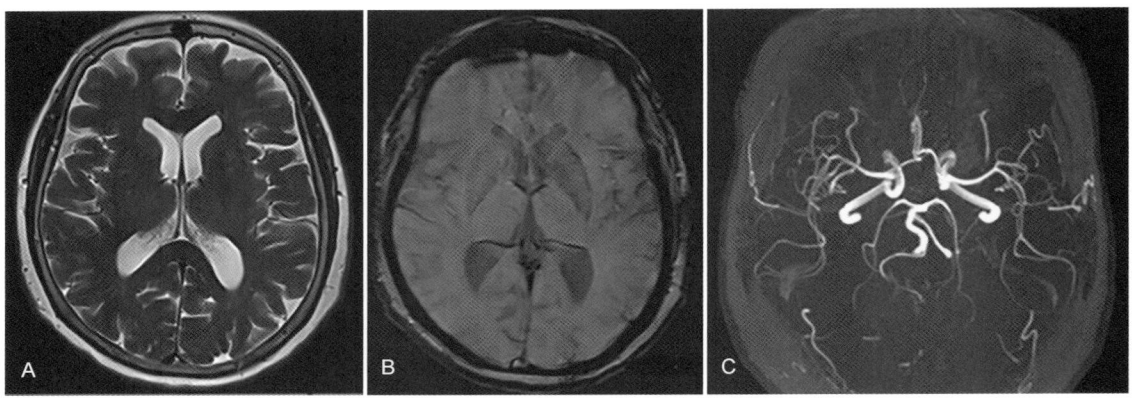

图25-1　患者头颅MRI + MRA（距发病3年，加重1月余），脑实质内未见异常信号影。**A**. T2像；**B**. SWI像；**C**. MRA

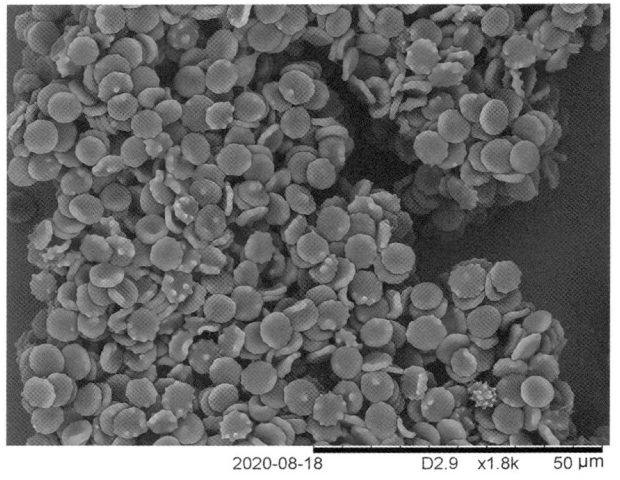

图25-2　外周血红细胞电镜下观察可见棘红细胞

【出院时诊断】

舞蹈症-棘红细胞增多症。

【出院时情况】

患者进食软食无障碍，仍有口面部不自主活动，无其他部位不自主运动。

神经系统查体：神清、语利、高级皮质功能正常。双侧眼睑阵发性痉挛，双侧口面部持续不自主运动，其余脑神经查体未见异常。四肢肌力 5 级，肌张力、腱反射正常，双侧病理征阴性。余查体正常。

【随访情况】

出院 1 周后电话随访患者，继续口服硫必利，每次 100 mg，3 次 / 日，氯硝西泮 1/2 片睡前服用，进食性肌张力障碍较入院时明显好转，现可自主进食软食，白天无明显困倦，夜间睡眠改善。

【最终诊断】

同出院时诊断。

二、讨论

该患者为老年女性，慢性病程，逐渐进展，否认家族中类似表现，主要临床症状为双侧眼睑痉挛、口周面部不自主运动，外周血扫描电镜下可见 30% 左右的棘红细胞，头颅 MRI 未见异常信号，给予硫必利口服、肉毒毒素注射、氯硝西泮口服、维生素 B_1 及 B_{12} 肌内注射治疗后症状略有缓解。目前舞蹈症-棘红细胞增多症（chorea-acanthocytosis，ChAc）还没有具体的诊断标准，外周血棘红细胞是该病重要的特征性诊断依据，而分子生物学及基因检测是 ChAc 诊断的金标准。根据患者的临床表现、神经影像学和外周血扫描电镜检查结果，并排除其他原因导致的肌张力障碍，符合舞蹈症-棘红细胞增多症诊断[1]。该病是由 *CHAC* 基因突变导致。*CHAC* 基因定位于 9q21 上 D9S1674 和 D9S1122，*CHAC* 在全身组织均有表达，以在红细胞前体、骨骼肌、脑（包括额叶和豆状核）中表达最为丰富。*CHAC* 基因编码蛋白 chorein，chorein 活性缺乏导致红细胞膜流动性减弱和膜结构不稳定，引起膜蛋白成分的错误定位，导致棘红细胞形成。神经棘红细胞增多症包括 4 种类型：舞蹈症-棘红细胞增多症、McLeod 综合征、类亨廷顿病 2 型和泛酸激酶依赖型神经系统变性疾病。

ChAc 不自主运动常累及口面部，导致咬舌和咬指头、发出怪声、吞咽困难和构音障碍。约半数患者可出现反复的运动性抽动。肌张力低下亦很常见。少数病例可出现帕金森综合征。ChAc 患者还可出现自主神经功能障碍，表现为直立性低血压和心率随呼吸加深而减慢。认知功能障碍、个性和行为改变、精神症状以及智力减退等大脑皮质受损表现也较常见，半数患者还可出现痫性发作。

目前尚无治愈或改变舞蹈症-棘红细胞增多症病情的方法。治疗旨在对症处理。推荐以多学科方法治疗该病。运动障碍症状最难处理，理疗和技能训练可能有帮助。对舞蹈症-棘红细胞增多症患者可尝试运用亨廷顿病、帕金森病等的治疗策略。向过度活动的肌肉内注射肉毒毒素可能改善口-面肌张力障碍。少数病例可尝试脑深部电刺激及其他神经外科治疗。有一例患者接受双侧丘脑刺激，确实显著减少了躯干痉挛，效果持续 1 年。双侧苍白球内侧部刺激对一些病例有效，但对另一些病例无效。标准抗癫痫药物治疗通常可控制癫痫发作。该患者予以肉毒毒素颈部及口面部肌内注射治疗后症状有所好转,未出现明显不良反应,但该患者尚未进行基因检测,且住院时间较短,仅完善少数必需检查,可待进一步随访观察。

(宋新杰　柳　竹)

三、专家点评

　　本例患者无明显诱因下出现逐渐进展的口面部肌张力障碍,主要表现为进食障碍,经肉毒毒素注射、维生素 B_{12} 营养神经、氯硝西泮、硫必利治疗,症状有所好转,外周血涂片电镜下可见 30% 棘红细胞。目前,舞蹈症-棘红细胞增多症尚未建立正式的诊断标准或需要强制性的辅助检查结果,通常根据临床表现和棘红细胞增多而疑诊该病,外周血棘红细胞是诊断该病的关键[1-2]。

　　但需要注意的是,棘红细胞可出现在多种疾病中。例如,①重度肝病,棘红细胞在外周血中占 20%～30%;②神经性厌食症;③维生素 E 缺乏;④ Anderson 病(糖原贮积病Ⅳ型);⑤终末期肾病:放在正常血浆中培养,可见其恢复为正常圆盘状;⑥甲状腺功能减低(20% 患者可见);⑦脾切除术后(18% 患者可见);⑧药物:前列腺素类、他汀类药物,一名 67 岁女性服用他汀类药物后出现一过性棘红细胞增多症及溶血性贫血,最终死于心脏并发症[3];⑨血液系统疾病:遗传性球形红细胞增多症(部分可出现)。

　　其次,血涂片中的锯齿状红细胞也可由人为因素造成:高 pH 或高钙离子浓度条件下培养、暴露于玻璃表面、白蛋白浓度下降以及长时间储存,均可在体外生成锯齿状红细胞。为了提高本病棘红细胞的检出率,一种推荐技术为:用肝素化生理盐水按 1∶1 稀释标本,孵育 5～30 min,以 Karnofsky 溶液固定,用相位对比显微镜进行检查(干血涂片通常是不够的)。需要注意的是,在神经棘红细胞增多症中,神经系统损害的程度与血涂片中棘红细胞增多的程度不相关。这也是本例患者电镜下可见外周血涂片棘红细胞而在光学显微镜下未见棘红细胞的可能原因。血细胞涂片光镜观察,存在局限性,在健康成人的周围血中可能出现与棘红细胞形态相似的钝锯齿状红细胞,其占红细胞的比例＜3%,但不应将其误认为棘红细胞。关于患者周围血出现棘红细胞的比率,各家报道差异较大,通常为 5%～50%[1]。而公认的是,扫描电镜检查可以提高阳性率。

　　另外,本综合征所涉及疾病的确诊依赖于基因诊断,特别是泛酸激酶依赖型神经系统变性疾病,但是由于发病率低,基因检测费用高,目前基因诊断开展极为有限。本病尚无特效治疗方法,主要是对症治疗,以缓解症状为主:使用苯海索、多巴丝肼片、氯硝西泮、氟哌啶醇、硫必利等减轻患者的不自主运动;使用抗癫痫药物控制癫痫发作;使用选择性 5-羟色胺再摄取抑制剂改善抑郁症状;注射肉毒毒素缓解不自主运动,如超声引导下颏舌肌注射肉毒毒素,对口面部肌张力障碍者可以一定程度上缓解进食和言语不清。在双侧翼外肌注射肉毒毒素对颈部肌张力障碍者有效,在咬肌注射肉毒毒素对磨牙、咬舌有效[4]。脑深部电刺激对部分患者缓解运动障碍有效。当神经科医生遇到患者表现为口周、肢体不自主运动,查体发现肌张力低、腱反射减低或消失时,应高度怀疑有神经棘红细胞增多症的可能。建议及时查外周血涂片,若外周血红细胞形态改变不明显时,建议进行盐水诱发实验。盐水诱发试验较外周血涂片有更高的敏感性。条件允许则建议行电镜检查，电镜检查可以很好地区分红细胞和棘红细胞。基因检测、脂蛋白电泳是确诊的金标准。

综上所述，神经棘红细胞增多症的特征性实验室检查表现为外周血涂片或电镜扫描棘红细胞增多，尤其是电镜扫描更为敏感。

（审核及点评专家：陆菁菁）

参考文献

[1] Liu Y，Liu ZY，Wan XH，et al. Progress in the diagnosis and management of Chorea-acanthocytosis. Chinese Medical Sciences Journal，2018，33（1）：53-59.
[2] 江泓，唐北沙. 舞蹈病-棘红细胞增多症研究进展. 中华神经科志，2004，37（2）：178-179.
[3] Pacheco JM，Yilmaz M，Rice L，et al. How low is too low：statin induced hemolysis. Am J Hematol，2016，91（2）：267.
[4] 许二赫，薛晓帆，王宪玲，等. 神经棘红细胞增多症临床研究——附三例报告. 中华内科杂志，2013，52：760-762.

病例 26　继发性发作性非运动诱发性运动障碍

一、病例介绍

【主诉】

患者男性，14岁，主诉"发作性愣神2年，面部及肢体不自主运动3个月，加重2个月"入院。

【现病史】

患者2年前开始出现发作性"发愣"，表现为动作停止，多于系鞋带、关车门、进食中发作，数秒缓解，意识完全清楚。3个月前，在家走动同时想问题、需要转换场景时，特别面对昏暗场景时，会发呆（能惊醒）；洗澡前、撒完尿后、拿某样东西前后出现，自己说在思考问题，呼叫、脚步声能惊醒，多数情况下，不叫醒可一直持续1～30 min不等。3个月前，运动前及运动中出现面部及肢体僵住，僵住时肌肉紧张、手指舞动，有时眨眼、咂嘴、身体扭转，意识清醒，语言缓慢，持续数分钟至20 min。2个月前（初二入学后）发呆明显，动作僵硬偶发。1个月前症状加重，发作性发愣、动作僵硬彻底"暴发"，几乎每日发作，每次发作时间延长，持续时间1～2 h。上述症状多在夜间出现，白天在学校、医院、做他喜欢做的实验时基本不出现，即使出现也很轻微。

【既往史、个人史、家族史】

足月第一胎顺产，出生时曾使用产钳，否认窒息、缺氧等。运动发育里程碑正常，智商正常。父母为大学教师，否认家族病史。

【入院查体】

体温36.8℃，脉搏102次/分，血压96/63 mmHg，呼吸18次/分。双肺呼吸音清，未闻及明显干、湿啰音。心律齐，未闻及明显杂音。腹软，无压痛及反跳痛，肝脾肋下未触及。

神经系统查体：神清、语利，时间、地点、人物定向力正常，记忆力、计算力正常。双侧瞳孔等大等圆，直径3 mm，双侧瞳孔直接及间接对光反射灵敏，眼球各向运动充分，未见眼震。双侧面部针刺觉对称，双侧角膜反射正常引出，双侧咀嚼对称有力。双侧额纹、面纹对称，闭目及示齿有力。双耳粗测听力可，Weber征居中，Rinne试验双侧气导＞骨导。双侧软腭上抬有力，双侧咽反射存在。双侧转颈、耸肩有力，伸舌居中，未见舌肌纤颤。四肢肌力5级，肌张力正常。双侧指鼻、跟膝胫试验稳准。双侧针刺觉及音叉振动觉对称。四肢腱反射对称引出。双侧掌颏反射、Hoffmann征阴性。双侧巴宾斯基征阴性。颈软，脑膜刺激征阴性。

【入院前辅助检查】

1. 影像学检查

（1）头部MRI（发病22个月）：左侧额叶囊性病变（图26-1），蛛网膜囊肿？

（2）头FDG-PET-MRI（发病22个月）：癫痫发作间期，左侧额叶良性囊性病变，局部代谢缺失，周围皮质、左侧基底节、丘脑代谢轻度减低。

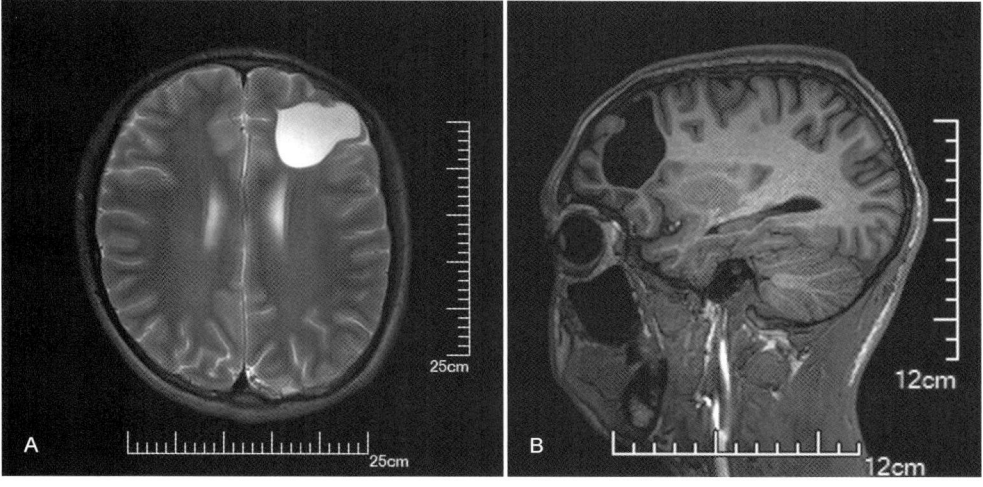

图 26-1 患者术前头部 MRI 提示左侧额叶囊性病变。A. T2 序列轴位图像；B. T1 序列矢状位图像

2. 脑电图（发病 22 个月） 异常脑电图，双侧额区慢波活动（左侧为著）。

3. 基因测序 发作性非运动诱发性运动障碍（paroxysmal non-kinesigenic dyskinesia，PNKD）相关基因一处 c.187A＞C（p.I63L）杂合变异，美国医学遗传学与基因组学学会（ACMG）评级"临床意义不明（VUS）"，家系验证来自父亲，父亲无症状，考虑为非致病性（图 26-2）。在帕金森病 17 型相关基因 *VPS35* 存在一处 c.851G＞A（p.R284Q）杂合变异，来自于母亲，临床不符合且母亲无症状，考虑非致病性。

【入院时诊断】

1. 定位诊断 左侧额叶、额叶皮质–基底节（尾状核、壳核、丘脑）联络纤维可能性大。

根据患者发作期症状，表现为双侧肢体及中轴肌舞蹈样、扭转痉挛样动作，考虑为运动增多–肌张力减低表现，结合头部 MRI 示左侧额叶病灶，脑电图示双侧额区（左侧明显）慢波活动，PET-MRI 示左额叶病灶及左侧基底节、丘脑代谢缺失或减低，考虑定位于左侧额叶、额叶皮质–基底节（尾状核、壳核、丘脑）联络纤维可能性大。

2. 定性诊断 发作性症状待查。

患者青少年男性，慢性病史，症状具有反复性、发作性、短暂性特点，每次发作后症状可完全消失，查体未见阳性体征，但间期脑电图未见明确痫性放电，尚不能明确发作性质，故考虑为发作性症状待查。

【住院后诊疗经过】

入院后完善血尿便常规、生化、代谢、免疫、肿瘤等相关筛查未见明显异常。腰穿脑脊液压力 110 mmH$_2$O，脑脊液常规、生化、涂片病原学、血和脑脊液 TORCH、24 h IgG 合成率＋寡克隆区带以及血和脑脊液抗 NMDAR、LGI1、AMPAR1、AMPAR2、CASPR2、GABA$_B$R 和抗 Ri、Hu、Yo、Amphiphysin 抗体等均未见明显异常。复查头部 MRI 提示左侧额叶囊性病变，对比既往影像学无明显变化。患者住院期间仍有发作性不自主运动，表现为原地旋转、手指和掌指关节不规律屈曲，监测长程视频脑电图，上述发作间期左侧额极区快节律及 1.5～2.5 Hz δ 波，监测到清醒期数次家属指认事件，同期 EEG 未见明显节律性改变，考虑为非癫痫性事件。心理评估：情绪量表未见异常。MoCA 30 分，MMSE 30 分。认知评估：动作连续性及计划困难，执行功能障碍？住院期间服用卡马西平 0.1 g 2 次/日，服

(NGQX1900037601-1)chr2:219136223存在c.187A>C的杂合突变

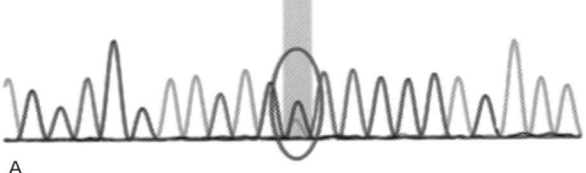

其父(NGQX1900037702-1)chr2:219136223存在c.187A>C的杂合突变

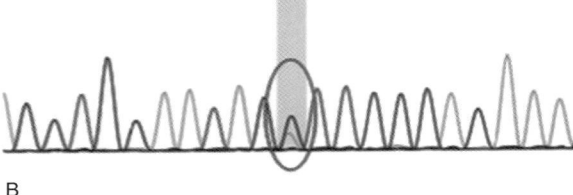

其母(NGQX1900037803-1)chr2:219136223无突变

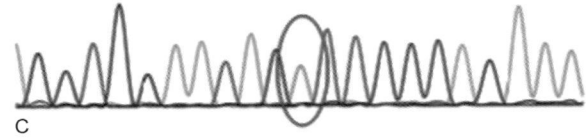

图 26-2（扫二维码看彩图） 患者在 PNKD 相关基因 chr2：219136223 上检出 c.187A＞C（p.I63L）杂合变异，ACMG 评级 VUS，家系验证来自父亲，母亲不携带该基因。A. 患者；B. 患者父亲；C. 患者母亲

药后患者出现皮疹，请皮肤科会诊考虑为药物性皮疹，停用卡马西平，加用氯硝西泮 1 mg 3 次 / 日、左乙拉西坦 0.5 g 2 次 / 日。患者病情稳定出院。

【出院时诊断】

①发作性非运动诱发性运动障碍（PNKD），继发性可能性大；②左额叶软化灶。

【出院时情况】

患者仍有间断发作性不自主运动，发作频率及持续时间较入院时无明显变化。

【随访情况】

出院 3 个月随访：发作无好转，因发作性症状导致不能完成考试及作业，休学在家。复查头部 MRI 示左侧额叶囊性病灶无明显变化，复查 EEG（发作间期）未见明显异常。门诊完善脑磁图，提示左额病变底部耦极子，于外院神经外科行病灶切除术。

出院 6 个月随访（术后 3 个月）：口服左乙拉西坦 0.5 g 2 次 / 日，术后至今无发作。术后病理提示为软化灶。

【最终诊断】

①继发性发作性非运动诱发性运动障碍（PNKD）；②左额叶软化灶。

二、讨论

患者青少年男性，以发作性不自主运动为主要表现，发作时症状为肌张力障碍、舞蹈症，发作持续时间为 1 min 至 2 h 不等，发作间期查体完全正常，从临床角度需考虑为发作性运动障碍（paroxysmal dyskinesia，PxD）。PxD 为一组由不同病因所致的临床异质性疾病，包含发作性运动诱发性运动障碍（paroxysmal kinesigenic dyskinesia，PKD）、发作性非运动诱发性运动障碍（PNKD）等多种亚型。本患者发作无明确运动启动、变速等运动诱因，临床角度考虑为发作性非运动诱发性运动障碍（PNKD）[1]。PxD 根据病因可分为原发性（遗传性）和继发性，前者多为常染色体显性遗传，本患者无阳性家族史，且患者家系行全外显子测序（whole exome sequencing，WES）未发现与疾病相关基因的致病性变异，故不考虑为遗传性。文献报道的继发性 PxD 病因包括脑血管病、头颅外伤或肿瘤、神经系统退行性变、中枢神经系统感染、代谢性疾病、自身免疫性疾病等，本患者行脑脊液、代谢及免疫筛查等可除外上述病因，故考虑为左侧额叶病灶相关，且切除病灶后发作性运动障碍表现消失，故诊断为：①继发性发作性非运动诱发性运动障碍（PNKD）；②左额叶软化灶。患者术后为预防癫痫继续服用左乙拉西坦，但临床上不符合癫痫诊断，且无证据表明其需长期继续服用抗癫痫药。

（李承玉　陈　超）

三、专家点评

癫痫发作是指脑神经元异常过度、同步化放电活动所造成的一过性临床表现，具有发作性、短暂性、重复性、刻板性的特点。临床中诸多发作性症状需要进行甄别。癫痫发作需要与其他发作性症状进行鉴别，如晕厥、短暂性脑缺血发作、心因性非癫痫发作、发作性运动障碍等。本病例的诊疗过程是临床工作中较为经典的、针对发作性症状进行诊断与鉴别诊断的过程。长程视频脑电图监测是金标准，监测到患者清醒期数次被家属指认的事件，同期 EEG 未见明显节律性改变，考虑为非癫痫性事件。结合其他辅助检查——影像学、基因组学、实验室检查，是作出最终确诊的依据。只有正确诊断才可以做到精准的治疗。

（审核及点评专家：刘茅茅）

参考文献

[1] Garone Giacomo，Capuano Alessandro，Travaglini Lorena，et al. Clinical and genetic overview of paroxysmal movement disorders and episodic ataxias. Int J Mol Sci，2020，21：undefined.

病例 27　药物中毒致发作性共济失调

一、病例介绍

【主诉】

患者女性，60岁，主因"发作性头晕10年，加重伴行走不稳3年"，在2020年6月9日于门诊以"小脑性共济失调综合征"收入院。

【现病史】

患者10年前起每年夏天（6、7、8月份）出现持续性头晕，为昏沉感，无视物成双、视物旋转，无明显肢体无力或行走不稳。3年前出现头晕加重，伴有四肢乏力、走路不稳，严重时向后跌倒（多在夏天发生），无意识丧失，无抽搐。伴记忆力减退，无波动性，无幻觉。1年前因头晕加重、四肢乏力无法行走于外院住院，完善腰穿提示脑脊液蛋白质0.74 g/dl（正常值0.2～0.45 g/dl），潘氏试验弱阳性，脑脊液白细胞数正常（具体数据未提供），诊断为"吉兰-巴雷综合征、多系统萎缩？体位性低血压"，给予甲钴胺片0.5 mg 3次/日、多奈哌齐5 mg 1次/晚、奥氮平1.25 mg 1次/日后部分好转，可下地行走，仍有行走不稳，遂服药21天后自行停药。2天前患者再次出现头晕加重，无法起床和行走，曾出现一过性意识模糊，伴有四肢僵硬、胡乱舞动、牙关紧闭、双眼向前凝视，持续0.5 h后自行缓解。病程中无耳鸣、听力下降，头晕与体位变化无关。为行进一步诊治收住我院。

【既往史、个人史、家族史】

哮喘15年，每年多在6、7、8月份发作，发作时服用复方妥英麻黄茶碱片后可缓解，未发作时不服药。吸烟30年，10支/日。

【入院查体】

左侧卧位血压149/76 mmHg，心率57次/分；立位即刻血压131/77 mmHg，心率65次/分；立位1 min血压124/76 mmHg，心率58次/分；立位3 min血压145/81 mmHg，心率61次/分；立位5 min血压151/81 mmHg，心率61次/分。心、肺、腹查体未见明显异常。

神经系统查体：神清，构音障碍，时间、地点、人物定向力减退，记忆力、计算力减退，理解判断力正常。脑神经查体未见异常。四肢肌力5级，肌张力正常。双侧指鼻、轮替试验以及双侧跟膝胫试验欠稳准，闭目难立征睁眼阳性。行走时需搀扶，步基宽，后拉试验阳性。双侧巴宾斯基征阴性。

【入院前辅助检查】

1. 精神心理与认知检查

（1）简易精神状态检查（MMSE）（2020-06-07）：21/30分［扣分项：定向力（-4），记忆力（-1），注意力（-2），回忆能力（-1），语言能力（-1）］，小学文化。

（2）蒙特利尔认知评估（MoCA）（2020-06-07）：12/30分［扣分项：视空间与执行功能（-3），命名（-1），记忆（-1），注意力（-1），语言（-1），抽象（-2），延迟回忆

（-5），定向力（-4）]。

2. 实验室检查 血常规、生化、甲状腺功能、肿瘤标志物检查未见异常。

3. 头部 MRI（2020-06-08） 可见双侧小脑萎缩（图 27-1）。

4. 脑电图 未见异常。

5. 膀胱残余尿（2020-06-07） 26 ml。

6. 肛门括约肌肌电图（2020-06-07） 未见神经源性受累。

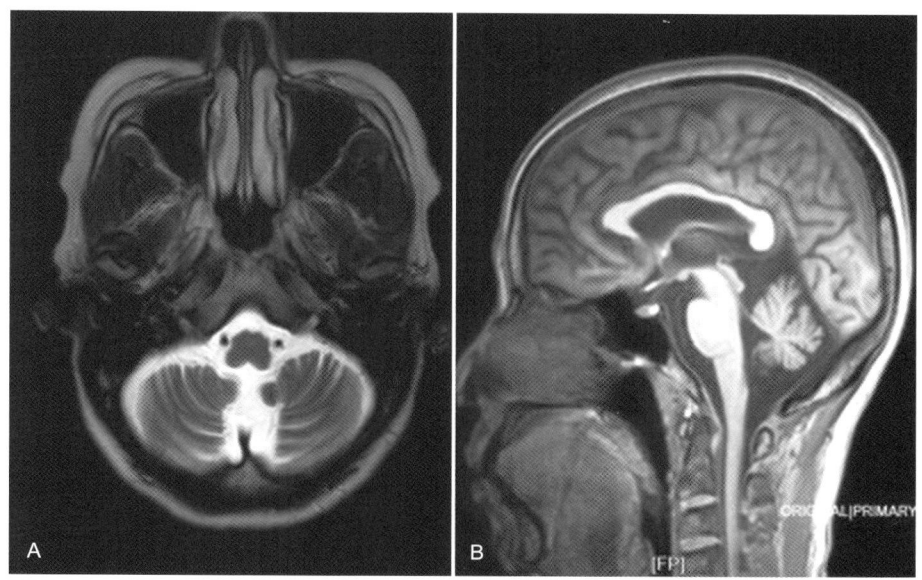

图 27-1 头部 MRI 示双侧小脑萎缩。**A**. T2 轴位；**B**. T1 矢状位

【病例特点概括】

（1）老年女性，慢性病程，发作性加重。

（2）平时表现为头晕、走路不稳，加重时表现为不能行走，频繁跌倒。

（3）既往哮喘病史，间断服用复方妥英麻黄茶碱片。

（4）头部 MRI 示双侧小脑萎缩。

【入院时诊断】

1. 定位诊断 小脑及其联系纤维、广泛大脑皮质、自主神经系统。

（1）小脑及其联系纤维：患者头晕伴走路不稳；查体示构音障碍，双侧跟膝胫试验欠稳准，闭目难立征睁闭眼均不稳，走路宽基底步态；头部 MRI 示小脑萎缩。

（2）广泛大脑皮质：患者记忆力减退，查体可见高级皮质功能减退，查 MMSE 21 分、MoCA 12 分（小学文化），考虑存在认知功能损害，主要累及颞叶皮质为主的大脑皮质；患者病史中曾有一过性意识障碍，考虑存在脑干网状上行系统或大脑皮质广泛受累。

（3）自主神经系统：查体可见体位性低血压。

2. 定性诊断 小脑性共济失调原因待查。

【鉴别诊断】

发作性共济失调（episodic ataxia，EA） 又称周期性共济失调，是临床上罕见的小脑性共济失调。EA 为常染色体显性遗传病，由编码离子通道的基因突变致病，国内已报道多个经二代测序证实的家系。目前根据致病基因定位，EA 可分为 8 型，临床上最常见的是 EA1 和 EA2，EA1 发病年龄 2～15 岁，EA2 发病年龄为婴儿至 50 岁。临床表现为头晕、恶心、呕吐以及发作性小脑共济失调。发作时肌电图可见肌纤维颤搐，发作间期正常。头部 MRI 可见小脑萎缩，特别是小脑蚓部萎缩多见。治疗方面对乙酰唑胺异常敏感，预后良好。结合本例患者有发作性共济失调病史，头部 MRI 有小脑萎缩表现，不能除外发作性共济失调。但反复追问患者家族史，无类似发病患者，且后续患者在停用复方妥英麻黄茶碱片后未再出现发作性共济失调，故暂不考虑 EA 的诊断。

【住院后诊疗经过】

患者入院后综合其症状、体征和影像学检查，考虑为共济失调综合征，结合患者整个病程呈发作性过程，时好时坏，不除外发作性共济失调。给予对症支持治疗，患者病情逐渐好转稳定，未再出现意识模糊和头晕加重，可自行下地行走。患者反复发作共济失调，对症治疗后症状又明显好转，需进一步寻找共济失调加重的原因。

通过再次详细询问病史，患者诉平时也有头晕症状，但头晕加重往往在夏天比较多见，此次头晕症状加重前有哮喘发作，自行服用复方妥英麻黄茶碱片 4 片 3 次/日 ×2 天，考虑不除外苯妥英钠中毒所致的共济失调。查苯妥英钠药物浓度为 0.78 μg/ml（距停用复方妥英麻黄茶碱片已 7 天）（苯妥英钠血药浓度正常范围为 10～20 μg/ml），提示患者体内苯妥英已基本代谢，也提示患者曾服用苯妥英，进一步验证了患者共济失调发作性加重为间断服用复方妥英麻黄茶碱片所致。明确病因后，给予患者 B 族维生素、辅酶 Q10 等药物治疗，并请呼吸科会诊调整抗哮喘药物，避免再次服用复方妥英麻黄茶碱片。

【出院时诊断】

小脑性共济失调，苯妥英钠药物中毒可能性大。

【出院时情况】

神经系统查体：神清，构音障碍，时间、地点、人物定向力减退，记忆力、计算力减退，理解判断力正常。脑神经查体未见异常。四肢肌力 5 级，肌张力正常。双侧指鼻、轮替试验以及双侧跟膝胫试验欠稳准，闭目难立征睁眼阳性。行走时需搀扶，步基宽，后拉试验阳性。双侧巴宾斯基征阴性。

【随访情况】

经上述治疗后患者在 7、8 月份仍有哮喘发作，但未再服用复方妥英麻黄茶碱片，未再出现发作性意识模糊和头晕加重。9 月份后随诊复查，患者病情稳定，查体示双侧指鼻试验及跟膝胫试验稳准，但走直线不能，Romberg 征阴性，后拉试验阴性。

【最终诊断】

同出院时诊断。

二、讨论

以往报道的复方妥英麻黄茶碱片中毒所致的共济失调多为持续性，因为大部分患者合并慢性哮喘，长期服用复方妥英麻黄茶碱片致苯妥英钠浓度过高，达到中毒浓度（超过 20 μg/ml），导致患者出现共济失调、精神症状，甚至有报道出现肌张力障碍、口面部不自主运动[1]。复方妥英麻黄茶碱片每片含苯妥英钠 50 mg、麻黄碱 5 mg、可可碱和茶碱各 12.5 mg，是以苯妥英钠为主并含有多种作用机制不同的药物的复方制剂，主要用于缓解支气管哮喘和慢性喘息性支气管炎所致的支气管痉挛。其中苯妥英钠的作用机制是抑制Na^+、Ca^{2+}等离子跨细胞膜内流，从而对支气管平滑肌细胞、炎症细胞等产生胞膜稳定作用，进而改善哮喘症状[2]。

复方妥英麻黄茶碱片是非处方药物，因此患者很容易自行购买和服用。近年来对于复方妥英麻黄茶碱片长期大量服用引起神经系统症状的个案报道屡见不鲜，另外，我们发现很多患者出现共济失调等神经系统症状后未被及时准确诊断，延误了病情。本例患者就因为之前发作性病程和急性加重被误诊为吉兰-巴雷综合征，此次住院后的准确诊断也是通过反复详细询问病史获得。但患者此前因长期间断服用该药物，已造成双侧小脑萎缩、认知障碍，因此很有必要向哮喘及慢性支气管炎患者进行健康宣教和合理使用药物的知识普及，同时也需要向基层医生、呼吸科医生和神经科医生进行相关药物知识的普及和临床症状的识别。

（刘亘梁　王　展）

三、专家点评

本例患者在疾病诊断时曾考虑为发作性共济失调（EA），EA为常染色体显性遗传病，由编码离子通道的基因突变致病，国内已报道多个经二代测序证实的家系。然而，我们反复追问患者家族史，无类似发病患者，且患者在停用复方妥英麻黄茶碱片后未再出现发作性共济失调，故暂不考虑EA的诊断。在疾病诊治过程中我们复习了EA的临床表现、诊断和治疗，也加深了对此类罕见疾病的认识。

临床上共济失调病例并不少见，尤其慢性起病的小脑性共济失调。韩国一项关于慢性进展性小脑性共济失调的病因调查研究结果显示[3]，慢性小脑性共济失调最常见的病因是多系统萎缩，其次是遗传性小脑性共济失调，之后是各种继发性因素导致的小脑性共济失调，包括慢性酒精中毒、感染后、炎症、副肿瘤性、脑表面铁沉积症、中毒等。虽然由继发性因素导致的慢性小脑性共济失调只占所有研究患者的5.2%，但如果临床除外了多系统萎缩和遗传性因素，一定要详细询问病史和完善相关检查，如腰穿、肿瘤筛查、毒物检测等以进一步明确是否存在继发性因素。本例患者的诊断过程就很好地诠释了慢性小脑性共济失调的诊疗流程，规范化诊断流程的建立对于慢性小脑性共济失调的诊断至关重要。

（审核及点评专家：冯　涛）

参考文献

[1] 王展, 魏娜, 冯涛. 复方妥英麻黄茶碱片致发作性共济失调1例并文献复习. 中风与神经疾病杂志, 2021, 38（9）: 791-793.

[2] 庞冬清, 刘芳, 孙阳. 复方妥英麻黄茶碱片致苯妥英中毒的临床特征（附3例报告）. 临床神经病学杂志, 2018, 31（4）: 297-300.

[3] Ji SK, Soonwook K, Chang-Seok K, et al. The etiologies of chronic progressive cerebellar ataxia in a Korean population. J Clin Neurol, 2018, 14（3）: 374-380.

病例 28 中枢神经系统表面铁沉积症

一、病例介绍

【主诉】

患者女性，74岁，主因"走路不稳、双下肢麻木4年，双上肢麻木疼痛1年"，在2021年11月1日于门诊以"共济失调综合征"收入院。

【现病史】

患者4年前无明显诱因逐渐出现走路不稳、行走蹒跚、双下肢麻木，伴双手持物时轻微不自主抖动、言语停顿，伴头晕、情绪低落，无头部及肢体静止时抖动、肢体僵硬、表情僵硬，无肢体无力、言语不清、口角流涎，无精神行为异常、睡眠中行为异常、记忆力减退，无嗅觉减退、便秘、二便失禁，无吞咽困难、饮水呛咳、视物成双。2年前于外院行头颅磁共振检查提示多发腔隙性梗死灶、脑白质病变、小脑萎缩，考虑干燥综合征相关脑病不除外，予丙种球蛋白、甲泼尼龙、维生素B_1、甲钴胺、多巴丝肼分散片（美多芭）等药物治疗，症状无明显好转。近1年患者逐渐出现双手麻木，伴双手、右肩疼痛，无肢体无力，能做家务，生活尚可自理。目前应用多巴丝肼125 mg 3次/日、甲泼尼龙2 mg 1次/日。为明确诊断和指导治疗，患者来我院就诊。

【既往史、个人史、家族史】

高血压40年，未规律服用降压药，具体血压情况不详。干燥综合征10年，外院予甲泼尼龙治疗。骨质疏松、胸椎和腰椎压缩性骨折10余年，曾于外院手术治疗。高脂血症3年，服用阿托伐他汀。焦虑和抑郁状态3年，服用帕罗西汀。否认脑血管病史，否认一氧化碳中毒史，否认吸烟、饮酒史。酒精、青霉素过敏。否认家族相关遗传病史。

【入院查体】

（未服药）血压：左侧138/76 mmHg，右侧134/77 mmHg。脉搏64次/分。鸡胸。双肺呼吸音清，心律齐，腹软，无压痛及反跳痛，肝脾肋下未触及。

神经系统查体：神清，吟诗样语言，高级皮质功能粗测正常。双侧瞳孔等大等圆，直径3 mm，双侧瞳孔直接及间接对光反射灵敏，视力粗测正常，双眼各向运动充分，未见眼震。双侧面部针刺觉对称，双侧角膜反射正常引出，双侧咀嚼对称有力。双侧额纹、面纹对称，闭目及示齿有力。双耳粗测听力下降，Weber征居中，Rinne试验双侧气导大于骨导。双侧软腭上抬有力，双侧咽反射存在。双侧转颈、耸肩有力，伸舌居中，未见舌肌纤颤。四肢肌力5级，肌张力偏低。左上肢指鼻欠稳准、轮替运动欠灵活，右上肢指鼻稳准、轮替运动灵活。双下肢跟膝胫试验欠稳准。双上肢可见轻微姿势性震颤。四肢针刺觉过敏，左侧明显，深感觉、皮质感觉减退。闭目难立征：睁眼稳，闭眼不稳。后拉试验阳性。双上肢腱反射减弱，双侧膝反射对称引出，双侧跟腱反射未引出。双侧掌颏反射、Hoffmann征阴性，双侧巴宾斯基征阴性。颈无抵抗。

【入院前辅助检查】

外院头颅MRI（2019-07-15） 提示多发腔隙性梗死灶、脑白质病变、小脑萎缩（图28-1）。

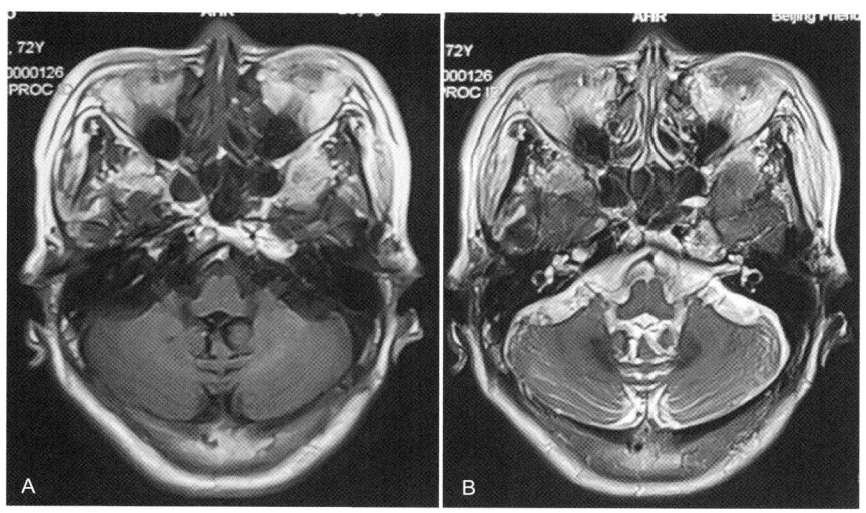

图 28-1 外院头颅 MRI（2019-07-15）示小脑萎缩。A. T1WI；B. T2WI

【病例特点概括】
（1）老年女性，慢性起病。
（2）表现为小脑性共济失调、听力下降和感觉异常。
（3）既往干燥综合征病史，胸椎和腰椎压缩性骨折。
（4）头颅 MRI 示小脑萎缩。

【入院时诊断】

1. 定位诊断　小脑及感觉神经传导通路。

（1）患者走路不稳，吟诗样语言，左上肢、双下肢共济运动差，结合影像学检查可见小脑萎缩，故定位于小脑。

（2）患者四肢麻木、疼痛，查体四肢深、浅感觉异常，闭目难立征阳性，定位于感觉神经传导通路。

2. 定性诊断　共济失调综合征。

患者临床表现为走路不稳，查体存在小脑性共济失调表现，影像学检查可见小脑萎缩，考虑共济失调综合征诊断明确。

【鉴别诊断】

1. 遗传性共济失调　为遗传性小脑性共济失调，多在 30～40 岁隐匿起病，缓慢进展，部分患者儿童期及老年期起病。临床表现为平衡障碍、姿势协调运动障碍、步态不稳、构音障碍、眼球运动障碍等，可伴有多种神经系统损害，如锥体系、锥体外系、视觉、听觉、脊髓、周围神经损害等。该患者临床表现为走路不稳、深感觉障碍、耳聋，查体存在小脑性共济失调表现，无明确家族史，符合常染色体隐性遗传的特点，需考虑该病因可能，可进一步完善头颅影像学检查，必要时完善基因测序检查以明确诊断。

2. 多系统萎缩　该病散发，进展快，成年（30 岁以上）起病，可出现小脑功能障碍，对左旋多巴治疗不敏感。该患者老年起病，存在小脑性共济失调表现，左旋多巴治疗无明显好转，需考虑该病因可能。但自主神经功能障碍是诊断多系统萎缩的必备条件（2022 版多系统萎缩诊断标准专家共识），该患者无明显自主神经系统损害表现，为不支持点，可进一步完善头颅影像学检查、电生理检查等除外。

3. 自身免疫性疾病 患者有干燥综合征病史，应鉴别自身免疫性疾病所致共济失调综合征，但患者既往应用丙种球蛋白、激素治疗效果欠佳，为不支持点。

【住院后诊疗经过】

（一）诊疗经过概述

患者入院时诊断考虑共济失调综合征，但病因仍有待进一步明确，拟进一步完善各项常规检查、头颅影像学检查、电生理检查、心理测评及自身免疫筛查等相关检查，必要时完善基因检查。

治疗上予多巴丝肼、维生素 B_1、甲钴胺等药物改善症状，甲泼尼龙治疗干燥综合征，补充电解质、抑酸护胃对抗激素不良反应，以及降压、降脂、抗焦虑和抑郁等药物治疗。

患者存在听力下降、小脑性共济失调、感觉异常等临床表现，入院后完善头部 MRI + MRA 检查（图 28-2），提示双侧额颞叶、小脑表面铁沉积，相应部位出现脑萎缩，符合中枢神经系统表面铁沉积症，考虑中枢神经系统表面铁沉积症诊断明确。

患者治疗方案无特殊改变。经治疗后，患者病情平稳，住院期间未出现原有症状加重或新的神经功能缺损。出院时走路不稳、双下肢麻木、双上肢麻木疼痛较入院时无明显变化。

（二）住院后辅助检查

1. 卧立试验 卧位血压 134/77 mmHg，立位血压 124/90 mmHg，未发现明确直立性低血压。

2. 实验室检查

（1）血常规：血红蛋白 110 g/L（↓），余项正常。

（2）尿常规：尿白细胞（+），余项正常。

（3）红细胞沉降率：44 mm/h（↑）。

（4）生化全项、凝血功能未见明显异常。

（5）感染筛查 8 项：乙肝表面抗体、乙肝 E 抗体、乙肝核心抗体阳性。

（6）甲状腺功能 8 项：抗甲状腺过氧化物酶抗体 13.13 IU/ml（↑）。

（7）血液系统 3 项：叶酸 7.62 ng/ml，维生素 B_{12} 1701 pg/ml（↑），铁蛋白 123.6 ng/ml。

（8）糖化血红蛋白、铜蓝蛋白未见异常。

（9）铁 3 项：转铁蛋白饱和度 27.4%，转铁蛋白 138.3 mg/dl，血清铁 8.9 μmol/L，总铁结合力 32.5 μmol/L。

（10）肿瘤标志物：神经元特异性烯醇化酶 21.25 ng/ml（↑），胃泌素释放肽前体 129.2 pg/ml（↑）。

（11）免疫球蛋白、补体、类风湿因子、抗链球菌溶血素 O、C-反应蛋白、狼疮抗凝物、抗中性粒细胞胞质抗体谱、抗磷脂抗体谱、抗环瓜氨酸肽抗体均未见异常。

（12）自身抗体谱：抗核抗体筛查试验 1：3200（着丝点型），抗 nRNP 抗体（++），抗 SM 抗体（+），抗着丝点抗体（+++），抗 Ro-52 抗体（+++），余阴性。

3. 听力检查 双侧神经性耳聋，高频听力损失较低频明显。声导抗 C/A 型。听阈：左 60 dB，右 65 dB。

4. 精神心理与认知检查（初中文化）

（1）蒙特利尔认知评估（MoCA）：27 分（正常）。

（2）简易精神状态检查（MMSE）：28分（正常）。

（3）Epworth嗜睡量表：0分（正常）。

（4）汉密尔顿焦虑量表：7分（可能有焦虑）。

（5）汉密尔顿抑郁量表：7分（轻度抑郁）。

（6）匹兹堡睡眠质量指数：12分（睡眠质量一般）。

（7）快速眼动睡眠期行为障碍筛查量表：3分（正常）。

5. 电生理和其他辅助检查

（1）针极肌电图、肛门括约肌肌电图、瞬目反射、皮肤交感反应、上下肢体感诱发电位未见异常。

（2）心率变异趋势图：提示副交感神经功能障碍不除外。

（3）震颤分析：双上肢可见细小无规律抖动，双下肢未见震颤。

（4）直立倾斜试验阴性。

6. 影像学检查

（1）入院后头颅磁共振检查（2021-11-03）：MRI提示双侧多发腔隙灶及缺血性白质病变；脑萎缩，小脑萎缩较著；双侧额颞叶、小脑表面铁沉积。MRA示双侧大脑前动脉于左侧共干，右侧胚胎型大脑后动脉（图28-2）。考虑符合中枢神经系统表面铁沉积症。

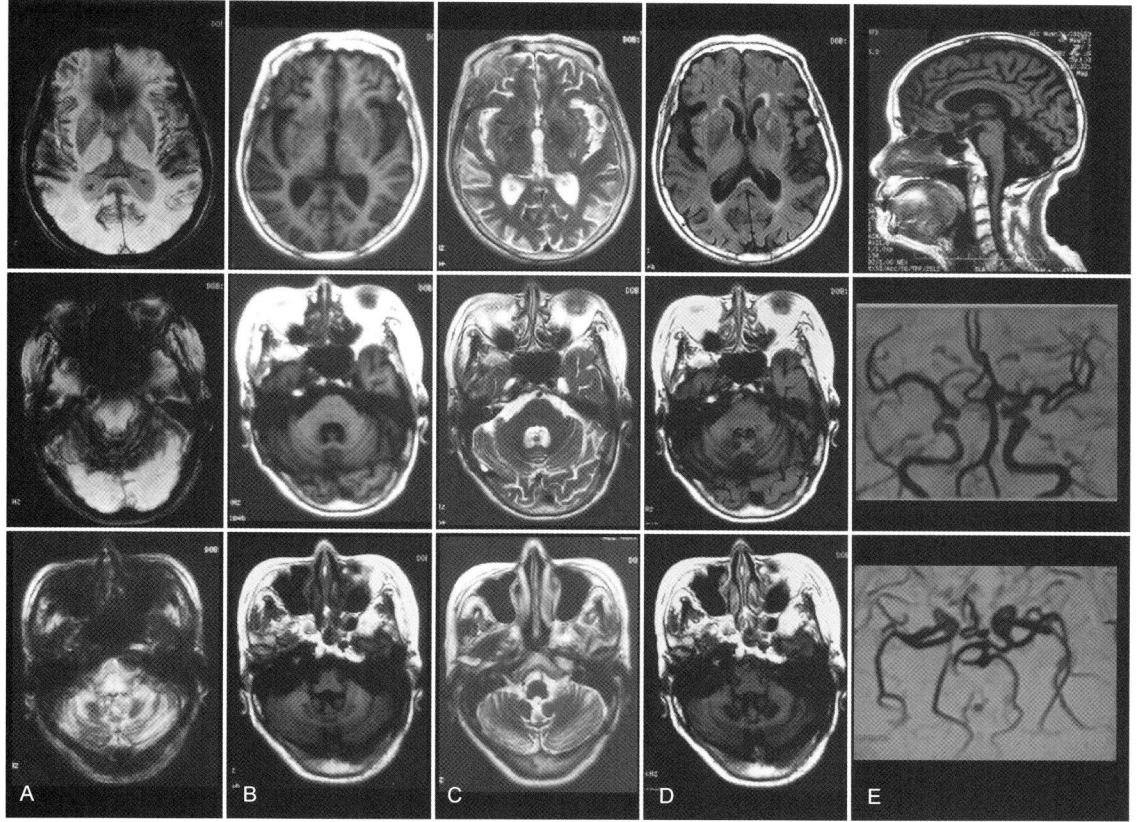

图28-2 头颅磁共振检查（2021-11-03）。A. SWI序列，可见双侧额颞叶、小脑表面铁沉积；B. T1序列，可见相应部位脑萎缩；C. T2序列，可见相应部位出现脑表面低信号影及脑萎缩；D. T2 FLAIR序列，可见相应部位脑萎缩；E. T1矢状位及MRA，MRA示双侧大脑前动脉于左侧共干，右侧胚胎型大脑后动脉

(2)头颅CT(2021-11-04):未见颅内出血(图28-3)。

(3)胸椎MRI(2021-11-04):提示胸7椎体压缩性骨折,考虑慢性期改变;胸椎退行性变,曲度不良;胸段脊髓内异常信号,不除外伪影所致(图28-4)。

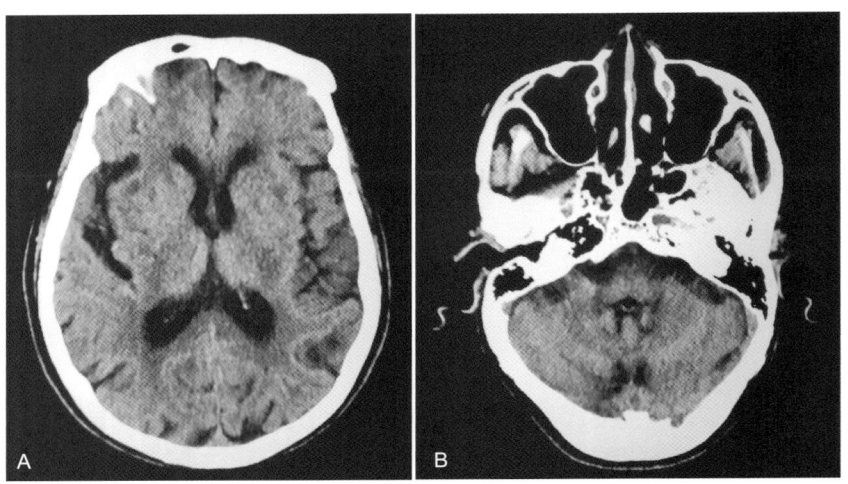

图28-3 头颅CT示双侧额颞叶、小脑萎缩,未见出血。**A**. 双侧额颞叶萎缩;**B**. 双侧小脑萎缩

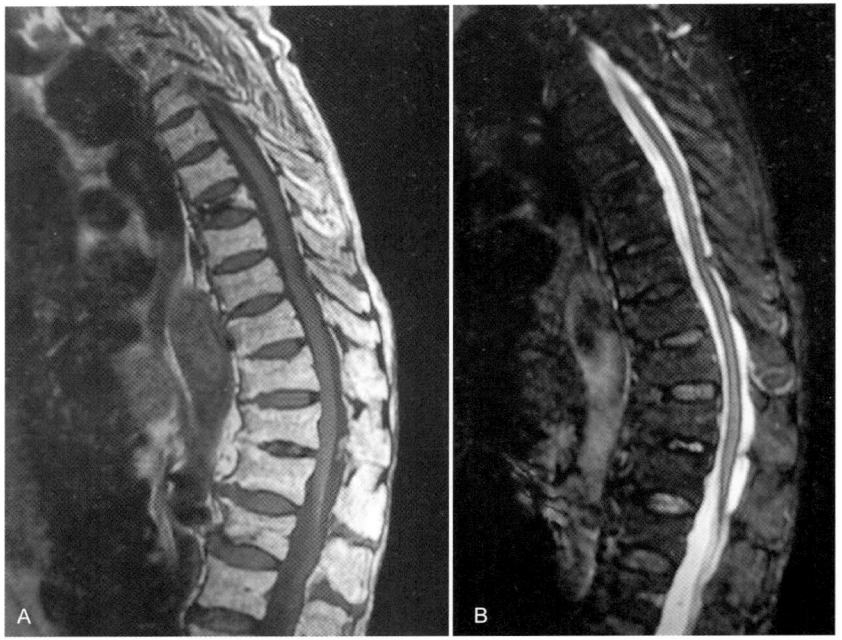

图28-4 胸椎MRI示胸7椎体压缩性骨折。**A**. T1WI序列;**B**. T2WI序列

【出院时诊断】

中枢神经系统表面铁沉积症。

【出院时情况】

(未服药)血压140/87 mmHg,脉搏76次/分。双肺呼吸音清,心律齐,腹软,无压痛及反跳痛,肝脾肋下未触及。神经系统查体:神清,吟诗样语言。双侧瞳孔等大等圆,直径

3 mm，直接及间接对光反射灵敏，视力粗测正常，双眼各向运动充分，未见眼震。双侧面部针刺觉对称，双侧角膜反射正常引出。双侧额纹、面纹对称，闭目及示齿有力。双耳粗测听力下降。双侧软腭上抬有力，双侧咽反射存在。双侧转颈、耸肩有力，伸舌居中，未见舌肌纤颤。四肢肌力5级，肌张力偏低。左上肢指鼻欠稳准、轮替运动欠灵活，右上肢指鼻稳准、轮替运动灵活。双下肢跟膝胫试验欠稳准。双上肢可见轻微姿势性震颤。四肢针刺觉过敏，左侧明显，深感觉、皮质感觉减退。闭目难立征：睁眼稳，闭眼不稳。后拉试验阳性。双上肢腱反射减弱，双侧膝反射对称引出，双侧跟腱反射未引出。双侧掌颏反射、Hoffmann征阴性，双侧巴宾斯基征阴性。颈无抵抗。

【随访情况】

患者出院3个月后随访，病情平稳，症状较出院时无明显变化。

【最终诊断】

同出院时诊断。

二、讨论

患者为老年女性，慢性起病，首发症状表现为走路不稳、双下肢麻木、双手轻微抖动，伴言语停顿、头晕、情绪低落，后相继出现双手麻木疼痛等感觉神经传导通路损害表现。患者存在小脑性共济失调表现，初步考虑为共济失调综合征。入院后完善头部MRI + MRA检查，提示双侧多发腔隙灶及缺血性白质病变，脑萎缩，以小脑萎缩较著，双侧额颞叶、小脑表面铁沉积。完善头颅CT，无明确急性颅内出血表现。胸椎MRI提示胸7椎体陈旧压缩性骨折。听力检查提示双侧神经性耳聋，高频听力损失较低频明显。本例患者临床以听力下降、小脑性共济失调、感觉异常为主要表现，影像学检查提示双侧额颞叶、小脑表面铁沉积，相应部位出现脑萎缩，符合中枢神经系统表面铁沉积症。由于目前尚无特效治疗方法，针对患者运动、感觉症状和其他基础病给予对症治疗。出院3个月后复诊无明显变化。

该病例为老年起病，慢性进展性病程，按照运动障碍性疾病常规检查流程，完善头颅影像学评估，最终确认为中枢神经系统表面铁沉积症。本例患者可能的病因考虑：①脑淀粉样血管病。这是好发于老年人的一种脑小血管病，是中枢神经系统表面铁沉积症的常见病因，其病理特点为大脑皮质及软脑膜小血管壁内的中层及弹力层淀粉样物质沉着，导致血管壁坏死、出血。但该病通常出现于幕上，与本例患者影像学表现不完全符合。②外伤及手术。患者否认外伤史，但存在胸椎、腰椎压缩性骨折与手术史，需考虑该病因可能。③自身免疫性疾病。一些自身免疫性疾病可导致脑表面铁沉积，该患者有干燥综合征病史，需考虑该病因可能。进一步鉴别上述可能的病因需要行脑活检，考虑患者高龄，征求患者与家属意见后未行脑活检。

本例患者的独特之处在于没有出现中枢神经系统表面铁沉积症的全部典型临床表现。中枢神经系统表面铁沉积症的典型临床表现为听力下降、进行性小脑性共济失调和脊髓病变的三联征，并可出现认知障碍、泌尿系统损害、嗅觉减退、瞳孔不等大、感觉异常等[1-2]。而值得注意的是，本例患者并未出现锥体束征等脊髓病变表现，缺少了一项典型临床表现。而在其他常见临床表现中，本例患者也仅出现了感觉异常。因此，中枢神经系统表面铁沉积症的诊断并不需要出现全部三项典型临床表现，对于出现其中一项或两项典型临床表现，合并或不合并其他常见临床表现的患者，也应当考虑到中枢神经系统表面铁沉积症的可能性，并进一步完善检查以明确诊断。目前 MRI 已经成为诊断中枢神经系统表面铁沉积症的重要手段。中枢神经系统表面铁沉积症在磁共振检查中表现为与脑脊液接触的中枢神经系统表面特征性的 T2 线性"铅笔画"样低信号，而 SWI 对含铁血黄素更为敏感，可以更好地显示含铁血黄素沉积。常见受累部位包括小脑蚓部、小脑半球、额叶、颞叶、脑干、脊髓和第Ⅷ对脑神经[3-4]。需要注意的是，早期影像学敏感度仅为 25%，因此在病程早期影像学阴性并不能排除中枢神经系统表面铁沉积症[5]。

（戴昱旭）

三、专家点评

　　这是一例中枢神经系统表面铁沉积症患者。诊断从共济失调综合征的初步诊断，依靠影像学、听力等各项检查结果逐步推进，最终得到中枢神经系统表面铁沉积症的诊断。经治疗，患者临床症状未再加重，出院 3 个月随访病情稳定。

　　该例患者病程中出现走路不稳、吟诗样语言，通过体格检查，发现存在小脑性共济失调。小脑性共济失调临床可表现为站立不稳、步基增宽、蹒跚步态、随意运动协调障碍、辨距不良，可伴眼球震颤、肌张力减低和吟诗样、暴发样语言；通常无深感觉及前庭功能障碍。小脑性共济失调可分为以下 3 种情况：①来源于脊髓的传入性冲动，通过脊髓小脑前束、脊髓小脑后束、楔状小脑束传入至同侧小脑皮质，此传导通路受损可出现同侧小脑性共济失调，如 Wallenberg 综合征、小脑半球梗死。②经小脑齿状核发出的传出纤维在 Wernekink 连合交叉后投射至对侧红核，经丘脑至大脑皮质，因此在 Wernekink 连合之后受累出现对侧小脑性共济失调，如 Claude 综合征、丘脑梗死（共济失调性轻偏瘫综合征）。③ Wernekink 连合受累则出现双侧小脑性共济失调。病因上分为获得性、遗传性、非遗传性退行性三大类。遗憾的是，该患者未能完善活检检查进一步鉴别病因。

　　本例患者的临床和影像学表现具有特征性，临床上在遇到类似患者时正确识别相应特征，有助于疾病的早期诊断治疗和避免误诊。

（审核及点评专家：王　展）

参考文献

[1] Fearnley JM, Stevens JM, Rudge P. Superficial siderosis of the central nervous system. Brain, 1995, 118（Pt 4）：1051-1066.

[2] Levy M, Turtzo C, Llinas RH. Superficial siderosis：a case report and review of the literature. Nat Clin Pract Neurol, 2007, 3（1）：54-59.

[3] 左瑶, 贾国勇, 孟桂月, 等. 中枢神经系统表面铁沉积症四例临床及影像学特征分析. 中华神经科杂志, 2020, 53（04）：291-297.

[4] Li XU, Ming-jie HU, Yu-yu LI, et al. Superficial siderosis of the central nervous system caused by myxopapillary ependymoma of conus medullaris and cauda equine：a case report and literature review. Journal of Peking University（Health Sciences）, 2019, 51（4）：769-774.

[5] Rodriguez FR, Srinivasan A. Superficial siderosis of the CNS. Am J Roentgenol（AJR）, 2011, 197（1）：W149-W152.

第 5 章

癫痫及相关疾病

病例 29　抗 IgLON5 抗体相关脑病

一、病例介绍

【主诉】

患者男性，54 岁，主诉"发作性全身冷气上升、双手摸索抖动 1 年余"入院。

【现病史】

患者 1 年余前无明显诱因突发发作性全身发冷、冷气上升感，伴后枕部头皮发紧感，无起鸡皮疙瘩，无胃气上升感，无闻到特殊气味，无肢体抽搐、意识丧失，每次持续 3～5 min 缓解。发作前无明显先兆，发作后无明显不适。1～20 天发作 1 次。同时，家属发现患者夜间睡眠时双手不自主摸索，伴抖动，无肢体强直，每次持续约 5 min，醒后对发作过程无回忆，每晚均有发作。8 个月前就诊于外院，头颅 MRI 未见明显异常，脑电图见异常放电（未见报告及片子），考虑"癫痫"，给予苯巴比妥及羊癫风胶囊口服，夜间双手摸索抖动未再发作，后头部发紧感短暂缓解后发作频率再次同前。4 个月前外院调整为丙戊酸镁缓释片、奥卡西平、左乙拉西坦及 3 种中成药，自觉无明显效果。3 个月前自行改用卡马西平 0.2 g 每日 2 次，自觉缓解 2 日后再次发作。目前全身发冷伴后头部发紧感每日发作十余次。发病后自述记忆力下降。

【既往史、个人史、家族史】

1 年余前头顶被铁器砸中，头皮肿胀，无意识丧失等，未就诊。高血压 2 年，最高 147/97 mmHg，口服厄贝沙坦 150 mg 1 次/日，规律服用，血压控制在 120/80 mmHg 左右。因胃胀、嗳气发现"胃溃疡"半年，自述规范治疗，未复查，近半个月再次出现上述症状。否认家族史。

【入院查体】

生命体征平稳，心、肺、腹无明显异常。

神经系统查体：神清，语利；记忆力正常，计算力下降，时间、地点、人物定向力正常；双侧瞳孔等大等圆，直径 3 mm，双侧瞳孔直接及间接对光反射灵敏，双侧眼球运动充分，未见眼震；双侧面部针刺觉对称，双侧角膜反射正常引出，双侧咀嚼对称有力。双侧额纹、面纹对称，闭目及示齿有力，双耳粗测听力正常，Weber 征居中，Rinne 试验双侧气导＞骨导；双侧咽反射存在。双侧转颈、耸肩有力，伸舌居中，未见舌肌纤颤。四肢肌容积正常，四肢肌力、肌张力正常。四肢腱反射对称引出。双侧指鼻、跟膝胫试验稳准，闭目难立征阴性。双侧针刺觉及音叉振动觉对称。双侧掌颏反射、Hoffmann 征阴性，双侧巴宾斯基征阴性。颈软，脑膜刺激征阴性。

【入院时诊断】

1. 定位诊断　双侧大脑皮质（颞叶可能性大）。

患者第 1 种发作形式表现为发作性全身发冷、冷气上升感，伴后枕部头皮发紧感，考虑为自主神经性发作（简单部分性发作）；第2种发作形式表现为双手摸索、抖动自动症，考虑为复杂部分性发作。这两种发作形式最常见于颞叶癫痫，考虑颞叶起源可能。

2. 定性诊断 症状性癫痫（简单部分性发作、复杂部分性发作）。

患者中年男性，慢性反复发作性病程，症状符合发作性、短暂性、重复性和刻板性的特点，非诱发条件下发作大于2次，考虑诊断为症状性癫痫，入院后完善脑电图监测以协助诊断。患者第1种发作形式表现为发作性全身发冷、冷气上升感，伴后枕部头皮发紧感，考虑为自主神经性发作（简单部分性发作）；第2种发作形式表现为双手摸索、抖动自动症，考虑为复杂部分性发作。这两种发作形式最常见于颞叶癫痫，考虑颞叶起源可能。结合患者头部外伤史，病因需除外脑挫裂伤可能。另外，患者病程较短，还需考虑自身免疫性脑炎可能。

【住院后诊疗经过】

（一）诊疗经过概述

入院后考虑患者不除外自身免疫性脑炎可能，给予行腰穿脑脊液化验、PET-CT、头颅MRI平扫+增强、多导睡眠监测等检查（见前文）。患者脑脊液蛋白质和细胞数高，不能排除病毒性脑炎，给予加用阿昔洛韦抗病毒治疗。后血清及脑脊液检查提示抗IgLON5抗体阳性，合并重度阻塞性睡眠呼吸暂停低通气综合征，且患者无头痛、发热、脑膜刺激征等颅内感染表现，故暂不考虑病毒性脑炎，明确诊断为自身免疫性脑炎、抗IgLON5抗体相关脑病。停用阿昔洛韦，给予丙种球蛋白冲击治疗及吗替麦考酚酯0.25 g 2次/日口服治疗。患者症状发作时长程脑电图监测未发现异常癫痫波，癫痫诊断不成立，停用卡马西平。考虑患者存在重度阻塞性睡眠呼吸暂停低通气综合征，请呼吸内科会诊协助治疗，建议呼吸内科门诊复诊，必要时配戴呼吸机。患者高尿酸、脂肪肝、脂代谢紊乱，给予低盐、低脂、低嘌呤饮食，建议定期复查尿酸、血脂。患者焦虑量表评分提示存在轻度焦虑，加用盐酸舍曲林25 mg（半片）1次/日，建议出院后心理科门诊复诊。经过上述一系列治疗后出院。

（二）住院后辅助检查

1. 实验室检查

（1）血生化：尿酸419.4 μmol/L（↑），甘油三酯2.81 mmol/L（↑），低密度脂蛋白胆固醇3.42 mmol/L（↑），空腹血糖7.38 mmol/L（↑）。

（2）凝血功能：纤维蛋白原1.64 g/L（↓），活化部分凝血活酶时间24.1 s（↓），余项正常。

（3）便常规、心肌酶、B型钠尿肽（BNP）、补体、糖化血红蛋白、血液系统3项、D-二聚体、免疫全套、ANCA、类风湿因子、抗链球菌溶血素O、肿瘤标志物未见明显异常。

2. 腰穿脑脊液检查

（1）脑脊液压力：190 mmH$_2$O。

（2）脑脊液常规：细胞总数115/μl，白细胞数15/μl。

（3）脑脊液生化：蛋白质93.02 mg/dl（↑），余项正常。

（4）结核分枝杆菌抗体（脑脊液+血液）：阴性（−）。

（5）神经元抗原谱抗体（脑脊液+血液）：正常。

（6）自身免疫性脑炎抗体（脑脊液+血液）：脑脊液抗IgLON5抗体1∶100（+），血清抗IgLON5抗体1∶320（+）。抗NMDAR、CASPR2、AMPA1、AMPA2、LGI1、GABA$_B$R、GAD65抗体均阴性。

（7）脑脊液培养：无细菌生长。

3. 本院脑电图（40 min）（发病半年后） 提示边缘状态脑电图。

4. 影像学检查

（1）本院PET-CT（发病1年后）：右侧海马区较左侧代谢低；双肺底少许无活动条索影，为陈旧性病变；颈、胸、腰椎骨质增生；头、颈、胸、腹部和盆腔未见明显代谢异常区。

（2）本院头颅MRI平扫+增强扫描（发病1年后）：双侧海马萎缩（图29-1和图29-2）。

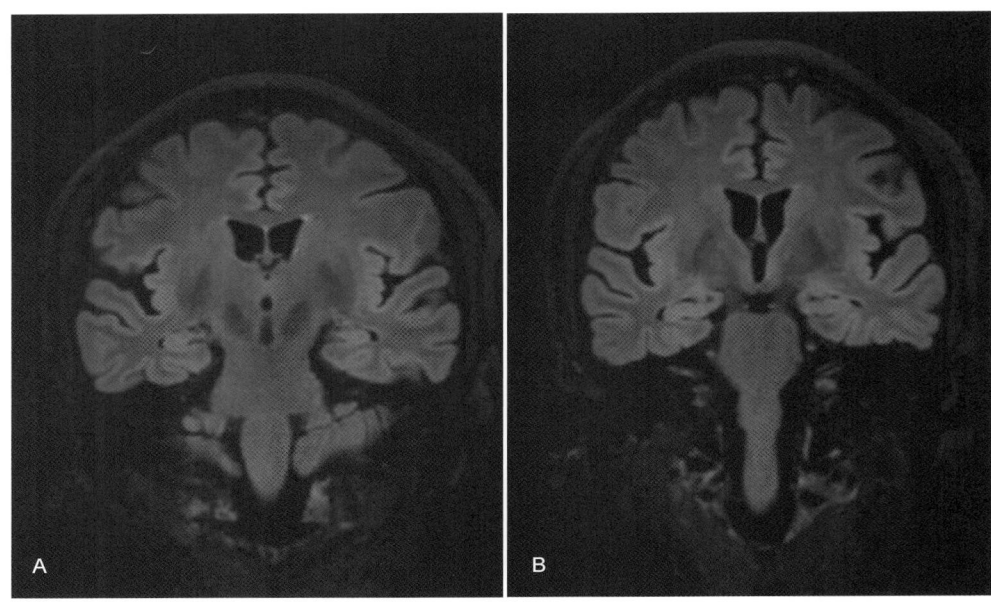

图29-1　头颅磁共振FLAIR序列冠状位（A和B），示双侧海马轻度萎缩

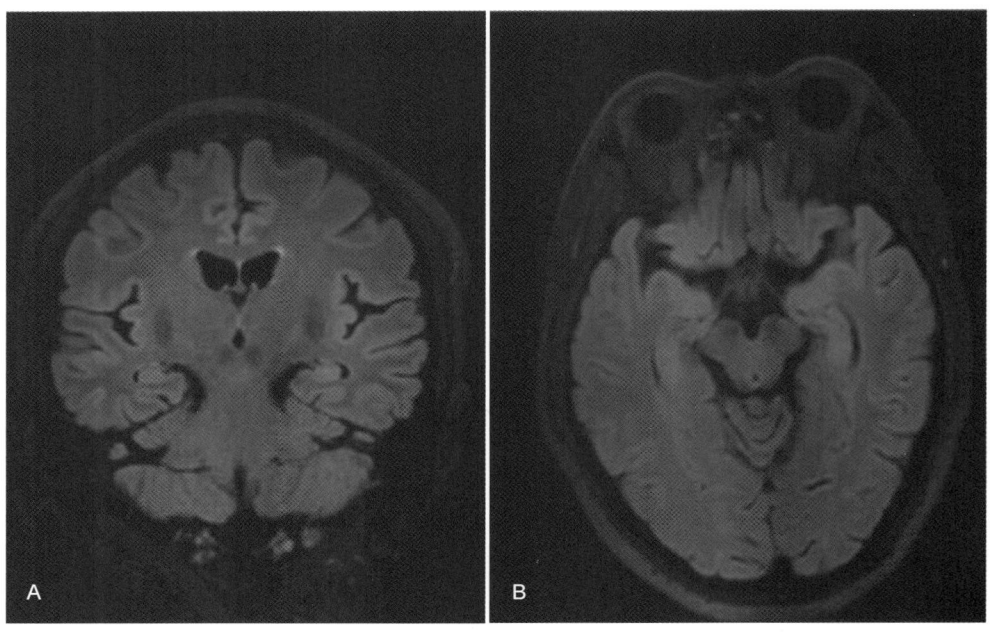

图29-2　头颅磁共振FLAIR序列矢状位（A）和轴位（B），示双侧海马轻度萎缩

（3）腹部 B 超示脂肪肝。

（4）胸部 X 线片示左下肺条状致密影，倾向于肺膈韧带所致；主动脉弓突出。

5. 本院多导睡眠图（PSG）监测（发病 1 年后）

（1）入睡潜伏期 19 min（正常），入睡后觉醒总时间为 214.5 min，睡眠连续性差，睡眠效率 52.6%（降低），总睡眠时间为 296 min。其睡眠结构：1 期睡眠比例增多，2 期睡眠比例减少，3 期睡眠比例减少，快速眼动（REM）睡眠比例减少。

（2）呼吸相关事件：在整夜睡眠中，291 min 处于仰卧位，呼吸暂停与低通气指数 44 次/小时，其中阻塞性呼吸暂停 97 次，低通气 120 次，最长呼吸暂停 41 s，最长低通气 29 s。最低和平均血氧饱和度分别为 91% 及 97%，微觉醒指数 36.7 次/小时，多与呼吸异常事件相关。综上，符合"重度阻塞性睡眠呼吸暂停低通气综合征"诊断标准。

（3）整夜睡眠中单次腿动指数 0.6 次/小时。

（4）心电图：整夜睡眠中平均心率 77 次/分，睡眠期最慢心率 71 次/分，睡眠期最快心率 88 次/分，记录期最快心率 88 次/分。

（5）整夜睡眠中可见晃头、皱眉，见于非快速眼动（NREM）期；偶见晃头、抖动左肩、上肢抖动及摸索样动作的异常行为，见于 REM 期。

（6）REM 期可见爆发性下颌肌电增高。

6. 基因检测 患者血液样本基因组中含有 *HLA-DQB1**0501、*HLA-DRB1**1001 基因。

【出院时诊断】

抗 IgLON5 抗体相关脑病。

【出院时情况】

患者全身及后枕部头皮不适感在给予丙种球蛋白冲击治疗和吗替麦考酚酯 0.25 g 2 次/日口服治疗后发作次数较前明显下降。夜间摸索仍有发作。

出院查体：生命体征平稳，心、肺、腹无明显异常。神经系统查体：神清，语利；记忆力正常，计算力下降，时间、地点、人物定向力正常；双侧瞳孔等大等圆，直径 3 mm，双侧瞳孔直接及间接对光反射灵敏；眼球运动充分，未见眼震；双侧面部针刺觉对称，双侧角膜反射正常引出，双侧咀嚼对称有力。双侧额纹、面纹对称，闭目及示齿有力，双耳粗测听力正常；双侧咽反射存在。双侧转颈、耸肩有力，伸舌居中，未见舌肌纤颤。四肢肌力、肌张力正常。四肢腱反射对称引出。双侧指鼻、跟膝胫试验稳准，闭目难立征阴性。双侧针刺觉及音叉振动觉对称。双侧掌颏反射、Hoffmann 征阴性。颈软，脑膜刺激征阴性。

二、讨论

该患者入院时的主诉主要是发作性全身发冷、冷气上升感，伴后枕部头皮发紧感，以及夜间睡眠时双手不自主摸索，伴抖动，醒后对发作过程无回忆，每晚均有发作。入院时诊断考虑为自主神经性发作（简单部分性发作）和复杂部分性发作，考虑颞叶起源的癫痫可能性大。癫痫病因考虑到了自身免疫性脑炎的可能，因此入院后及时为患者行腰穿脑脊液检查，发现颅内压 190 mmH$_2$O，轻度升高，脑脊液白细胞数 15/μl，脑脊液蛋白质 93.02 mg/dl（↑）。该患者腰穿压力轻度升高，脑脊液检查提示轻度炎症反应，考虑病毒性脑炎不除外，但是患者没有头痛、发热、脑膜刺激征等颅内感染的表现，因此诊断并不明确。血液和脑脊液自身免疫性脑炎抗体检查发现：血清抗 IgLON5 抗体 1∶320（+），脑脊液抗 IgLON5 抗体 1∶100（+），其他类型的自身免疫性脑炎抗体均阴性。结合患者多导睡眠图监测发现存在非快速眼动睡眠障碍、快速眼动期行为障碍、阻塞性睡眠呼吸暂停综合征，因此确诊为抗 IgLON5 抗体相关脑病，给予丙种球蛋白静脉冲击治疗及吗替麦考酚酯 0.25 g 2 次 / 日口服治疗后，患者全身及后枕部头皮不适感发作次数较前明显下降。该病罕见，临床表现缺乏特异性，因此熟悉该病的临床表现，对于该病的及时确诊非常关键。

（张长青）

三、专家点评

本例患者以发作性症状就诊，首先考虑癫痫发作。但是发作期脑电图正常，排除了癫痫发作的可能。经过详细询问病史和脑电图视频监测，发现患者可能存在睡眠障碍，后经多导睡眠图证实。结合患者中年以后起病，考虑到抗 IgLON5 抗体相关脑病的可能。2014 年 Josepdalmau 首次报道了抗 IgLON5 抗体相关脑病[1]。抗 IgLON5 抗体相关脑病的临床表现非常广泛，包括睡眠、运动、神经免疫学和神经退行性变等多方面症状。多种形式、不同程度的睡眠障碍是抗 IgLON5 抗体相关脑病相对特异的临床表现，几乎见于所有患者，主要包括非快速眼动睡眠障碍、快速眼动期行为障碍、阻塞性睡眠呼吸暂停综合征和喘鸣[2]，其他神经系统表现如延髓症状、步态异常、认知功能障碍也很常见[1]。神经病理学检查显示神经元丢失和神经胶质增生症伴不典型 Tau 蛋白病，主要累及脑干被盖部和下丘脑[3-4]，所以目前也提出该疾病可能是免疫触发的神经变性疾病。尽管抗体的功能尚不清楚，但抗体致病作用的证据变得越来越明显。到目前为止，人们对于抗 IgLON5 抗体相关脑病还没有足够的了解，因此需要更多的跨学科研究，以期更好地了解这种相对罕见的与自身免疫和神经变性均相关的疾病。关于该病的治疗，免疫疗法已被广泛使用，但其治疗效果有限，尤其是只有不到一半的患者对激素、丙种球蛋白、血浆置换治疗有效，而有 75% 以上的患者可对硫唑嘌呤或吗替麦考酚酯有效。文献报道：存在 *HLA-DQB1**05∶01 等位基因而没有 *HLA-DRB1**10∶01 等位基因、有认知功能损害、有脑脊液炎症反应的患者对免疫治疗的效果较好[5]。掌握该病的临床表现，尤其需要关注各种形式的睡眠障碍，对于该病的早期及时诊断非常关键。

（审核及点评专家：邵晓秋）

参考文献

[1] Sabater L, Gaig C, Gelpi E, et al. A novel non-rapid-eye movement and rapid-eye-movement parasomnia with sleep breathing disorder associated with antibodies to IgLON5: a case series, characterisation of the antigen, and post-mortem study. Lancet Neurology, 2014, 13: 575-586.

[2] Gaig C, Iranzo A, Santamaria J, et al. The sleep disorder in anti-lgLON5 disease. Current Neurology and Neuroscience Reports, 2018, 18: 41.

[3] Heidbreder A, Philipp K. Anti-IgLON5 disease. Curr Treat Options Neurol, 2018, 20: 29.

[4] Gelpi E, Hoftberger R, Graus F, et al. Neuropathological criteria of anti-IgLON5-related tauopathy. Acta Neuropathologica, 2016, 132: 531-543.

[5] Cabezudo-Garcia P, Mena-Vazquez N, Estivill-Torrus G, et al. Response to immunotherapy in anti-IgLON5 disease: a systematic review. Acta Neurologica Scandinavica, 2020, 141: 263-270.

病例 30 侧脑室旁结节样灰质异位症

一、病例介绍

【主诉】

患者男性，15岁，主诉"发作性四肢抽搐2年，发作性愣神、游走1年"。

【现病史】

患者2年前玩手机过程中出现发作性意识丧失、头左偏、双眼上翻、四肢抽搐，症状持续30 s后缓解，醒后不能回忆发作过程。无二便失禁及舌咬伤。此后每月发作1次，症状同上。头部MRI提示右侧侧脑室灰质异位，给予左乙拉西坦0.5 g 2次/日控制发作，发作频率无减少。1年前患者下午及夜间出现发作性愣神、游走，每次持续10 s，每月发作1次，外院给予左乙拉西坦0.75 g 2次/日、奥卡西平0.45 g 2次/日控制癫痫发作。半月前家属诉发作性愣神频率增加，3~4天发作1次，目前口服左乙拉西坦0.75 g 2次/日、奥卡西平0.6 g 2次/日、吡仑帕奈8 mg/d，发作频率无减少。

【既往史、个人史、家族史】

剖宫产，无难产、缺血缺氧史，无热惊厥史；2岁时右侧颞部头部碰撞史；运动及语言发育正常。否认家族类似病史。

【入院查体】

血压135/82 mmHg，脉搏65次/分。胸前区2 cm×3 cm咖啡斑，余内科查体未见异常。

神经系统查体：意识清楚，言语流利。双侧瞳孔等大正圆，直径3 mm，对光反射灵敏。双眼各向运动充分，水平眼震。双侧面部痛觉对称，张口下颌不偏。双侧额纹对称、闭目有力，示齿口角不偏。双侧听力粗测正常。伸舌居中，转头、耸肩有力。躯体感觉对称正常。四肢肌力5级，肌张力正常。双侧指鼻稳准、轮替快速正常。四肢腱反射对称引出。双侧Hoffmann征（−），双侧巴宾斯基征未引出。脑膜刺激征（−）。

【入院前辅助检查】

头部MRI + MRA MRI示右侧侧脑室颞角、枕角及体部偏后室壁异常改变，灰质异位可能性大（图30-1）。MRA示双侧后交通动脉开放，各大血管走行及分布未见明显异常改变。

【入院时诊断】

1. 定位诊断 广泛大脑皮质，右侧侧脑室颞角、枕角及体部偏后室壁。

患者出现意识丧失，四肢强直阵挛，考虑广泛大脑皮质受累。头部MRI检查显示右侧侧脑室颞角、枕角及体部偏后室壁灰质异位，故定位于此。

2. 定性诊断 局灶性发作、局灶性进展为双侧强直−阵挛性癫痫，右侧侧脑室旁结节样灰质异位症。

患者青年男性，慢性反复发作性病程，症状符合发作性、短暂性、重复性和刻板性的特点，非诱发条件下发作大于2次，结合EEG结果考虑为癫痫发作。患者有2种发作形式：

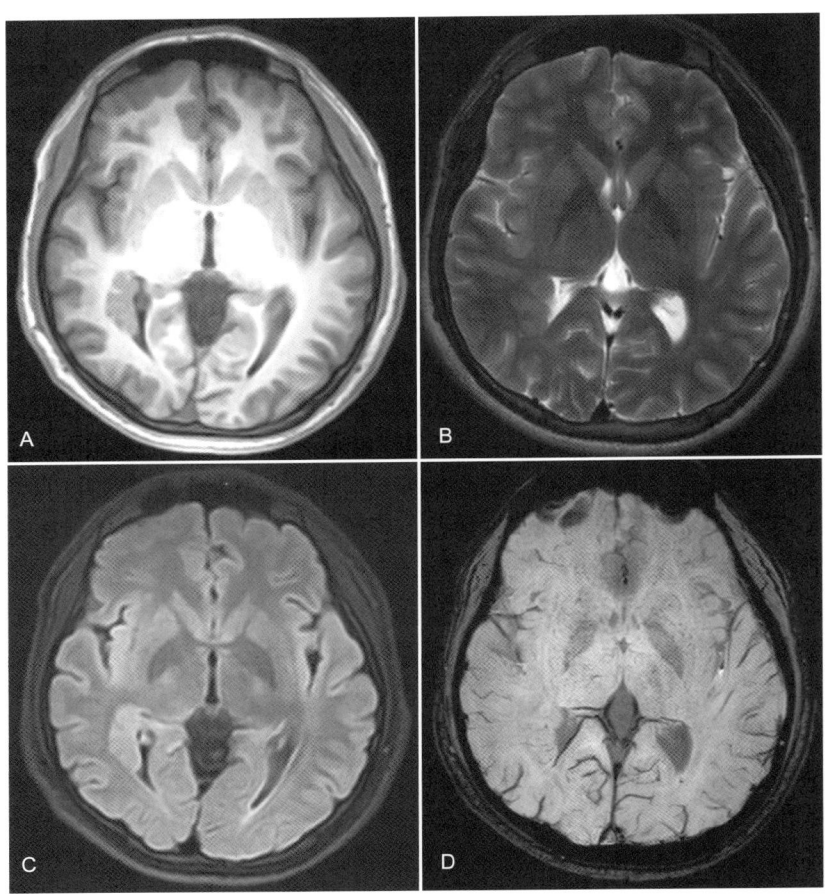

图 30-1 头部 MRI 示右侧侧脑室颞角、枕角及体部偏后室壁灰质异位。A. T1WI；B. T2WI；C. FLAIR 序列；D. SWI 序列

第 1 种发作形式表现为发作性肢体抽搐伴意识不清、呼之不应，双侧肢体强直、阵挛，为全面性发作；第 2 种发作形式表现为发作性愣神，伴游走等自动症，考虑为局灶性发作；综上所述，定性为局灶性发作、局灶性进展为双侧强直-阵挛。头颅 MRI 提示右侧侧脑室旁脑白质区灰质异位，考虑患者神经元移行障碍相关的皮质发育不良可能性大，故明确病因为结构性。

【住院后诊疗经过】

（一）诊疗经过概述

患者入院后，予以神经内科一级护理，完善入院常规、长程视频脑电图监测、头部 MRI、PET-MRI 等相关检查。继续口服抗癫痫药物左乙拉西坦 0.75 g 2 次/日、奥卡西平 0.6 g 2 次/日、吡仑帕奈 8 mg/d。长程视频脑电图监测：间期放电显示右侧中央、顶及颞区稍多量中-高幅慢波、棘波节律及棘慢综合波散发或阵发，有时可波及对侧导联呈广泛性发放趋势；监测过程中出现 5 次临床发作，表现形式大致相同，表现为患者突发轻微头颈部前倾或睡眠期突然睁眼→目光呆滞→头眼左偏→全身强直-阵挛，呼之不应，持续约 1.5 min 缓解；同期 EEG 示动作出现前 2～3 s 先是右侧后头部（左侧亦可见，右侧后头部时限早）出现一过性带有位相偏转的慢波，继之出现广泛性棘波节律，波幅渐高、频率渐慢→6 s 后节律消失→右侧后头部棘波改变，逐渐演变为棘波节律，波幅渐高、频率渐慢，并逐渐扩散至全导伴大量肌电及动作伪迹。结果提示局灶性发作伴知觉障碍，演变为强直-阵挛性发作。全脑 PET-MRI 提示右侧侧脑室（后角、三角区）旁代谢增高，考虑灰质异位；左侧颞叶内侧 FDG 代谢稍减低。头颅 MRI 示右侧侧脑室颞角、枕角及体部偏后室壁异常改变，灰质异位可能性大。综合评估结果，继续抗癫痫药物治疗，给予左乙拉西坦 0.75 g 2 次/日、奥卡西平 0.6 g 2 次/日、唑尼沙胺 50 mg 1 次/晚控制癫痫发作。定期复查肝肾功能、电解质、血常规、凝血功能等检查，定期复查脑电图，癫痫门诊就诊，酌情调整抗癫痫药物。现患者病情平稳，无癫痫发作，予以出院。

（二）住院后辅助检查

1. 影像学检查

（1）头部 PET-MRI：右侧侧脑室（后角、三角区）旁代谢增高，考虑灰质异位。左侧颞叶内侧 FDG 代谢稍减低（图 30-2）。

（2）心脏超声：心内主要结构及血流未见明显异常，左心功能正常。

（3）腹部超声：肝、胆、胰、脾、双肾未见明显异常。

2. 脑电图（EEG） 醒睡期全导较多量、同步或非同步、中-高波幅棘波、多棘波、多棘慢波散在、阵发或连续发放，以右侧额极、额及颞区为著，睡眠期显著（图 30-3）。

3. 基因检测 *KIF1A*、*RYR3* 各有 1 次杂合突变。

4. 蒙特利尔认知评估（MoCA） 26 分（初中文化）。

5. 实验室检查

（1）生化 35 项：碱性磷酸酶 222.5 U/L（↑），胆碱酯酶 11 683 U/L（↑），无机磷 1.62 mmol/L（↑），载脂蛋白 A_1 1 g/L（↓），同型半胱氨酸 16.97 μmol/L（↑）。

（2）血液系统 3 项：叶酸 2.11 ng/ml（↓）。

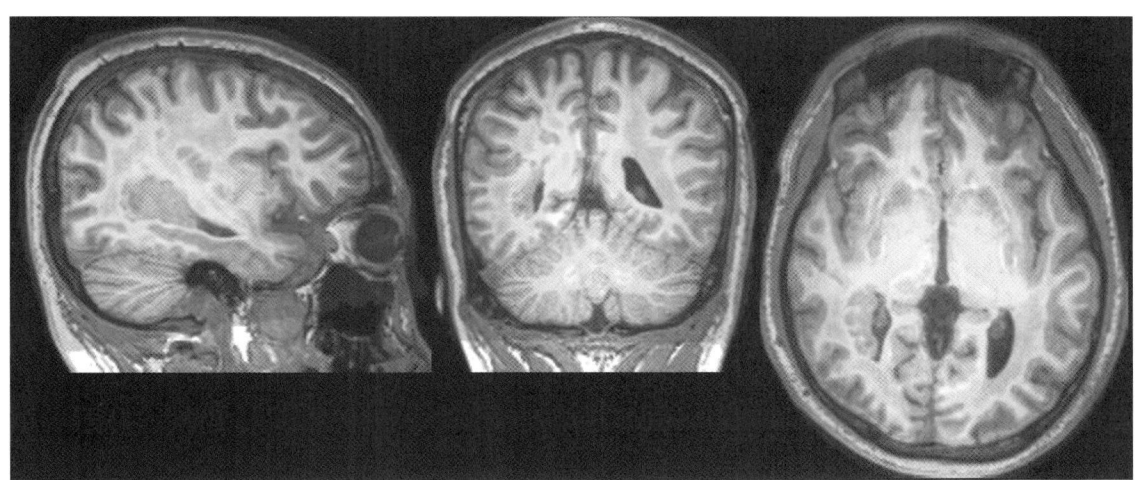

图 30-2（扫二维码看彩图） 头部 PET-MRI 示右侧侧脑室（后角、三角区）旁代谢增高，考虑灰质异位

彩图

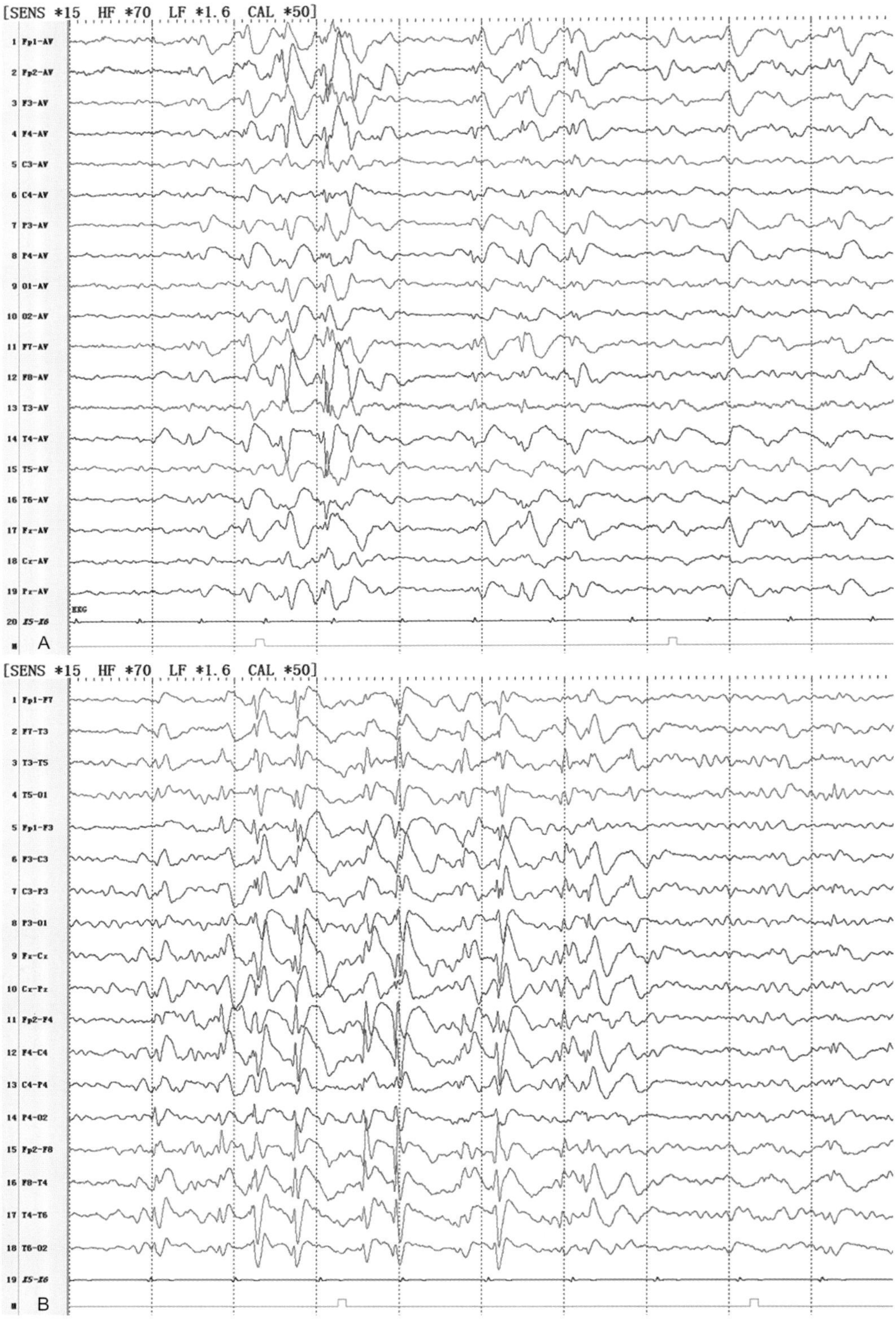

图 30-3（扫二维码看彩图） 视频脑电图。**A** 和 **B**. 间期放电。右侧中央、顶及颞区稍多量中-高幅慢波、棘波节律及棘慢综合波散发或阵发，有时可波及对侧导联呈广泛性发放趋势。**C** 至 **F**. 监测过程中出现 5 次临床发作，表现形式大致相同，表现为患者突发轻微头颈部前倾或睡眠期突然睁眼→目光呆滞→头眼左偏→全身强直-阵挛，呼之不应，持续约 1.5 min 缓解。同期 EEG：动作出现前 2～3 s 先是右侧后头部（左侧亦可见，右侧后头部时限早）出现一过性带有位相偏转的慢波，继之出现广泛性棘波节律，波幅渐高、频率渐慢→6 s 后节律消失→右侧后头部棘波改变，逐渐演变为棘波节律，波幅渐高、频率渐慢，并逐渐扩散至全导伴大量肌电及动作伪迹

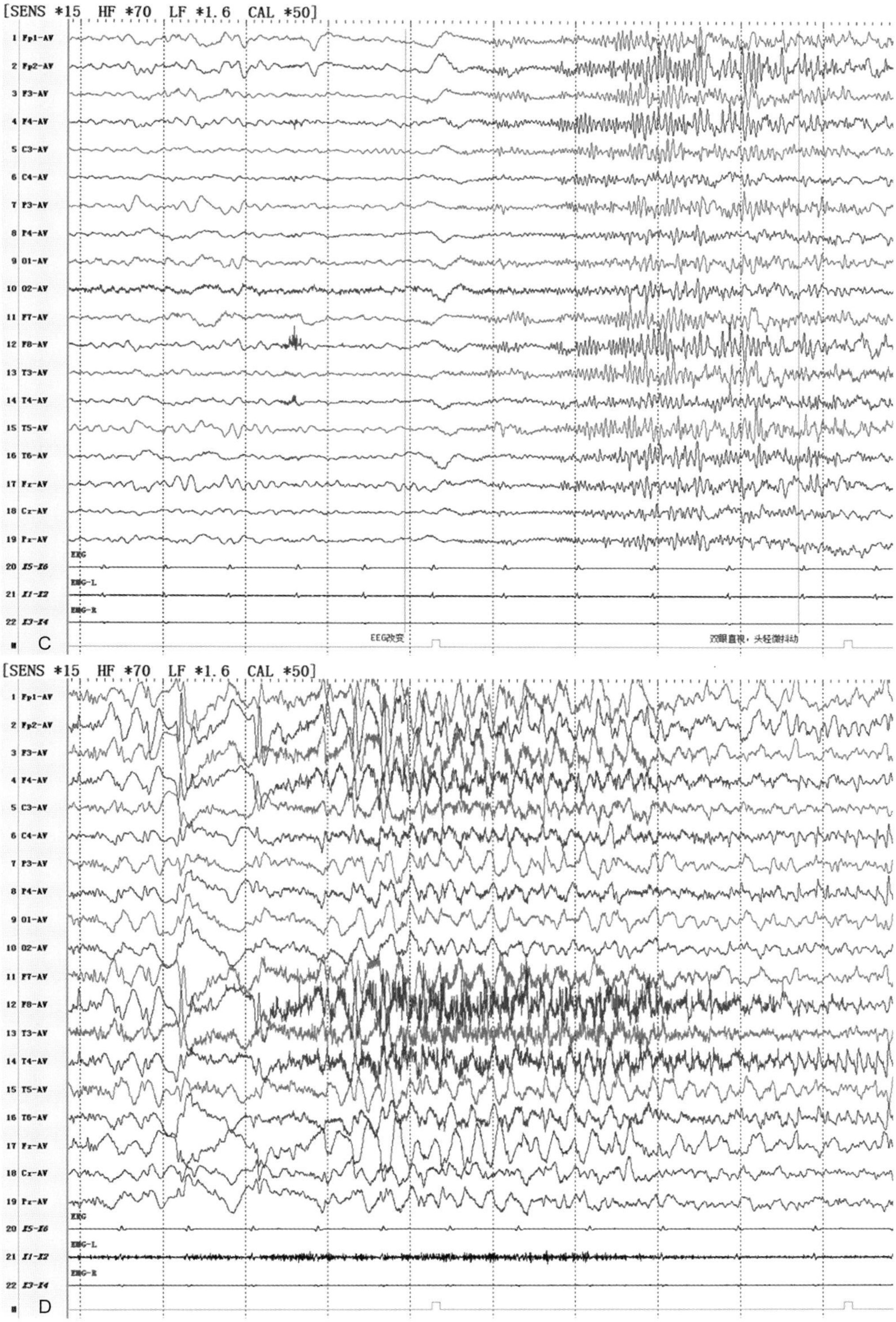

彩图

图 30-3 （续）

彩图

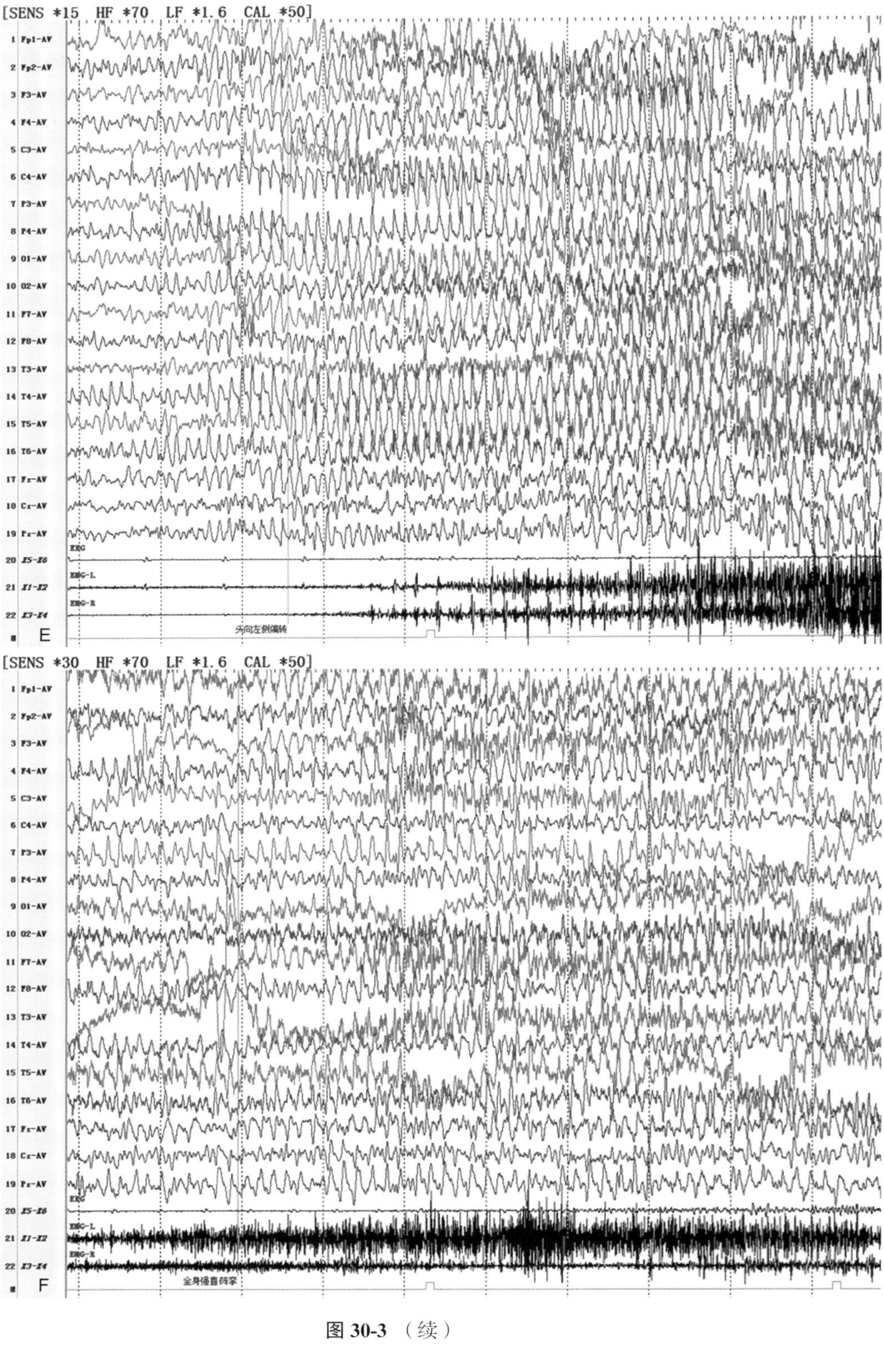

图 30-3（续）

（3）肿瘤标志物：糖类抗原 72-4 9.89 U/ml（↑），细胞角蛋白 19 片段 3.68 ng/ml（↑）。

（4）凝血 6 项：凝血酶原时间 13.3 s（↑），国际标准化比值 1.21（↑）。

（5）血常规+血型、补体 2 项、术前 8 项病毒筛查、尿常规、促甲状腺激素受体、甲状腺功能 8 项、糖化血红蛋白、抗链球菌溶血素 O、类风湿因子、自身抗体谱阴性。

（6）抗中性粒细胞胞质抗体、抗心磷脂抗体：阴性。

（7）便常规+潜血未见异常。

【出院时诊断】

　　症状性癫痫

　　　　局灶性发作

　　　　局灶性发作继发全面性强直-阵挛发作

　　右侧侧脑室旁结节样灰质异位症

【出院时情况】

出院查体：胸前区 2 cm×3 cm 咖啡斑，余内科查体未见异常。

神经系统查体：意识清楚，言语流利。双侧瞳孔等大正圆，直径 3 mm，对光反射灵敏。双眼各向运动充分，水平眼震。双侧面部痛觉对称，张口下颌不偏。双侧额纹对称、闭目有力，示齿口角不偏。双侧听力粗测正常。伸舌居中，转头、耸肩有力。躯体感觉对称正常。四肢肌力 5 级，肌张力正常。双侧指鼻稳准、轮替快速正常。四肢腱反射对称引出。双侧 Hoffmann 征（−），双侧巴宾斯基征未引出。脑膜刺激征（−）。

【随访情况】

出院后半年回访家属，仍 1～2 个月发作 1 次。唑尼沙胺加量至 50 mg 2 次/日。

出院后 1 年回访家属，发作明显减少，仅感冒或偶尔漏服药后发作 1 次。

【最终诊断】

同出院时诊断。

二、讨论

灰质异位症（gray matter heterotopia，GMH）是一种先天性神经系统发育异常，从室管膜到软脑膜都可以看到 GMH。GMH 的发病机制是神经元向大脑皮质异常迁移的结果。GMH 按发生部位分为室管膜下型、局灶性皮下型、弥漫型、脑裂畸形型、混合型[1]。Zajac 等[2]曾报道侧脑室旁结节样灰质异位症（periventricular nodular heterotopia，PNH）是最常见的 GMH 类型。临床症状主要表现为癫痫发作，少数患者可有智力发育迟滞或其他大脑及躯体畸形。PNH 可再分为双侧对称型、双侧不对称型及单侧型 3 类。由于灰质异位与正常皮质形成复杂的异常网络，所以癫痫发作类型与灰质异位的部位没有明确的相关性。

本例患者为青年男性，发作性病程，症状符合发作性、短暂性、重复性和刻板性的特点，24 h 以上非诱发条件下发作大于 2 次，癫痫发作诊断明确。患者有 2 种发作形式，结合长程视频脑电图监测，考虑症状性癫痫，局灶性发作、局灶性进展为双侧强直-阵挛。头部 MRI 及 PET-MRI 显示为侧脑室旁结节样灰质异位，按照国际抗癫痫联盟 2017 年癫痫病因学分类，考虑本患者癫痫的病因为结构性。综合临床资料确诊为侧脑室旁结节样灰质异位症。

最典型和最常见的 PNH 是由 *Filamin A* 基因突变引起的，它是 X 连锁显性遗传。本例患者基因未检测到明确与临床表型相关的致病或疑似致病性变异，否认家族史，可能为散发性病例。据报道在散发病例中，有少部分是由 *Filamin A* 基因突变引起，绝大多数没有检测到已知突变基因，其发病机制尚未完全明确[3-4]。

灰质异位症的治疗和预后通常采用对症治疗，主要目的是通过药物或手术控制癫痫发作。对于药物难治性癫痫患者，异位灰质切除加皮质双极电凝治疗可取得良好效果。本例患者入院后经综合评估建议：药物控制癫痫发作，抗癫痫药调整为左乙拉西坦 1500 mg/d、奥卡西平 1200 mg/d、唑尼沙胺 50 mg/d，暂不予手术切除。

（史伟雄　刘茅茅　蒋　莹）

三、专家点评

侧脑室旁结节样灰质异位症（PNH）是一种神经元迁移障碍导致的皮质发育畸形，常合并其他脑部畸形，例如局灶性皮质发育不良、胼胝体发育不全、海马异常、多发性神经纤维瘤病或其他发育性脑神经元病。PNH 发生在怀孕 10～16 周，以脑部 MRI 上可识别的侧脑室内异位神经元结节为特征，主要临床特征包括癫痫、小脑征、轻至中度认知障碍等。

PNH 分为 3 个亚型，双侧对称型、双侧不对称型和单侧型。最典型和最常见的 PNH 是由 *Filamin A* 基因突变引起，它是 X 连锁显性遗传。Filamin A 蛋白质通过与质膜上的几种蛋白质相互作用调节细胞骨架重组，从而导致细胞形状和迁移的变化。在散发病例中，有少部分是由 *Filamin A* 基因突变引起，绝大多数没有检测到已知突变基因，其发病机制尚未完全明确[3-4]。*Flamin A* 基因突变相关的 PNH 最常见的非神经系统异常包括心脏瓣膜病和动脉导管未闭等[5-6]。

PNH 的另一个主要临床特征是难治性癫痫。双侧 PNH 患者的病情相对较轻，癫痫发作常始于 10～20 岁，且发作频率低；单侧 PNH 患者的癫痫发作较早，通常在 10 岁前起病，且发作频率较高，甚至达到每日多次发作，具有药物难治性癫痫的特征。无论是双侧还是单侧，大多数癫痫患者均表现为部分性发作继发全面性发作。PNH 中大多数异位结节在结构和功能上与上覆皮质连接，所连接的最常见的灰质部位是同侧上方皮质的离散区域，其次是同侧区域的非上覆皮质和对侧皮质[7]，最常见的部位是颞叶、顶叶和枕叶[8]。一项基于 PNH 患者全脑高分辨率纤维束成像的研究显示，异位结节和大脑皮质之间有异常神经纤维的存在[9]，并且癫痫持续时间长的患者异常纤维连接强度更高。异常纤维连接可能是神经功能障碍的关键结构基础，在癫痫发病中起重要的作用。癫痫发作的可能机制，一是没有适当的抑制性作用，二是异常反馈回路引起异位的皮质区域和上覆皮质可能存在过度兴奋性。

大多数单侧 PNH 患者的癫痫发作常为难治性癫痫，由于该类患者的异位灰质与上覆皮质之间存在复杂的致痫性网络，即使通过侵入性脑电图监测仍无法准确识别癫痫起源，所以这种复杂致痫网络的破坏可能是治愈难治性 PNH 相关癫痫的最有效方法。手术可能是单侧病变的情况下最有效的治疗方法。一项权威研究报道显示，射频热凝术应被视为 PNH 相关癫痫的一线治疗选择，特别是在立体脑电图的评估指导下。

（审核及点评专家：王　群）

参考文献

[1] 周育夫，石士奎，陈俊清，等. 脑灰质异位症的 MRI 诊断. 中国 CT 和 MRI 杂志，2009，10（28）：19-21.

[2] Zajc-Mnich M，Kostkiewicz A，Guz W，et al. Clinical and morphological aspects of gray matter heterotopia type developmental malformations. Pol J Radiol，2014，79（1）：502-507.

[3] Stossel TP，Condeelis J，Cooley L，et al. Filamins as integrators of cell mechanics and signalling. Nat Rev Mol Cell Biol，2001，2（2）：138-145.

[4] Nesbitt G，Mckenna K，Mays V，et al. The epilepsy phenome/genome project（EPGP）informatics platform. Clin Trials，2013，10（4）：568-586.

[5] Mirandola L，Mai RF，Francione S，et al. Stereo-EEG：diagnosticand therapeutic tool for periventricular nodular heterotopia epilepsies. Epilepsia，2017，58（11）：1962-1971.

[6] Liu W，An D，Tong X，et al. Region-specific connectivity in patients with periventricular nodular heterotopia and epilepsy：a study combining diffusion tensor imaging and functional MRI. Epilepsy Res，2017，136：137-142.

[7] Emiliano S，Giampaolo V，Daniela M，et al. Cerebro-cerebellar functional connectivity profile of an epilepsy patient with periventricular nodular heterotopia. Epilepsy Res，2012，101（3）：280-283.

[8] Farquharson S，Tournier JD，Calamante F，et al. Periventricular nodular heterotopia：detection of abnormal microanatomic fiber structures with whole-brain diffusion MR imaging tractography. Radiology，2016，281（3）：896-906.

[9] Christodoulou JA，Walker LM，Deltufo SN，et al.Abnormal structural and functional brain connectivity in gray matter heterotopia. Epilepsia，2012，53（6）：1024-1032.

病例 31　伴癫痫持续状态的系统性自身免疫性疾病中枢神经系统损害

一、病例介绍

【主诉】

患者女性，32岁，主诉"发作性肢体抽搐17年，加重6天"入院。

【现病史】

17年前患者无明显诱因出现发作性双手上抬、抽搐一下，伴低头，1～2 s即好转，无意识丧失，无跌倒，未重视。数日后出现发作性意识丧失、呼之不应，头向右侧偏斜，四肢强直抽搐，跌倒，无口舌咬伤、二便失禁，发作前无明显先兆，持续2～3 min停止，发作后有头沉感。每月数次，多于月经期发作，清醒、睡眠时均有发作。13年前出现发作性喊叫，继而无目的活动，双上肢挥舞、拉扯、摸索，四处行走，后出现咂嘴等动作，呼之不应，无倒地、肢体强直抽搐，持续约3 min好转，发作前无明显先兆，发作后不能回忆。每月数次，规律同前。曾先后服用托吡酯、卡马西平、拉莫三嗪、奥卡西平、中药等（具体不详），仍有发作。平日服药不规律。1年前开始服卡马西平0.2 g 2次/日，因备孕自行减药为0.2 g 1次/晚，自述发作频率无明显变化，发作性四肢抽搐每1～2年一次，发作性无目的活动每月数次。入院前6天受凉后出现发作性四肢强直抽搐、呼之不应，持续1～2 min，反复发作，间隔约10 min，发作间期意识不清。于我院急诊就诊，予咪达唑仑静脉泵入，后使用苯巴比妥0.1 g每8 h一次肌注、丙戊酸钠0.5 g 2次/日、左乙拉西坦0.75 g 2次/日口服抗癫痫治疗，患者发作频率逐渐减少，最后一次发作为入院前1天，表现为四肢强直抽搐。为进一步治疗收入病房。

【既往史、个人史、家族史】

出生史正常，自诉生长发育无明显异常，学习成绩较差。7月龄左右时诊断为"动脉导管未闭"，平日体能较差，17年前行介入封堵术。近2年自然流产2次，均发生于妊娠30～40天时。否认高热惊厥、脑炎、头外伤病史。否认药物过敏史。

【入院查体】

体温36.8℃，脉搏102次/分，血压96/63 mmHg，呼吸18次/分。双肺呼吸音清，未闻及明显干、湿啰音。心律齐，未闻及明显杂音。腹软，无压痛及反跳痛，肝脾肋下未触及。

神经系统查体：神清、语利，时间、地点、人物定向力正常，记忆力粗测正常，计算力减退（100－7＝93，93－7＝63）。双侧瞳孔等大等圆，直径3 mm，双侧瞳孔直接及间接对光反射灵敏，眼球各向运动充分，未见眼震。双侧面部针刺觉对称，双侧角膜反射正常引出，双侧咀嚼对称有力。双侧额纹、面纹对称，闭目及示齿有力。双耳粗测听力可，Weber征居中，Rinne试验双侧气导＞骨导。双侧软腭上抬有力，双侧咽反射存在。双侧转颈、耸肩有力，伸舌居中，未见舌肌纤颤。四肢肌力5级，肌张力正常。双侧指鼻、跟膝胫试验稳准。双侧针刺觉及音叉振动觉对称。四肢腱反射对称引出。双侧掌颏反射、Hoffmann征阴性。双侧巴宾斯基征阴性。颈软，脑膜刺激征阴性。

【入院前辅助检查】

头部MRI（入院前1天）双侧颞角轻度增宽，其余MRI及MRA检查未见明显异常（图31-1）。

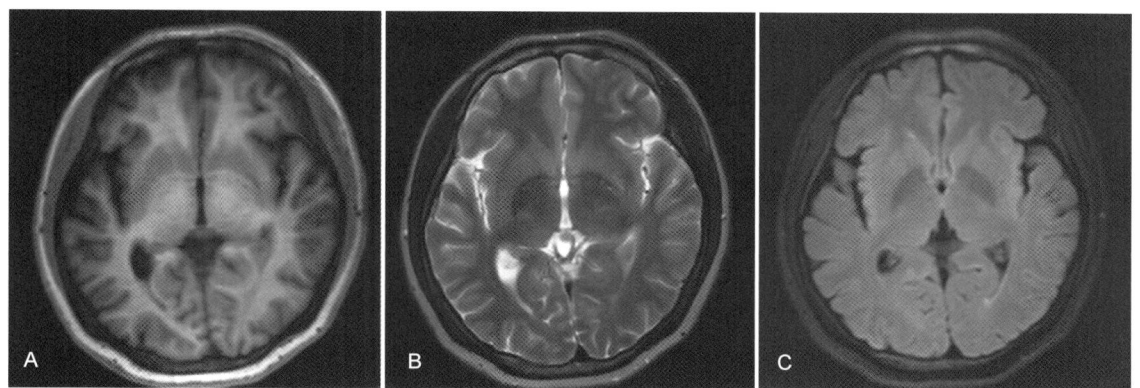

图31-1 入院前1天，头部MRI示双侧颞角轻度增宽，其余未见明显异常。A. T1WI；B. T2WI；C. FLAIR序列

【入院时诊断】

1. 定位诊断 广泛大脑皮质。

患者发作时出现意识丧失，四肢强直阵挛，考虑广泛大脑皮质受累。目前尚无脑电图资料，影像学头部MRI未见脑内确切病变，结合患者症状学，发作时喊叫、过度运动等症状，考虑额叶起源可能性大，需完善脑电图、PET等检查进一步明确。

2. 定性诊断 症状性癫痫（部分继发全面性强直-阵挛发作、复杂部分性发作）、癫痫持续状态。

患者青年女性，反复发作性病程，症状符合癫痫发作的典型表现，具有发作性、短暂性、重复性、刻板性，为痫性发作。非诱发条件下大于2次发作，目前潜在病因不能除外，考虑诊断症状性癫痫。第一种发作形式考虑部分继发全面性强直-阵挛发作可能性大，第二种发作形式考虑为复杂部分性发作。患者入院前6天出现反复频繁发作，发作间期意识不能恢复至正常水平，故诊断癫痫持续状态。

【住院后诊疗经过】

（一）诊疗经过概述

患者入院后给予左乙拉西坦、丙戊酸钠、奥卡西平、苯巴比妥抗癫痫治疗，未再出现肢体抽搐发作。患者于入院后第4天症状加重，出现精神行为异常、认知功能下降、胡言乱语。脑电图监测提示背景活动差，全导广泛性慢波。结合患者多项自身免疫性抗体阳性，既往2次自然流产史，请风湿免疫科会诊，考虑器质性脑病，自身免疫性疾病中枢神经系统受累，予以甲泼尼龙1 g 1次/日×3天，继以甲泼尼龙500 mg 1次/日×3天，继以甲泼尼龙

80 mg 1 次 / 日 ×3 天激素冲击治疗，并给予吗替麦考酚酯 0.75 g 2 次 / 日口服治疗。激素治疗第 5 天时患者症状有所好转，认知功能部分改善，脑电图背景活动亦较前好转。

（二）住院后辅助检查

1. 血液学检查（入院后第 1 天）

（1）血常规：白细胞绝对值 $4.45×10^9$/L，红细胞绝对值 $4.64×10^{12}$/L，血红蛋白 84 g/L（↓），红细胞平均体积 61.9 fl（↓），平均血红蛋白量 18 pg（↓），平均血红蛋白浓度 291 g/L（↓），血小板绝对值 $195×10^9$/L，血细胞比容 0.29 L/L（↓），中性粒细胞相对值 57.6%。

（2）甲状腺功能 8 项：正常。

（3）垂体性腺 8 项：催乳素 33.8 ng/ml（↑），生长激素 0.54 ng/ml，皮质醇 117 ng/ml，促黄体生成素 1.93 mIU/ml，卵泡刺激素 3.11 mIU/ml，雌二醇 199 pg/ml，孕酮 4.6 ng/ml，睾酮 0.39 ng/ml。1 周后复查催乳素 12 ng/ml（正常）。

（4）肿瘤标志物：正常。

（5）红细胞沉降率：32 mm/60 min（↑）。

（6）类风湿因子：924 IU/ml（↑），抗链球菌溶血素 O 104 IU/ml。

（7）抗磷脂抗体谱：心磷脂抗体 8.31 RU/ml（-），抗 $β_2$ 糖蛋白 -1 抗体 IgA 4.93 RU/ml（-），抗 $β_2$ 糖蛋白 -1 抗体 IgG 1.76 RU/ml（-），抗 $β_2$ 糖蛋白 -1 抗体 IgM 39.75 RU/ml（+）。

（8）狼疮抗凝物 6 项：均阴性。

（9）抗中性粒细胞胞质抗体谱：均阴性。

（10）自身抗体谱：均阴性。

（11）抗核抗体谱 15 项、17 项和 dsDNA 2 项（此次发病后第 13 天）：均阴性。

2. 腰穿脑脊液检查（入院后第 7 天）

（1）脑脊液压力：150 mmH$_2$O。

（2）脑脊液常规：外观无色清，潘氏试验阴性，细胞总数 102/μl，白细胞数 2/μl，多核细胞 50%，单核细胞 50%。

（3）脑脊液生化：腺苷脱氨酶 0.3 U/L，氯化物 127 mmol/L，糖 3.42 mmol/L，蛋白质 28.34 mg/dl，乳酸 1.8 mmol/L。同期血糖：葡萄糖 7.09 mmol/L（↑）。

（4）脑脊液涂片：革兰氏染色未见细菌，抗酸染色未见抗酸杆菌，墨汁染色未见新型隐球菌。

（5）脑脊液 24 h 鞘内 IgG 合成率：-1.76（正常）。

（6）脑脊液寡克隆区带（-），血清 IgG 寡克隆区带（-），脑脊液特异 IgG 寡克隆区带（-）。

（7）自身免疫性脑炎抗体（脑脊液+血清）：抗 NMDAR、CASPR2、AMPA1、AMPA2、LGI1、GABA$_B$R、GAD65 抗体均阴性。

（8）神经元抗原谱抗体（脑脊液+血清）：抗 -PNMA2 抗体、抗 -Ri 抗体、抗 -Amphiphysin 抗体、抗 -Hu 抗体、抗 -Yo 抗体、抗 -CV2 抗体均阴性。

3. 头部 MRI（入院后第 4 天） 未见明显新发异常改变（图 31-2）。

4. 脑电图检查

（1）脑电图（入院后第 1 天）：背景活动双侧不对称，右侧额颞区（额极区为著）中波幅慢波、1.5～2.5 Hz 棘慢波、棘波节律（图 31-3）。

（2）脑电图（入院后第 3 天，症状加重前 1 天）：双侧前头部为著的弥漫性大量中波幅 1.5～2.5 Hz δ 节律，逐渐增多，数小时后呈持续性发放（图 31-4）。

（3）脑电图（入院后第 9 天，激素治疗第 3 天）：弥漫性 1.5～2.5 Hz δ 节律明显减少（图 31-5）。

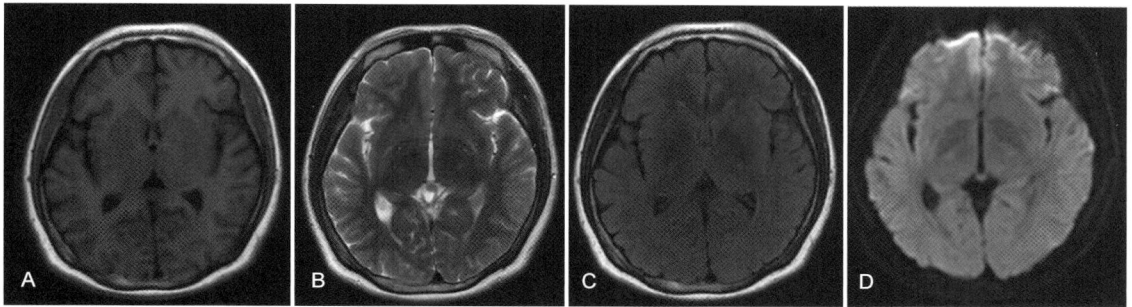

图 31-2　入院后第 4 天，头部 MRI 未见明显新发异常改变。A. T1WI；B. T2WI；C. FLAIR；D. DWI 序列

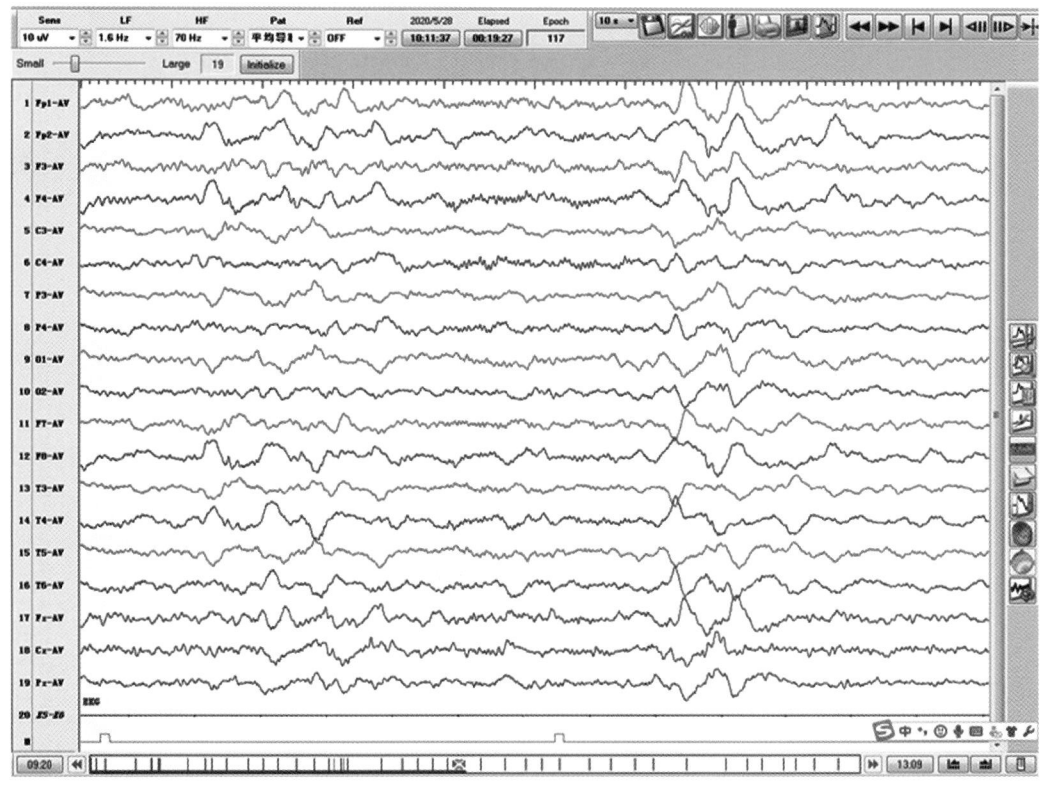

图 31-3（扫二维码看彩图）　入院后第 1 天脑电图，右侧额颞区慢波、棘慢波

彩图

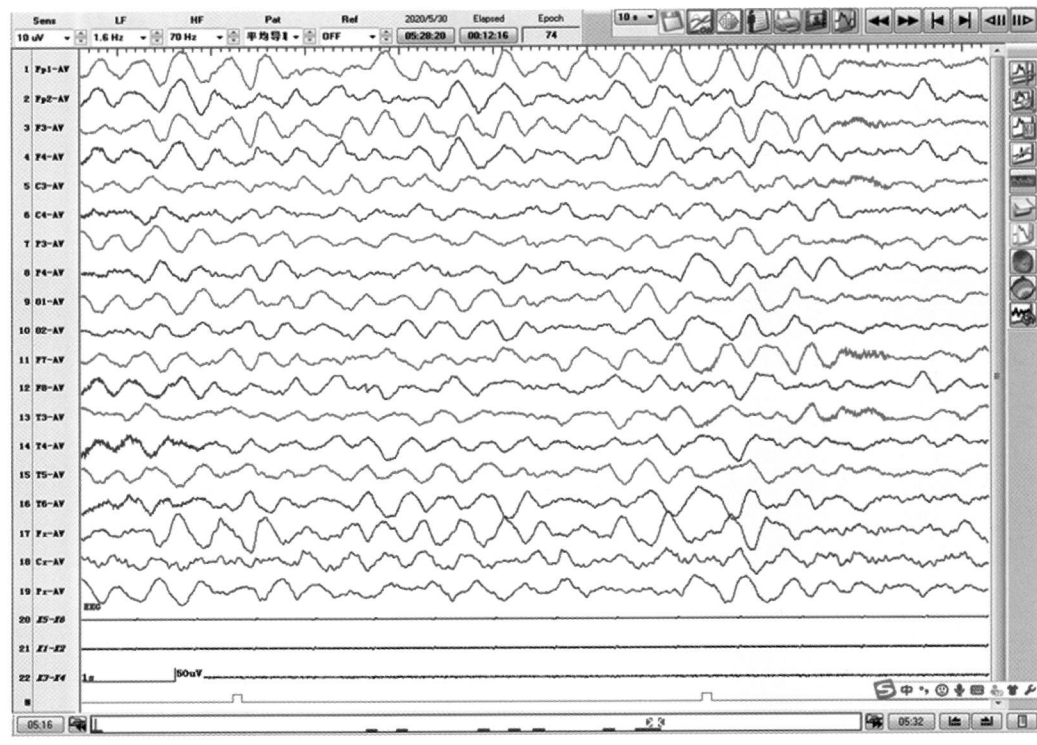

图 31-4（扫二维码看彩图） 入院后第 3 天，症状加重前脑电图，双侧前头部为著的弥漫性大量中波幅 1.5～2.5 Hz δ 节律

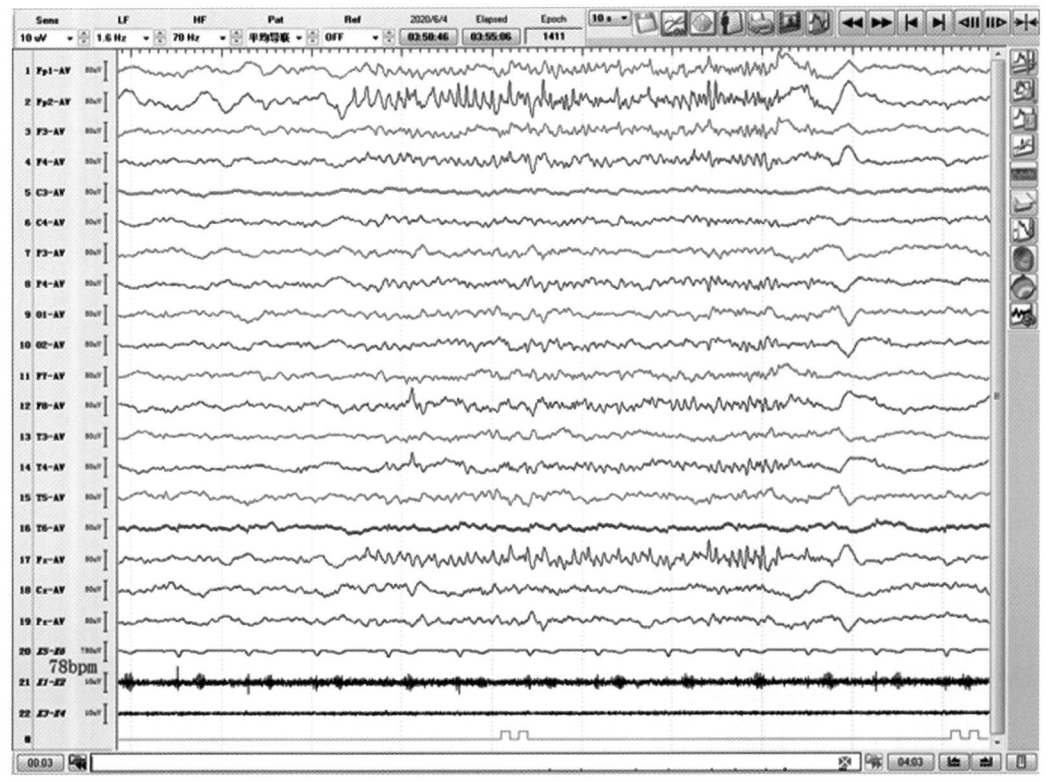

图 31-5（扫二维码看彩图） 入院后第 9 天，脑电图提示病情好转，弥漫性 1.5～2.5 Hz δ 节律间断性减少，右侧额颞区间期癫痫样放电出现

【出院时诊断】
　　器质性脑病
　　　　结缔组织病
　　　　　　自身免疫性中枢神经系统病变
　　癫痫持续状态
　　症状性癫痫
　　　　复杂部分性发作
　　　　继发全面性强直-阵挛发作

【出院时情况】
生命体征平稳。神经系统查体：神清、语利，定向力可，记忆力粗测可，计算力下降。双侧瞳孔等大等圆，直径 3 mm，双侧瞳孔直接及间接对光反射灵敏，眼球各向运动充分。双侧额纹、面纹对称，闭目及示齿有力。双侧转颈、耸肩有力，伸舌居中，未见舌肌纤颤。四肢肌力 5 级，肌张力正常。双侧针刺觉对称。四肢腱反射对称引出。双侧巴宾斯基征阴性。颈软，脑膜刺激征阴性。

【随访情况】
出院 2 周时认知功能、精神行为能力恢复到此次发病前水平。

【最终诊断】
同出院时诊断。

二、讨论

　　患者 32 岁，癫痫发作病史 17 年。此次受凉后出现癫痫持续状态（status epilepticus，SE），经治疗缓解。继而出现精神行为异常，认知及意识水平下降，考虑自身免疫性疾病中枢神经系统受累，予以甲泼尼龙和吗替麦考酚酯进行免疫调节治疗。激素治疗第 5 天时患者意识状态有所好转，认知功能部分改善，脑电图较前好转。出院 2 周时认知功能、精神行为能力恢复到此次发病前水平。本患者有癫痫病史多年，此次以 SE 起病，继而出现精神行为异常、认知功能下降，在临床诊疗中极易误诊。因此，癫痫患者若出现发作形式变化及认知水平下降，需考虑是否合并其他疾病，女性患者若存在多次自然流产史，应筛查抗磷脂抗体。抗磷脂抗体综合征常继发于 SLE，狼疮脑病表现多样，部分患者进展迅速可危及生命。本患者抗 β_2 糖蛋白 -1 抗体 IgM 阳性，类风湿因子显著升高，均提示患者存在系统性自身免疫性疾病，虽然狼疮抗凝物、自身抗体谱、抗核抗体谱均为阴性，结合临床及脑电图表现仍应考虑自身免疫性疾病神经系统损害。多种系统性自身免疫性疾病都可引起神经系统损害，症状轻者仅有偏头痛、性格改变、记忆力减退或轻度认知障碍，症状重者可表现为脑血管病、昏迷、SE 等，临床上应予以重视[1]。本患者在出现临床症状之前已有脑电图改变，治疗过程中脑电图（EEG）改善也早于临床症状好转，脑电图监测在诊断和治疗过程中起到了非常关键的作用。EEG 可鉴别痫性发作和非痫性发作，尤其能够发现非惊厥性癫痫发作（NCS）和非惊厥性癫痫持续状态（NCSE）；可敏感地发现脑功能变化，在临床征象变化之前作出好转或恶化的判断；可准确反映治疗信息，为治疗方案的调整提供帮助[2]。

（陈　超）

三、专家点评

癫痫的病因诊断是实现精准治疗的关键,自第 1 次癫痫发作起就应考虑病因诊断问题。2017 年国际抗癫痫联盟关于癫痫分类提出六大病因[3-4]:遗传性、结构性、感染性、免疫性、代谢性、未知病因。每名患者可以有单个或多个病因。需特别关注可治病因。结合本例患者,这是一例很特殊的病案,患者发作性症状近 20 年,从未系统诊治,此次因癫痫持续状态急诊入我院,住院期间主管医生敏锐地捕捉到不被患者关注的 2 次自然流产史及先天性心脏病病史,并及时进行了相应检查。住院期间患者精神状态的波动首先体现在视频脑电图上,而非脑结构的改变。在结合考虑患者多项免疫指标异常后,反复请风湿免疫科会诊、组织疑难病例讨论数次,最后病因诊断指向免疫性:自身免疫性疾病神经系统损害。给予激素、免疫抑制、对症等治疗后,患者预后良好而出院。本病例的收获在于:首先,详细的病史问诊是诊断的重中之重;其次,视频脑电图在判断脑功能早期改变方面明显优于影像学。

(审核及点评专家:刘茅茅)

参考文献

[1] 中华医学会风湿病学分会. 系统性红斑狼疮诊断及治疗指南. 中华风湿病学杂志,2010,14(5):342-346.
[2] 马健,陆国平. 床旁脑电图监测. 中国小儿急救医学,2017,24(6):401-411.
[3] Scheffer IE,Berkovic S,Capovilla G,et al. ILAE classification of the epilepsies:position paper of the ILAE Commission for classification and terminology. Epilepsia,2017,58(4):512-521.
[4] Fisher RS,Cross JH,French JA,et al. Operational classification of seizure types by the International League Against Epilepsy:position paper of the ILAE Commission for classification and terminology. Epilepsia,2017,58(4):522-530.

病例 32　裂隙脑室综合征

一、病例介绍

【主诉】

患者男性，14岁，主诉"间断头痛1年余，加重伴发作性意识丧失5月余"。

【现病史】

患者1年余前（2019年8月）无明显诱因间断出现头痛，表现为全脑胀痛，程度尚能忍受，多于15:00—16:00出现，伴有大汗、后颈僵硬、恶心、呕吐胃内容物，发作前无明显先兆，否认肢体无力、抽搐、意识丧失、视物模糊等，平均半月发作一次，持续2~3 h，休息后可自行完全缓解，就诊于外院，完善头颅CT检查，示"未见明显异常"，未系统治疗。患者5月余前（2020年5月）头痛频率较前增加，平均每6~10天发作一次，性质、程度基本同前，持续3~4 h，休息后可自行完全缓解。患者于2020年5月7日头痛发作时突发意识丧失、呼之不应，伴有四肢伸直、双眼右视，无肢体抽搐、大小便失禁、舌咬伤、牙关紧闭等，持续1~2 min后自行醒转，无明显遗留症状，就诊于外院，完善头颅CT、MRI检查，考虑"静脉窦血栓形成"，完善腰椎穿刺，初压大于300 mmH$_2$O，给予甘露醇脱水降颅压、低分子量肝素抗凝，住院期间头痛未再发作，出院给予华法林抗凝，未规律监测INR值。后患者再次间断出现头痛，频率较前增加，平均每4~5天发作一次，程度逐渐加重，持续时间逐渐延长，患者于2020年9月19日出现持续头痛，就诊于外院，完善全脑血管造影，示"左侧颈内静脉重度狭窄，右侧横窦纤细"，完善2次腰椎穿刺，初压均大于300 mmH$_2$O，给予甘露醇脱水降颅压，未给予低分子量肝素、华法林抗凝，住院期间患者再次出现发作性意识丧失2次，性质、持续时间基本同前，家属诉腰椎穿刺后患者头痛可完全缓解。为求进一步诊治，患者就诊于我院急诊，留观期间头痛持续，不可完全缓解，头痛程度剧烈时出现发作性意识丧失数次，家属诉昨日共发作4次，持续时间较前稍延长，可伴有大小便失禁、牙关紧闭，完善腰椎穿刺，初压210 mmH$_2$O。

患者自患病以来，饮食不良，睡眠不良，二便如常，体重无明显变化。

【既往史、个人史、家族史】

足月顺产，无早产、难产史，智力发育基本正常，体力发育较差，患者于13年前（1岁半）时因步态异常，表现为足尖行走，左上肢后伸，易跌倒，检查发现蛛网膜囊肿，于外院行蛛网膜囊肿腹腔分流术，术后日常活动基本正常。患者既往多于"感冒"时出现头痛，程度较重，偶伴有恶心、呕吐，休息后可自行完全缓解。否认高血压、糖尿病、冠心病病史。否认吸烟、饮酒史。否认药物和食物过敏史。否认家族史。

【入院查体】

右侧血压133/95 mmHg，左侧血压121/107 mmHg，心率76次/分，律齐，余内科查体未见明显异常。双侧眼底视盘边界清楚，颜色正常，无出血，动脉：静脉＝1:2。

神经系统查体：神清、语利，高级皮质功能粗测正常。双侧瞳孔等大等圆，直径 3 mm，直接及间接对光反射灵敏，眼球各向运动充分，未见眼震。双侧面部针刺觉对称，双侧咀嚼对称有力。双侧额纹对称，左侧面纹示齿稍浅。双耳粗测听力可，Weber 征居中，Rinne 试验双侧气导＞骨导。双侧转颈、耸肩有力，伸舌居中，未见舌肌纤颤。四肢肌张力正常，右上肢肌力 5 级，左上肢、双下肢肌力 5－级，左侧指鼻、跟膝胫试验欠稳准，双侧针刺觉及音叉振动觉对称。四肢腱反射对称引出。双侧掌颏反射、Hoffmann 征阴性。左侧巴宾斯基征阴性。颈强直 3 横指。

【入院前辅助检查】

（1）脑脊液常规检查（外院）：脑脊液外观无色清，潘氏试验（±），细胞总数 4/μl，白细胞数 4/μl，多核细胞 0%，单核细胞 100%。

（2）脑脊液生化 5 项（外院）：腺苷脱氨酶 0.8 U/L，氯化物 127 mmol/L，糖 3.46 mmol/L，蛋白质 161.46 mg/L（↑），乳酸 1.7 mmol/L。

【入院时诊断】

1. 定位诊断 脑脊液循环系统。

患者头痛，表现为全脑胀痛，部位较深，伴有后颈僵硬、恶心、呕吐胃内容物等颅内压增高的表现，查体示颈强直 3 横指，且既往多次腰椎穿刺初压高于正常，故考虑为颅内压增高引起的头痛，定位于脑脊液循环系统。患者查体示左侧中枢性面瘫，定位于右侧皮质核束。患者查体示左侧共济运动欠稳准，定位于左侧小脑及其联络纤维。患者查体示左上肢、双下肢肌力 5－级，左侧巴宾斯基征中性，定位于双侧皮质脊髓束。

2. 定性诊断 颅内压增高病因不清，静脉窦血栓形成可能性大。

患者全脑胀痛，伴有后颈僵硬、恶心、呕吐胃内容物，查体示颈强直 3 横指，且既往多次腰椎穿刺初压高于正常，故考虑颅内压增高诊断明确，目前病因不清，结合患者既往头部 MRV、CTV，考虑静脉窦血栓形成可能性大。

【住院后诊疗经过】

（一）诊疗经过概述

患者入院后给予神经内科一级护理，普通饮食，记出入量，监测血压，给予甘露醇脱水降颅压，左乙拉西坦控制癫痫，补钾、补液等对症支持治疗。入院时心电图示阵发性心房颤动，入院当晚患者头痛剧烈，频繁出现发作性意识丧失，伴有发作前尖叫一声，双眼右视，全身肌肉强直，伴小便失禁，不伴有肢体抽搐、牙关紧闭、舌咬伤等症状，持续时间小于 5 min，予以甘露醇脱水降颅压后患者症状稍好转。患者视力明显下降，心电监护示窦性心动过速，遂于 2020 年 10 月 14 日转至神经重症医学科病区继续治疗，患者完善头部 MRI 静脉斑块高分辨率增强成像未见静脉窦血栓征象，完善神经外科小儿病区会诊，建议行 EEG 排除癫痫可能、行 DSA 以明确是否有静脉窦血栓，若无则考虑拔除原蛛网膜囊肿腹腔分流管，并行脑室-腹腔分流术。患者于 2020 年 10 月 21 日行全脑血管造影＋静脉窦测压＋静脉窦超声检查，DSA 可见左侧横窦-乙状窦交界处重度狭窄，狭窄长度约 2.5 cm，狭窄率约 70%，结合静脉窦超声结果，排除了原发性静脉窦血栓可能，高颅压可能为双侧窦壁向内压迫的结果。于 2020 年 10 月 23 日行机器人导航下枕角右侧侧脑室-腹腔分流术（美敦力，预置压力 2.5）＋蛛网膜囊肿腹腔分流管腹腔端与分流泵拔除术，术后患者头痛及视力障碍程度较前好转，复查腰椎穿刺，初压 220 mmH$_2$O，之后患者病情平稳。

（二）住院后辅助检查

1. 影像学检查

（1）头部 CT 平扫 + CTA + CTV（2020-10-08，发病 14 个月）：CT 平扫示右颞叶底部、右侧裂池蛛网膜囊肿分流术后。CTV 示双侧横窦、右侧乙状窦纤细。CTA 示颅内动脉未见明显异常（图 32-1）。

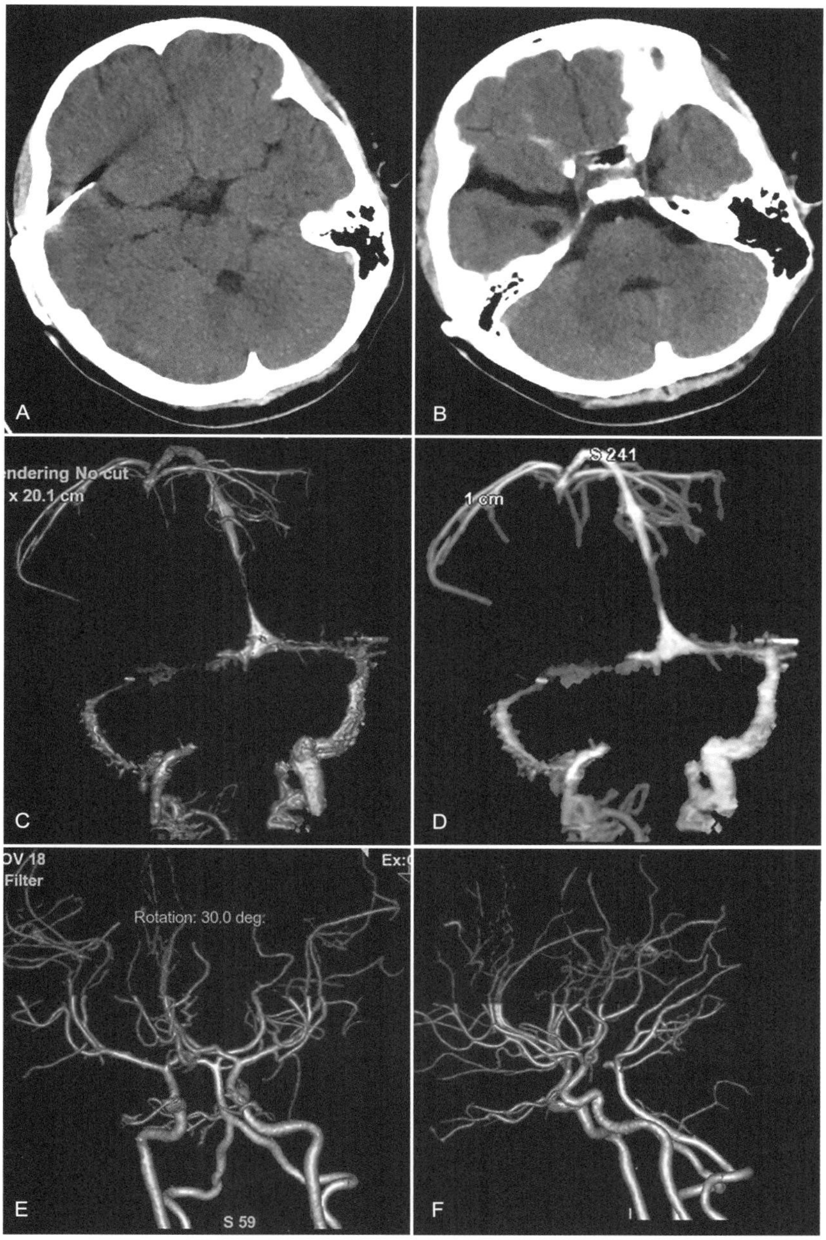

彩图

图 32-1（扫二维码看彩图） A 和 B. CT 平扫序列，提示右颞叶底部、右侧裂池蛛网膜囊肿分流术后；C 和 D. CTV 序列，提示双侧横窦、右侧乙状窦纤细；E 和 F. CTA 序列，提示颅内动脉未见明显异常

（2）头部 MRI + MRV（2020-10-06，发病 14 个月）：MRI 示右颞极、右侧裂池蛛网膜囊肿分流术后？右侧海马区异常信号，考虑脉络膜裂囊肿；右侧侧脑室颞角扩大。MRV 示右侧横窦、乙状窦明显变细，局部显示不清（图 32-2）。

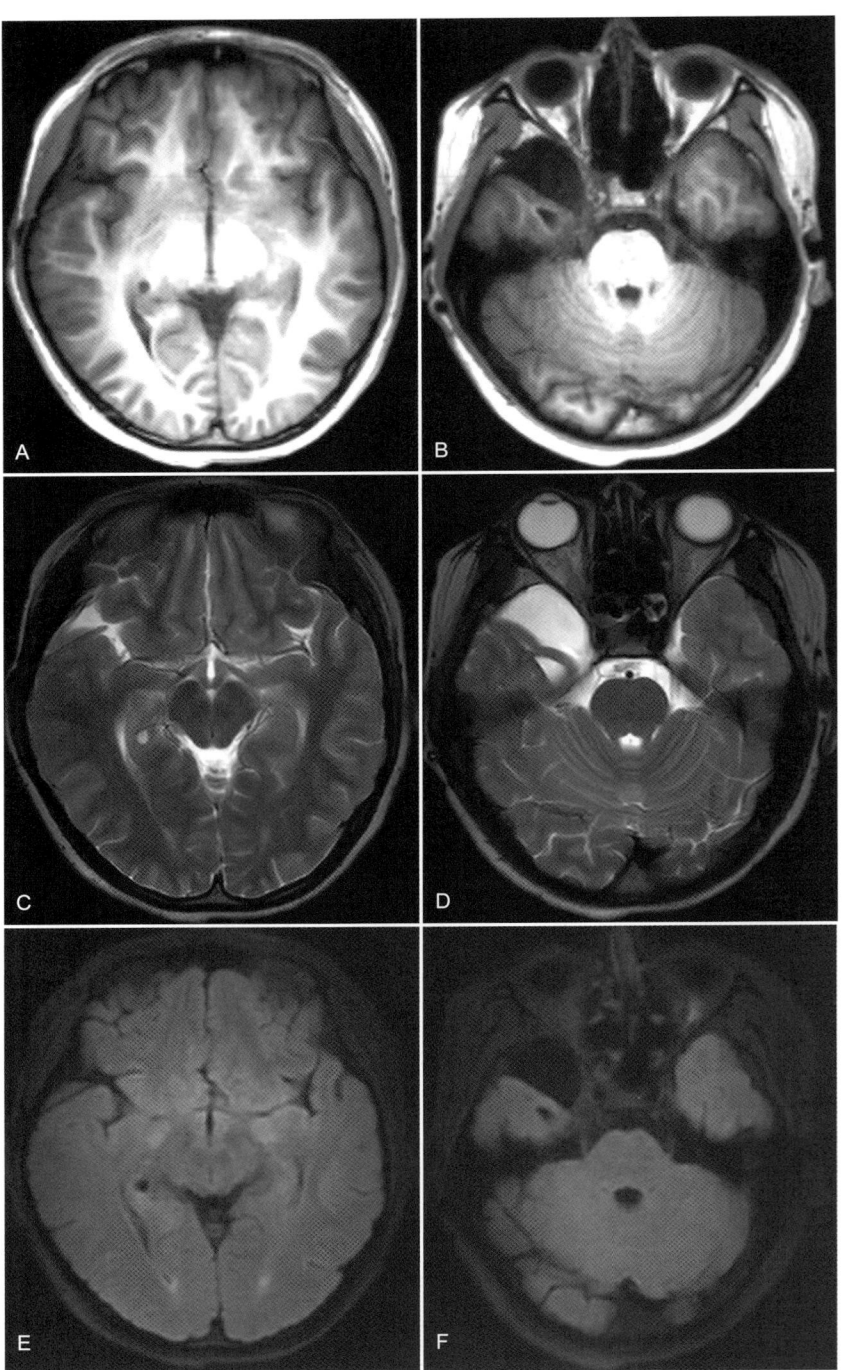

图 32-2　A～F. 头部磁共振 T1WI（A 和 B）、T2WI（C 和 D）、FLAIR 序列（E 和 F），右颞极、右侧裂池蛛网膜囊肿分流术后？右侧海马区异常信号，考虑脉络膜裂囊肿；右侧侧脑室颞角扩大。G 和 H. MRV 成像，右侧横窦、乙状窦明显变细，局部显示不清

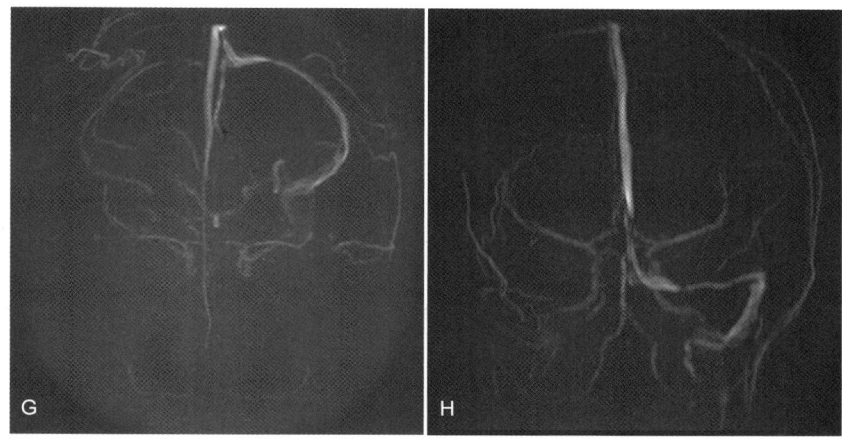

图 32-2 （续）

(3) 头部 MRI 高分辨率增强静脉成像（2020-10-16，发病 14 个月）：磁共振 SWI 成像示双侧大脑半球浅层静脉影增多、增粗。高分辨率增强静脉成像示右颞极、右侧裂池蛛网膜囊肿分流术后；右侧海马区异常信号，考虑脉络膜裂囊肿；右侧侧脑室颞角扩大（图 32-3）。

(4) 血管超声：双侧颈内静脉血流通畅。

(5) 床旁下肢静脉超声：双下肢深静脉血流未见明显异常。

(6) 床旁胸部 X 线片：未见明显异常。

2. 脑脊液检查

(1) 脑脊液常规、生化、鞘内合成率及抗-Hu、-Yo、-Ri 抗体（2020-10-10，我院）：未见明显异常（表 32-1）。

(2) 脑脊液 IgG 寡克隆区带+脑脊液特异 IgG 寡克隆区带（2020-10-10，我院）：↑，阳性。

表 32-1 腰穿脑脊液检查结果汇总

腰穿时间	初压	白细胞总数	葡萄糖	氯化物	蛋白质
2020-09-23	390 mmH$_2$O	10/μl	3.39 mmol/L	121.1 mmol/L	220 mg/L
2020-09-30	大于 300 mmH$_2$O	1/μl	4.56 mmol/L	127.8 mmol/L	278 mg/L
2020-10-10	210 mmH$_2$O	3/μl	3.54 mmol/L	123 mmol/L	23.6 mg/L

3. 血型 RH 血型（D 抗原）阳性，ABO 血型 A 型。

4. 血液学检查

(1) 凝血功能：纤维蛋白降解产物 1.31 μg/ml，D-二聚体定量 0.37 μg/ml，凝血酶原时间 12.1 s，国际标准化比值（INR）1.1，纤维蛋白原 3.97 g/L，凝血酶时间 12.7 s，活化部分凝血活酶时间 30 s。

(2) 降钙素原（黄管）：0.061 ng/ml。

(3) 血常规：白细胞绝对值 7.42×10^9/L，中性粒细胞绝对值 5.22×10^9/L，中性粒细胞相对值 70.3%，红细胞绝对值 5.36×10^{12}/L，血红蛋白 153 g/L，血细胞比容 0.45 L/L，血小板绝对值 231×10^9/L。

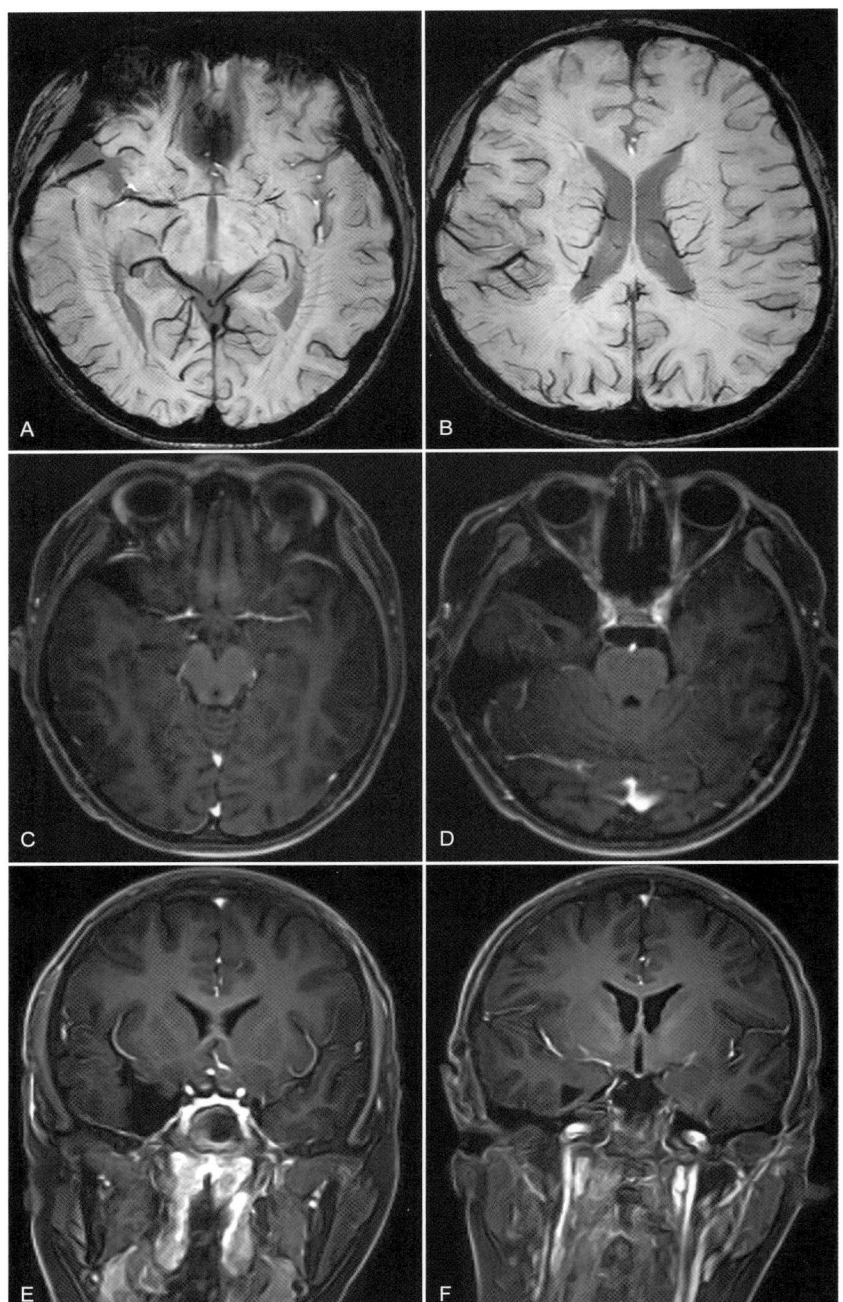

图 32-3 **A** 和 **B**. 磁共振 SWI 成像，双侧大脑半球浅层静脉影增多、增粗。**C ～ F**. 高分辨率增强静脉成像，示右颞极、右侧裂池蛛网膜囊肿分流术后；右侧海马区异常信号，考虑脉络膜裂囊肿；右侧侧脑室颞角扩大。**C** 和 **D**. 轴位；**E** 和 **F**. 冠状位

（4）肾功能+离子：尿素 4.1 mmol/L，肌酐（酶法）54.8 μmol/L，钠 139 mmol/L，钾 4.41 mmol/L，氯 93 mmol/L（↓），葡萄糖 3.82 mmol/L（↓），总二氧化碳 28 mmol/L，肾小球滤过率 163.85 ml/min。

【出院时诊断】

裂隙脑室综合征。

【出院时情况】

出院查体：脉搏 80 次/分，血压 130/92 mmHg，内科查体未见明显异常。

神经系统查体：神清、语利，高级皮质功能粗测正常，双眼视盘水肿（较前好转），脑神经查体未见明显异常。行走不稳，四肢肌张力正常，肌力 5-级，双侧针刺觉及音叉振动觉对称，四肢腱反射对称引出。双侧共济运动欠稳准，双侧巴宾斯基征阴性。颈软，脑膜刺激征阴性。

二、讨论

裂隙脑室综合征（slit ventricle syndrome，SVS）是接受分流手术后的儿童，因长期脑脊液过度引流导致脑室狭小，如同裂隙状的一种综合征。有文献报道，SVS 在脑室-腹腔分流术后的发生率为 0.9%～3.3%。经典的 SVS 有临床三联征：头痛、影像学上的脑室变小、引流阀充盈缓慢。其头痛常被描述为慢性、间歇性、影响日常生活的严重头痛，可伴或不伴恶心、呕吐、癫痫、视盘水肿、失明、智力下降等神经系统症状和体征[1-2]。

Rekate 将 SVS 分为颅内压（intracerebral pressure，ICP）升高、降低或正常的 5 个亚型：①继发于过度分流的严重低颅压性头痛（病因为虹吸效应导致的过度分流）；②周期性分流梗阻伴颅压增高，"高压-开放（低压）-梗阻"的周期性颅内压（ICP）改变是引起头痛的主要病因，该型也是 SVS 最常见的类型；③正常容积脑积水（不伴有脑室增大的分流梗阻），是最为复杂的 SVS 亚型，患者表现为持续头痛、视盘水肿等症状，伴静脉窦压力升高及分流障碍；④颅骨结构不匀伴 Chiari 畸形，此型在分流系统良好的情况下有颅缝早闭及脑实质受压表现，常合并小或尖颅畸形，ICP 因脑组织在受限的儿童颅腔内逐渐生长而上升；⑤与分流功能无关的偏头痛，此型为监测 ICP 无明显变化后的排除性诊断。故 ICP 临床表现复杂多变，需结合患者的症状和体征制订个体化的治疗方案[3]。

目前关于 SVS 的致病机制复杂而尚无定论，但一般认为脑脊液长期过度引流导致的颅内压异常变化是 SVS 脑室顺应性降低、颅缝早闭、孤立脑室和静脉流出道梗阻的始动因素。目前考虑可能有如下几种主要机制。①脑室顺应性降低：长期过度引流和颅内压异常变化使脑室周围白质出现瘢痕组织，导致脑室顺应性降低，进而使得患者对 ICP 的变化更为敏感，从而引起慢性、间歇性的头痛、呕吐等症状。②获得性颅脑结构不匀：长期过度引流、ICP 降低引起的疼痛被机体视为颅骨过度生长的信号，诱导骨骺闭合提前或颅骨形态异常。大脑在受限的颅腔内不能生长发育，即为获得性颅脑结构不匀。这种异常可引起继发性的颅高压，导致慢性头痛、呕吐，甚至大脑发育不良、智力下降、残疾，并可能导致小脑扁桃体下疝而危及患儿生命。③孤立脑室。单侧侧脑室过度或过快引流会导致第三脑室到侧脑室的逆流和透明隔漂移，引起室间孔梗阻，并最终导致同侧脑室裂隙样改变，对侧脑室的闭塞和扩张，即形成孤立脑室。④静脉淤血。颅内压周期性变化会引起静脉淤血。分流引起的脑脊液压力下降导致脑内回流静脉过度充盈，静脉压升高。而当发生分流障碍时，脑脊液压力上升，大口径静脉和静脉窦迅速塌陷。高静脉压与高颅压形成了一个恶性的正反馈机制：静脉压越高，脑脊液压力上升时的静脉塌陷越甚，静脉流出受阻导致静脉淤血，最终引起颅内压升高和神经系统相应症状[1]。部分SVS患者可仅体现为颅内静脉的高压而静脉窦通畅[4]。

治疗上一般先考虑体位疗法、调压和药物治疗的保守方法，当保守治疗无效或出现硬膜下积液、小颅或Chiari畸形、孤立脑室等并发症，或症状影响日常生活时，则需手术干预。分流术后慢性头痛的患者，尤其是首次出现分流术后头痛的患者，最初的诊疗方案是密切观察、卧床休息，即体位疗法；如果是放置可调压分流管的患儿，可以调高分流管压力再密切观察。若症状不缓解，则给予如抗偏头痛、脱水剂和类固醇等药物。对分流泵功能良好、临床症状稳定的患者，针对偏头痛的治疗可能会缓解ICP增高的症状。对持续头痛超过24 h或48 h的患者，应用短期激素治疗有助于控制急性期头痛或恶心、呕吐的症状。体位疗法、调节分流阀压力及药物治疗可以从一定程度上缓解症状，但对虹吸压力过高或脑室顺应性降低的患者保守治疗往往效果不佳，此时需考虑手术治疗。常用手术方法为应用可调压阀或在原有基础上使用开阀压更高的阀门，或加用驳抗重力装置。其余个体化可选术式包括腰大池腹腔分流、内镜下第三脑室造瘘术等[1]。

（李 轶 杨 沫）

三、专家点评

临床上裂隙脑室综合征（SVS）的病例报道并不少见，但需要注意的是，SVS可导致颅内压的降低、升高或维持正常颅内压，其临床表现多样，影像学上也未必出现典型的裂隙样脑室改变。此外，SVS往往不马上发生于脑室-腹腔分流术之后，而可发生于手术的数年乃至十余年后，故而时间上的不连贯性也导致了部分SVS的漏诊或误诊。但当患者有头痛、呕吐症状，且既往有脑室-腹腔分流术或蛛网膜囊肿切除术病史时，则需警惕SVS的可能。

Rekate分型中的2、3、4型因其可引起ICP的一过性或持续性升高而常需要个体化外科手术方案的干预。如对Rekate 3型患者，进行性的ICP升高可导致持续性头痛、视盘水肿、视力下降及复视。此时若干预不及时，可导致智力退化或永久性失明。当这类正常容积性脑积水患儿年龄增大时，可出现假性脑瘤表现，且这类患者常合并有静脉窦压力的增高。对于这类患者，早期且充分的脑室引流十分重要。而对Rekate 4型伴有Chiari I型畸形的患者，除蛛网膜下腔的引流外，颅后窝的扩大成形术或其他类型的减压术则十分关键[3]。对于更换了调压阀后头痛症状仍无明显改善的SVS患者，Rekate等建议按颅内压升高或降低等指标评估患者情况，并解除脑室-腹腔分流而改用脑室外引流。

全球4%的人口面临着头痛问题的干扰，而对这类SVS患者头痛问题的干预，往往需要神经外科、神经内科及儿科医生的通力协作。总结而言，SVS患者的治疗干预在于减少ICP的波动。正常的脑脊液循环系统被分在脑室、脊髓及皮质的蛛网膜下隙等不同区块中，各区块又是互相沟通的整体。当某一个区块与其他区块间的联系被切断时，其内的ICP波动会异常明显。尽管有分流管的存在，但如果不是各区块均有分流管且分流管间利用连通器原理于近端连接，那么当患者做Valsalva动作或体位快速变化时，该区块内的ICP仍可能波动，进而牵拉脑膜等痛觉敏感结构而引起头痛[3]。

（审核及点评专家：董可辉）

参考文献

[1] 宣若恒,杨超,章昌明,等.儿童裂隙样脑室综合征的诊断与治疗进展.中国神经精神疾病杂志,2019,45(10):637-640.
[2] 滕紫藤,王华.儿童脑室-腹腔分流术后继发裂隙脑室综合征的临床特征分析.中国小儿急救医学,2018,25(9):706-708.
[3] Rekate HL. Shunt-related headaches: the slit ventricle syndromes. Childs Nerv Syst, 2008, 24: 423-430.
[4] Mencser Z, Kopniczky Z, Kis D, et al. Slit ventricle as a neurosurgical emergency: case report and review of literature. World Neurosurg, 2019, 130: 493-498.

第 6 章

头痛及相关疾病

病例 33　视网膜型偏头痛

一、病例介绍

【主诉】

患者女性，35 岁，主因"发作性头痛 20 年，加重 1 周"入院。

【现病史】

患者 20 年前无明显诱因下反复出现发作性单眼（左眼或者右眼，不固定）眼前闪光、水波纹，持续 10～20 min 后出现对侧头痛，为前额及后枕部胀痛，视觉模拟量表（VAS）评分 5～6 分，伴恶心、呕吐、畏光、畏声，无明显结膜充血、流泪、鼻塞、流涕、眼睑下垂，自觉体力活动后头痛加重，睡眠后减轻，未服药时头痛可持续 4～5 h。头痛发作不规律，与月经无明显相关，频率每 1～2 月一次。1 周前无明显诱因下头痛发作开始频繁，每天可 2～3 次，头痛部位、性质、程度基本同前。每次出现先兆后立即服用双氯芬酸钠 1 片，头痛程度可减轻至 VAS 评分 2～3 分，持续时间仍基本同前。近 3 个月存在夜间睡眠浅、易醒（1～2 次/晚）、多梦情况，无明显入睡困难、早醒及白天困倦。否认情绪低落、焦虑、烦躁，无恐高。

【既往史、个人史、家族史】

既往体健。否认高血压、糖尿病、冠心病等慢性病史，否认肝炎、结核等传染病史，否认手术外伤史，否认食物和药物过敏史。否认吸烟、饮酒史，否认头痛家族史。

【月经史】

初潮 14 岁，月经周期 28 天，经期 5 天，孕 3 产 3。

【入院查体】

血压 120/85 mmHg，心率 76 次/分；双肺呼吸音清，未闻及干、湿啰音；心律齐，未闻及明显杂音；腹软，无压痛及反跳痛，肝脾肋下未触及。

神经系统查体：神清、语利，高级皮质功能正常。双侧瞳孔等大等圆，直径 3 mm，双侧瞳孔直接及间接对光反射灵敏，眼球各向运动充分，未见眼震。双侧面部针刺觉对称，双侧咀嚼对称有力。双侧额纹、面纹对称。双耳粗测听力正常，Weber 试验居中，Rinne 试验双侧气导＞骨导；双侧软腭上抬有力，双侧咽反射存在；双侧转颈、耸肩有力，伸舌居中，未见舌肌纤颤及萎缩。四肢肌容积正常，四肢肌力 5 级，四肢肌张力对称适中；双侧指鼻、跟膝胫试验稳准，闭目难立征阴性；双侧针刺觉及音叉振动觉对称存在；四肢腱反射对称引出。双侧掌颏反射、Hoffmann 征阴性，双侧巴宾斯基征阴性；颈软，脑膜刺激征阴性。

【入院前辅助检查】

1. 实验室检查

（1）血液生化、血常规、尿常规、快速 C-反应蛋白、甲状腺功能、红细胞沉降率、肿瘤标志物、糖化血红蛋白、血液系统（叶酸、维生素 B_{12}、铁蛋白）、传染病 9 项、便常规、25-羟基维生素 D、抗链球菌溶血素 O、类风湿因子：均正常。

（2）垂体-性腺激素水平：在正常范围。

2. 影像学检查

（1）颈动脉+椎动脉+锁骨下动脉超声：双侧颈动脉、椎动脉及锁骨下动脉血流未见异常。

（2）超声心动图：心内主要结构及血流未见明显异常，左心功能正常。

（3）经胸心脏超声：未见明显异常。

（4）腹部超声：肝、胆、胰、脾、双肾未见明显异常。

（5）胸部正位X线片：两肺、心脏、纵隔未见明显异常。

3. 眼科 视力、视野、眼底、眼压、光学相干断层成像（OCT）未见明显异常。

【入院时诊断】

1. 定位诊断 颅内和颅外痛敏结构、自主神经系统、视网膜。

（1）颅内和颅外痛敏结构：依据患者表现为头痛，无其他神经系统局灶性症状和体征，故考虑定位于硬脑膜、静脉窦、颅骨骨膜、头皮、颅内外动脉、颅颈神经、头颈部肌肉等颅内外痛敏结构。

（2）自主神经系统：依据患者头痛时伴恶心、呕吐、畏光、畏声，故考虑累及自主神经系统。

（3）视网膜：依据患者有单眼的闪光、水波纹，故定位于视网膜。

2. 定性诊断 先兆偏头痛、视网膜型偏头痛。

（1）先兆偏头痛（ICHD-3编码，1.2）：依据患者青年女性，慢性病程，长达20余年，反复发作性，单侧头痛，VAS评分5～6分，活动后加重，同时伴有畏光、畏声、恶心、呕吐等自主神经症状，头痛发作持续时间4～5 h，无结膜充血、流泪、流涕、鼻塞等症状，头痛前发作性单眼（左眼或者右眼，不固定）眼前闪光、水波纹，持续10～20 min后出现对侧头痛，头痛特征符合ICHD-3编码诊断"1.2 先兆偏头痛"的诊断标准，故定性为先兆偏头痛。

（2）视网膜型偏头痛（ICHD-3编码，1.2.4）：依据患者青年女性，头痛特征符合"1.2 先兆偏头痛"诊断标准，急性反复发作病程，表现为单眼闪光、水波纹，持续10～20 min，随即出现头痛，符合ICHD-3编码诊断"1.2.4 视网膜型偏头痛"诊断标准，故定性为视网膜型偏头痛。

【住院后诊疗经过】

（一）诊疗经过概述

入院后完善常规及头痛相关检查，如头部MRI + MRA、TCD增强试验、颈内静脉B超等，除外继发性头痛，考虑先兆性偏头痛，诊断明确；进一步完善匹兹堡睡眠质量指数（PSQI）评分、汉密尔顿焦虑量表（HAMA）、汉密尔顿抑郁量表（HAMD）评分等。基于上述判断，给予普瑞巴林减轻头痛症状、丙戊酸钠预防头痛发作、心理疏导。患者头痛症状明显缓解，病情稳定，出院长期随访。

（二）住院后辅助检查

1. 影像学检查

（1）颈内静脉超声：双侧颈内静脉血流通畅，未见反流。

（2）经颅多普勒超声（TCD）增强试验：阴性，未见栓子信号。TCD微栓子监测未见异常。

（3）头部MRI + MRA：未见明显异常（图33-1），鼻窦炎。

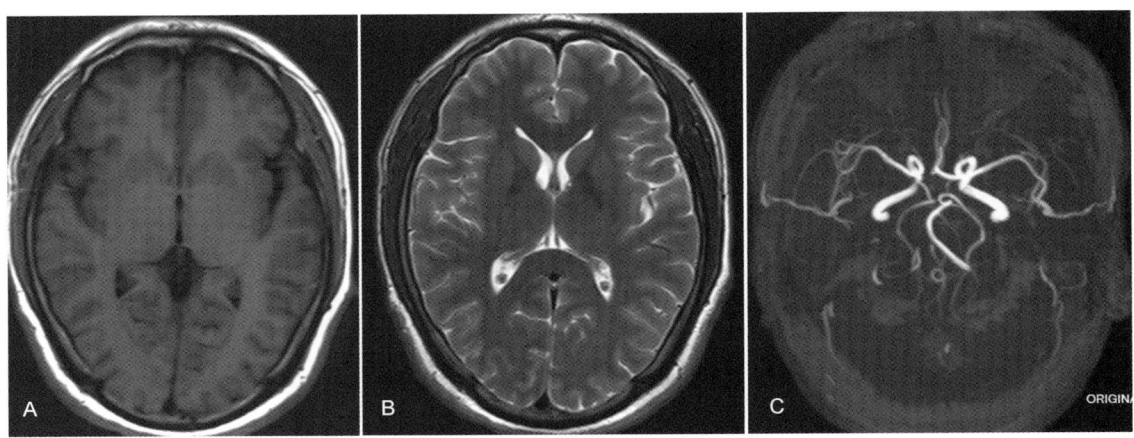

图 33-1 头部 MRI + MRA。**A**. T1WI 未见明显异常；**B**. T2WI 未见明显异常；**C**. MRA 未见明显异常

（4）CT 灌注成像：未见异常。

2. 脑脊液检查 入院后腰穿压力 165 mmH$_2$O，脑脊液清亮，常规、生化未见异常。

3. 脑电图 未见异常。

4. 睡眠、精神心理及认知测评

（1）匹兹堡睡眠质量指数（PSQI）评分：8 分（0～21 分），睡眠质量可。

（2）Epworth 嗜睡量表（EpSS）评分：2 分（0～24 分），正常。

（3）汉密尔顿焦虑量表（HAMA）：10 分，可能焦虑。

（4）汉密尔顿抑郁量表（HAMD）：6 分，无抑郁。

（5）MoCA：30 分，认知正常。

【出院时诊断】

先兆偏头痛

视网膜型偏头痛

【出院时情况】

神经系统查体：神清、语利，高级皮质功能正常，脑神经未见异常。四肢肌力、肌张力、肌容积、深浅感觉、共济运动正常，病理反射阴性，脑膜刺激征阴性。

二、讨论

（一）先兆偏头痛和视网膜型偏头痛的诊断标准

1. 先兆偏头痛的诊断标准

国际头痛疾病分类（第 3 版）(ICHD-3) 描述了先兆偏头痛（ICHD-3 编码，1.2）的诊断标准[1]：

A. 至少有 2 次发作符合 B 和 C。

B. 至少有 1 个可完全恢复的先兆症状：

（1）视觉

（2）感觉

（3）言语和（或）语言

（4）运动

（5）脑干

（6）视网膜

C. 至少符合下列 6 项中的 3 项：

（1）至少有 1 个先兆持续超过 5 min

（2）2 个或更多的症状连续发生

（3）每个独立先兆症状持续 5～60 min

（4）至少有一个先兆是单侧的

（5）至少有一个先兆是阳性的

（6）与先兆伴发或在先兆出现 60 min 内出现头痛

D. 不能用 ICHD-3 中的其他诊断更好地解释。

2. 视网膜型偏头痛的诊断标准

ICHD-3 的偏头痛分类将视网膜型偏头痛作为先兆偏头痛的一个亚型[1]。

视网膜型偏头痛（ICHD-3 编码，1.2.4）被描述为反复发作的单眼视觉障碍，包括闪光、暗点或黑矇，伴偏头痛样头痛。

视网膜型偏头痛的诊断标准如下：

A. 头痛发作同时符合先兆偏头痛（1.2）诊断标准和 B。

B. 先兆同时具备以下 2 项

（1）发作期出现完全可逆的单眼阳性或阴性视觉症状（如闪光、暗点或黑矇），且被至少以下 1 项检查结果证实：

a. 临床视野检查

b. 自画单眼视野存在缺损（得到充分指导）

（2）至少符合下列 3 项中的 2 项：

a. 先兆逐渐发生至少有 5 min

b. 先兆持续 5～60 min

c. 伴随先兆或先兆发生 60 min 内出现头痛

C. 不能用 ICHD-3 中的其他诊断更好地解释。排除了其他引起一过性黑矇的病因。

评注：一些患者主诉单眼视觉障碍，其实是同向性偏盲。一些单纯视网膜先兆而无头痛的病例有所报道，但无法确定偏头痛为潜在病因。虽然视网膜型偏头痛（1.2.4）导致单眼视力丧失极其罕见，但已有偏头痛引起永久性单眼视力丧失的报道。诊断时需完善相关检查以除外其他可能导致一过性单眼黑矇的疾病。

（二）视网膜型偏头痛的流行病学

自从 1882 年 Galezowski[2] 首次描述视网膜型偏头痛以来，已经有了与偏头痛相关的单眼视觉障碍的零星病例报告。研究显示，女性患者多见[3]。但目前我国尚未有视网膜型偏头痛的流行病学研究。

（三）视网膜型偏头痛的治疗

视网膜型偏头痛的急性期治疗包括非特异性药物治疗和特异性药物治疗。非特异性药物治疗包括对乙酰氨基酚、非甾体抗炎药（如阿司匹林、布洛芬、萘普生等）及其复方制剂，治疗急性发作期偏头痛有效，为一线治疗药物首选。特异性药物治疗包括曲坦类药物、降钙素基因相关肽（CGRP）受体拮抗剂和选择性 5-HT_{1F} 受体激动剂。预防性药物包括 β 受体阻滞剂（普萘洛尔、美托洛尔等）、钙离子拮抗剂（氟桂利嗪）、抗癫痫药物（丙戊酸盐、托吡酯等）、抗抑郁药（阿米替林、文拉法辛）、坎地沙坦和赖诺普利，以及其他药物如镁剂、核黄素、辅酶 Q10、肉毒毒素等。新型药物包括 CGRP 及其受体的单克隆抗体、CGRP 受体拮抗剂[4]。

（吴建维）

三、专家点评

视网膜型偏头痛需要和紧张型头痛、丛集性头痛进行鉴别。紧张型头痛为轻到中度双侧压迫性或紧箍样头痛，不因日常体力活动而加重，不伴随恶心，但可伴随畏光或畏声。丛集性头痛是发生于严格单侧眼眶和（或）眶上和（或）颞部的重度头痛，每次持续 15～180 min，发作频率为隔日 1 次至 8 次/日，头痛伴随同侧结膜充血、流泪、鼻塞、流涕、前额和面部出汗、瞳孔缩小、上睑下垂和（或）眼睑水肿和（或）烦躁不安或躁动。该患者表现为单眼闪光、水波纹，还需要与短暂性脑缺血发作和枕叶癫痫鉴别。患者为青年女性，既往无相关危险因素及病史，MRI+MRA、CT 灌注、脑电图均未见异常，故不支持短暂性脑缺血发作和枕叶癫痫的诊断。

视网膜型偏头痛治疗与其他偏头痛治疗原则相同，尤其需要强调的是曲坦类药物在头痛期的任何时间应用均有效，但越早应用效果越好。出于安全考虑，不主张在先兆期使用。如果首次应用有效，复发后再用仍有效，如首次无效，则改变剂型或剂量可能有效。患者对一种曲坦类药物无效，仍可能对另一种有效。

（1）头痛发作期治疗有效性标准[4]：① 2 h 后无痛；② 2 h 后疼痛改善，由中重度疼痛转为轻度疼痛或无痛（或 VAS 评分下降 50% 以上）；③疗效具有可重复性，3 次发作中有 2 次以上有效；④在治疗成功后的 24 h 内无头痛再发生或无须再次服药。

（2）预防性治疗：目的包括降低发作频率、减轻发作程度、减少失能、增加急性发作期治疗疗效。药物治疗应从小剂量单药开始，缓慢加量至合适剂量，同时注意不良反应。对每种药物给予足够的观察期以判断疗效，一般观察期为 4～8 周。有效的预防性治疗需要持续约 6 个月，之后可缓慢减量或停药。若发作再次频繁，可重新使用原先有效的药物。若预防性治疗无效，且患者没有明显的不良反应，可增加药物剂量；否则，应换用第二种预防性治疗药物，或考虑联合治疗[4]。

有研究证实，先兆偏头痛患者的心脑血管疾病风险高于无先兆偏头痛和无偏头痛患者。因此，对于该例视网膜型偏头痛患者要定期随访，警惕心脑血管疾病的发生。

（审核及点评专家：张亚清）

参考文献

[1] International Headache Society（HIS）. The International Classification of Headache Disorders, 3rd edition. Cephalalgia, 2018, 38（1）: 1-211.

[2] Galezowski X. Ophthalmic megrim: an affection of the vasomotor nerves of the retina and retinal centre which may end in a thrombosis. Lancet, 1882; 1: 176-179.

[3] Grosberg BM, Solomon S, Friedman DI, et al. Retinal migraine reappraised. Cephalalgia, 2006, 26: 1275-1286.

[4] 中华医学会神经病学分会，中华医学会神经病学分会头痛协作组. 中国偏头痛诊断与治疗指南（中华医学会神经病学分会第一版）. 中华神经科杂志，2023，56（6）：591-613.

病例 34　月经相关性无先兆偏头痛

一、病例介绍

【主诉】

患者女性，31岁，主因"发作性头痛20年，加重9年"入院。

【现病史】

患者20年前在精神紧张、疲劳后出现头痛，偏侧头痛，搏动性，疼痛VAS评分6分，每次可持续12 h，活动后头痛加重，伴畏光、畏声，不伴恶心、呕吐。无视觉、感觉等先兆症状。9年前头痛程度加重，每次发作时疼痛VAS评分10分，发作频率每月5～6次，但每月累计发作时间不足15天，严重时伴恶心、呕吐、畏光、畏声，每次发作服用去痛片（每片含咖啡因40 mg），每月12～13片，服用后头痛持续缓解1～2天。近3～4年，每次月经前2～7天出现头痛，服用去痛片缓解，可持续至经期结束。睡眠中易惊，情绪偶有低落、烦躁。患者每次头痛，无发热，二便正常，睡眠差，体重无明显变化。

【既往史、个人史、家族史】

桥本甲状腺炎6年，甲状腺功能减低6年，规律服用左甲状腺素钠片87.5 μg/d；甲状腺结节切除术后6年；发现垂体囊肿4年；高血压8个月，最高血压160/120 mmHg，规律服用硝苯地平缓释片，血压控制在140/90 mmHg。否认吸烟、饮酒；母亲有头痛病史。

【月经史】

初潮13岁，月经周期30天，经期4天，孕1产0。

【入院查体】

血压125/87 mmHg，心率72次/分；双肺呼吸音清，未闻及干湿啰音；心律齐，未闻及明显杂音；腹软，无压痛及反跳痛，肝脾肋下未触及。

神经系统查体：神清、语利，时间、地点、人物定向力准确，记忆力、计算力正常。双侧瞳孔等大等圆，直径3 mm，双侧瞳孔直接及间接对光反射灵敏，眼球各向运动充分，未见眼震。双侧面部针刺觉对称，双侧角膜反射正常引出，双侧咀嚼对称有力。双侧额纹、面纹对称，闭目及示齿有力。双耳粗测听力正常，Weber试验居中，Rinne试验双侧气导＞骨导；双侧软腭上抬有力，双侧咽反射存在；双侧转颈、耸肩有力，伸舌居中，未见舌肌纤颤及萎缩。四肢肌容积正常，四肢肌力5级，四肢肌张力对称适中；双侧指鼻、跟膝胫试验稳准，闭目难立征阴性，后拉试验阴性；双侧针刺觉及音叉振动觉对称存在；四肢腱反射对称引出。双侧掌颏反射、Hoffmann征阴性，双侧巴宾斯基征阴性；颈软，脑膜刺激征阴性。

【入院前辅助检查】

头颅MRI（4年前）　提示垂体囊肿，其余未见异常。

【入院时诊断】

1. 定位诊断　颅内和颅外痛敏结构、自主神经系统。

（1）颅内和颅外痛敏结构：依据患者表现为头痛，无其他神经系统局灶性症状和体征，故考虑定位于硬脑膜、静脉窦、颅骨骨膜、头皮、颅内外动脉、颅颈神经、头颈部肌肉等颅内和颅外痛敏结构。

（2）自主神经系统：依据患者头痛严重时，伴恶心、呕吐、畏光、畏声，故考虑累及自主神经系统。

2. 定性诊断 无先兆偏头痛、月经相关性无先兆偏头痛。

（1）无先兆偏头痛（ICHD-3编码，1.1）：依据患者青年女性，慢性病程，长达20余年，头痛呈反复发作性，单侧头痛，搏动性，中-重度疼痛（VAS评分6～10分），活动后加重，同时伴有畏光、畏声、恶心、呕吐等自主神经症状，头痛发作持续时间4～72 h，无结膜充血、流泪、流涕、鼻塞等症状，头痛前无视物发花及闪光、肢体麻木、无力等先兆症状；头痛特征符合ICHD-3有关无先兆偏头痛的诊断标准，故定性为无先兆偏头痛。

（2）月经相关性无先兆偏头痛（ICHD-3编码，附1.1.2）：依据患者为青年女性，头痛特征符合无先兆偏头痛的诊断标准，头痛持续时间4～72 h，头痛发作于月经周期的第-2～+3天，月经周期的其他时间也有发作，且3次月经周期中至少有2次出现头痛，符合月经相关性无先兆偏头痛的诊断标准。

【住院后诊疗经过】

（一）诊疗经过概述

入院后完善常规检查及头痛相关检查，如头颅MRI+MRA、TCD增强试验、颈内静脉B超，除外继发性头痛，考虑无先兆偏头痛，诊断明确；进一步行匹兹堡睡眠质量指数（PSQI）评分、汉密尔顿焦虑量表（HAMA）、汉密尔顿抑郁量表（HAMD）评分，考虑患者存在睡眠障碍、焦虑和抑郁情绪。基于上述判断，给予利培酮、米氮平、文拉法辛、丙戊酸钠缓释片缓解头痛，改善睡眠及情绪，治疗1周，患者头痛症状明显缓解，病情稳定，建议出院长期随访。

（二）住院后辅助检查

1. 实验室检查

（1）血液生化：谷草转氨酶18.5 U/L，谷丙转氨酶30.6 U/L，γ-谷氨酰转移酶238.7 U/L（↑），低密度脂蛋白胆固醇3.5 mmol/L（↑），载脂蛋白A_1 1.16 g/L（↓），同型半胱氨酸8.96 μmol/L，肾小球滤过率135.25 ml/min；钠138.7 mmol/L，钾3.76 mmol/L，氯102.7 mmol/L。

（2）血常规：白细胞绝对值$6.01×10^9$/L，淋巴细胞群绝对值$2.32×10^9$/L，中性粒细胞绝对值$3.32×10^9$/L，血红蛋白143 g/L，血小板绝对值$303×10^9$/L，红细胞绝对值$4.61×10^{12}$/L。

（3）快速C-反应蛋白2.94 mg/L。

（4）尿常规：尿酮体（1+），尿白细胞（±）。

（5）甲状腺功能：三碘甲状腺原氨酸（T_3）1.41 nmol/L，甲状腺素（T_4）119.92 nmol/L，促甲状腺激素1.216 μIU/ml，抗甲状腺过氧化物酶抗体611.35 IU/ml（↑）。

（6）红细胞沉降率、肿瘤标志物、糖化血红蛋白、血液系统、传染病9项、便常规、25-羟基维生素D、抗链球菌溶血素O、类风湿因子：均正常。

（7）垂体-性腺激素水平：正常范围。

2. 影像学检查

(1) 头颅 MRI + MRA：MRI 示鞍区内异常信号，Rathke 囊肿？左侧筛窦炎。MRA 提示右侧椎动脉颅内段纤细（图 34-1）。

(2) 经颅多普勒（TCD）增强试验：阴性，未见栓子信号。

(3) 颈动脉 + 椎动脉 + 锁骨下动脉超声：双侧颈动脉、椎动脉及锁骨下动脉血流未见异常。

(4) 颈内静脉超声：双侧颈内静脉血流通畅，未见反流。

(5) 超声心动图：心内主要结构及血流未见明显异常，左心功能正常。

(6) 腹部超声：肝、胆、胰、脾、双肾未见明显异常。

(7) 胸部正位 X 线片：两肺、心、纵隔未见明显异常。

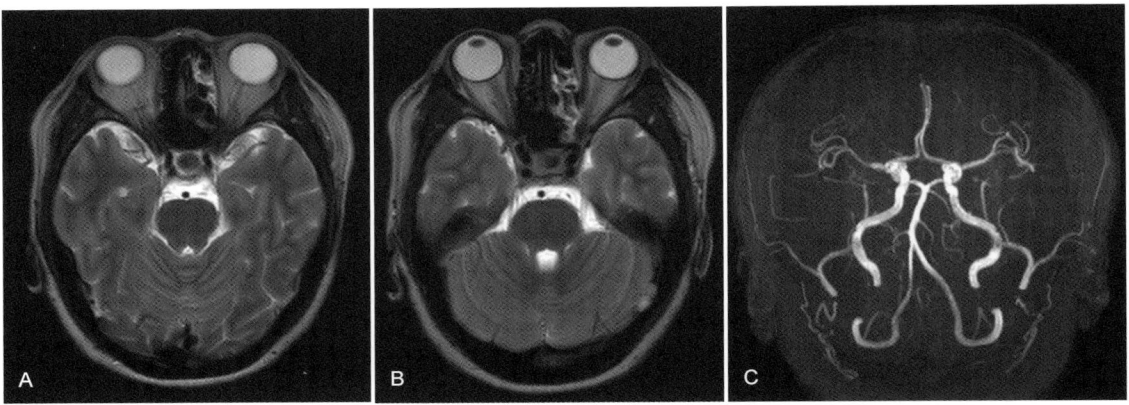

图 34-1 头颅 MRI + MRA。**A** 和 **B**. T2 像提示 Rathke 囊肿，左侧筛窦炎；**C**. MRA 提示右侧椎动脉颅内段纤细

3. 睡眠及精神心理测评

(1) 匹兹堡睡眠质量指数（PSQI）评分：10 分（0～21 分），轻度失眠。

(2) Epworth 嗜睡量表（EpSS）评分：0 分（0～24 分），正常。

(3) 汉密尔顿焦虑量表（HAMA）：25 分，有明显焦虑。

(4) 汉密尔顿抑郁量表（HAMD）：21 分，有抑郁。

【出院时诊断】

无先兆偏头痛、月经相关性无先兆偏头痛。

其他诊断：垂体囊肿、鼻窦炎（筛窦）、高血压、焦虑状态、抑郁状态、桥本甲状腺炎、高脂血症。

【出院时情况】

神经系统查体：神清、语利，高级皮质功能正常，脑神经查体未见异常，四肢肌力、肌张力、肌容积、深浅感觉、共济运动正常，病理反射阴性，脑膜刺激征阴性。

二、讨论

关于月经性偏头痛，早在 2013 年，国际头痛疾病分类（第 3 版，Beta）（ICHD-3β）中的偏头痛分类将月经性偏头痛作为无先兆偏头痛的一个亚型。这是由于育龄期女性在整个月经周期雌孕激素水平的不同，所出现的与月经具有时间关系的一个头痛亚型。到2018年在 ICHD-3 正式版中，月经相关性无先兆偏头痛（menstrually related migraine without aura, MRM）不再作为偏头痛的一个亚型，而是放在附录中（ICHD-3 编码，附 1.1.2）进行描述[1]。

在偏头痛患者群体中，月经性偏头痛的患病率为 3%～71.4%，大于 20% 的女性偏头痛发生在 30～34 岁，此时段是育龄女性偏头痛发生的峰值期。在我国，据统计偏头痛患病率约为 9.3%，但目前尚未有我国范围内的月经性偏头痛流行病学研究[2]。

关于月经性偏头痛的发病机制，研究认为主要与雌激素水平的周期性波动、前列腺素释放、降钙素基因相关肽（CGRP）、一氧化氮（NO）以及遗传因素有关。研究证实，在月经周期前给予雌二醇（Estradiol）可以推迟月经性偏头痛发作，说明月经性偏头痛发作可能是由于"雌激素撤退效应"所致，且人为提升雌激素水平可以防止偏头痛发作。雌激素可使 5-羟色胺受体敏感性增加，雌激素撤退则使 5-羟色胺水平降低，且 5-羟色胺水平降低可直接引发并加剧偏头痛发作[2]。除了雌激素撤退机制外，目前研究发现可能存在前列腺素释放机制。临床观察月经性偏头痛与痛经相关，且非甾体抗炎药（NSAID）对于两者均具有疗效，其表明可能存在前列腺素释放机制。研究发现，在月经性偏头痛发作时患者外周血中前列腺素水平升高，且前列腺素抑制剂可以防止月经性偏头痛发作。另外，降钙素基因相关肽是体内最强的舒血管活性物质，参与神经源性炎症的过程。研究发现高剂量雌激素可能抑制硝酸甘油诱发的三叉神经节细胞的激活，降低三叉神经节内降钙素基因相关肽的表达水平，因而可能在偏头痛的预防中发挥一定作用。一氧化氮是一种重要的细胞信号分子。研究发现在黄体期月经性偏头痛患者一氧化氮量及精氨酸/一氧化氮通路活性增加，血清 5-羟色胺水平下降。Colson 等通过研究染色体 6q25.1 的雌激素受体-1（ESR-1）基因的位点突变，发现 ESR-1 外显子 8 上 G594A 多态性是导致偏头痛的易患因素之一，因此认为月经性偏头痛可能存在遗传因素[3]。

月经相关性无先兆偏头痛的治疗，依据病情的不同可分为顿挫治疗、短时程预防治疗及长时程预防治疗。

（1）顿挫治疗：以非甾体抗炎药为主。非甾体抗炎药可通过抑制环氧化酶，阻断前列腺素合成，通过增加去甲肾上腺素释放，增强肾上腺素能传输，从而抑制炎性反应、防止中枢敏化等。也可选用二氢麦角碱，一种非选择性 5-羟色胺 1 受体激动剂，已被证明对月经相关性偏头痛有效，其药理机制是通过阻止神经源性炎症、中枢敏化、神经肽释放来发挥功能。

（2）短时程（间歇性）预防治疗：是基于月经性偏头痛的发病与雌激素具有较强的相关性，治疗被分为特异性和非特异性治疗。非特异性治疗主要包括非甾体抗炎药（如萘普生）和麦角胺类。特异性治疗主要是口服避孕药，一种雌-孕激素组成的复方制剂，目的是消除或减少月经前雌激素下降所致的月经性偏头痛。

（3）长时程预防治疗：用于偏头痛预防性治疗的药物主要包括 β 受体阻滞剂、钙通道阻滞剂（如普瑞巴林）、抗癫痫药（如丙戊酸钠缓释片）、抗抑郁药（如文拉法辛）等，对月经性偏头痛有一定疗效[3]。

（曹京波）

三、专家点评

患者头痛特征同时符合无先兆偏头痛（ICHD-3 编码，1.1）和月经相关性无先兆偏头痛（ICHD-3 编码，附 1.1.2）的诊断标准，因此诊断明确[1]。鉴于本例患者存在高血压，服用降压药物，因此需要与源于高血压的头痛（ICHD-3 编码，10.3）相鉴别。患者头颅 MRI 提示左侧筛窦炎（图 40-1），属于慢性副鼻窦炎，无急性鼻窦炎发作表现，因此需要与源于慢性或复发性鼻窦炎的头痛（ICHD-3 编码，11.5.2）鉴别。患者存在桥本甲状腺炎，甲状腺结节术后，抗甲状腺过氧化物酶抗体升高，T_4 和 T_3 水平降低（服用左甲状腺素钠片之前），因此临床上存在甲状腺功能减低，需要与源于甲状腺功能减低的头痛（ICHD-3 编码，10.4）鉴别。患者现病史中提到，近 9 年头痛发作频繁，疼痛程度加重，每次发作经常服用去痛片（一种复合止痛剂，每片含咖啡因 40 mg），每月服用 10 余片，因此需要与复方止痛药物过度使用性头痛（ICHD-3 编码，8.2.5）相鉴别，本例患者虽然服去痛片时间超过 3 个月，但头痛发作时间每个月不足 15 天，因此可以排除复方止痛药物过度使用性头痛。

根据美国神经病学学会（AAN）及美国头痛协会（AHS）2012 年公布的药物预防性治疗成人偏头痛的循证医学指南，非甾体抗炎药（NSAID）萘普生被推荐为月经性偏头痛短疗程预防性治疗用药（B 级，至少 1 项 I 类研究或 2 项 II 类研究支持，B 级为很可能有效），推荐的服药剂量为：每日 2 次，每次 550 mg，从月经前 7～14 天开始规律服用。曲普坦类药物（Triptans）夫罗曲坦（Frovatriptan）被推荐为月经性偏头痛短疗程预防性治疗用药（A 级，由至少 2 项 I 类研究支持，A 级为有效），推荐的服药剂量为：治疗周期 6 天，从月经前 2 天开始服用，第 1 天为负荷量，每日 2 次，每次 5 mg，第 2～6 天，每日 2 次，每次 2.5 mg，治疗后偏头痛的风险未见增加。那拉曲坦（Naratriptan）和佐米曲坦（Zolmitriptan）也被推荐为月经性偏头痛短疗程预防性治疗用药（B 级）。雌二醇（Estradiol）被推荐为月经性偏头痛短疗程预防性治疗用药（C 级，1 项 II 类研究支持，C 级为可能有效），推荐的服药剂量为：治疗周期 7 天，从月经前 2～5 天开始服用，每日 1 次，每次 1.5 mg。本药物可以维持黄体期雌二醇水平，防止在黄体后期雌激素自然下降导致的雌激素撤退性偏头痛[4]。

（审核及点评专家：于学英）

参考文献

[1] Headache Classification Committee of International Headache society（IHS）. The International Classification of Headache Disorders，3rd edition. Cephalalgia，2018，38（1）：1-211.

[2] 刘璐，孙馥箐，赵洛鹏，等. 月经性偏头痛临床研究进展. 中国疼痛医学杂志，2018，24（9）：679-684.

[3] 曲红丽，安星凯，马琪林. 月经相关性无先兆偏头痛的研究进展. 中华神经科杂志，2015，48（8）：719-721.

[4] Silberstein SD，Holland S，Freitag F，et al. Evidence-based guideline update：pharmacologic treatment for episodic migraine prevention in adults：report of the Quality Standards Subcommittee of the American Academy of Neurology and the American Headache Society. Neurology，2012，78（17）：1337-1345.

病例 35　发作性丛集性头痛

一、病例介绍

【主诉】

患者男性，36岁，主因"发作性头痛18年"于2019年12月27日入院。

【现病史】

患者18年前无明显诱因出现发作性头痛，位于右侧，右侧前额部、顶部为搏动样疼痛，右侧眶周为压迫性疼痛，疼痛VAS评分8～10分。每次发作持续30 min至3 h，发作频率每2日1次至4次/日，多在下午时间发作。发作周期可持续1～2个月，每1～2年发生一次，多于10—11月份出现，服用去痛片、氨酚可待因无效。活动后加重，伴恶心、右眼流泪、结膜充血、流涕、鼻塞、前额及面部出汗，有时右侧上睑下垂。发作时情绪严重烦躁。1个月前头痛再次发作，性质、程度同前。头痛发作期睡眠差，出现多梦易醒，情绪尚平稳。

【既往史、个人史、家族史】

患甲状腺功能亢进3年，规律服用甲巯咪唑5 mg，每日1次；扁桃体切除术后25年。否认高血压、青光眼病史。吸烟16年，20～50支/日；偶尔饮酒11年。有芒果、菠萝、桃、梨过敏史，否认药物过敏史。无家族史。

【入院查体】

血压138/90 mmHg，心率66次/分。双肺呼吸音清，未闻及干、湿啰音，心律齐，未闻及明显杂音。腹软，无压痛及反跳痛，肝脾肋下未触及。

神经系统查体：神清、语利，时间、地点、人物定向力准确，记忆力、计算力正常。眼底正常，视野无缺损，双侧瞳孔等大等圆，直径3 mm，双侧瞳孔直接及间接对光反射灵敏，眼球各向运动充分，未见眼震。双侧面部针刺觉对称，双侧角膜反射正常引出，双侧咀嚼对称有力。双侧额纹、面纹对称，闭目及示齿有力。双耳粗测听力正常，Weber试验居中，Rinne试验双侧气导＞骨导；双侧软腭上抬有力，双侧咽反射存在；双侧转颈、耸肩有力，伸舌居中，未见舌肌纤颤及萎缩。四肢肌容积正常，四肢肌力5级，四肢肌张力对称适中；双侧指鼻、跟膝胫试验稳准，闭目难立征阴性，后拉试验阴性；双侧针刺觉及音叉振动觉对称存在，四肢腱反射对称引出。双侧掌颏反射、Hoffmann征阴性，双侧巴宾斯基征阴性；颈软，脑膜刺激征阴性。

【入院前辅助检查】

全脑血管造影（2019-12-20）　双侧颈内动脉、大脑中动脉、大脑前动脉未见异常，双侧椎动脉、基底动脉及双侧大脑后动脉未见异常。

【入院时诊断】

1.定位诊断　颅内和颅外痛敏结构、自主神经系统、三叉神经眼支（右侧）、下丘脑。

（1）颅内和颅外痛敏结构：依据患者临床上表现为发作性头痛，无其他神经系统局灶性症状和体征，故考虑定位于硬脑膜、静脉窦、颅骨骨膜、头皮、颅内外动脉、头颈部肌肉等颅内和颅外痛敏结构。

（2）自主神经系统：依据患者头痛时，伴有恶心、畏光、畏声、右眼流泪、流涕、鼻塞、流口水、前额和面部出汗、右侧上睑下垂、结膜水肿，故考虑自主神经受累。右侧上睑下垂，提示可能是眼交感神经麻痹，累及睑板肌（Müller 肌）所致。

（3）三叉神经眼支（右侧）：依据患者右侧眼眶周围疼痛、压痛，提示三叉神经第一支（眼支）分布区域异常激活，故定位于右侧三叉神经眼支。

（4）下丘脑：依据患者头痛发作，在时间上有规律性，多于下午发作，且均在发作当年10—11月份出现，同时结合患者头痛时伴随自主神经症状，考虑可能累及自主神经高级中枢下丘脑，故定位于下丘脑。

2. 定性诊断 丛集性头痛、发作性丛集性头痛。

依据患者为青年男性，病程长，呈发作性头痛，多是发生于单侧眼眶周围、眶上的重度或极重度疼痛（VAS 评分 8～10 分），不治疗疼痛持续 30～180 min。头痛发作时伴随同侧眼结膜充血、流泪、眼睑水肿、鼻塞、流涕、前额和面部出汗、上睑下垂及烦躁不安，丛集期发作频率为每 2～3 日 1 次至 4 次 / 日，符合丛集性头痛（ICHD-3 编码，3.1）的诊断标准；且在丛集期发作，至少 2 个丛集期持续 7 天～1 年（未治疗），且头痛缓解期 ≥ 3 个月，符合发作性丛集性头痛（ICHD-3 编码，3.1.1）的诊断标准，初步考虑"发作性丛集性头痛"诊断成立。

3. 其他诊断 甲状腺功能亢进症、扁桃体切除术后。

【住院后诊疗经过】

（一）诊疗经过概述

入院后完善常规检查及头痛相关检查，如头颅 MRI 平扫+增强、TCD 增强试验、颈内静脉超声，除外继发性头痛，考虑发作性丛集性头痛，诊断明确。进一步完善匹兹堡睡眠质量指数（PSQI）评分、汉密尔顿焦虑量表（HAMA）和汉密尔顿抑郁量表（HAMD）评分，给予患者醋酸泼尼松、丙戊酸钠缓释片（德巴金）、普瑞巴林胶囊缓解头痛，同时改善睡眠和情绪。患者甲状腺功能亢进，入院后复查甲状腺功能，调整甲巯咪唑用量。治疗 1 周，患者头痛症状明显好转，病情稳定，出院长期随访。

（二）住院后辅助检查

1. 实验室检查

（1）血常规：白细胞绝对值 $8.12×10^9$/L，淋巴细胞群绝对值 $3.26×10^9$/L（↑），中性粒细胞绝对值 $3.57×10^9$/L，嗜酸性粒细胞绝对值 $0.85×10^9$/L（↑），嗜酸性粒细胞相对值 10.5%（↑），血红蛋白 144 g/L，血小板绝对值 $344×10^9$/L。

（2）红细胞沉降率（ESR）27 mm/60 min（↑），快速 C-反应蛋白（CRP）8.11 mg/L。

（3）血生化：谷草转氨酶 17 U/L，谷丙转氨酶 29.9 U/L，乳酸脱氢酶 120.4 U/L（↓），甘油三酯 1.6 mmol/L，总胆固醇 4.36 mmol/L，低密度脂蛋白胆固醇 3.03 mmol/L，高密度脂蛋白胆固醇 0.82 mmol/L（↓），同型半胱氨酸 13.49 μmol/L，肾小球滤过率 137.25 ml/min。

（4）甲状腺功能 8 项：三碘甲状腺原氨酸 2.07 nmol/L，甲状腺素 175.98 nmol/L（↑），游离甲状腺素 11.59 pmol/L，游离三碘甲状腺原氨酸 5.03 pmol/L，促甲状腺激素 2.759 μIU/ml，甲状腺球蛋白 63.04 ng/ml（↑），抗甲状腺球蛋白抗体＜0.9 IU/ml，抗甲状腺过氧化物酶抗体 122.29 IU/ml（↑）。

（5）血液系统：叶酸 1.51 ng/ml（↓），维生素 B_{12} 水平 558 pg/ml，铁蛋白 190.1 ng/ml。

（6）传染病筛查：乙肝表面抗体（＋），乙肝核心抗体（＋）。

（7）尿常规、便常规、糖化血红蛋白、肿瘤标志物、抗链球菌溶血素 O（ASO）、类风湿因子（RF）、凝血功能 4 项、25-羟基维生素 D 水平：均未见异常。

2. 影像学检查

（1）颈动脉＋椎动脉＋锁骨下动脉超声：提示双侧颈动脉内-中膜不均匀增厚。

（2）颈内静脉 B 超：提示双侧血流通畅，未见血液反流。

（3）经颅多普勒超声（TCD）：血流未见异常。TCD 增强试验阴性，未见栓子信号。TCD 血流图微栓子监测未见栓子信号。

（4）超声心动图（2019-12-31）：心脏内主要结构及血流未见明显异常，左心功能正常。

（5）甲状腺超声（2019-12-31）：提示甲状腺弥漫性病变。

（6）腹部超声：提示脂肪肝，胆囊多发息肉样改变，双肾囊肿。

（7）胸部 CT（2019-12-31）：右肺上叶点状钙化影。

（8）头颅 MRI 平扫＋增强（2020-01-03）：可见左顶叶皮质下小斑片状稍长 T2 信号影，FLAIR 像呈稍高信号影，其余未见异常（图 35-1）；增强扫描未见异常改变。

（9）颈椎 MRI（2020-01-03）：提示颈椎椎间盘变性；颈 4-5、颈 5-6 椎间盘膨出，硬膜囊前缘受压（图 35-2）。

3. 睡眠及精神心理测评

（1）匹兹堡睡眠质量指数（PSQI）评分：8 分（0～21 分），睡眠质量尚可（轻度失眠）。

（2）汉密尔顿焦虑量表（HAMA）：8 分，可能有焦虑。

（3）汉密尔顿抑郁量表（HAMD）：9 分，可能有抑郁。

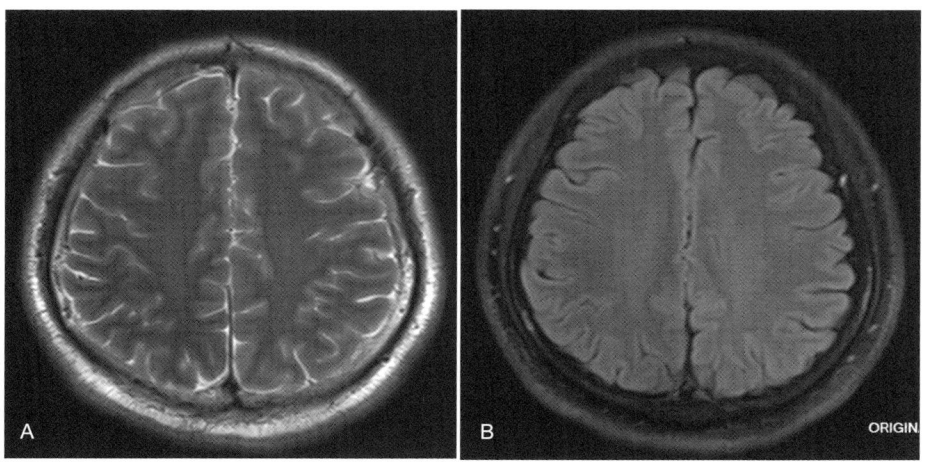

图 35-1 头颅 MRI 平扫见左顶叶皮质下小斑片状稍长 T2 信号影（A），FLAIR 像呈稍高信号影（B），脱髓鞘样改变

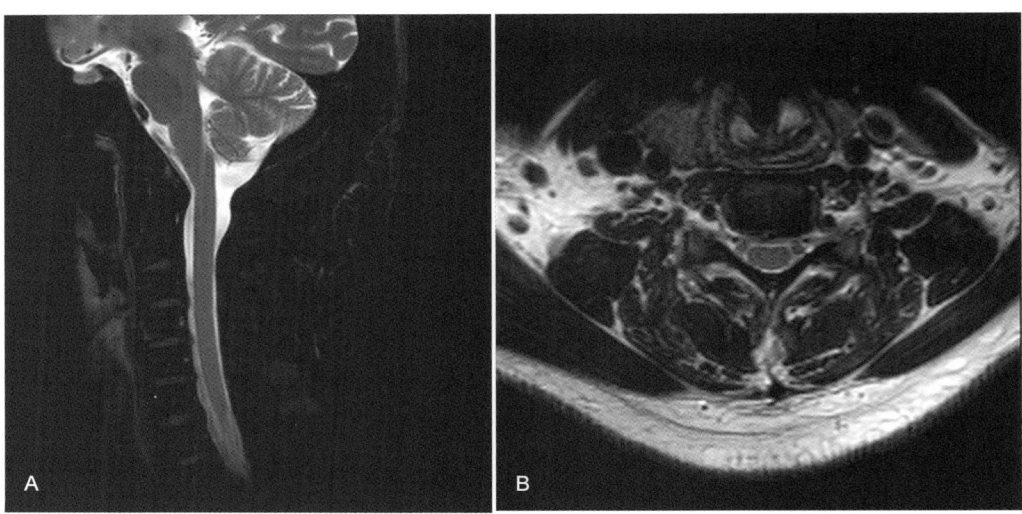

图 35-2　颈椎 MRI 提示 C2～C7 椎间盘变性（T2 信号稍低），C4-5、C5-6 椎间盘轻度膨出，硬膜囊前缘受压。**A**. 矢状位；**B**. 轴位

【出院时诊断】

丛集性头痛、发作性丛集性头痛。

其他诊断：脑白质病（白质疏松）、颈椎病、高同型半胱氨酸血症、叶酸缺乏症、脂肪肝、胆囊多发息肉、双肾囊肿。

【出院时情况】

神经系统查体：神清、语利，高级皮质功能正常，脑神经未见异常。四肢肌力、肌张力、肌容积、深浅感觉、共济运动正常，病理反射阴性，脑膜刺激征阴性。

二、讨论

1745 年奥地利医生 Gerarf Van Swieten 最早明确描述了有关丛集性头痛的典型临床表现。随后有许多学者描述了各种类似病例，并对它们进行了各种命名，如阵发性偏侧颅痛、睫状神经痛、血管麻痹性半侧颅痛、红斑性面痛等。直至 1952 年，Charles Kunkle 指出，上述这些病例其实是同一种疾病，并根据其发作的丛集性特征，命名为丛集性头痛（cluster headache，CH）。

（一）病因及发病机制

丛集性头痛的病因和发病机制尚不清楚。目前认为，丛集性头痛是一种与血管神经系统和生物钟系统有关的头痛，大脑神经中枢在其发病过程中起重要作用。单侧眼眶周围疼痛提示三叉神经第一支（眼支）分布区域异常激活，伴随的自主神经症状提示颅面部副交感神经的异常激活。另外，目前多数学者认为下丘脑在启动丛集性头痛的发作中具有关键性作用。下丘脑主要维持体内稳态，包括激素合成、自主神经系统调节、体温调节、生物节律调控和情绪反应等。下丘脑与内源性痛觉调控系统也有联系，下丘脑的视前内侧核、室旁核等核团对痛觉及痛觉所致自主神经反应有抑制作用。因此，自主神经症状也可能是由下丘脑功能紊乱引起的中枢自主神经功能失调的结果。另外,头痛发作-缓解过程、发作的时钟规律性以及影像学研究,均提示下丘脑参与了其发病机制,丛集性头痛急性发作被认为与下丘脑后部灰质区域激活有关。研究发现,降钙素基因相关肽(calcitonin gene-related peptide,CGRP)是参与丛集性头痛的关键信号分子。同时,丛集性头痛患者的褪黑素和皮质醇以及其他激素也发生了变化[1-6]。

(二)临床表现

丛集性头痛的男/女患病率比率约为 4∶1,发病年龄多在 20～40 岁,高峰年龄为 25～30 岁。临床特点为某段时间内频繁出现短暂发作性、局部剧烈的难以忍受的单侧头痛。此段发作期多为 2～12 周。发作时 5～10 min 内疼痛达高峰,多持续 15～180 min,症状可突然停止,也可缓慢缓解。频率多为隔日 1 次至每日 8 次。疼痛多固定位于一侧三叉神经第一支分布区,即一侧眼球深部、眼眶及眶周、额部或颞部,可放射至鼻、颊、上颌骨、上腭、牙龈和牙齿。疼痛剧烈难忍,为持续性钻痛、撕裂牵拉痛、绞痛、烧灼痛、尖锐刺痛、压迫痛等,一般搏动感不明显。明确的诱发因素是饮酒,其他诱发因素也有强烈气味刺激、抑郁、应激等。发作常具有周期性,分为年周期节律及日周期节律。日周期节律多见,头痛常固定在每天固定的某些时刻发作,多在夜间,尤其是入睡后 1～2 h。年周期节律多在每年的某特定季节发作。绝大多数患者头痛发作时伴有自主神经症状,表现为副交感神经兴奋和交感神经抑制,出现以下症状:结膜充血和(或)流泪、鼻塞和(或)流涕、眼睑水肿、前额和(或)面部出汗、瞳孔缩小和(或)眼睑下垂等。绝大多数患者头痛发作时还有情绪及行为反应,如不安、坐卧不宁、激越、攻击性增强、捶头、砸物、头撞墙等。患者发作前多无先兆,约半数患者有畏光、畏声或恶心。

(三)诊断标准

1. 丛集性头痛 ICHD-3 对于丛集性头痛有明确的诊断标准。根据既往发作病史及典型临床表现,排除其他疾病(如海绵窦、垂体等部位的疾病)后,通常可确诊。丛集性头痛的诊断标准如下[7]:

A. 符合 B～D 的发作 5 次以上。

B. 发生于单侧眼眶、眶上和(或)颞部的重度或极重度疼痛,若不治疗则持续 15～180 min。

C. 头痛发作时至少伴随以下 2 项中的 1 项:
  (i)至少伴随以下症状和体征(和头痛同侧)中的 1 项:①结膜充血和(或)流泪;②鼻塞和(或)流涕;③眼睑水肿;④前额和(或)面部出汗;⑤瞳孔缩小和(或)眼睑下垂。
  (ii)烦躁不安或躁动。

D. 发作频率隔日 1 次至每日 8 次。

E. 不能用 ICHD-3 中的其他诊断更好解释。

2. 发作性丛集性头痛 发作性丛集性头痛符合上述丛集性头痛的诊断标准,且至少 2 个丛集期持续 7 天至 1 年(未治疗),头痛缓解期 ≥ 3 个月。

3. 慢性丛集性头痛 慢性丛集性头痛符合上述丛集性头痛的诊断标准,头痛无缓解期或缓解期 < 3 个月,且至少持续 1 年或 1 年以上。

(四)鉴别诊断

发作性丛集性头痛与偏头痛、发作性紧张型头痛在临床症状上很容易鉴别,但与伴有结膜充血和流泪的单侧短暂性神经痛样头痛(short-lasting unilateral neuralgiform headache with conjunctival injection and tearing,SUNCT)、发作性偏侧头痛(paroxysmal hemicrania)易混淆,SUNCT、丛集性头痛、发作性偏侧头痛三者在ICHD-3中属于三叉自主神经性头痛(trigeminal autonomic cephalalgias,TAC),三者的鉴别要点见表35-1[8]。

表35-1 三叉自主神经性头痛的鉴别诊断

项目	SUNCT	丛集性头痛	发作性偏侧头痛
男/女比例	1.5∶1	3∶1	1∶1
疼痛特点			
部位	V1 > C2 > V2 > V3	V1 > C2 > V2 > V3	V1 > C2 > V2 > V3
性质	尖锐的、针刺样、搏动性	尖锐的、针刺样、搏动性	尖锐的、针刺样、搏动性
程度	严重	非常严重	非常严重
发作特点			
频率(次/日)	3～200	1～8	1～40
持续时间	5～240 s	30～180 min	2～30 min
触发因素			
酒精	-	+++	+
硝酸甘油	-	+++	+
皮肤	+++	-	-
焦虑/坐立不安	65%	90%	80%
发作性∶慢性	10∶90	90∶10	35∶65
节律性或周期性	无	有	无
治疗效果			
吸氧	无效	80%	无效
皮下注射舒马曲坦 6 mg	< 10%	75%	20%
吲哚美辛	无效	无效	100%
偏头痛样伴随症状			
恶心	25%	50%	40%
畏光、畏声	25%	65%	65%

V1,三叉神经第一支;V2,三叉神经第二支;V3,三叉神经第三支;C2,颈2脊神经

(五)治疗

1. 急性发作期的治疗 丛集性头痛发作时疼痛剧烈,所以需要镇痛治疗能迅速起效。首选治疗有如下两种:①使用非重复呼吸面罩。吸入100%氧,流量至少1 ml/min,最大可达15 ml/min,持续吸氧15～20 min,此法安全,无禁忌证;对60%～70%的患者有效,通

常 5 min 内起效，30 min 内疗效明显，尤其适用于曲普坦类药物禁忌或 24 h 内频繁发作的患者。②曲普坦类药物。皮下注射舒马曲坦 6 mg，约 75% 的患者在 20 min 内头痛明显缓解，最快 10 min 起效，24 h 最大剂量 12 mg，给药间隔至少 1 h。该类药物的常见不良反应包括：注射部位短暂刺痛、灼热感、一过性的胸、喉等处的疼痛、重压感或发紧感、木、麻、热或冷等感觉异常。佐米曲坦 5～10 mg 喷鼻也有显著疗效[4,9]。

2. 缓解期的预防治疗　一线药物：①维拉帕米，240～960 mg/d，分 2～4 次口服。起始剂量 240 mg/d，若疗效不佳，每隔 7～10 天可加量 40～120 mg/d，加量前后应监测心电图，尤其当每日量超过 480 mg/d 时。常见不良反应包括便秘、眩晕、恶心、低血压、远端肢体水肿、乏力、窦性心动过缓等。通常 2～3 周内见效。②锂盐，500～1250 mg/d，分 2～3 次饭后口服，起始剂量 500 mg/d，持续服用 3～4 天，若能耐受，则可逐渐加量。其治疗安全指数低，治疗量与中毒量较接近，故应密切监测血锂盐浓度。常见不良反应包括双手震颤、恶心、呕吐、腹泻、上腹痛、萎靡乏力、烦渴、嗜睡、视物模糊、多饮、多尿、白细胞升高等。③糖皮质激素，可能是起效最快、最有效的预防药物，但是长期使用可能有严重不良反应，因此通常短期使用 5～7 天，逐渐减量。如静脉使用地塞米松 5～10 mg/d，或口服泼尼松 40～60 mg/d，持续使用 5～7 天，然后口服泼尼松，每 3～7 天减量 5～10 mg。对于每次头痛发作时间长或慢性丛集性头痛患者，减量宜慢[4,9]。

二线药物：①美西麦角或其代谢产物甲基麦角新碱。美西麦角的起始剂量为 1 mg/d，分 3 次口服。每 3～5 天增量 1 mg，日最大剂量 12 mg。连续使用不能超过 6 个月，以免发生腹膜后、肺、胸膜、心内膜、心包纤维化等严重不良反应。甲基麦角新碱的起始剂量为 0.2 mg/d，逐渐增量，日最大剂量 1.2 mg/d，注意事项同美西麦角。②酒石酸麦角胺，2～4 mg/d，通常 2～3 周起效。③双氢麦角胺，有开放性试验显示其对难治性丛集性头痛有效[4,9]。

三线药物：①托吡酯，起始剂量 25 mg/d，每周增加 25 mg，日最大剂量 200 mg，通常超过 100 mg/d 才效果明显。②丙戊酸盐，5～20 mg/(kg·d)。③其他，包括褪黑素、苯噻啶、普瑞巴林、加巴喷丁等。

另外，应根据丛集性头痛的分型、严重程度、相关禁忌证及药物疗效等情况选用预防性治疗方法：

（1）对于每天发作不超过 2 次、发作时期不超过 2 个月、舒马曲坦见效快的轻型发作性丛集性头痛患者，首选维拉帕米，其次是锂盐，再次可选美西麦角、酒石酸麦角胺、托吡酯、丙戊酸钠等，若均无效或有禁忌，可选苯噻啶。

（2）对于每天发作超过 2 次、发作时间超过 2 个月、每天需要注射 2 次舒马曲坦的重型丛集性头痛患者，在开始使用维拉帕米或锂盐时，可联合使用糖皮质激素以求迅速见效。

（3）对慢性丛集性头痛的患者，与发作性丛集性头痛患者类似，每天发作次数少的患者可首选维拉帕米或锂盐，而每天发作次数多的患者应联合糖皮质激素。

（4）若所有药物的疗效均欠佳时，可考虑使用糖皮质激素和麻醉剂，对头痛侧的枕神经进行封闭治疗；若仍无效，可考虑枕神经刺激术；若枕神经刺激术治疗 1 年仍无效，可考虑深部脑刺激术刺激下丘脑后部；若所有尝试都失效，可非常谨慎地考虑三叉神经毁损术等外科手术治疗。

（曹京波）

三、专家点评

（一）丛集性头痛的病因和发病率

1. 病因 关于丛集性头痛的病因，可能还有遗传性因素参与，目前认为大约5%的患者具有家族遗传性，且呈常染色体显性遗传（autosomal dominant，AD）。Kudrow研究了495名丛集性头痛患者，其中405名男性患者中27%有至少1位一级亲属阳性发作史，90名女性患者中37%有一级亲属阳性发作史。而在所有患者的990名双亲中，约18%是丛集性头痛患者，这一比例明显高于正常人群。随后又有研究者报道，在丛集性头痛患者的一级亲属中，其发病风险可增加14～39倍，这一发现进一步支持了Kudrow关于丛集性头痛有遗传因素参与发病的观点。目前研究认为，*ADH4*、*CLOCK*和*HCRTR2*基因多态性与丛集性头痛的发病相关[10]。

2. 发病率 关于丛集性头痛的发病率，以青壮年男性居多，约为女性的4倍，性别上的差异，内在原因不明，有待进一步研究。

（二）急性发作期治疗

关于急性发作期治疗，常规止痛剂对丛集性头痛无效，没有证据表明对乙酰氨基酚、可待因或阿片类药物治疗丛集性头痛发作有效，因而应避免给予这些药物。终止发作主要依靠吸入纯氧及肠外应用曲坦类药物。目前A级推荐为舒马曲坦6 mg皮下注射，佐米曲坦5～10 mg滴鼻以及100%纯氧吸入；B级推荐是舒马曲坦20 mg滴鼻和佐米曲坦5～10 mg口服；C级推荐是10%可卡因滴鼻、10%利多卡因滴鼻以及奥曲肽100 μg皮下注射［注：美国头痛协会（AHS）指南证据级别为A级-确定有效、B级-很可能有效、C级-可能有效、U级-证据不足］[11-12]。

（三）难治性慢性丛集性头痛

2014年欧洲头痛联盟（European Headache Federation，EHF）发表共识声明[13]，给出了难治性慢性丛集性头痛（refractory chronic cluster headache，rCCH）的描述，并提出了诊断标准供研究者讨论。EHF提出难治性慢性丛集性头痛（rCCH）为每周至少有3次严重发作，且至少有3次连续的适当预防性治疗的疗效差，这种情况很罕见，但很难控制，可能需要侵入性治疗。目前在ICHD-3的分类目录和附录分类中没有相关的描述，下面的诊断标准由EHF提出，供研究者参考讨论。

1. 难治性慢性丛集性头痛（rCCH）的诊断标准

A. 头痛发作符合国际头痛疾病分类（第3版，测试版）（ICHD-3 beta）慢性丛集性头痛（chronic cluster headache，CCH）的标准，或可能的丛集性头痛和B～E标准。

B. 每周至少有3次严重的丛集性头痛发作，影响患者的生活质量，尽管进行了预防性治疗或对症治疗。

C. 在随机对照研究中，至少有3种药物显示出比安慰剂有效的连续预防治疗试验失败，且在足够的时间内以最大耐受剂量使用。

D. 症状性CCH通过头颅MRI和MRA阴性检查排除，最终辅以颈动脉CT血管造影或颈动脉三重超声检查。

E. 在ICHD-3 beta分类中，不能更好地解释为其他头痛类型。

2. rCCH 的治疗 难治性慢性丛集性头痛在发作时药物很难控制。目前，侵入性或非侵入性神经调控技术在治疗 rCCH 方面取得了重大进展，这些技术包括蝶腭神经节（sphenopalatine ganglion，SPG）刺激、侵入性枕神经刺激（occipital nerve stimulation，ONS）、下丘脑深部脑刺激（deep brain stimulation，DBS）和非侵入性迷走神经刺激（vagus nerve stimulation，VNS）。关于 SPG 刺激治疗 rCCH 的研究较多，研究认为 SPG 刺激可有效缓解丛集性头痛的发作（AHS 指南 B 级证据，即很可能有效）。侵入性 ONS 也被用于治疗 rCCH，几项开放性研究已显示侵入性 ONS 可有效预防丛集性头痛的发作。下丘脑 DBS 已被用于 rCCH 的治疗，可降低 60% 患者的发作频率，但有部分患者可发生严重不良反应；另外，一项安慰剂对照试验发现，下丘脑 DBS 较对照组治疗效果没有统计学差异，所以目前下丘脑 DBS 对于丛集性头痛的治疗尚存在争议。许多研究发现非侵入性 VNS 可有效减轻丛集性头痛发作的严重程度和发作频率。鉴于大多数试验都是开放研究，未来还需要更多的安慰剂对照试验来证实神经调控技术的有效性及安全性[1-6]。

（审核及点评专家：于学英）

参考文献

［1］Ljubisavljevic S，Zidverc Trajkovic J. Cluster headache：pathophysiology，diagnosis and treatment. J Neurol，2019，266（5）：1059-1066.
［2］Hoffmann J，May A. Diagnosis，pathophysiology，and management of cluster headache. The Lancet Neurology，2018，17（1）：75-83.
［3］May A，Schwedt TJ，Magis D，et al. Cluster headache. Nat Rev Dis Primers，2018，4：18006.
［4］Robbins MS，Starling AJ，Pringsheim TM，et al. Treatment of cluster headache：the American Headache Society evidence-based guidelines. Headache，2016，56（7）：1093-1106.
［5］Martelletti P，Curto M. Headache：cluster headache treatment - RCTs versus real-world evidence. Nat Rev Neurol，2016，12（10）：557-558.
［6］George J Francis，Werner J Becker，Tamara M Pringsheim. Acute and preventive pharmacologic treatment of cluster headache. Neurology，2010，75（5）：463-473.
［7］International Headache Society（HIS）. The International Classification of Headache Disorders，3rd edition. Cephalalgia，2018，38（1）：1-211.
［8］张毅，马蕴青，连亚军. 伴有结膜充血和流泪的单侧短暂性神经痛样头痛的诊断及治疗进展. 中华神经科杂志，2015，48（1）：73-76.
［9］罗静，吴剑涓. 丛集性头痛的研究进展. 天津药学，2012，24（5）：63-66.
［10］范志亮，于生元. 丛集性头痛基因遗传学研究进展. 中国疼痛医学杂志，2018，24（3）：207-209.
［11］Francis GJ，BeekerWJ，PringsheimTM. Acute and preventive pharmacologic treatment of cluster headache. Neurology，2010，75（5）：463-473.
［12］May A，Leone M，Afra J，et al. EFNS guidelines on the treatment of cluster headache and other trigeminal-autonomic cephalalgias. Eur J Neurol，2006，13（10）：1066-1077.
［13］Dimos DM，Lars E，Rigmor HJ，et al. Refractory chronic cluster headache：a consensus statement on clinical definition from the European Headache Federation. The Journal of Headache and Pain，2014，15：79.

病例 36　低颅压综合征

一、病例介绍

【主诉】

患者男性，46岁，主诉"头痛1月余，精神行为异常15天"。

【现病史】

患者1月余前（2019-09-05）无明显诱因突发头痛，初为右颞部疼痛，后转为全头痛，性质不清，平躺可减轻，每次持续约20 min，自行服用止痛药（具体不详），头痛可缓解，每日发作数次，无发热、无恶心或呕吐、无视物模糊或成双、无肢体无力、无言语不利、无行走不稳。于病后2天就诊于外院，行头颅CT未见明显异常，予以氨咖甘片等药物，其余不详，自觉症状无明显变化。患者于病后8天（2019-09-13）无明显诱因出现复视，复视性质不清。患者于10月初就诊于另一家外院，行TCD检查（未见报告），予以头痛宁、甲钴胺等药物治疗，症状无明显变化。病后29天（2019-10-04）就诊于第三家外院，行头颅MRI及CTA示左颈内动脉C7段动脉瘤，未予处理，给予头痛宁、甲钴胺等药物治疗，症状无明显改善。病后33天头痛加重，表现为头痛程度加重，每次疼痛持续时间延长，站立时加重，平躺时可减轻，无恶心或呕吐，出现精神行为异常，言语不清、胡言乱语，不能理解他人说话，饮水呛咳，走路不稳，进食少，睡眠多。病后41天（2019-10-16）就诊于我院急诊，完善腰穿示压力90 mmH$_2$O，头部CT示脑肿胀、脑疝征象。2019年10月18日（病后43天）行头颅CT + CTA示蛛网膜下腔出血（SAH），左侧颈内动脉交通段小动脉瘤；10月21日（病后46天）行头颅MRI示脑组织肿胀、脑水肿，小脑扁桃体下疝，脑干、双侧岛叶信号不均匀。急诊予以甘露醇250 ml 每8 h一次（q8 h）、盐酸氨溴索 30 mg 2次/日（bid）、泮托拉唑 40 mg 1次/日（qd）、头孢唑肟钠 2 g 每8 h一次、更昔洛韦 0.25 g 每12 h一次（q12 h）、多烯磷脂酰胆碱 10 ml 1次/日、脑醒静注射液 20 ml 1次/日静脉滴注治疗，患者头痛好转，精神症状减轻，无发热，现转入我科。起病以来，患者精神、睡眠一般，食欲欠佳，大小便正常，体重下降10 kg以上。

【既往史、个人史、家族史】

高血压病史3年，血压最高160/100 mmHg，规律服用"降压2号"（具体不详）1片1次/日控制血压，血压控制在（120~130）/80 mmHg。2006年曾行阑尾切除术。有药物过敏史：对感冒冲剂过敏。吸烟30余年，每天大约30支，未戒烟。饮酒30余年，每日约1斤白酒，未戒酒。家族中无类似疾病史。

【入院查体】

右侧血压139/82 mmHg，左侧血压143/85 mmHg。心肺腹查体未见明显异常。神经系统查体：神清、语利、欣快、情绪激动、亢奋，定向力、记忆力、计算力、理解判断力减退。双侧瞳孔等大等圆，直径2 mm，双侧瞳孔直接及间接对光反射灵敏，眼球各向运动充分，未见眼震。余脑神经查体未见明显异常。四肢肌力5级，肌张力正常。双侧指鼻、跟膝胫试验稳准，闭目难立征查体不合作。双侧针刺觉及音叉振动觉对称。四肢腱反射对称引出。双侧掌颌反射、Hoffmann征阴性。双侧巴宾斯基征阴性。颈软，脑膜刺激征阴性。

【入院前辅助检查】

1. 影像学检查

（1）头颅MRI＋MRA（2019-10-05）：左颈内动脉C7段动脉瘤。

（2）头颅CT＋CTA＋CTP（2019-10-18）：①CT示蛛网膜下腔出血（SAH），双侧额顶叶少量硬膜下血肿。②CTA示左侧颈内动脉交通段小动脉瘤；左侧胚胎型大脑后动脉，管腔纤细；基底动脉及右大脑后动脉纤细，略粗细不均；右侧大脑前动脉A1段纤细。③CTV未见静脉系统异常。④CTP示左侧基底节及左颞叶的对比剂达峰时间（TTP）略缩短，脑血流量（CBF）、脑血容量（CBV）未见异常。

（3）头颅MRI＋增强（2019-10-21）：硬脑膜增厚、强化；小脑扁桃体下疝；脑组织肿胀、脑水肿；脑干、双侧岛叶信号不均匀；双额颞顶骨板下异常信号影，硬膜下出血吸收期可能性大；双额顶点状异常信号影，脱髓鞘样改变可能性大；副鼻窦黏膜增厚。

2. 腰穿脑脊液检查（2019-10-18）

（1）压力90 mmH$_2$O。

（2）急诊脑脊液常规：脑脊液外观呈血色样，考虑存在穿刺损伤。潘氏试验（＋），白细胞数106/μl，细胞总数76 406/μl，单核细胞50%（↑），多核细胞50%（↑）。

（3）急诊脑脊液生化：蛋白质452.4 mg/dl（↑）。

3. 神经系统感染病毒抗体（血清） EB病毒抗体衣壳抗原IgG 3.618 U/ml（↑，＋），EB病毒抗体核心抗原IgG 6.230 U/ml（↑，＋）。

【入院时诊断】

1. 定位诊断 脑脊液循环系统、颅内痛敏结构、广泛大脑皮质。

患者头痛，站立时加重，平躺后减轻，急诊腰穿压力90 mmH$_2$O，为正常低限值，考虑定位于脑脊液循环系统、颅内痛敏结构。

患者欣快，情绪激动、亢奋，定向力、记忆力、计算力、理解判断力减退，定位于广泛大脑皮质。

结合患者头颅CT及MRI示脑组织肿胀、脑水肿，小脑扁桃体下疝，双额顶骨板下条片状稍高密度影，脑干变形、密度不均，故定位于脑脊液循环系统、颅内痛敏结构、广泛大脑皮质。

2. 定性诊断 低颅压综合征。

患者以头痛为主要表现，头痛特点为站立时加重、平躺后减轻，急诊腰穿压力90 mmH$_2$O，急诊头颅MRI示硬脑膜增厚、强化，故考虑低颅压综合征可能，需进一步动态观察头颅MRI、颈椎MRI、脑脊液电影等检查以明确诊断。

【住院后诊疗经过】

（一）诊疗经过概述

患者入院后下病重通知，给予重症监护、神经内科一级护理、低盐低脂饮食；监测卧立位血压，注意看护，避免坠床及摔倒；防止走丢等。完善常规化验检查。完善腰穿，腰穿测压50 mmH$_2$O。颈椎MRI＋增强示颅后窝脑膜、小脑幕、颈髓后方局部脊膜、双侧大脑半球局部硬脑膜增厚强化（图 36-1）。头颅 MRI 示硬脑膜增厚、强化，脑干局部显示肿胀，脑室受压变窄，脑沟裂变浅。脑脊液电影示室间孔、第三脑室、导水管、第四脑室区未见明显脑脊液流动影（图 36-2）。结合患者的症状、体征及辅助检查，考虑低颅压综合征诊断明确，病因待查。神经介入科会诊建议择期处理动脉瘤，先纠正原发病。治疗上给予甲泼尼龙冲击治疗、劳拉西泮联合奥氮平控制精神症状、羟乙基氯化钠扩容、醒脑静注射液醒脑开窍、多烯磷脂酰胆碱护肝、泮托拉唑抑酸护胃及纠正电解质紊乱等对症支持治疗，患者症状较前好转，诊断为低颅压综合征，病因尚不明确，不除外硬脊膜脑脊液漏可能。

（二）住院后辅助检查

1. 腰穿脑脊液复查（2019-10-25）

（1）压力 50 mmH$_2$O，均匀淡血性脑脊液。

（2）脑脊液常规：白细胞数 28/μl，细胞总数 1328/μl。

（3）脑脊液生化：糖 4.88 mmol/L（↑），蛋白质 274.17 mg/dl（↑）。

（4）脑脊液培养：无细菌生长。

2. 影像学检查

（1）颈椎 MRI ＋增强（2019-10-28）：颅后窝脑膜、小脑幕、颈髓后方局部脊膜、双侧大脑半球局部硬脑膜增厚强化；小脑扁桃体位置下移，颅后窝结构拥挤；颈椎曲度异常；颈椎局部椎体及椎间盘退行性改变；颈 5-6 椎间盘轻度突出（图 36-1）。

（2）头颅 MRI ＋脑脊液电影（2019-11-01）：双侧额颞部硬膜下血肿（亚急性期）；脑干局部显示肿胀；枕大孔区结构拥挤；脑室受压变窄；脑沟裂变浅，局部信号不均，符合

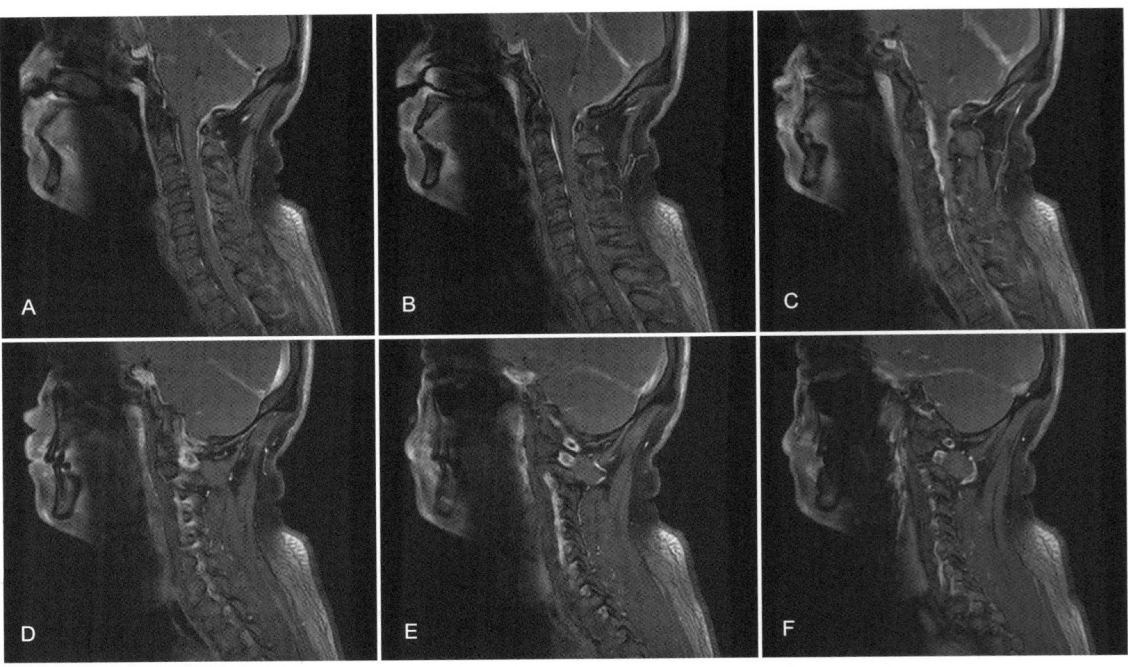

图 36-1 颈椎 MRI ＋增强（2019-10-28），示颅后窝脑膜、小脑幕、颈髓后方局部脊膜、双侧大脑半球局部硬脑膜增厚强化；小脑扁桃体位置下移，颅后窝结构拥挤。**A ～ F.** T1 ＋增强矢状位序列；**G 和 H.** T1 ＋增强冠状位序列

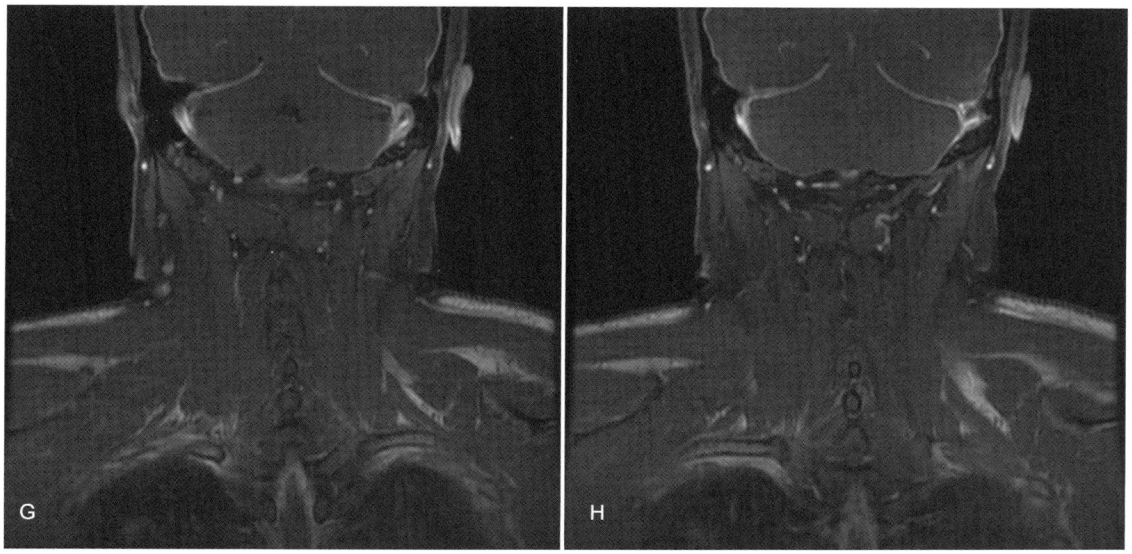

图 36-1（续）

SAH 吸收后改变；鼻窦黏膜增厚；双侧上颌窦囊肿。脑脊液电影：室间孔、第三脑室、导水管、第四脑室区未见明显脑脊液流动影（图 36-2）。

（3）颈椎 MRI ＋颈髓水成像（2019-11-11）：C1～C2 棘突间异常信号；颈椎及上段胸椎背侧硬膜外间隙增宽；C2～C3 椎体水平及 C6～T2 椎体水平脊髓前方硬膜下腔增宽；小脑扁桃体位置下移，颅后窝结构拥挤；颈椎曲度异常；颈椎局部椎体及椎间盘退行性改变：C5-6 椎间盘轻度突出（图 36-3 和图 36-4）。

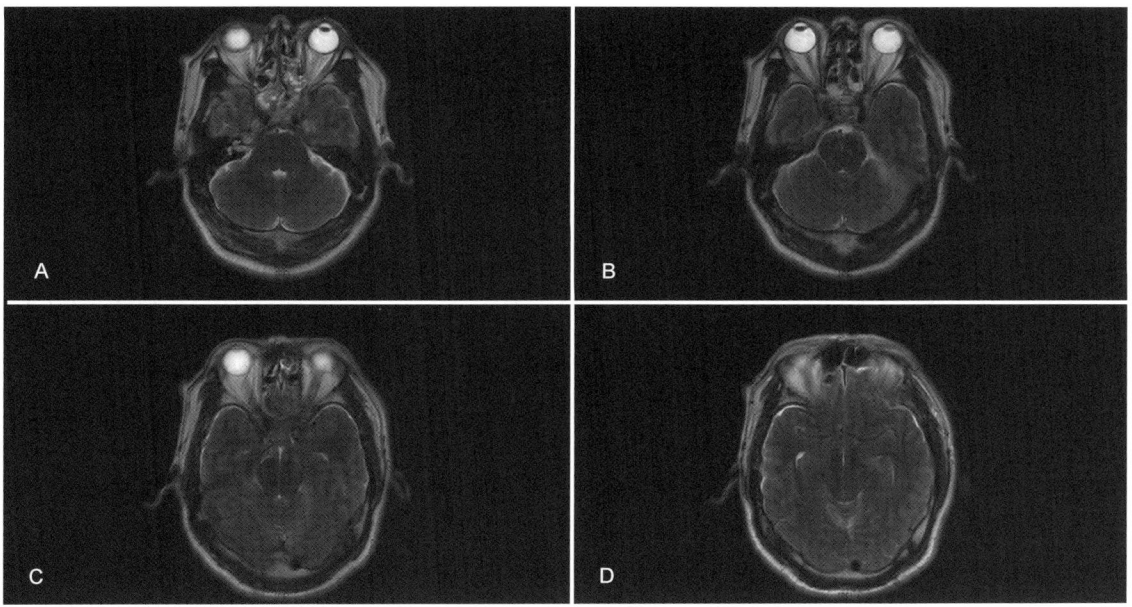

图 36-2 头颅 MRI ＋脑脊液电影（2019-11-01）。A～D. T2 轴位序列，示脑干局部肿胀，脑室受压变窄，脑沟裂变浅；E～J. 脑脊液电影序列，室间孔、第三脑室、导水管、第四脑室区未见明显脑脊液流动影

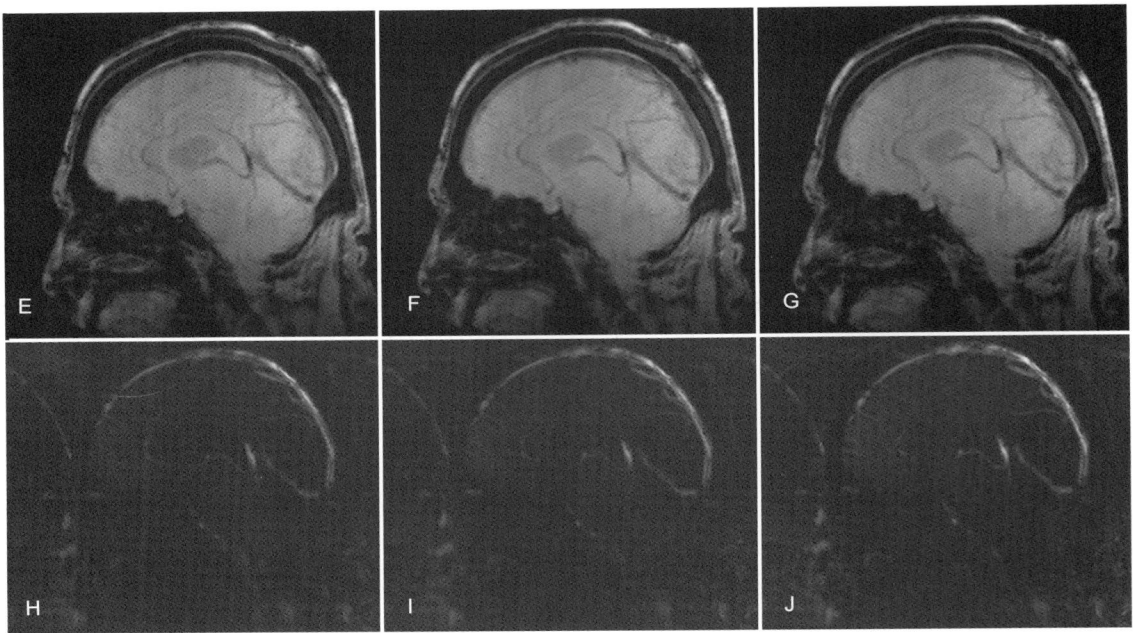

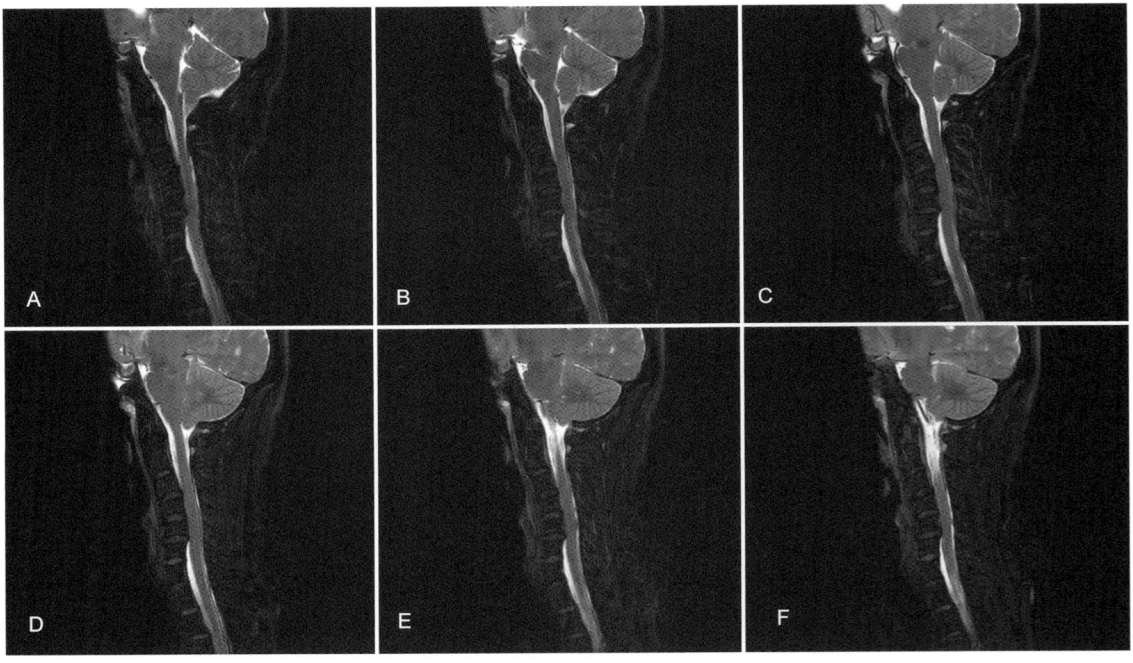

图 36-3 颈椎 MRI ＋增强（2019-11-11）。A～F. T2 轴位序列，示颈椎后异常三角，提示脑脊液漏可能

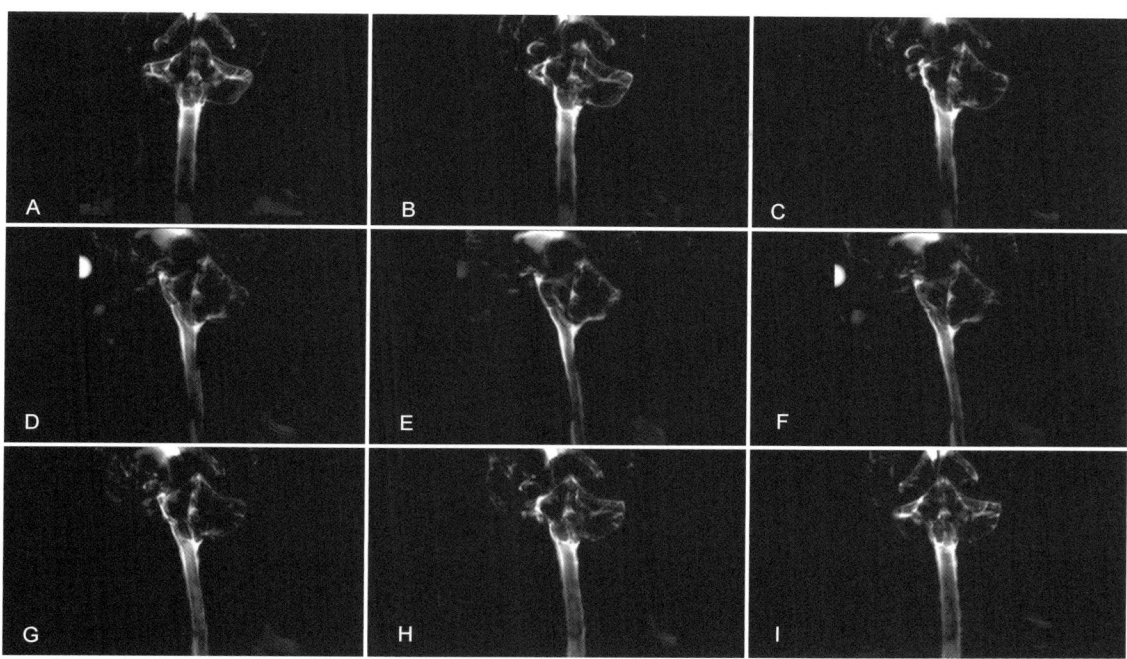

图 36-4 颈髓水成像（2019-11-11）。A～I. C1～C2 棘突间异常信号；颈椎及上段胸椎背侧硬膜外间隙增宽；C2～C3 椎体水平及 C6～T2 椎体水平脊髓前方硬膜下腔增宽；小脑扁桃体位置下移，颅后窝结构拥挤

【出院时诊断】

低颅压综合征。

【出院时情况】

患者出院后头痛逐渐好转。出院 1 个月后在外院复查腰穿，颅内压正常。考虑脑脊液漏自愈的可能。

二、讨论

低颅压综合征是一组由多种病因引起、侧卧位腰穿脑脊液（CSF）压力低于 60 mmH$_2$O，以及以直立性头痛、恶心、呕吐等为主要表现的临床综合征。其 ICHD-3 诊断标准为：

A. 符合标准 C 的任何头痛。

B. 满足以下一项或两项：①低 CSF 压力（< 60 mmH$_2$O）；②影像学检查有脑脊液漏的证据。

C. 头痛的出现与脑脊液压力低或脑脊液漏在时间上有关，或导致头痛的发现。

D. 不能由另一个 ICHD-3 诊断更好地解释。

低颅压综合征的准确发病率尚不明确，有文献报道其发病率为（2～5）/10 万，女性多于男性（2∶1～5∶1），各年龄段均可发病，发病高峰为 30～50 岁[1]。

病因主要为脑脊液渗漏，脑脊液渗漏的原因包括硬脑膜薄弱（单纯硬脑膜撕裂、脑膜憩室）、轻微创伤、结缔组织疾病（Marfan 综合征、多囊肾）等。

低颅压综合征的特征性临床表现是直立性头痛,多为搏动样疼痛或钝痛,通常在坐着或站着后 2 h 内(大多数情况下 15 min 内)出现,头部运动、咳嗽、打喷嚏等可加重,平躺数分钟常可缓解,止痛药很少能缓解头痛。其他常见临床表现包括颈部疼痛或僵硬、恶心、呕吐、听力改变(听觉过敏、回声或耳鸣)、头晕、眩晕、复视[2]。

MRI 是目前公认的诊断低颅压综合征首选的无创性检查方法,常表现为弥漫性硬脑膜的增厚与强化(连续、非结节状)、脑静脉窦扩张、第三脑室移位、小脑扁桃体疝。

MR 脊髓造影(magnetic resonance myelography,MRM)是观察椎管内蛛网膜有无脑脊液漏较为直观的无创性检查方法。

鉴别诊断:特发性肥厚性硬脑膜炎,一种中枢神经系统慢性无菌性炎性疾病,其特点是硬脑膜和(或)硬脊膜纤维性增生,临床表现为慢性头痛和多脑神经麻痹,腰穿脑脊液多正常。MRI 示硬脑膜局部或弥漫性增厚,可见强化。

治疗方面,目前没有随机的临床试验评估各种治疗策略的有效性,也没有确定的治疗方案。CSF 漏有时会自发性停止,因而一部分患者无须治疗即可康复。保守治疗包括:严格卧床休息,避免直立姿势;口服或静脉补水,高盐摄入,但其效果尚不明确;摄入大量咖啡因的治疗效果不肯定;糖皮质激素对部分患者有效,但尚未得到证实。

硬膜外血斑(epidural blood patch,EBP)对于保守治疗效果不理想、尤其是存在 CSF 漏的低颅压患者,是最有效的治疗方法[3]。EBP 是患者在无菌条件下于俯卧位、在数分钟内将自体静脉血注入硬膜外腔的治疗方法,剂量上限为腰部区域 20 ml、颈部区域 10 ml。EBP 的治疗成功率约为 30%,很多患者需反复进行 EBP。

(于丹丹)

三、专家点评

低颅压综合征的诊断不难,但是准确找到脑脊液漏的位置较为困难。如果能够找到脑脊液漏的位置,就可以进行相应位置的硬膜外血斑治疗(又称自体血补片治疗),为彻底治愈低颅压提供了契机。脑脊液漏常发生于脊椎,很少发生于颅底。另外,脑脊液漏一般发生于神经根袖,最常见为胸椎神经根袖,其次为颈椎,腰椎较为罕见。常见的脑脊液漏分为几类[4]:①椎间盘骨刺导致脊髓腹侧硬脊膜撕裂;②近端神经根袖撕裂,导致局部硬膜撕裂;③神经根袖附近损伤,造成脑脊液漏;④神经根袖远端撕裂,造成脑脊液漏。应用重 T2 MRI 脊髓水成像有利于脑脊液漏的诊断,为准备定位和治疗提供了可能。

硬膜外血斑治疗是通过硬膜外逐渐输入 20 ml 自体血,增加脑脊液压力,从而缓解症状,调补硬膜外空缺。如果脑脊液漏定位明确,血斑治疗可以靶向脊椎漏液水平;否则,选择腰椎水平盲注。30% 的患者可在首次治疗后获益。该患者 2 次腰穿均为血性脑脊液,可能为不明原因脑脊液漏所致。同时,血性脑脊液可能部分起到了血斑治疗的目的。发病 2 个月后患者复查腰穿脑脊液压力不低,低颅压综合征的症状改善。

(审核及点评专家:鞠 奕)

参考文献

[1] Lin JP, Zhang SD, He FF, et al. The status of diagnosis and treatment to intracranial hypotension, including SIH. J Headache Pain, 2017, 18 (1): 4. doi: 10.1186/s10194-016-0708-8

[2] Feng YQ, Zhang C, Luo BN, et al. Spontaneous intracranial hypotension: report of two cases. Chin Med J (Engl), 2004, 117 (12): 1884-1888.

[3] Nagatani K, Takeuchi S, Wada K, et al. Treatment of spontaneous intracranial hypotension with intravenous factor XIII administration: initial clinical experience. Turk Neurosurg, 2015, 25 (1): 69-72. doi: 10.5137/1019-5149. JTN. 9849-13.1

[4] Farb XRI, Nicholson XPJ, Massicotte XEM, et al. Spontaneous intracranial hypotension: a systematic imaging approach for CSF leak localization and management based on MRI and digital subtraction myelography. Am J Neuroradiol (AJNR), 2019, 40: 745-753.

第 7 章

认知障碍性疾病及其他

病例 37 抗 CASPR2 抗体相关脑炎并甲基丙二酸血症

一、病例介绍

第一次住院

【主诉】

患者青年男性，19 岁，主因"言语不利 3 个月，反应减慢、记忆力下降 2 周"，于 2021 年 9 月 24 日以"认知障碍原因待查"收入院。

【现病史】

患者 3 个月前无明显诱因出现言语不利，表现为说话词不达意，找词费力，偶有不能说出物体的名字，但能理解他人言语，不影响日常生活，患者及家属未予重视。后患者症状逐渐加重，2 周前，患者出现反应减慢，注意力不能集中，与人交谈过程中常有走神，伴有记忆力下降，不记得刚说过的话和做过的事，影响日常生活，伴夜间行为异常，睡眠过程中起床走动，偶有梦呓，伴强迫行为，表现为四处翻找物品，反复拉拉链，不能克制，伴情绪易激动、焦虑，进食后常干呕，饮水偶有呛咳。患者发病过程中否认幻觉、妄想，否认迷路，否认肢体抖动、僵直，否认视物不清、旋转，否认头晕、头痛等症状。

【既往史、个人史、家族史】

患者 3 年前头部外伤后出现记忆力减退，学习成绩下降，不影响日常生活。否认烟酒史。否认有毒、有害物质接触史。否认家族史。

【入院查体】

神清、语利，时间、地点定向力减退，人物定向力正常，记忆力、计算力减退。双侧瞳孔等大等圆，直径 3 mm，双侧瞳孔直接及间接对光反射灵敏，眼球各向运动充分，未见眼震。双侧面部针刺觉对称，双侧角膜反射正常引出，双侧咀嚼对称有力。双侧额纹、面纹对称，闭目及示齿有力。双侧咽反射存在。双侧转颈、耸肩有力，伸舌居中，未见舌肌纤颤。四肢肌力 5 级，肌张力正常。双侧指鼻、跟膝胫试验稳准，闭目难立征阴性。双侧针刺觉及音叉振动对称。四肢腱反射正常对称引出。双侧掌颏反射、Hoffmann 征阴性。双侧巴宾斯基征阴性。颈软，脑膜刺激征阴性。

【入院前辅助检查】

1. 简易精神状态检查（MMSE）（大专文化） 20 分（定向 4 分，即刻记忆 3 分，注意力和计算力 4 分，回忆 3 分，命名 2 分，重复 0 分，阅读 1 分，三步指令 3 分，表达 0 分，绘图 0 分）。

2. 蒙特利尔认知评估（MoCA）（大专文化） 9 分（视空间与执行 0 分，命名 3 分，注意 3 分，语言 0 分，抽象 0 分，延迟回忆 0 分，定向 3 分）。

【入院时诊断】

1. 定位诊断 广泛大脑皮质。

患者临床表现为记忆力下降，查体记忆力减退，定位于额叶内侧、海马；患者注意力下降，定位于额叶；患者定向力、计算力下降，定位于优势大脑半球顶叶；患者发病过程中存在精神行为异常，定位于额叶及边缘系统。综合以上，定位于广泛大脑皮质。

2. 定性诊断 认知障碍原因待查。

患者青年男性，急性起病，进展性病程，主要表现为反应减慢、记忆力下降、注意力不集中及精神行为异常等。入院时完善认知测评示 MMSE 评分 20 分，MoCA 评分 9 分，可诊断"认知障碍，原因待查"。患者快速进展性认知障碍，需按 VITAMINS① 原则筛查病因。否认家族性遗传病史，否认饮食不佳、营养不良，否认单侧肢体无力等，高级皮质功能广泛受累，考虑脑炎不能除外，完善腰穿及磁共振增强等检查进一步明确诊断。

【鉴别诊断】

病毒性脑炎 中枢神经系统病毒感染性疾病，是病毒入侵神经系统及相关组织引起的炎性或非炎性改变。临床表现为急性精神行为异常伴认知、记忆减退，以及神经系统定位体征，可伴有发热。应进一步完善腰椎穿刺以协助诊断。

【住院后诊疗经过】

（一）诊疗经过概述

患者入院后给予普食、一级护理，监测生命体征。行腰椎穿刺术，完善脑脊液检查示压力 200 mmH$_2$O（↑），余无异常。毒物检测（北京博睿检测实验室）未见溴敌隆、有机磷农药、抗精神病药物、农药等毒物。完善血清及脑脊液肿瘤标志物、自身免疫性抗体、中枢神经系统脱髓鞘检查等，结果示血清抗 CASPR2 抗体阳性（1∶10），余血清和脑脊液相关抗体阴性。颅脑磁共振检查示轻度脑萎缩，生殖细胞瘤待除外。PET-CT 提示双侧基底节及丘脑代谢增高，双侧海马代谢稍增高，双侧大脑皮质弥漫性代谢减低，符合自身免疫性脑炎 PET-CT 特点。请神经感染与免疫科会诊，考虑自身免疫性脑炎不除外，建议丙种球蛋白冲击治疗 5 天，遵会诊意见给予治疗后患者记忆力和一般状态较前好转。患者同型半胱氨酸升高，给予维生素 B$_6$、维生素 B$_{12}$、叶酸口服后复查同型半胱氨酸仍升高，继续目前药物治疗，1 个月后复查。患者症状较前明显好转，要求出院，请示上级医师，同意患者出院。

（二）住院后辅助检查

1. 实验室检查

（1）血生化：同型半胱氨酸 244.49 μmol/L，治疗 15 天后复查同型半胱氨酸 219.4 μmmol/L（正常值 ≤ 15 μmmol/L）。

（2）腰穿脑脊液检查：腰穿压力 200 mmH$_2$O（↑，正常 80～180 mmH$_2$O）。脑脊液外观无色透明，细胞总数 2/μl，白细胞数 2/μl，单核细胞 100%，氯 124 mmol/L（同期血氯 102.1 mmol/L），糖 4.44 mmol/L（同期血糖 4.56 mmol/L），蛋白质 41.4 mg/dl，鞘内 IgG

---

①注：VITAMINS，分别代表血管性（Vascular）、感染性（Infectious）、创伤性（Traumatic）、自身免疫性（Autoimmune）、代谢性或中毒性（Metabolic/toxic）、医源性/特发性或遗传性（Iatrogenic/idiopathic or hereditary）、肿瘤性（Neoplastic）、癫痫发作性/精神病性/结构性（Seizure/psychiatric/structural）病因

合成率 1.48。

（3）抗 CASPR2 抗体：血清弱阳性，滴度为 1∶10；脑脊液阴性。

2. 影像学检查

（1）头颅 MRI 平扫+增强：轻度脑萎缩，松果体区、垂体异常信号；生殖细胞瘤待除外、垂体病变待除外（图 37-1）。

（2）头颅 PET-CT：双侧基底节及丘脑代谢增高，双侧海马代谢稍增高，双侧大脑皮质弥漫性代谢减低（图 37-2）。

3. 脑电图 双侧额、颞区为著的弥漫性中-高波幅慢波近持续性发放。

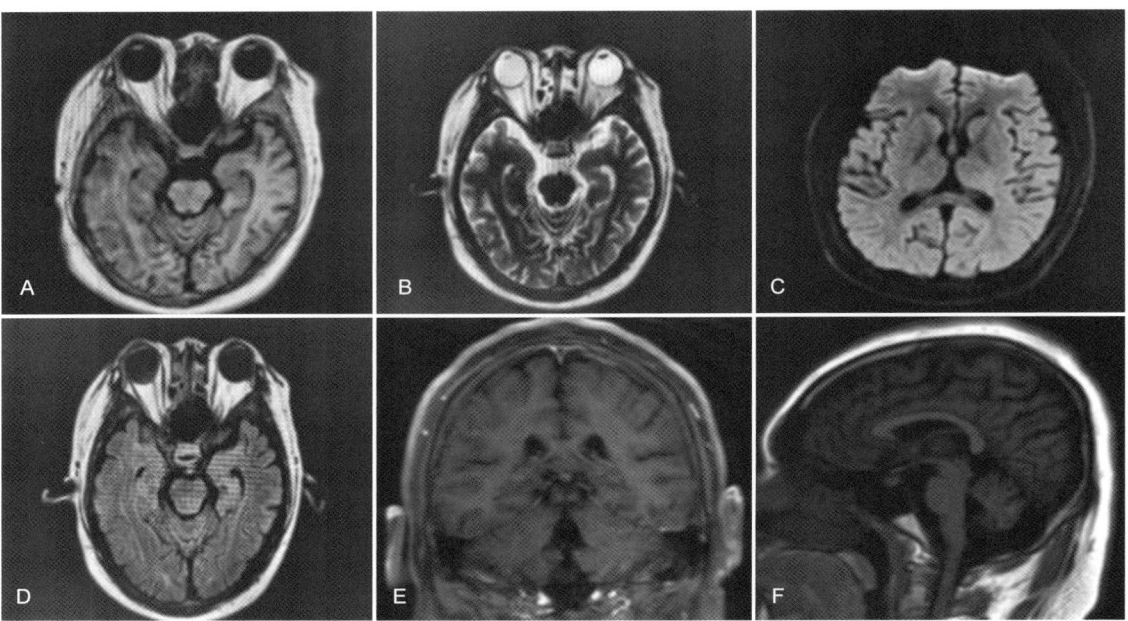

图 37-1 头颅 MRI 平扫+增强（发病第 3 个月）。轻度脑萎缩，松果体区可见 T1WI 不规则等低信号，T2WI 等高信号，T1WI 增强可见明显不均匀强化；垂体形态饱满，T1WI 增强可见明显强化；提示松果体区、垂体异常信号。**A.** T1WI；**B.** T2WI；**C.** DWI；**D**：T2WI FLAIR；**E.** T1WI 增强冠状位；**F.** T1WI 矢状位

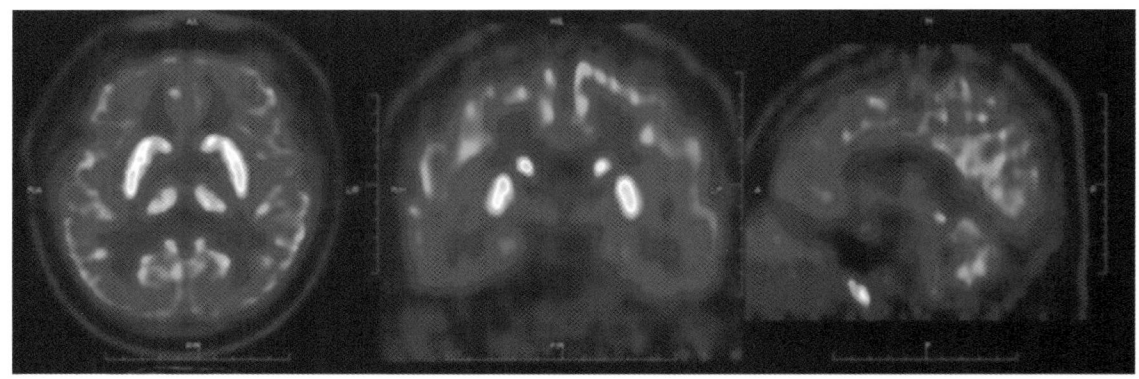

图 37-2（扫二维码看彩图） 头颅 PET-CT（发病第 3 个月，治疗前）。双侧基底节及丘脑代谢增高，双侧海马代谢稍增高，双侧大脑皮质弥漫性代谢减低

彩图

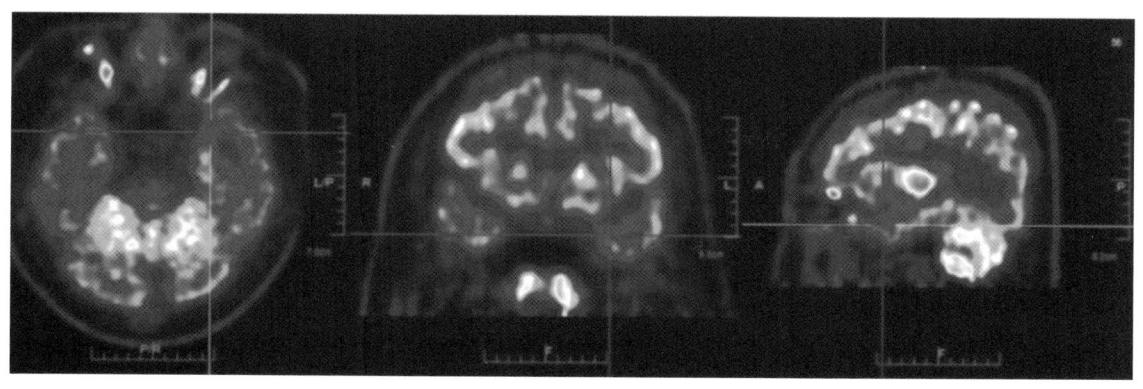

图 37-2 （续）

第二次住院

【主诉】

患者青年男性，19岁，主因"言语不利5个月，记忆力下降、反应减慢2个月，双下肢僵硬1个月"，于2021年11月10日以"行走不稳原因待查"收入院。

【现病史】

5个月前，患者无明显诱因出现言语不利，表现为言语连贯性差，口吃，说话词不达意、找词费力，偶有不能说出物体的名字，但能理解他人言语，不影响日常生活，患者及家属未予重视，后患者症状逐渐加重。2个月前，患者出现记忆力下降，不记得刚说过的话和做过的事，远期记忆不受影响；伴有反应减慢，表现为与家人交谈时回答问题慢，需要等待3~5s，但回答内容基本准确；伴有学习能力下降，表现为学习驾驶车辆等新技能困难，上述症状影响日常生活。于2021年9月24日于我病区住院治疗，查血清抗CASPR2抗体阳性（1∶10），考虑"自身免疫性脑炎可能"，给予丙种球蛋白冲击治疗5天，后语言障碍、记忆力减退、反应慢等症状缓解。1个月前，患者出现双下肢无力伴僵硬感、行走困难，抬腿费力，易跌倒，偶有阵发性双下肢抖动，否认双上肢抖动。病程中否认幻觉、妄想，否认意识丧失、四肢抽搐，否认头晕、头痛，否认发热等症状。

【既往史、个人史、家族史】

既往体健。2021年3—5月份进行了2次新型冠状病毒疫苗接种。否认烟酒史。否认有毒、有害物质接触史。否认家族史。

【入院查体】

神清、语利，时间、地点、人物定向力正常，记忆力、计算力正常。双侧瞳孔等大等圆，直径4.0 mm，双侧瞳孔直接及间接对光反射灵敏，眼球各向运动充分，未见眼震。双侧面部针刺觉对称，双侧角膜反射正常引出，双侧咀嚼对称有力。双侧额纹、面纹对称，闭目及示齿有力。双侧咽反射存在。双侧转颈、耸肩有力，伸舌居中，未见舌肌纤颤。双上肢肌力5级，双下肢股四头肌肌力3-级，左侧足背屈肌肌力5级、趾屈肌肌力5级，右侧足背屈肌肌力2级、趾屈肌肌力2级。双上肢肌张力正常，双下肢肌张力增高。双侧指鼻稳准，跟膝胫试验无法配合，闭目难立征试验配合欠佳。双侧针刺觉及音叉振动觉对称。四肢腱反射对称引出。双侧掌颏反射、Hoffmann征阴性。右侧巴宾斯基征阳性，左侧巴宾斯基征可疑阳性。颈软，脑膜刺激征阴性。

【入院前辅助检查】

1. MMSE　27分（定向7分，即刻记忆3分，注意力和计算力5分，回忆3分，命名2分，重复1分，阅读1分，三步指令3分，表达1分，绘图1分）。

2. MoCA　26分（视空间与执行4分，命名3分，注意6分，语言2分，抽象0分，延迟回忆5分，定向6分）。

【病例特点概括】

（1）青年男性，亚急性起病，进展性病程，右利手，大专学历。

（2）病程中有言语不利、记忆力下降、反应迟钝、双下肢僵硬等症状。

（3）既往体健。3年前头部外伤后出现记忆力减退。2021年3—5月份进行了2次新型冠状病毒疫苗接种。

（4）头颅MRI示轻度脑萎缩；头颅PET-CT示双侧基底节及丘脑代谢增高，双侧海马代谢稍增高，双侧大脑皮质弥漫性代谢减低；短程视频脑电图监测示双侧额、前中颞区慢波；血清抗CASPR2抗体阳性（1∶10）。

【入院时诊断】

1. 定位诊断　胸段以下锥体束。

患者行走不稳，感双下肢发硬，双上肢活动未受影响，查体双下肢股四头肌肌力3−级，肌张力增高，病程中曾有双侧巴宾斯基征（+），故定位于胸段以下锥体束。

2. 定性诊断　自身免疫性脑炎、代谢相关原因待除外。

患者19岁男性，病程呈亚急性，认知症状为首发，并于数月内进行性加重，病程中精神症状轻，无癫痫发作，无明显异常行为，否认有头痛、发热等症状。上次在院期间检查血清抗CASPR2抗体阳性（1∶10），PET-CT提示双侧基底节及丘脑代谢增高，双侧海马代谢稍增高，双侧大脑皮质弥漫性代谢减低，符合自身免疫性脑炎PET-CT特点，应用丙种球蛋白治疗后认知症状改善，故自身免疫性脑炎待除外。另外，患者血同型半胱氨酸219.4 μmol/L，血清叶酸、血清维生素B_{12}未见异常，近1个月患者出现双下肢无力伴僵硬，双侧病理征（+），因此钴胺素代谢障碍引起的脊髓受累、中枢神经系统受累也需要进一步排除。后续可复查脑脊液自身免疫性脑炎抗体、*MTHFR*基因、脊髓MRI等相关检查以进一步明确病因。

【住院后诊疗经过】

（一）诊疗经过概述

根据患者表现为双下肢无力、行走不稳的临床症状，神经系统查体发现明显的双下肢肌力下降及锥体束征，血液总同型半胱氨酸、尿甲基丙二酸水平显著增高，基因检测发现*MMACHC*基因复合杂合突变（c.609G＞A，p.W203*和c.482G＞A，p.R161Q两处突变），符合"甲基丙二酸血症（methylmalonic acidemia，MMA）合并高同型半胱氨酸血症"诊断，病因为辅酶钴胺素（cobalamin，Cbl）缺陷。治疗上给予甲钴胺（500 μg 1次/日）肌内注射、维生素B_6（10 mg 1次/日）、叶酸（5 mg 3次/日）、甜菜碱（500 mg 3次/日）、左卡尼汀口服液（1 g 2次/日）口服。住院1个月复查血同型半胱氨酸降至18.4 μmol/L，患者双下肢无力较前改善，扶墙可行走，走路不稳情况好转，认知功能基本恢复正常。

（二）住院后辅助检查

1. 实验室检查

（1）血常规、尿常规、便常规、甲状腺功能8项、传染病8项、维生素B_{12}、叶酸：未见明显异常。

（2）生化35项：同型半胱氨酸80.2 μmol/L（↑），余未见异常。

（3）尿氨基酸有机酸代谢分析：甲基丙二酸-2 270.6 mmol/L（↑，正常值0.2～3.6 mmol/L）。

（4）血氨基酸及肉碱谱分析：丙酰肉碱12 μmol/L（↑，正常值1～5 μmol/L），C3/C2为0.7（↑，正常值0.03～0.5），C3/C0为0.41。

2. 影像学检查

（1）复查头颅MRI：松果体区、垂体异常信号，与第1次入院时的头颅MRI对比未见明确变化。

（2）复查头颅PET-CT显像：MRI所示的松果体、垂体异常信号未见异常放射性摄取，未见第1次入院头颅PET-CT所显示的双侧基底节及丘脑、双侧海马的代谢增高（图37-3）。

3. 基因检测（表37-1） ① *MMACHC* 基因，c.609G＞A，p.W203*（杂合突变，ACMG变异评级Pathogenic），c.482G＞A，p.R161Q（杂合突变，ACMG变异评级Pathogenic）（图37-4）。② *NOTCH3* 基因，c.4403＋1G＞C（杂合突变，ACMG变异评级Likely Pathogenic）。

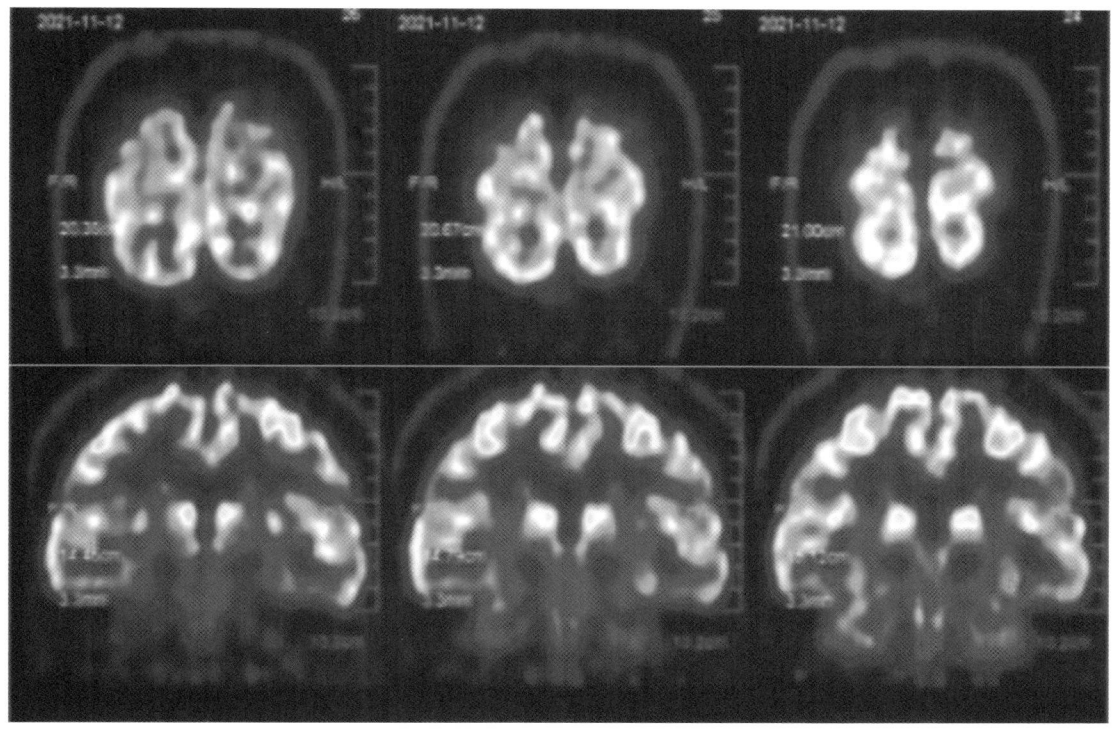

图37-3（扫二维码看彩图） 头颅PET-CT（发病第5个月，治疗后），未见第1次入院头颅PET-CT所显示的双侧基底节及丘脑、双侧海马的代谢增高

彩图

表 37-1 基因检测结果

检测变异位点及遗传学验证			
基因	变异位点	患者之父	患者之母
NOTCH3	c.4403＋1G＞C chr19：15288335	杂合变异	未发现变异
MMACHC	c.609G＞A chr1：45974647	杂合变异	未发现变异
MMACHC	c.482G＞A chr1：45974520	未发现变异	杂合变异
MTHFR	c.665C＞T chr1：11856378	杂合变异	杂合变异

(NGQX2101672501-2)chr1:45974647存在c.609G>A的杂合变异

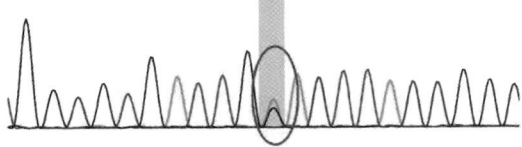

(NGQX2101672501-3)chr1:45974520存在c.482G>A的杂合变异

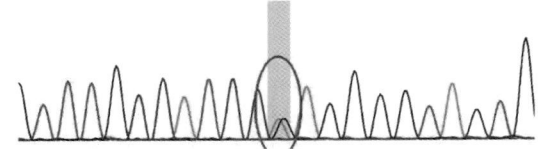

彩图

图 37-4（扫二维码看彩图） MMACHC 基因检测结果

【出院时诊断】

抗 CASPR2 抗体相关脑炎合并甲基丙二酸血症。

【出院时情况】

神清、语利，时间、地点、人物定向力可，记忆力、计算力正常。双侧瞳孔等大等圆，直径 3 mm，双侧瞳孔直接及间接对光反射灵敏，脑神经查体未见异常。四肢肌容积正常，双上肢肌力 5 级，双下肢股四头肌肌力 4 级，左侧足背屈肌肌力 5 级、趾屈肌肌力 5 级，右侧足背屈肌肌力 5 级、趾屈肌肌力 3 级，双上肢肌张力正常，双下肢肌张力稍高，双侧跟膝胫试验配合欠佳，闭目难立征配合欠佳。四肢和躯干浅感觉正常。四肢腱反射对称引出。双侧掌颏反射、Hoffmann 征阴性。右侧巴宾斯基征阳性。颈软，脑膜刺激征阴性。

【随访情况】

随访 3 个月之后，患者可自行行走，下肢无力症状较前明显缓解，记忆力减退症状明显缓解。生活可自理。

【最终诊断】

同出院时诊断。

二、讨论

患者青年男性，亚急性起病，进展性病程，右利手，大专学历。患者病程中有言语不利、记忆力下降、反应迟钝等症状，头颅 MRI 示轻度脑萎缩，短程视频脑电监测示双侧额、前中颞区慢波，因此定位于大脑皮质。患者行走不稳，感双下肢发硬，双上肢活动未受影响，查体双下肢股四头肌肌力 3-级，左侧足背屈肌肌力 5 级、趾屈肌肌力 5 级，右侧足背屈肌肌力 2 级、趾屈肌肌力 2 级，肌张力增高，病程中曾有双侧巴宾斯基征（+），故定位于胸段以下锥体束。第一次入院临床表现为亚急性起病，有言语障碍和记忆力减退（情景记忆损害），脑电图回报双侧额、颞区为著的弥漫性中-高波幅慢波近持续性发放。检查血清抗体发现抗 CASPR2 抗体滴度为 1∶10，弱阳性。头颅 PET-CT 示双侧基底节及丘脑代谢增高，双侧海马代谢稍增高。给予免疫抑制治疗有效。综上所述，结合该患者病史及辅助检查，可基本排除神经系统遗传、中毒、血管变性及肿瘤疾病，进一步相关抗体检测发现血清抗 CASPR2 抗体阳性而脑脊液抗 CASPR2 抗体为阴性，推测与该患者发病 3 个月后血脑屏障修复和脑脊液中抗体的清除有关，故综合考虑诊断抗 CASPR2 抗体相关脑炎。给予丙种球蛋白冲击治疗 5 天后症状完全缓解且 PET-CT 异常高摄取区域消失。患者同型半胱氨酸 244.49 μmol/L，显著升高，仅给予维生素 B_6、维生素 B_{12} 及叶酸口服 15 天后复查同型半胱氨酸 219.4 μmmol/L，仍明显升高。2 个月后患者因"双下肢僵硬无力 1 个月"就诊，复查血同型半胱氨酸 80.2 μmmol/L，明显升高，结合查体（双下肢股四头肌肌力 3-级，左侧足背屈肌肌力 5 级、趾屈肌肌力 5 级，右侧足背屈肌肌力 2 级、趾屈肌肌力 2 级，双下肢肌张力增高，右侧病理征阳性、左侧病理征可疑阳性）及肌电图检查未见周围神经明确受累；根据病史，当出现原因不明的神经系统异常改变时，应考虑到遗传代谢病的可能，因此我们进行了以下两方面的检查：①红细胞沉降率、C3、C4、抗核抗体（ANA）；②尿有机酸谱、血液酯酰肉碱谱及同型半胱氨酸。结合患者双下肢无力、行走不稳的起病表现，神经系统查体发现明显的双下肢肌力下降及锥体束征，血液总同型半胱氨酸、尿甲基丙二酸水平显著增高，基因检测发现 *MMACHC* 基因复合杂合突变（c.609G＞A，p.W203* 和 c.482G＞A，p.R161Q 两处突变），确诊为 MMA 合并高同型半胱氨酸血症，给予甲钴胺、维生素 B_6、甜菜碱、叶酸、左卡尼汀治疗后患者双下肢无力、行走不稳略有所好转，血同型半胱氨酸水平也显著下降。分析该患者第 1 次入院时即伴有血同型半胱氨酸显著增高（244.49 μmol/L），但未予重视，仅常规给予降同型半胱氨酸治疗，出院 2 个月后患者出现双下肢无力症状第 2 次入院。分析本例患者为成年起病，临床早期表现为记忆力减退、谵妄和行为异常，后逐渐出现双下肢无力、走路不稳的神经系统受累表现，为晚发型 MMA。既往报道的晚发型 MMA 病例多以神经系统症状起病，以认知障碍和精神行为异常多见，而且基因检测发现 *MMACHC* 基因存在 c.609G＞A，p.W203* 和 c.482G＞A，p.R161Q 两处突变，亦是我国晚发型 MMA 中最常见的突变，考虑患者的认知损害、精神症状及双下肢无力可能为 MMA 和抗 CASPR2 抗体相关脑炎共同作用导致的神经系统损害所致。本例患者经维生素 B 族药物治疗同时辅以甜菜碱、叶酸、左卡尼汀治疗后临床症状明显改善，属于维生素 B_{12} 有效型，预后良好。

（连腾宏　张贵丽）

三、专家点评

自身免疫性脑炎是非感染性脑炎的重要组成部分，是一组由自身抗体导致的疾病，抗体攻击位于神经元细胞表面的抗原，从而引起严重的神经系统症状。通常呈亚急性起病、快速进展病程，经典的 3 个核心症状为认知功能障碍、发作性癫痫和精神异常，病理过程主要为淋巴细胞浸润脑实质，且主要围绕在血管周围。CASPR2 是轴突蛋白家族的一种细胞黏附分子，是电压门控性钾离子通道（voltage-gated potassium channel，VGKC）复合物的结构蛋白之一，对钾离子通道的闭合至关重要[1]。抗 CASPR2 抗体相关脑炎有 7 个核心症状，分别为：①脑病症状，表现为认知功能减退和癫痫等；②小脑症状；③神经性肌强直；④自主神经症状；⑤失眠；⑥神经性疼痛；⑦体重减轻。

甲基丙二酸血症（MMA）是常染色体隐性遗传病，是一种常见的有机酸代谢病，由 Oberholzer 等首先报道，主要由甲基丙二酰辅酶 A 变位酶（methylmalonyl CoA mutase，MCM）或其辅酶维生素 B_{12}（也即钴胺素）代谢紊乱，导致甲基丙二酸、3-羟基丙酸、柠檬酸甲酯等代谢物异常蓄积，进而引起神经系统、肝、肾等多系统损伤，主要见于婴幼儿，以神经系统损害为首发和主要表现。也可在 4～14 岁出现症状，甚至于成年期起病，可表现为多系统损害，预后相对较好[2-3]。既往报道的晚发型 MMA 病例多以神经系统症状起病，以认知障碍、精神行为异常多见，也可表现为小脑损害[3]。MMA 是由甲基丙二酰辅酶 A 变位酶（MCM）或其辅酶钴胺素（Cbl）合成缺陷导致甲基丙二酰辅酶 A 不能转化为琥珀酰辅酶 A，从而使其上游代谢产物甲基丙二酸、丙酸、3-羟基丙酸在体内蓄积，导致机体有机酸代谢紊乱的一种有机酸血症。根据是否合并同型半胱氨酸增高可分为单纯型及合并型，单纯型 MMA 主要以 *MUT* 基因突变为主，欧美、日本等国家以此型为主[3-4]。合并型 MMA（甲基丙二酸增高合并高同型半胱氨酸）是我国甲基丙二酸血症的主要类型，分为 CblC、CblD 和 CblF 型，以 CblC 型最常见[4]。*MMACHC* 基因是 CblC 型的编码基因，该基因定位于常染色体 1p34，包含 4 个编码外显子及 1 个非编码外显子。*MMACHC* 基因 c.482 G＞A 杂合突变和 c.609G＞A 杂合突变是晚发型合并型 MMA 患者中最常见的突变类型。甲基丙二酸血症临床诊断的主要依据是临床症状和遗传学检测发现致病基因突变。临床中患者如果血清同型半胱氨酸显著增高，特别是有肢体无力症状及周围神经病变的青少年患者，首先应该警惕合并型 MMA（甲基丙二酸增高合并高同型半胱氨酸）的可能，应进行基因检测和血、尿有机酸测定以排除该病，合并型 MMA 早期诊断与及时治疗可显著改善患者的结局，而仅仅按照高同型半胱氨酸血症常规治疗，则会耽误患者病情与治疗。

（审核及点评专家：陈启东）

参考文献

[1] van Sonderen A, Ariño H, Petit-Pedrol M, et al. The clinical spectrum of Caspr2 antibody-associated disease. Neurology, 2016, 87(5): 521-528.

[2] Kang L, Liu Y, Shen M, et al. A study on a cohort of 301 Chinese patients with isolated methylmalonic acidemia. J Inherit Metab Dis, 2020, 43(3): 409-423.

[3] 韩笑, 韩炳娟, 朱薇薇. 甲基丙二酸血症诊治及预后研究进展. 中国实用儿科杂志, 2021, 36(6): 463-468.

[4] Carrillo-Carrasco N, Chandler RJ, Venditti CP. Combined methylmalonic acidemia and homocystinuria, cblC type. I. Clinical presentations, diagnosis and management. J Inherit Metab Dis, 2012, 35(1): 91-102.

病例 38　布鲁氏菌病神经系统损害

一、病例介绍

【主诉】

患者女性，68岁，主因"反应迟钝、睡眠多、记忆力减退3月余"，门诊以"认知障碍"收入院。

【现病史】

患者3月余前无明显诱因出现反应迟钝，表现为发呆和行走缓慢，有时感舌头发硬，家人听不懂患者言语；睡眠增多，每日睡眠时间大于20 h；记忆力减退，以近记忆力减退为主，表现为忘记刚发生的事，忘记上一餐吃过的饭。就诊于外院，家属诉诊断为"脑供血不足"，予血栓通及丹络胶囊治疗，效果不佳。1个月前患者出现四肢不自主抖动，持筷时手抖明显，夜间和白天均有肢体抖动，但无意识丧失，就诊于我院门诊，行头部MRI示脑内多发缺血性白质病变（改良Fazekas分级2级），大脑皮质广泛萎缩。近1个月患者间断发热3次，自觉全身发冷，自测体温37.5～37.6℃，自服对乙酰氨基酚对症退热，体温恢复正常。半个月前患者记忆力减退进一步加重，不会打电话，忘记手机密码，家人不提醒的话不知道吃饭及上厕所等，伴幻听、幻视，主动言语减少。1周前患者睡眠减少，每日睡眠6～8 h，有时整晚不睡觉。5天前患者出现精神行为异常，表现为胡言乱语，有时穿内裤外出，自己跑出门后迷路。今为进一步诊治，再次就诊于我院。患者发病以来，饮食可，睡眠多，便秘，3～4天一次大便，小便正常，体重无明显变化。

【既往史、个人史、家族史】

心律失常病史30余年，曾口服药物治疗（具体名称及剂量不详），近期未治疗。5个月前大量饮酒后出现头痛、全身不适，就诊于当地医院，具体诊治情况不详，上述症状无明显改善。5～6年前曾因"痔疮内瘘"2次行手术治疗。吸烟、饮酒史40余年，吸烟20～40支/日，饮白酒2～3斤/日，近1年饮白酒0.5～1斤/日，目前已戒酒2月余。有饲养羊、鸡、鸭、鹅及兔子史。

【入院查体】

体温36.4℃，脉搏68次/分，呼吸20次/分，血压120/76 mmHg，心、肺、腹查体未见异常。

神经系统查体：神清，反应迟钝，表情淡漠，不完全性混合性失语，高级皮质功能受损（粗测时间、地点、人物定向力减退，记忆力、计算力、理解力和判断力均减退），余脑神经查体未见异常。四肢肌力5级，双上肢肌张力稍高，双下肢肌张力正常。双侧指鼻试验欠稳准，双侧跟膝胫试验尚稳准，Romberg征阳性，蹒跚步态。感觉查体未见异常。四肢腱反射对称引出。双侧病理征阴性。颈软，脑膜刺激征阴性。

【入院前辅助检查】

1. 精神心理及认知测评

（1）简易精神状态检查（MMSE）：9分（定向力3分，即刻记忆1分，注意力和计算力1分，回忆0分，命名2分，重复1分，三步指令0分，阅读1分，表达0分，绘图0分）。

（2）蒙特利尔认知评估（MoCA）：5分（视空间与执行功能0分，命名1分，注意2分，语言0分，抽象0分，延迟回忆0分，定向力2分）。

（3）日常生活活动能力评定（ADL）：54分。临床痴呆量表（CDR）：2分。神经精神量表（NPI）：55分。

2. 头部MRI + MRA（治疗前） 脑内多发缺血性白质病变（改良Fazekas分级2级），脑萎缩（图38-1）。

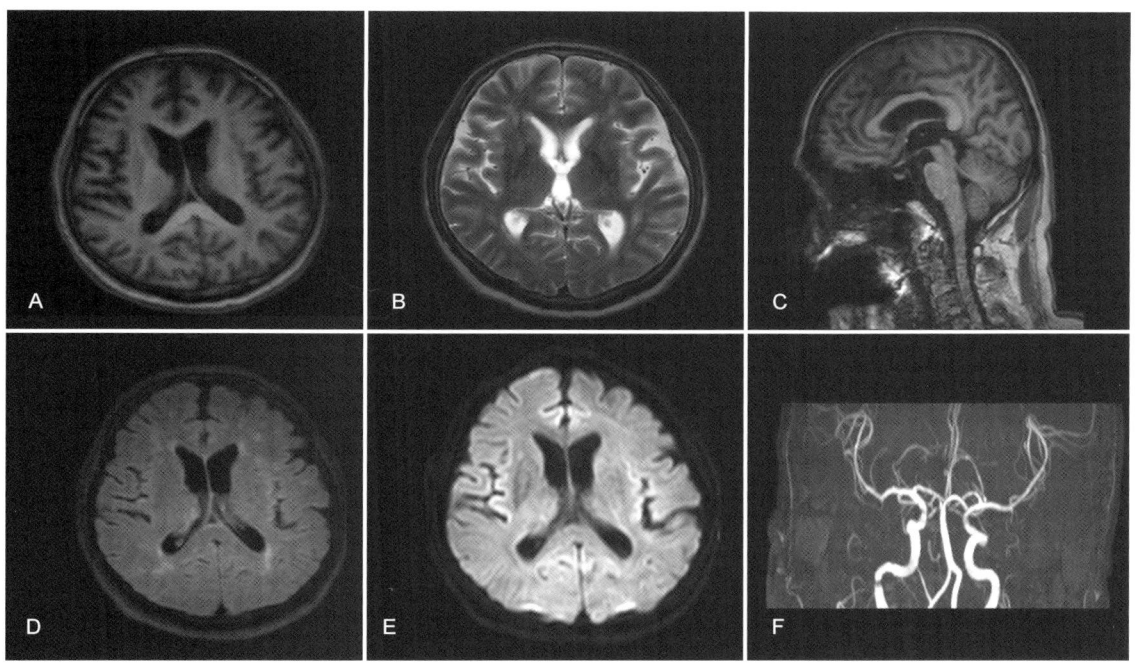

图38-1 头部MRI + MRA（治疗前）。**A**. T1横断面，未见明显异常；**B**. T2横断面，双侧侧脑室旁多发点片状高信号；**C**. T1矢状位，未见明显异常；**D**. FLAIR横断面，双侧侧脑室旁及皮质下多发斑片状白质高信号；**E**. DWI未见明显异常；**F**. MRA未见明显异常

【病例特点概括】

（1）老年女性，亚急性起病，进展性病程。

（2）以记忆力减退、反应迟钝为主要首发症状，进展快，后期表现为突出的精神行为症状，符合快速进展性痴呆，同时病程中出现多次发热，抗病毒治疗后有效。

（3）既往有羊、鸡、鸭、鹅及兔子的饲养史。

（4）头部MRI提示双侧侧脑室旁及皮质下多发斑片状白质高信号。

【入院时诊断】

1. 定位诊断 广泛大脑皮质、锥体外系、小脑及其联系纤维。

（1）广泛大脑皮质：患者记忆力减退，考虑定位于颞叶海马及其联系纤维；主动言语减少，不完全性混合性失语，考虑定位于颞叶及额叶语言中枢；计算力、定向力减退，考虑定位于顶叶及其联系纤维；存在幻听、幻视，考虑定位于额叶。结合患者反应迟钝、发呆，考虑综合定位于广泛大脑皮质。

（2）锥体外系：患者行走慢，双上肢肌张力增高，考虑定位于锥体外系。

（3）小脑及其联系纤维：患者指鼻试验欠稳准，睁眼、闭眼站立均不稳，蹒跚步态，考虑定位于小脑及其联系纤维。

2. 定性诊断 快速进展性痴呆。

患者老年女性，亚急性起病，进展性病程，以记忆力减退、反应迟钝为主要症状，表现为多个认知领域受损，结合认知测评结果，考虑符合快速进展性痴呆。

【鉴别诊断】

1. 病毒性脑膜炎 患者多有感冒、腹泻等前驱感染史，可有头痛、意识模糊、精神症状及癫痫发作等症状，有神经系统局灶定位体征及脑膜刺激征，可出现脑脊液细胞数增多，头颅磁共振检查可有颞叶等部位的异常信号。本患者起病前无明确前驱感染史，需进一步完善腰穿，根据结果明确诊断。

2. 自身免疫性脑炎 可有发热、头痛等前驱症状，可出现精神行为异常、认知障碍、言语障碍、运动障碍等。自身免疫性脑炎抗体阳性。头颅MRI可见脑实质异常信号影。需进一步完善腰穿，根据结果明确诊断。

【住院后诊疗经过】

（一）诊疗经过概述

该患者以反应迟钝、睡眠多、记忆力减退起病，病程中患者症状逐渐加重，出现幻听、幻视等精神行为异常，伴行走缓慢及肌张力增高等锥体外系受累表现，伴蹒跚步态、指鼻试验欠稳准和睁闭眼站立不稳等小脑受累体征，且有间断发热，腰椎穿刺示脑脊液压力增高，糖和氯化物降低，细胞数增高，提示中枢神经系统感染，结核菌素试验（PPD试验）、结核杆菌斑点试验（TB-SPOT试验）均为阴性，脑脊液二代测序示羊布鲁氏菌检出、人类疱疹病毒4型检出，送检血虎红试验阳性，考虑该患者有饲养畜牧羊的流行病学史，结合临床诊断布鲁氏菌病的诊断标准，考虑该患者符合"中枢神经系统感染，布鲁氏菌病可能性大"的临床诊断。治疗上给予静点甘露醇250 ml每8 h一次脱水降颅压、静点阿昔洛韦0.5 g每8 h一次抗病毒、补液维持电解质平衡、纠正叶酸缺乏、他汀类药物调脂稳定斑块等对症治疗2周后，体温恢复正常，头痛症状缓解，幻觉减少，复查头颅MRI增强未见明显强化（图38-2），后转往专科医院针对布鲁氏菌病继续治疗。

（二）住院后辅助检查

1. 头部MRI＋增强（治疗后） 未见明显强化（见图38-2）。

2. 脑电图 额、颞区大量δ波，有时呈弥漫趋势发放（图38-3）。

3. 实验室检查

（1）血常规、尿常规、便常规、甲状腺功能8项、传染病8项、维生素B_{12}未见明显异常。

（2）血生化：甘油三酯1.98 mmo/L（↑，正常0.5～1.7 mmol/L），低密度脂蛋白胆固醇3.77 mmol/L（↑，正常1.5～3.0 mmol/L），余未见异常。

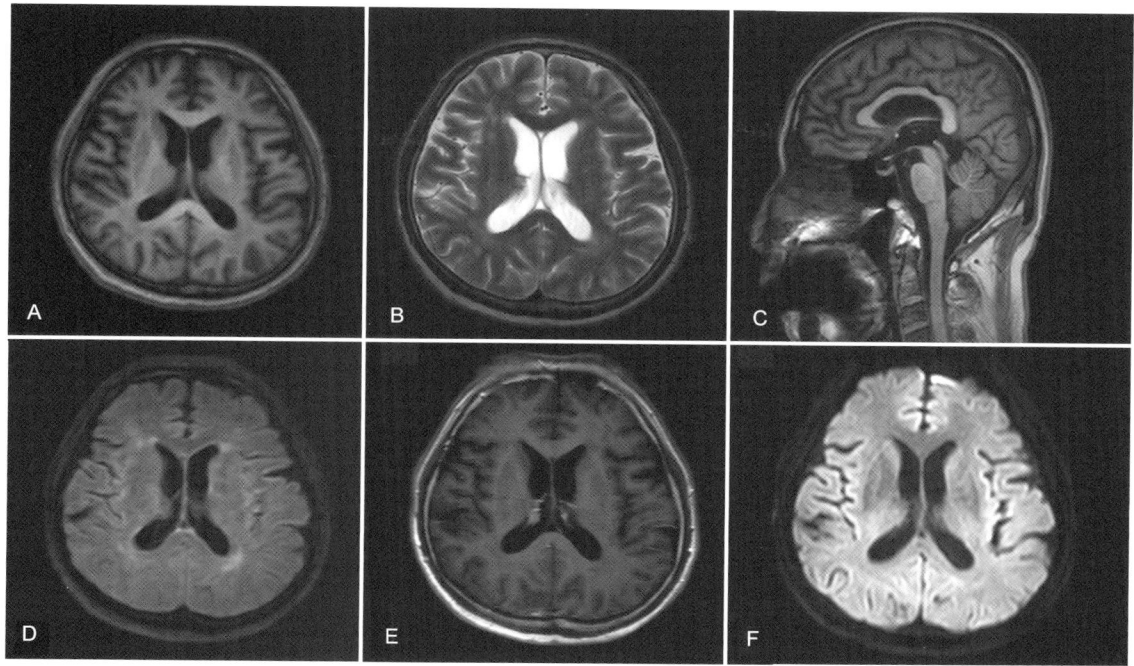

图 38-2 头部 MRI + 增强（治疗后）。**A.** T1 横断面，未见明显异常；**B.** T2 横断面，双侧侧脑室旁可见点片状高信号；**C.** T1 矢状位，未见明显异常；**D.** FLAIR 横断面，双侧侧脑室旁及皮质下多发斑片状白质高信号；**E.** T1 增强横断面，未见明显强化病灶；**F.** DWI 未见明显异常

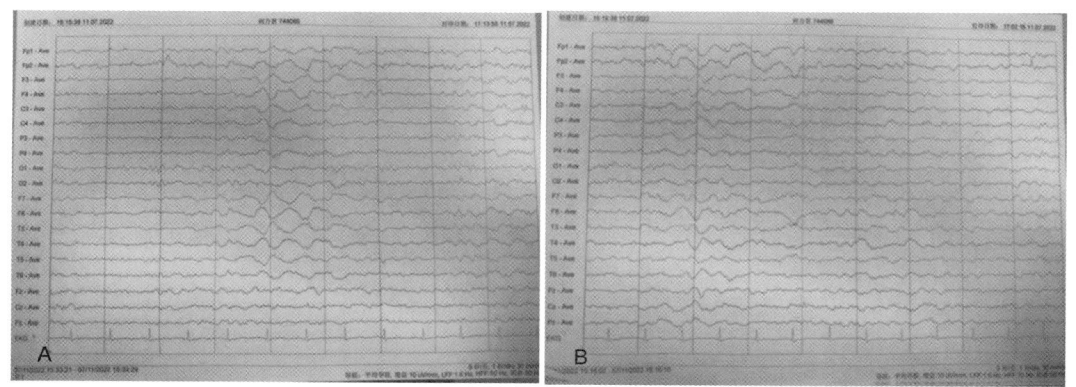

图 38-3（扫二维码看彩图） 脑电图，可见额、颞区大量 δ 波，有时呈弥漫趋势发放（**A** 和 **B**）

彩图

（3）血液系统 3 项：叶酸 3.69 ng/ml（↓，正常≥5.38 ng/ml）。

（4）脑脊液检查：压力 220 mmH$_2$O（↑，正常 80～180 mmH$_2$O）；糖 1.96 mmo/L（↓，正常 2.50～4.50 mmo/L），氯化物 114 mmo1/L（↓，正常 118～132 mmo/L），蛋白质 178.05 mg/dl（↑，正常 15～45 mg/dl）；细胞数 214/μl（↑，正常 0～8/μl），病理示以淋巴细胞为主（图 38-4）。二代测序 DNA 提示羊布鲁氏菌（置信度高，序列数 112）和人类疱疹病毒 4 型（置信度高，序列数 14）检出（表 38-1）。

（5）血虎红试验：阳性。

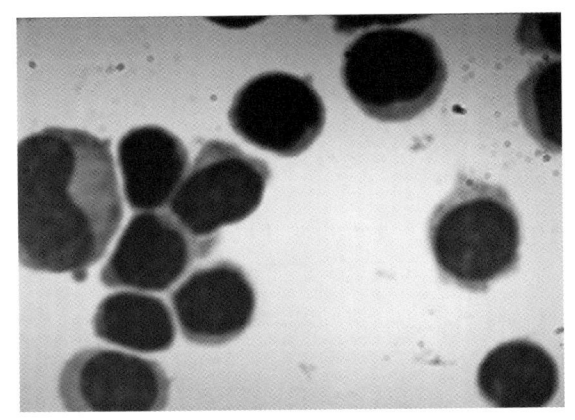

彩图

图 38-4（扫二维码看彩图） 脑脊液病理，以淋巴细胞为主

表 38-1 脑脊液二代测序 DNA 检测结果

原核微生物				
类型	中文名	拉丁名	置信度	特异序列数
G⁻	羊布鲁氏菌	Brucella melitensis	高	112

病毒				
类型	中文名	拉丁名	置信度	特异序列数
dsDNA	人类疱疹病毒 4 型	Human gamma herpesvirus 4	高	14

真核微生物				
类型	中文名	拉丁名	置信度	特异序列数
样本未检出明确致病真核微生物				

【出院时诊断】

中枢神经系统感染，布鲁氏菌病可能性大。

【出院时情况】

体温 36.5℃，脉搏 60 次 / 分，呼吸 18 次 / 分，血压 155/91 mmHg，心、肺、腹查体未见异常。神经系统查体：神清，反应迟钝，表情淡漠，不完全性混合性失语，高级皮质功能受损（粗测时间、地点、人物定向力减退，记忆力、计算力、理解力和判断力均减退），余脑神经查体未见异常。四肢肌力 5 级，双上肢肌张力稍高，双下肢肌张力正常。双侧指鼻试验欠稳准，双侧跟膝胫试验尚稳准，Romberg 征阳性，蹒跚步态。感觉查体未见异常。四肢腱反射对称引出。双侧病理征阴性。颈软，脑膜刺激征阴性。

【随访情况】

出院后 3 个月随访患者，其记忆力及理解力较前有所好转，但仍存在反应迟钝，余精神、食欲、睡眠、饮食及二便等情况基本同前。

【最终诊断】
同出院时诊断。

二、讨论

布鲁氏菌是世界范围内分布最广泛的人畜共患病之一。布鲁氏菌是一种胞内寄生的短小革兰氏阴性杆菌，目前已识别出4种对人致病的菌种：羊种布鲁氏菌、牛种布鲁氏菌、猪种布鲁氏菌和犬种布鲁氏菌。绝大多数人类感染都是羊种布鲁氏菌。羊种布鲁氏菌侵袭力和致病力最强，最易引起人类布鲁氏菌病的暴发和流行。2%～7%的布鲁氏菌感染患者可累及神经系统，被称为神经型布鲁氏菌病，常伴随不规则发热、疲倦、关节痛、肌痛、体重减轻、盗汗等非特异性症状[1]。神经型布鲁氏菌病常表现为脑膜炎、脑炎、脊髓炎等。脑脊液检查颅内压轻至中度升高，疾病早期脑脊液白细胞计数轻度升高，以淋巴细胞为主，蛋白质定量轻度升高，葡萄糖和氯化物水平正常；至疾病后期，白细胞计数中度升高，仍以淋巴细胞为主，但脑脊液葡萄糖水平降低。神经型布鲁氏菌病头部MRI检查可显示4种改变，即正常、炎症性改变、白质病变和血管病变[2]。

（罗冬梅　张贵丽）

三、专家点评

目前诊断神经型布鲁氏菌病，主要结合患者流行病学史、临床表现以及实验室检查结果。临床常用的实验室检查包括病原培养、血清学检测和分子检测，其中病原培养为诊断"金标准"，但其阳性率较低。据统计，神经型布鲁氏菌病患者中血培养阳性率为16%～30%，脑脊液培养阳性率为14%～24%[3]。临床上常用血清学检测方法来辅助诊断，包括标准试管凝集试验、虎红平板凝集试验、Coombs试验等，原理为通过检测抗细菌细胞壁成分或某些细胞质蛋白的抗体来推定布鲁氏菌病诊断，具有较高的敏感度及特异度。其中血虎红平板试验在全身感染患者中的敏感度和特异度均可达90%以上[4]，在神经型布鲁氏菌病患者中的阳性率尚缺乏数据。

神经型布鲁氏菌病的诊断标准为[5]：①其他神经疾病无法解释的神经功能障碍；②脑脊液异常，表现为淋巴细胞增多和蛋白质增加；③脑脊液培养阳性或血液和脑脊液中布鲁氏菌凝集滴度试验阳性；④抗布鲁氏菌病治疗有效，即脑脊液淋巴细胞计数和蛋白质浓度显著下降。我国布鲁氏菌病诊疗指南指出：目前多选择多西环素0.1 g（2次/日）、利福平0.6～0.9 g（1次/日）以及氨基糖苷类抗生素或第三代头孢菌素或喹诺酮类药物联合应用，6周为一疗程，通常需要连续治疗2～3个疗程[6]。神经型布鲁氏菌病患者的治疗方案中，首选多西环素、利福平联合第三代头孢菌素，规范、足量、联合用药常有较好疗效。

（审核及点评专家：陈启东）

参考文献

[1] Drevts DA, Leenen PJ, Greenfield RA. Invasion of the central nervous system by intracellular bacteria. Clin Microbiol Rev, 2004, 17(2): 323-347.

[2] 李晶晶, 许东海, 薛明, 等. 神经型布氏杆菌病的临床及MRI表现分析. 医学影像学杂志, 2021, 31(10): 1634-1637.

[3] Guven T, Ugurlu K, Ergonul O, et al. Neurobrucellosis: clinical and diagnostic features. Clin Infect Dis, 2013, 56(10): 1407-1412.

[4] Serra J, Viñas M. Laboratory diagnosis of brucellosis in a rural endemic area in northeastern Spain. Int Microbiol, 2004, 7(1): 53-58.

[5] Dreshaj S, Shala N, Dreshaj G, et al. Clinical manifestations in 82 neurobrucellosis patients from Kosovo. Mater Sociomed, 2016, 28(6): 408-411.

[6] 常李军, 李婷, 王秀丽, 等. 六例神经型布鲁菌病患者临床特点分析. 中华神经医学杂志, 2021, 01: 71-75.

病例 39　致死性家族性失眠症

一、病例介绍

【主诉】

患者男性，57岁，主诉"记忆力下降、睡眠障碍2个月，加重伴运动障碍1个月，精神行为异常0.5个月"，于2022年4月19日门诊以"快速进展性痴呆"收入院。

【现病史】

患者2个月前戒酒2周后出现说梦话，睡梦中肢体活动及下床走动，事后不能回忆，伴日间睡眠增多、嗜睡，清醒时静坐困难，说话音调降低、吐字不清，行走变慢，排尿困难、便秘，同时家属发现其记忆力减退、忘记刚刚做过及要做的事情，无迷路，日常生活不受影响；病程中无发热、腹泻、头痛、肢体抽搐、意识丧失。随后就诊于外院，完善头颅磁共振、脑脊液自身免疫性脑炎及副肿瘤等检查后未见异常，考虑Wernicke脑病，予维生素B_1、B_{12}肌注1个月，予卡巴拉汀（艾斯能）、奥拉西坦、甘露特钠改善认知，症状未见明显改善，后停用；同时予喹硫平（每晚50 mg）、佐匹克隆（每晚1.5 mg）改善睡眠，服药后患者睡眠异常行为消失，但清晨难于叫醒。1个月前（2022年3月中旬）患者上述症状进一步加重，同时出现站立不稳、向后倾倒，行走右偏、步幅减小，右手持物不稳，轻度吞咽困难、饮水呛咳。0.5个月前（2022年4月初）患者出现幻觉，1~2次/日，看见去世的熟人，同时出现精神行为异常、性格改变，不讲礼仪、不拘小节，偶有认不出亲人，与他人交流困难，上述症状于1日内早晚无差别。1周前患者症状进一步加重，站立行走需搀扶，几乎无法正确认出亲人，就诊于我院后改为氯硝西泮改善睡眠，口服每晚0.25 mg效果欠佳，增为每晚0.5 mg睡眠增多，故自行停用。

【既往史、个人史、家族史】

既往体健，否认高血压、糖尿病、心脑血管疾病。否认有毒物质接触史、一氧化碳中毒史，否认牧区接触史。否认吸烟史，饮酒30年、1斤白酒/日，已戒2个月。近2个月体重明显下降。否认过敏史，否认外伤，否认家族遗传病史。

【入院查体】

卧位血压124/81 mmHg，心率81次/分，消瘦，皮肤及巩膜黄染，余内科查体无异常。

神经系统查体：宽步基、行走不稳，神清，构音障碍，高级皮质功能粗测减退。双侧瞳孔等大等圆，直径3 mm，直接及间接对光反射稍迟钝，双眼各向运动充分，右视时复视，未见眼震。面部感觉对称，张口下颌不偏。双侧额纹对称、闭目有力，双侧鼻唇沟对称。双侧听力粗测正常。伸舌居中，可见意向性震颤，转头、耸肩有力。双侧针刺觉对称，右上肢音叉振动觉减退，四肢可见意向性震颤，四肢肌力5级、肌张力正常。双侧指鼻欠稳准，跟膝胫试验稳准。左上肢腱反射活跃，余肢体腱反射未引出。双侧Hoffmann征（-）、掌颏反射（+），双侧巴宾斯基征（+）。Romberg征查体不配合，脑膜刺激征（-）。

【入院前辅助检查】

1. 精神心理及认知测评

（1）MMSE（2022-03-10，外院）：24分（定向-3分、计算-1分、回忆-2分）。

（2）MoCA（2022-03-10，外院）：20分（视空间与执行-1分、语言-2分、延迟回忆-4分、定向-3分）。

（3）MMSE（2022-04-19）：15分（定向+8分、计算+2分、回忆+2分、语言+3分）。

（4）MoCA（2022-04-19）：10分（视空间与执行-4分、注意-3分、语言-3分、延迟回忆-5分、定向-5分）。

2. 脑电图（2022-03-10，外院） 正常范围脑电图。

3. 头颅MRI（T1＋T2＋FLAIR＋DWI）（2022-03-08，外院） 阅片可见轻度脑萎缩，余未见明显异常（图39-1）。

4. 实验室检查

（1）脑脊液（2022-03-10，外院）：压力不详，淡红微浊，潘氏试验（-），白细胞数 2/μl，糖 3.83 mmol/L，氯 119 mmol/L，蛋白质 0.38 g/L。

（2）自身免疫性脑炎相关抗体6项+副肿瘤综合征相关抗体11项（2022-03-10）：血+脑脊液未见异常。

（3）叶酸、维生素 B_{12}、甲状腺功能检查（2022-03-04，外院）：叶酸 3.73 μg/L（↓），维生素 B_{12} 87 pmol/L（↓），甲状腺功能未见异常。

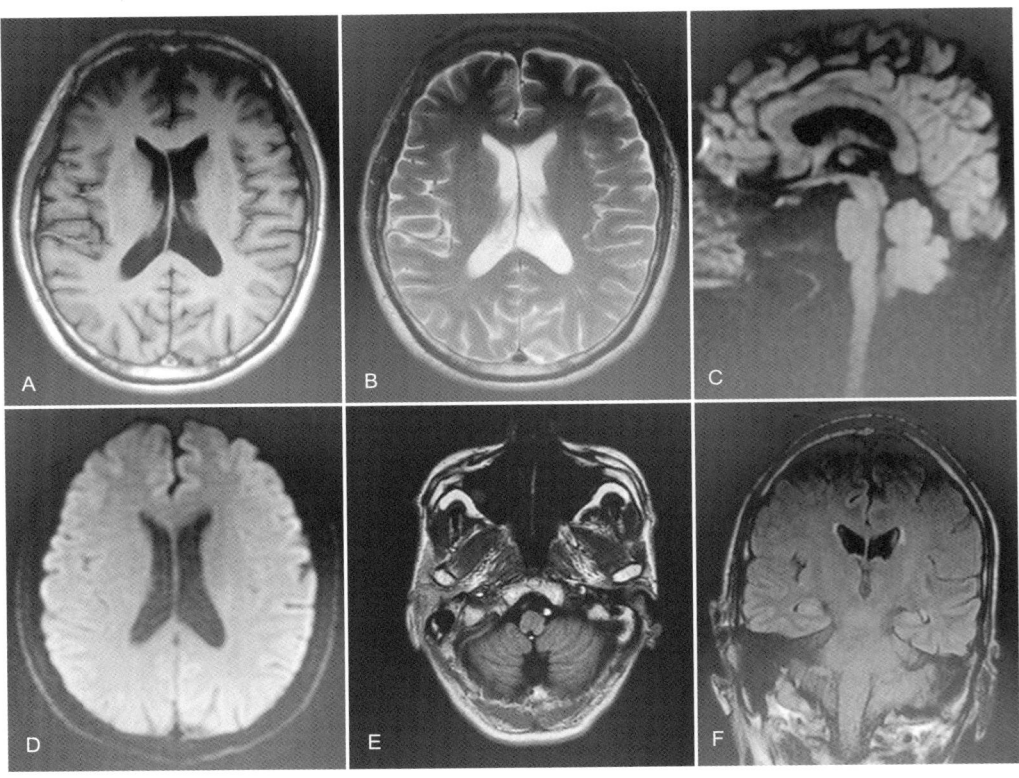

图 39-1 头颅MRI，可见额叶轻度脑萎缩。**A**. T1轴位；**B**. T2轴位；**C**. DWI矢状位；**D**. DWI轴位；**E**. T1轴位；**F**. FLAIR冠状位

【病例特点概括】

（1）中老年男性，急性起病。

（2）平时表现为记忆力下降、睡眠障碍、运动障碍、精神行为异常。

（3）既往饮酒病史。

（4）头部 MRI 示轻度萎缩。

【入院时诊断】

1. 定位诊断　广泛大脑皮质、双侧锥体束及其皮质传导通路、小脑及相关联络纤维、黑质-纹状体系统、自主神经系统。

（1）广泛大脑皮质：患者临床表现有幻觉、记忆力减退、行为异常、性格改变、快动眼睡眠行为障碍等，查体记忆力、计算力、定向力、理解判断力减退；结合患者外院头颅磁共振示轻度脑萎缩，考虑累及额顶叶皮质及其联络纤维，颞叶内侧、海马及其联络纤维，以及边缘系统，综上可定位。

（2）双侧锥体束及其皮质传导通路：患者病程中存在言语不清、吞咽困难、饮水呛咳，查体构音障碍、双侧咽反射减弱，双侧掌颏反射（+）、巴宾斯基征（+），故定位。

（3）小脑及相关联络纤维：患者站立与行走不稳，无法自行站立、向后倾倒，行走需他人搀扶，查体可见双侧指鼻欠稳准，考虑累及小脑及相关联络纤维，故定位。

（4）黑质-纹状体系统：患者临床表现有四肢意向性震颤，考虑累及黑质-纹状体系统，故定位。

（5）自主神经系统：患者病程中存在排尿困难、便秘，考虑自主神经受累可能。

2. 定性诊断　快速进展性痴呆原因待查。

患者在 2 个月内认知障碍进行性加重，结合其既往及本次入院时认知测评结果，可诊断快速进展性痴呆。根据患者病程及临床特征，需考虑以下疾病。

（1）克雅病（Creutzfeldt-Jakob disease，CJD）：患者早期可出现精神症状，如抑郁、焦虑、错觉，随后出现痴呆和神经系统症状与体征，如肌阵挛、小脑性共济失调、锥体外系和锥体系的表现。病程进展快，患者可在 6 个月内死亡，典型的脑电图改变有助于诊断。该患者认知障碍及锥体外系症状进展快速，虽既往头部影像学检查及脑电图未见明显异常，但不能除外此病，需进一步完善头颅 MRI、脑电图、脑脊液 1433 蛋白等相关检查以明确诊断。

（2）自身免疫性脑炎：各种免疫性脑炎如抗 -N- 甲基 -D- 天冬氨酸受体脑炎、桥本脑病、神经系统副肿瘤综合征等均可引起精神症状及抽搐、肢体抖动。患者乃中老年男性，近 2 个月体重明显下降，虽既往外院行脑脊液自身免疫性脑炎、副肿瘤综合征相关抗体检测阴性，但不能完全除外相关疾病可能，需进一步复查头颅 MRI、血及脑脊液相关检查等，必要时完善 PET-CT 以明确诊断。

【住院后诊疗经过】

（一）诊疗经过概述

患者入院后完善血常规、肝肾功能、肿瘤标志物、血氨、叶酸、维生素 B_{12}、自身免疫性疾病相关筛查、神经元抗原谱抗体 IgG（血液）、心脏超声、肝胆胰脾肾超声等检查；拟完善头颅 MR 检查，但因患者不自主运动明显，且中枢镇静药物过敏，未能完成；完善 ^{18}F-FDG-PET-CT（脑+躯干）检查；外送自身免疫性脑炎相关抗体 18 项、*PRNP* 相关基因检查。

入院后予对症支持治疗，予褪黑素改善夜间睡眠，盐酸多奈哌齐改善认知功能，后患者家属强烈要求出院，返回当地医院继续治疗。

（二）住院后辅助检查

1. 实验室检查

（1）血常规、尿常规、便常规、甲状腺功能 8 项、传染病 8 项、维生素 B_{12}、维生素 B_1、叶酸、血氨、红细胞沉降率、类风湿 3 项、自身抗体谱、抗心磷脂抗体、抗中性粒细胞胞质抗体、补体 C4、神经元抗原谱抗体 IgG（血液）：未见明显异常。

（2）血生化：钾 3.35 mmol/L（↓，正常 3.5～5.3 mmol/L），余无异常。

2. 头颅 ^{18}F-FDG-PET-CT　双侧丘脑葡萄糖代谢轻度减低，以左侧为著，左侧基底节代谢减低，双侧大脑皮质弥漫性代谢减低，以左侧为著（图 39-2）。

3. 朊蛋白基因（*PRNP*）测序变异信息　c.532G＞A，chr20：4680398，p.D178N；杂合变异（图 39-3）。

【出院时诊断】

致死性家族性失眠症（fatal familial insomnia，FFI）。

【出院时情况】

出院神经系统查体：嗜睡，查体欠合作，构音障碍，高级皮质功能减退，四肢不自主运动明显。双侧瞳孔等大等圆，直径 3 mm，对光反射迟钝，双侧额纹对称，闭目有力，双侧鼻唇沟对称，四肢肌力 5 级，肌张力正常，左上肢腱反射活跃，余肢体腱反射未引出，双侧 Hoffmann 征（－），掌颏反射（＋），双侧巴宾斯基征（＋），脑膜刺激征（－），余查体配合欠佳。

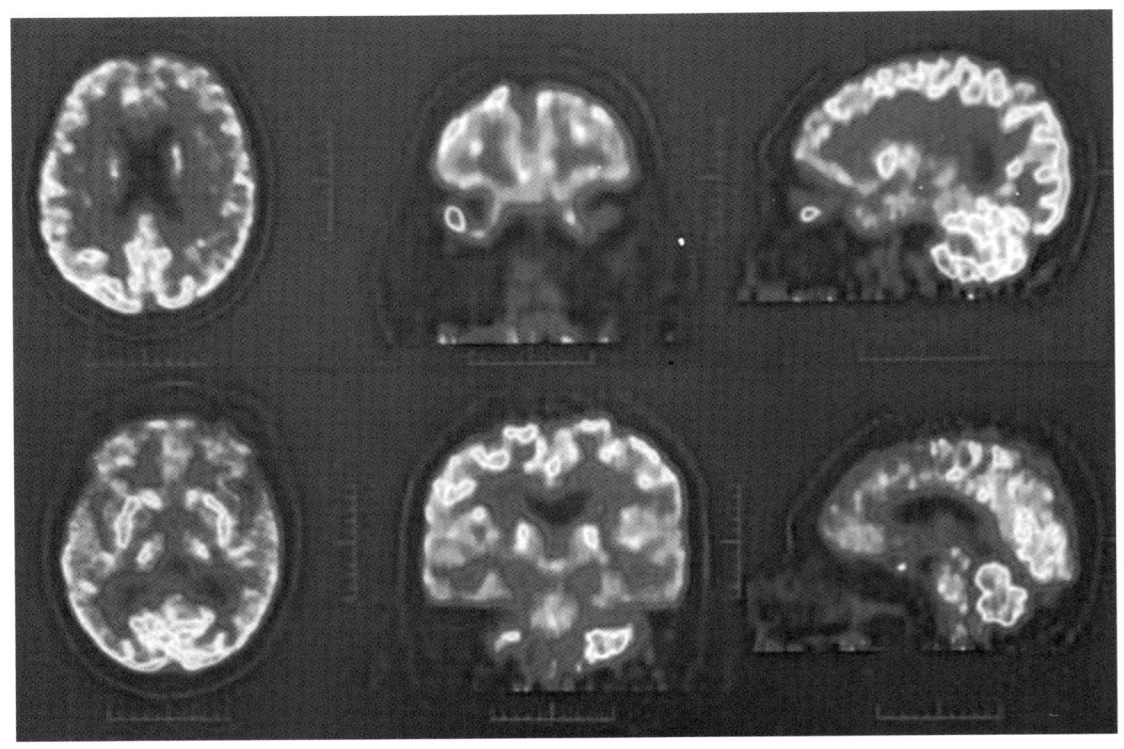

图 39-2（扫二维码看彩图）　头颅 ^{18}F-FDG-PET-CT

彩图

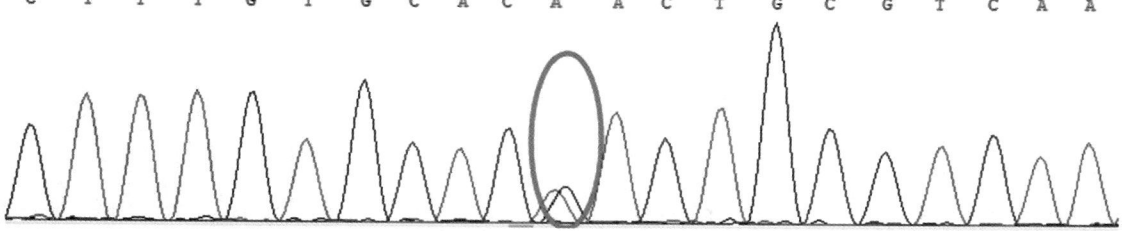

图 39-3（扫二维码看彩图） *PRNP* 基因测序图

彩图

【随访情况】
返回当地医院继续治疗，回访家属，患者出院 2 个月后死亡。

【最终诊断】
同出院时诊断。

二、讨论

患者为中老年男性，亚急性起病，快速进展性病程，病程 2 个月，病程早期主要表现为睡眠障碍，同时伴近记忆力损害和自主神经功能障碍症状，快速进展加重，1 个月前出现运动障碍症状，1 周前开始不认人，日常生活无法自理。定位诊断为广泛大脑皮质、双侧锥体束及其皮质传导通路、小脑及相关联络纤维、黑质-纹状体系统、自主神经系统；定性诊断为快速进展性痴呆原因待查，根据患者病程及临床特征，需考虑克雅病、自身免疫性脑炎。

同时需与以下疾病鉴别：①代谢性脑病：患者长期酗酒，本次临床表现主要有快速进展性认知障碍、共济失调，既往外院检查提示叶酸、维生素 B_{12} 降低，虽予补充维生素 B_1、B_{12} 但治疗效果欠佳，未见特征性影像学表现。然而，不能完全排除本次症状为慢性酒精中毒所致 Wernicke 脑病，或慢性酒精性肝硬化所致肝性脑病可能，需进一步完善血维生素水平、血氨、腹部超声等相关检查以明确诊断。②阿尔兹海默病：一般无视幻觉和错觉；偶有锥体外系功能异常，常出现在病程晚期，且程度较轻；认知功能障碍呈进行性减退；MRI 可见双侧海马不同程度萎缩。此患者认知障碍、锥体外系症状快速进行性加重，考虑为阿尔兹海默病的可能性较小，可进一步完善 tau 蛋白相关检测、PET-CT 等以明确诊断。③额颞叶痴呆：额颞叶痴呆是以进行性额叶或颞叶萎缩为共同特征的一组疾病，临床表现主要以人格障碍、言语障碍为特征。额颞叶痴呆在视空间、近记忆力方面受损较阿尔兹海默病轻，而非认知症状如社会意识和自制力缺失、失抑制、人际交往失范、反社会行为、淡漠、意志缺失较重。该患者临床表现有人格改变、记忆力下降，无明显语言障碍，该病的可能性不大，可完善头颅 MRI 等进一步诊断。

目前临床上普遍认为快速进展性痴呆（rapid progressive dementia，RPD）为 1～2 年内达到严重程度的痴呆，其病因多样，根据"VITAMINS"原则可分为血管性、感染性、创伤性、自身免疫性、中毒-代谢性、医源性、肿瘤性、系统性等病因。该患者在 2 个月内认知功能迅速下降，于我院就诊后基因检测为 *PRNP* 基因杂合变异，*PRNP* 基因与克雅病（CJD）、Gerstmann-Straussler 病、致死性家族性失眠症（FFI）、类亨廷顿舞蹈病 1 型和海绵样脑病相关。该患者致病基因与其临床表现相符，为朊蛋白所致中枢神经系统疾病。根据患者的辅助检查结果（头颅 MRI 检查仅显示脑萎缩，未见典型 CJD "花边征"表现；脑电图无异常），且无 CJD 的典型临床表现如肌阵挛，可除外 CJD。

结合患者头颅 ^{18}F-FDG-PET-CT 提示双侧丘脑、左侧为著的葡萄糖代谢减低，这是 FFI 诊断的提示性特征，且该患者 PRNP 基因测序显示一处杂合变异（c.532G＞A，p.D178N），参照 Krasnianski 等[1]提出的新的诊断标准：

（1）必备的器质性睡眠障碍，或者由多导睡眠图（PSG）监测到的睡眠障碍。

（2）至少有以下 2 条症状或体征：①精神症状，包括视幻觉、人格改变、抑郁、焦虑、攻击性、脱抑制、精神萎靡；②共济失调；③视觉障碍；④肌阵挛；⑤认知或记忆障碍。

（3）至少有下列 1 种相关症状或体征：①最近 6 个月内体重下降超过 10 kg；②自主神经症状，包括出汗、高血压、心动过速、便秘、发热等；③声音嘶哑。

（4）PRNP 基因序列分析出现 D178N 突变。

因此，该病例明确诊断为 FFI。该病尚无有效治疗方法，病死率为 100%。该例患者诊断明确自动出院后 2 个月死亡。

（孙秀娟　张贵丽）

三、专家点评

致死性家族性失眠症（FFI）是一种罕见的常染色体显性遗传性朊蛋白疾病，FFI 的发病率约为每年 1/100 万，病死率 100%。Lugaresi 和 Medori 等[2]在 1986 于意大利首次报道 FFI 病例，1992 年发现了位于 20 号染色体的朊蛋白基因（PRNP），该基因为 FFI 致病基因[3]。PRNP 编码区 532 位碱基由 G 突变为 A，导致 PRNP 蛋白的 178 位氨基酸由天冬氨酸（aspartic acid）突变为天冬酰胺（asparagine），即 D178N 突变，同时第 129 位密码子为甲硫氨酸（methionine）[3-4]。该病男女均可受累，起病年龄为 36～72 岁，总病程 7～12 个月，临床上主要表现为：睡眠障碍，即入睡困难、睡眠时间明显减少、多梦、缺少睡眠纺锤波等；认知障碍及精神行为异常，常表现为快速进展性痴呆，可有幻觉、错觉和妄想；自主神经功能障碍，如高血压、多汗、呼吸急促、心动过速等；部分患者亦可出现共济失调、构音障碍、吞咽障碍和锥体束损害等[2,5]。在本病例中，常规头颅 MRI 除了显示脑萎缩，未见特征性的表现。

FFI 选择性丘脑变性是最突出的病理特征，以丘脑腹前核和背内侧核受累最严重[2-3]，可见神经元明显丢失，严重者超过 95%；丘脑和下橄榄核可见星形胶质细胞增生；小脑浦肯野细胞轻度减少，部分患者有大脑皮质海绵状变性、老年斑，下丘脑核团受累程度轻或未见病变[6]。以往研究认为 ^{18}F-FDG-PET-CT 选择性丘脑代谢减低是 FFI 的早期表现，而皮质代谢改变随临床表现和分期而变化，并且 ^{18}F-FDG-PET-CT 显示的丘脑葡萄糖代谢减低与神经病理学发现一致，丘脑代谢减低是该疾病的标志性改变，即使在没有典型症状的 FFI 患者中也可以出现该特征性改变[5,7]。研究者证实了 FFI 的临床特点与脑内葡萄糖代谢减低及死后神经病理学表现是一致的，认为丘脑神经回路的破坏是 FFI 睡眠和自主神经改变的基本致病机制[7]。

（审核及点评专家：陈启东）

参考文献

[1] Krasnianski A, Sanchez Juan P, Ponto C, et al. A proposal of new diagnostic pathway for fatal familial insomnia. J Neurol Neurosurg Psychiatry, 2014, 85（6）: 654-659.

[2] Lugaresi E, Medori R, Montagna P, et al. Fatal familial insomnia and dysautonomia with selective degeneration of thalamic nuclei. New Engl J Med, 1986, 315（16）: 997-1003.

[3] Medori R, Tritschler HJ, LeBlanc A, et al. Fatal familial insomnia, a prion disease with a mutation at codon 178 of the prion protein gene. N Engl J Med, 1992, 326（7）: 444-449.

[4] Montagna P, Gambetti P, Cortelli P, et al. Familial and sporadic fatal insomnia. Lancet Neurol, 2003, 2（3）: 167-176.

[5] 靖冬来, 武力勇。家族性致死性失眠症八例. 中华神经科杂志, 2019, 52（1）: 39.

[6] Wu L, Lu H, Wang X, et al. Clinical features and sleep analysis of Chinese patients with fatal familial insomnia. Sci Rep, 2017, 7（1）: 3625.

[7] Tinuper P, Montagna P, Medori R, et al. The thalamus participates in the regulation of the sleep-waking cycle. A clinico-pathological study in fatal familial thalamic degeneration. Electroencephalogr Clin Neurophysiol, 1989, 73（2）: 117-123.

病例 40　以高颅压为表现的脊髓占位

一、病例介绍

【主诉】

患者男性，56 岁，主诉"头痛 1 个月，双眼视力及听力下降、行走不稳 2 周"。

【现病史】

患者 1 月余前（2019 年 8 月 29 日）无明显诱因出现头痛、头晕，呈游走性、搏动性痛，无视物旋转，无肢体无力，无黑矇、耳鸣，无视力下降，未予重视。2 周前头痛加重，出现双眼胀痛，无转眼痛，伴恶心、呕吐；出现双眼水平复视及双眼视力进行性下降，同时出现双耳听力下降，右侧为著。2019 年 9 月 12 日就诊于当地人民医院，完善颅脑 MRI 提示右颞极蛛网膜囊肿及右侧海马硬化、脑萎缩，MRA 未见异常，未予治疗。2019 年 9 月 16 日为进一步诊治就诊于某医科大学附属医院，考虑睡眠障碍及抑郁状态，予天舒胶囊止痛及米氮平 15 mg 2 次 / 日抗抑郁治疗，症状无明显好转。此后症状进行性加重，视力最低达左眼眼前手动、右眼眼前数指。8 天前再次就诊于当地人民医院，考虑脑梗死待除外，予抗血小板、营养神经、改善循环治疗（具体不详），症状无明显变化。6 天前患者于北京某肿瘤医院国际诊疗中心完善头颅 MRI，显示双侧视神经及视盘边界不清、隆起，四周可见出血，提示特发性高颅压；双侧室旁白质略疏松或间质性脑水肿；双侧外侧裂增宽，椎基底动脉细。5 天前就诊于我院急诊，考虑为颅内压增高，予甘露醇 250 ml 每 8 h 一次脱水降颅压治疗（共 2 次），头痛、眼痛明显好转，余症状无明显变化。2 天前（2019 年 10 月 8 日）患者就诊于我院眼科，查视力右眼 0.09、左眼眼前数指，双眼视盘边界不清、隆起，四周可见出血。

患者自患病以来，饮食可，睡眠可，二便如常，2 个月内体重下降 10 kg。

【既往史、个人史、家族史】

既往史：否认高血压史、冠心病、糖尿病、脑血管病及精神病病史，否认肝炎、疟疾、结核病史，否认手术、外伤、输血史，否认过敏史，预防接种史不详。

个人史：生于安徽省亳州市，久居本地，无疫区、疫情、疫水接触史，无牧区、矿山、高氟区、低碘区居住史，无猫、狗、牛、羊接触史，无化学性物质、放射性物质、有毒物质接触史，无工业毒物、粉尘接触史。饮酒 30 年，平均 2 两 / 周，未戒酒。吸烟 30 年，平均 60 支 / 月，未戒烟。否认冶游史。

婚育史：适龄婚育，育有 1 子 1 女，配偶及子女体健

家族史：父已故，具体不详；母健在；2 兄 1 姐 1 妹体健。否认家族性遗传病史。

【入院查体】

左侧血压 150/105 mmHg，右侧血压 153/105 mmHg，双肺呼吸音清，未闻及干、湿啰音，心律齐，未闻及明显杂音。腹软，无压痛及反跳痛，肝脾肋下未触及。后背部可见散在多发点状色素沉着（图 40-1）。

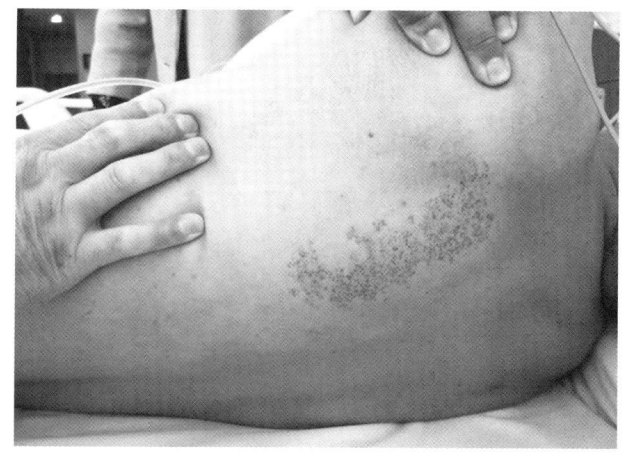

图 40-1（扫二维码看彩图） 后背部可见散在多发点状色素沉着

神经系统查体：神清、语利，时间、地点、人物定向力可，记忆力、计算力正常。右眼视力眼前数指，左眼视力眼前手动，双侧瞳孔等大等圆，直径 6 mm，双侧瞳孔直接及间接对光反射迟钝，双眼外展露白 3 mm，双眼内收露白 3 mm，未见眼震。双侧面部针刺觉对称，双侧角膜反射正常引出，双侧咀嚼对称有力。双侧额纹、面纹对称，闭目及示齿有力。双耳粗测听力减退，右侧为著，Weber 征居中，Rinne 试验双侧气导＜骨导。双侧软腭上抬有力，双侧咽反射存在。双侧转颈、耸肩有力，伸舌居中，未见舌肌纤颤。四肢肌容积正常，四肢肌力 5 级，四肢肌张力正常。双上肢腱反射正常，双下肢腱反射活跃。四肢和躯干针刺觉、音叉振动觉正常对称，左下肢图形觉及关节位置觉异常。双侧指鼻试验稳准，双侧跟膝胫试验欠稳准。闭目难立征：睁、闭眼均不稳。双侧掌颌反射、Hoffmann 征阴性。双侧巴宾斯基征阴性。颈软，脑膜刺激征阴性。

【入院前辅助检查】

头部 CT（2019-10-06） 老年性脑改变，可见皮质轻度萎缩（图 40-2）。

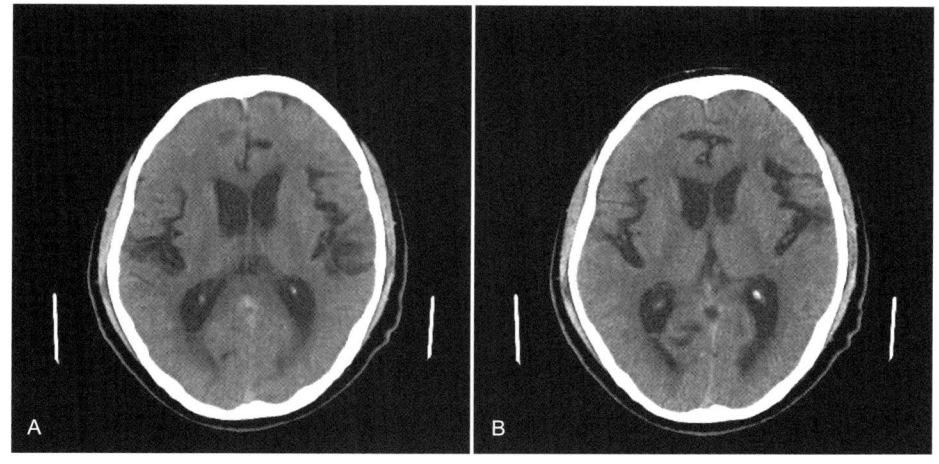

图 40-2 头部 CT 示老年性脑改变，可见皮质轻度萎缩（**A** 和 **B**）

【入院时诊断】

1. 定位诊断 脑脊液循环系统，双侧视盘、动眼神经、展神经及听神经，双侧脊髓小脑束及其联系纤维，左侧顶叶及其以下神经纤维通路。

（1）脑脊液循环系统受累：患者临床主要表现为头痛、恶心、呕吐等颅内高压症状，查体可见视盘水肿，考虑脑脊液循环系统受累。

（2）双侧视盘、动眼神经、展神经及听神经：患者双眼视力下降，查体可见视盘水肿，双眼内收、外展受限，提示动眼神经及展神经受累，双耳听力下降提示听神经受累，故定位。

（3）双侧脊髓小脑束及其联系纤维：走路不稳，查体示双侧跟膝胫试验欠稳准，闭目难立征睁、闭眼均不稳，故定位。

（4）左侧顶叶及其以下神经纤维通路（深浅感觉的整合）：查体存在左下肢图形觉异常。

2. 定性诊断 颅内压升高原因待查。

患者中年男性，病情呈慢性进行性加重。临床表现为头痛，双眼视力、听力下降，行走不稳，2个月内体重下降10 kg。入院查体可见双眼视盘水肿，双耳听力下降，左下肢图形觉及关节位置觉异常。双侧指鼻试验稳准，双侧跟膝胫试验欠稳准，闭目难立征睁、闭眼均不稳。因眼底检查提示视盘水肿，故暂定性。进一步行腰穿检查，明确诊断。

【住院后诊疗经过】

（一）诊疗经过概述

患者入院后完善腰穿检查提示血性脑脊液，脑脊液细胞学发现异型细胞，完善PET检查提示胸椎T6水平异常高代谢，完善胸MRI提示胸椎5～7水平髓外硬膜下占位。患者逐渐出现发热、颈项强直、胡言乱语、意识模糊。后行胸髓肿瘤部分切除术，术后患者发热好转。保留胃管，患者围术期不宜放、化疗，故出院，回当地医院继续治疗。

（二）住院后辅助检查

1. 血液学检查（2019-10-11）

（1）血生化全套：低密度脂蛋白（LDL）3.21 mmol/L（↑）。

（2）术前病毒8项：乙肝表面抗体（抗HBs）阳性。

（3）肿瘤标志物：神经元特异性烯醇化酶19.87 ng/ml（↑），总前列腺特异性抗原4.91 ng/ml（↑）。

（4）细胞因子：肿瘤坏死因子-α 9.3 pg/ml（↑），白细胞介素-6 16.3 pg/ml（↑），白细胞介素-8 388 pg/ml（↑），余未见异常。

（5）红细胞沉降率：81 mm/h（↑）。

（6）D-二聚体：1.54 ng/ml（↑）。

（7）其余血液化验结果：血常规、糖化血红蛋白、同型半胱氨酸、甲状腺功能8项、自身抗体谱、抗中性粒细胞胞质抗体、抗磷脂抗体谱4项、补体、类风湿3项、垂体性腺8项、易栓症、狼疮抗凝物6项、细胞因子、淋巴细胞亚群未见异常。结核分枝杆菌抗体、结核感染T淋巴细胞检测未见异常。

2. 影像学检查

（1）头部CTA+CTV（2019-10-15）：CTA示右侧椎动脉颅内段管壁可见点状钙化，管腔轻度狭窄；双侧椎基底动脉走行迂曲；左侧颈内动脉海绵窦段管壁可见钙化（图 40-3）。CTV 未见明确颅内静脉和静脉窦异常。

（2）头部 MRI 增强 + SWI（2019-10-17）：MRI 增强示脑室扩大，蛛网膜下腔含铁血黄素沉积，脑内多发斑点状缺血性白质病变（改良 Fazekas 分级 1 级），脑沟裂池增宽；双侧上颌窦黏膜增厚。SWI 可见脑内多发微出血（图 40-4）。

（3）颈部血管超声：右侧锁骨下动脉起始处斑块形成。

（4）下肢静脉超声：2019-10-15，未见血栓形成。2019-11-01，见双侧小腿肌间静脉血栓。

（5）超声心动图：主动脉窦部增宽，三尖瓣少量反流，左心室舒张功能减退。

（6）腹部超声：胆囊息肉样病变，副脾，左肾囊肿。

（7）泌尿系统超声：左肾囊肿，前列腺增大伴钙化斑形成。

（8）胸部 CT：双侧胸膜局部增厚，未见明显占位性病变。

3. 脑脊液检查

（1）腰穿压力：大于 330 mmH$_2$O。

（2）脑脊液常规（2019-10-12）：脑脊液外观呈血色样，潘氏试验（+++），白细胞数 380/μl，细胞总数 948 780/μl，多核细胞 59.2%，单核细胞 40.8%。

（3）脑脊液生化（2019-10-12）：腺苷脱氨酶 1.9 U/L，糖 5.73 mmol/L（↑），蛋白质 1447.28 mg/dl（↑），乳酸 2.8 mmol/L（↑），氯化物 113 mmol/L（↓）。

（4）神经元抗原谱抗体 IgG（抗 Hu、Yo、Ri 抗体）（脑脊液+血液）：阴性。

（5）脑脊液细胞学：全片以淋巴细胞和中性粒细胞为主，红细胞较多；异型细胞占 9%，细胞成团分布，部分胞核圆形，染色质稍细，可见核仁，胞质丰富，部分破碎，边缘不整（图 40-5）。

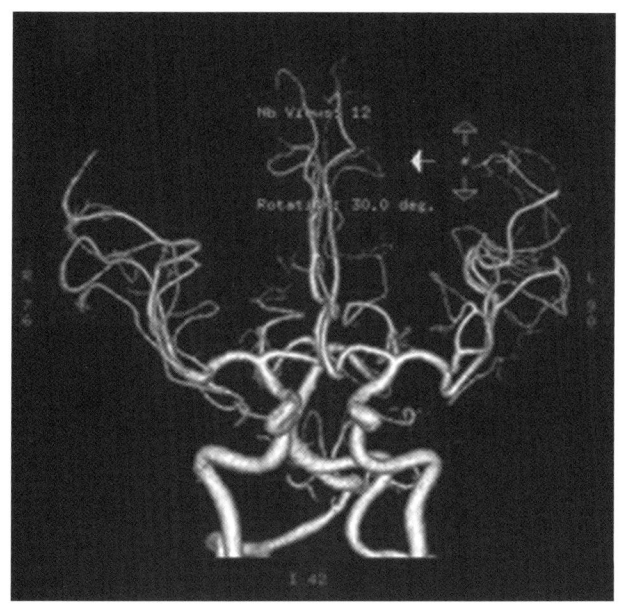

彩图

图 40-3（扫二维码看彩图） 头部 CTA 示右侧椎动脉颅内段管壁可见点状钙化，管腔轻度狭窄；双侧椎基底动脉走行迂曲；左侧颈内动脉海绵窦段管壁可见钙化

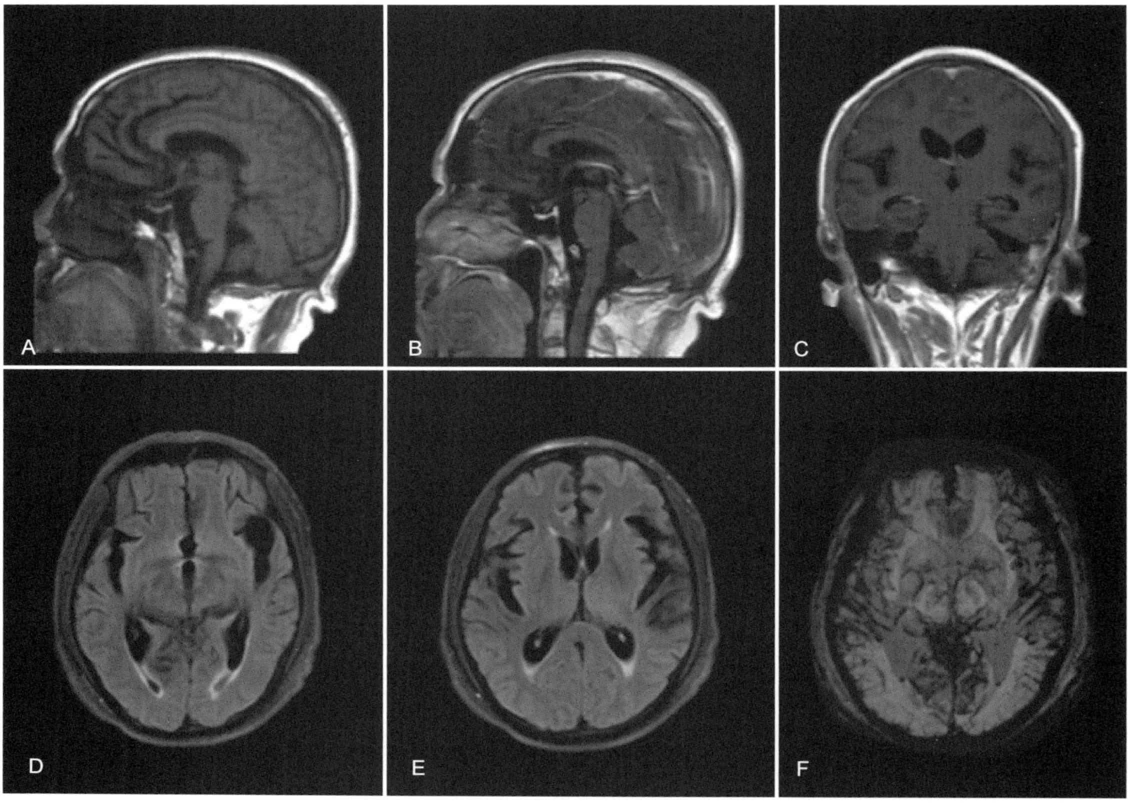

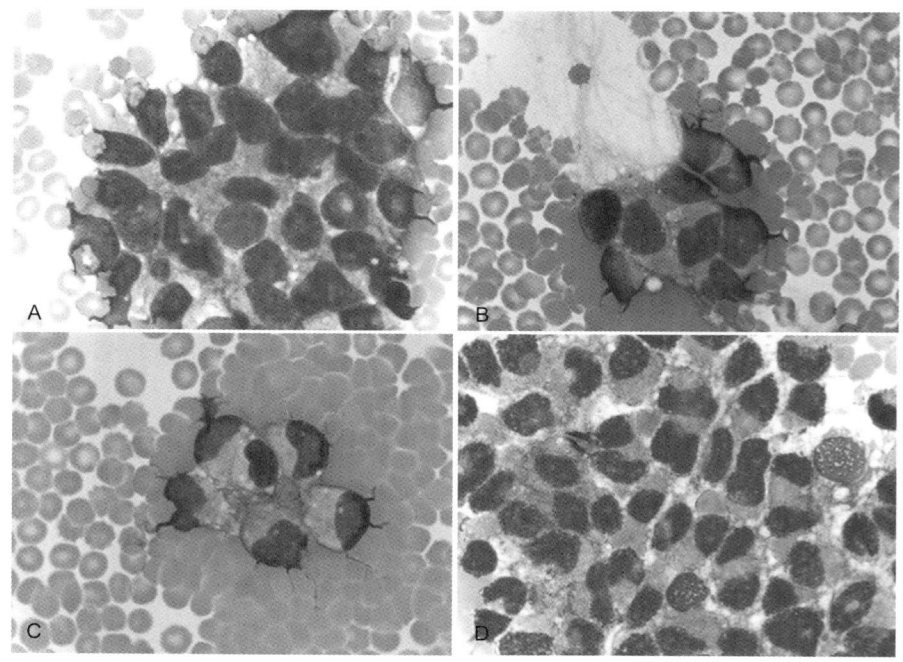

图 40-4 头部 MRI 增强示脑室扩大，蛛网膜下腔含铁血黄素沉积，脑内多发斑点状缺血性白质病变（改良 Fazekas 分级 1 级），脑沟裂池增宽；双侧上颌窦黏膜增厚。**A** 和 **B**. 未见脑干异常信号；**C～E**. 可见侧脑室略增大，颞叶、海马萎缩，多发斑点状缺血灶；**F**. SWI 可见脑内多发微出血

图 40-5（扫二维码看彩图） 脑脊液细胞学检查，全片以淋巴细胞和中性粒细胞为主，红细胞较多；异型细胞占 9%，细胞成团分布，部分胞核圆形，染色质稍细，可见核仁，胞质丰富，部分破碎，边缘不整（**A～D**）

4. 脑脊液复查

(1) 腰穿压力：大于 330 mmH$_2$O。

(2) 脑脊液常规（2019-10-23）：脑脊液外观呈血色样，潘氏试验（++），白细胞数 155/μl，细胞总数 109 055/μl，多核细胞 46.4%，单核细胞 53.6%。

(3) 脑脊液生化（2019-10-23）：糖 6.86 mmol/L（↑），蛋白质 1096.78 mg/dl（↑），乳酸 3.3 mmol/L（↑），氯化物 105 mmol/L（↓）。

(4) 寡克隆蛋白电泳分析：阴性。

(5) 24 h IgG 鞘内合成率：脑脊液白蛋白 5.72 mg/ml（↑），血清白蛋白 39.6 mg/ml，血清 IgG 10.9 mg/ml，鞘内 IgG 合成率-289.44（↓）。

(6) 脑脊液细胞学：全片中性粒细胞比例偏高，片中可见异常淋巴细胞（8%），胞体偏大，核不规则，核仁明显，胞质嗜碱性强（图 40-6）。

5. 影像学复查及进一步检查

(1) FDG-PET（2019-10-19）：大脑皮质表面、四叠体池壁不均匀代谢增高，脊髓不均匀代谢增高（T6 水平为著）（图 40-7）。

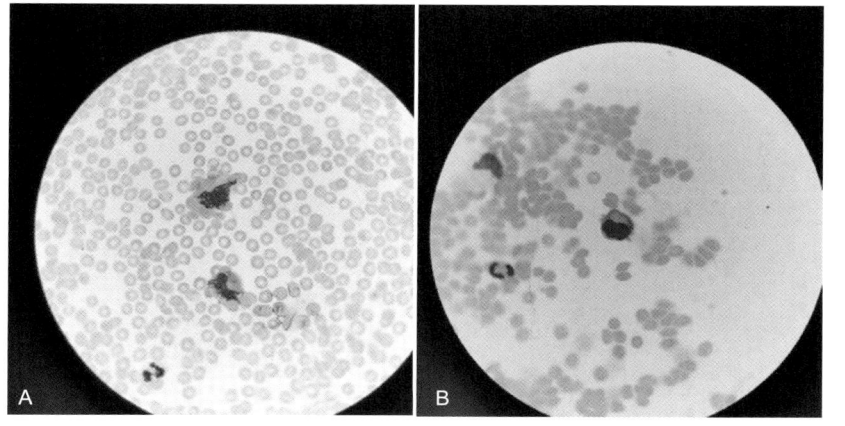

彩图

图 40-6（扫二维码看彩图） 脑脊液细胞学复查，全片中性粒细胞比例偏高，片中可见异常淋巴细胞（8%），胞体偏大，核不规则，核仁明显，胞质嗜碱性强（**A** 和 **B**）

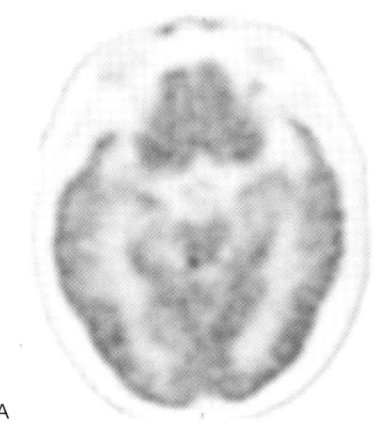
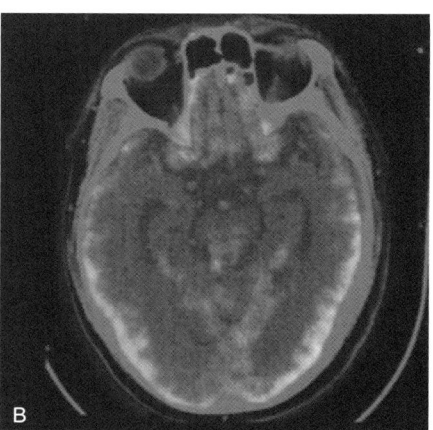

彩图

图 40-7（扫二维码看彩图） FDG-PET 示大脑皮质表面、四叠体池壁不均匀代谢增高（**A** 和 **B**），脊髓不均匀代谢增高（T6 水平为著）（**C** 和 **D**）

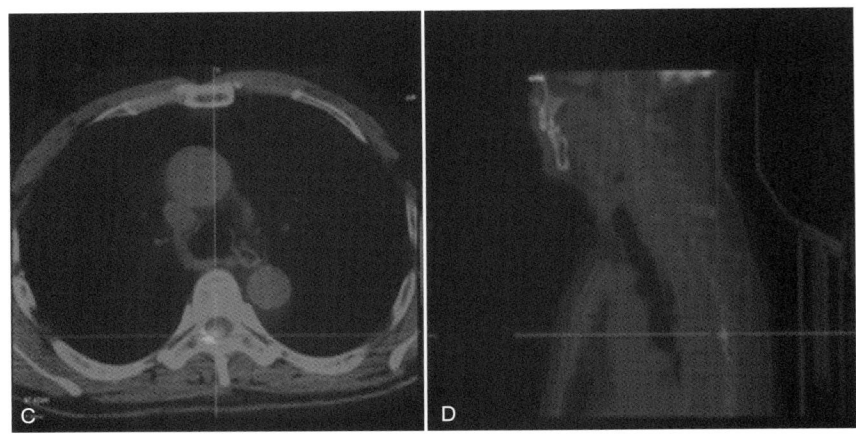

图 40-7（续）

（2）头部 CT（2019-10-28）：脑室内少许积血，蛛网膜下腔出血（SAH）（图 40-8）。

（3）胸 MRI（2019-10-28）：胸椎 5～7 椎管内髓外硬膜下弥漫性强化，淋巴瘤？血液系统疾病？转移性病变？胸 5～7 椎体水平局部强化明显（图 40-9）。

6. 胸髓肿瘤部分切除术　术中视野可见组织易于出血，肿瘤质韧，广泛生长（图 40-10）。

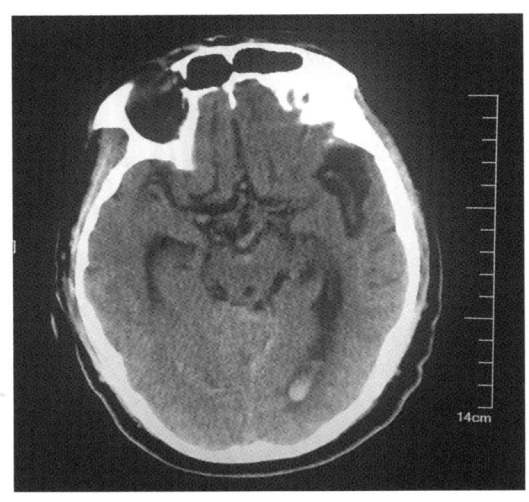

图 40-8　头部 CT 示脑室内少许积血，蛛网膜下腔出血

【出院时诊断】

脑室外神经细胞瘤。

【出院时情况】

患者出院时肺部感染控制，体温正常，神志清楚，精神弱，违拗，言语欠清。双上肢肌力 5 级，右下肢肌力 2 级，左下肢肌力 2～3 级。

【随访情况】

出院 2 个月后电话随访，患者神清，卧床，四肢可以自主活动，但自己坐起困难。

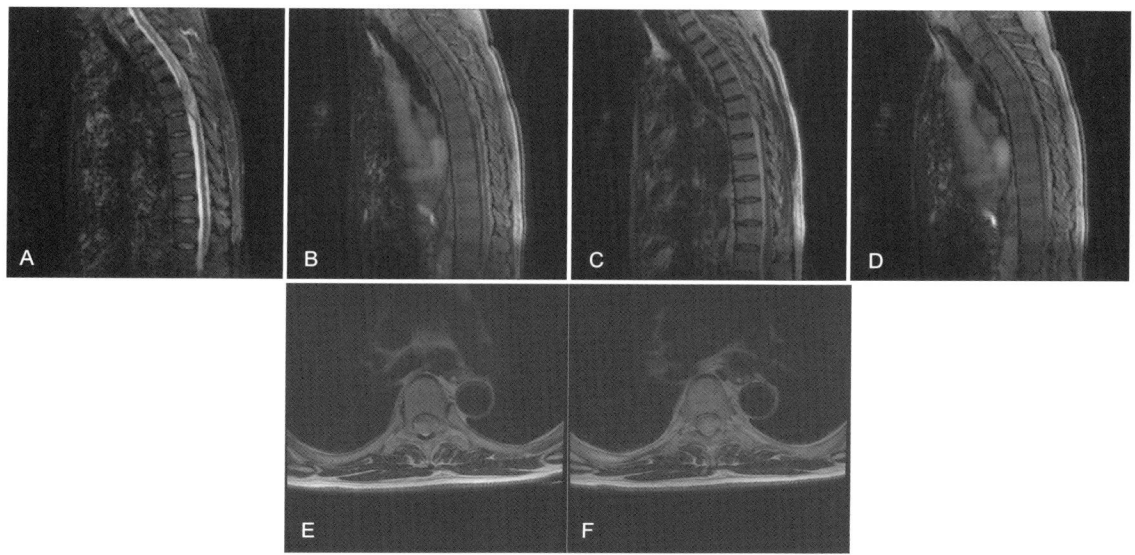

图 40-9 胸 MRI。A～D. 胸椎 5～7 椎管内髓外硬膜下弥漫性强化，淋巴瘤？血液系统疾病？转移性病变？E 和 F. 胸 5～7 椎体水平局部强化明显

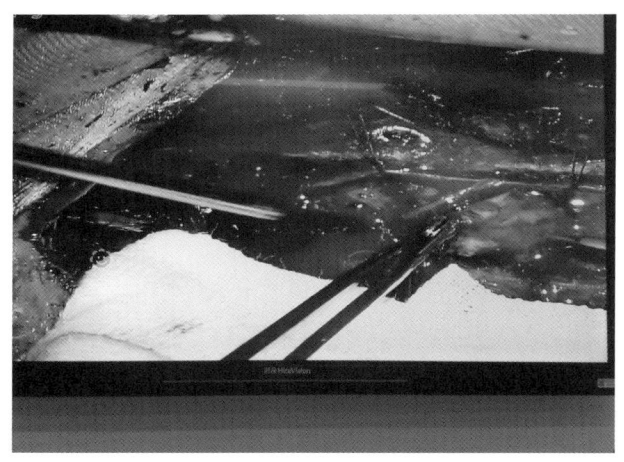

彩图

图 40-10（扫二维码看彩图） 术中视野可见组织易于出血，肿瘤质韧，广泛生长

【最终诊断】

同出院时诊断。

二、讨论

患者以高颅压起病，最终发现脊髓占位，病理诊断为脑室外神经细胞瘤，是一种非常罕见的疾病。脑室外神经细胞瘤是 Nishio S 于 1992 年发现，该病的发病率为 0.13%，发病的年龄范围较中枢神经细胞瘤更广，主要发生于儿童和青年人，年龄范围 5～76 岁，中位年龄 34 岁，无性别差别[1]。与脑室内中枢神经细胞瘤有着相同的组织形态学表现，通常发生

在脑室系统之外，甚至脑室外的远隔部位。同时，脑室外神经细胞瘤拥有更广泛的组织形态学表现，容易向神经节及神经胶质方向分化[2]。

患者无明确脊髓症状，但脑脊液蛋白质明显增高，提示可能存在椎管梗阻。椎管完全梗阻时，脑与脊髓的蛛网膜下腔互不相通，血浆由脊髓中的静脉渗出。脑脊液蛋白质增高最显著，有时竟达 30~50 g/L。梗阻部位越低，蛋白质含量越高，如马尾病变，有时可出现脑脊液自凝现象。本例患者无明确脊髓体征，考虑与髓外病变、起病缓慢有关。

患者腰穿颅压冒管但脑室扩大不明显。当椎管完全梗阻时，腰穿压力与脑室压力不一定平行，考虑与脑组织顺应性下降、肿瘤直接侵蚀有关，或者肿瘤在脑膜的生长导致微血栓或血管痉挛，脑组织供血不足，逐渐出现脑萎缩，导致脑顺应性下降。

（于丹丹）

三、专家点评

此病例是以高颅压起病的脊髓占位性肿瘤，症状不典型，需要多学科共同努力，协助诊断。脑室外神经细胞瘤本身非常罕见，但越是复杂不典型的肿瘤，越有可能收入神经内科这个非肿瘤专业的科室进行诊疗。因此，我们每一位医生都应该开阔思路，勤思考多学习，不断增加对于这类疾病的认识。全身 PET 为我们提供了解开迷津的钥匙。此肿瘤的恶性程度并不是很高，我们会继续随访患者。

（审核及点评专家：鞠　奕）

参考文献

[1] 胡森森，高培毅. 脑内脑室外神经细胞瘤的 MR 影像表现. 实用放射学杂志，2017，12（33）：1823.
[2] Brat DJ, Scheithauer BW, Eberhart CG, et al. Extraventricular neurocytomas pathologic features and clinical outcome. The American Journal of Surgical Pathology，2001，25（10）：1252-1260.